U0363229

医学口袋书系列

麻醉口袋书

| 著 | Richard D. Urman |
| | Jesse M. Ehrenfeld |

主　　译　黄宇光　　姚尚龙

主　　审　郭曲练　　王国林

副 主 译　申乐　许力

翻译编委（按姓氏汉语拼音排序）

陈雯	陈唯韫	龚亚红
何凯	李旭	林云
刘子嘉	马璐璐	宋锴澄
王婷婷	翁莹淇	夏海发
谢克亮	徐嘉莹	

翻译团队（按姓氏汉语拼音排序）

车璐	陈思	郭文娟
惠尚懿	马满姣	谭骁
汪一	王瑾	王蕾
王维嘉	吴林格尔	夏迪
校搏	徐宵寒	于洋
袁青	张娇	张雪
张羽冠	朱阿芳	

华中科技大学出版社
http://www.hustp.com
中国·武汉

上海循医信息科技有限公司

内容简介

　　本书提供了麻醉学各领域经循证证据验证的最新知识,包括药物、术中问题、鉴别诊断、常见疾病情况、患者评估、各学科需考虑的麻醉学问题。并加入2部分内容:加速术后康复和减肥手术麻醉。进一步丰富了术后康复、超声检查、局部麻醉以及慢性疼痛等内容。本书设计简洁,便于读者快速提取重要内容,涵盖众多图、表以及治疗方案。

　　本书便于携带、使用方便,可供麻醉专科及相关专业医务工作者参考借鉴。

　　湖北省版权局著作权合同登记 图字:17-2018-312

图书在版编目(CIP)数据

　　麻醉口袋书/(美)乌尔曼(Richard D. Urman),(美)埃伦菲尔德(Jesse M. Ehrenfeld)著;黄宇光,姚尚龙主译.—武汉:华中科技大学出版社,2019.4(2021.1 重印)
　　(医学口袋书系列)
　　ISBN 978-7-5680-4748-7

　　Ⅰ.①麻… Ⅱ.①乌… ②埃… ③黄… ④姚… Ⅲ.①麻醉学 Ⅳ.①R614

　　中国版本图书馆 CIP 数据核字(2019)第 054741 号

麻醉口袋书	Richard D. Urman	著
Mazui Koudaishu	Jesse M. Ehrenfeld	
	黄宇光　姚尚龙　主译	

策划编辑:陈　鹏　　　　　　　　　　　　　责任校对:张会军
责任编辑:毛晶晶　余　琼　　　　　　　　　责任监印:周治超
封面设计:刘　婷
出版发行:华中科技大学出版社(中国·武汉)　电话:(027)81321913
　　　　　武汉市东湖新技术开发区华工科技园　邮编:430223
录　　排:华中科技大学惠友文印中心
印　　刷:湖北新华印务有限公司
开　　本:787mm×930mm　1/32
印　　张:23.875
字　　数:682 千字
版　　次:2021 年 1 月第 1 版第 5 次印刷
定　　价:98.00 元

目 录

术前患者评估 …………………………………………… 1

吸入麻醉药的药理作用 ……………………………… 12

全麻诱导 ……………………………………………… 21

镇痛药 ………………………………………………… 28

局部麻醉 ……………………………………………… 49

肌松药及其拮抗剂 …………………………………… 58

心血管自主活性药物 ………………………………… 65

抗生素和草药药理 …………………………………… 88

麻醉实践中涉及的其他药物 ………………………… 99

麻醉设备 ……………………………………………… 148

气道管理 ……………………………………………… 161

麻醉技术 ……………………………………………… 175

区域阻滞麻醉 ………………………………………… 194

围手术期监护手段 …………………………………… 231

呼吸管理 ……………………………………………… 253

液体、电解质和输血治疗 …………………………… 269

常见围手术期问题 …………………………………… 308

麻醉中的操作技术 …………………………………… 324

急性疼痛管理 ………………………………………… 335

麻醉后恢复室管理及出室标准 ……………………… 350

麻醉并发症 …………………………………………… 365

加速术后康复 ………………………………………… 373

创伤、烧伤及重症管理 ……………………………… 376

心外科手术麻醉 ……………………………………… 398

胸科手术麻醉 ………………………………………… 423

普通外科手术麻醉 …………………………………… 440

减肥手术麻醉 …………………………… 455

血管外科手术的麻醉 …………………… 458

神经外科手术、神经放射学以及电休克治疗的麻醉 … 468

耳鼻喉及眼科手术麻醉 ………………… 488

泌尿系统手术肾生理及麻醉 …………… 503

骨科手术麻醉 …………………………… 515

内分泌手术麻醉 ………………………… 525

妇产科手术的麻醉 ……………………… 534

小儿麻醉 ………………………………… 562

门诊麻醉 ………………………………… 590

美容手术和手术室外麻醉 ……………… 599

慢性疼痛管理 …………………………… 605

器官移植 ………………………………… 634

老年患者的麻醉 ………………………… 652

心电图解读 ……………………………… 657

伦理问题 & 病情告知 ………………… 663

急救流程 ………………………………… 667

常用语中英文对照 ……………………… 683

附录 A:公式和快速参考 ……………… 686

附录 B:麻醉机器检查 & 手术室准备 … 692

附录 C:恶性高热的治疗 ……………… 694

中英文对照 ……………………………… 697

麻醉口袋书

术前患者评估

概述

	ASA 患者状况分类	举例
I	无器官/生理/精神问题	健康患者,不吸烟
II	合并症控制良好,对全身系统影响较小,功能不受限	控制良好的高血压、吸烟、肥胖、糖尿病
III	合并症对全身系统有严重的影响,功能受限	控制良好的慢性心力衰竭(简称心衰)、稳定型心绞痛、病态肥胖、慢性阻塞性通气功能障碍、慢性肾功能损伤
IV	合并症控制很差,伴有严重功能损伤,对生命有威胁	不稳定型心绞痛、有症状的慢性阻塞性通气功能障碍或慢性心衰
V	危及生命的状态,不进行手术存活率很低	主动脉瘤破裂、严重创伤或多系统器官功能衰竭
VI	脑死亡,进行器官捐献	
E	急诊	治疗的延误可能加重对生命或肢体的威胁

术前访视	
目前情况	手术指征
既往病史	既往合并症种类及严重程度
系统回顾	关注整体功能
心血管系统	心绞痛、呼吸困难、活动耐量、活动水平及限制因素、活动后喘憋

术前访视	
目前情况	**手术指征**
呼吸系统	哮喘病史、吸烟史、吸入药物使用、基础氧耗、阻塞性睡眠呼吸暂停
神经系统	短暂性脑缺血发作、卒中、疼痛、抑郁、焦虑、神经系统病变
消化系统	胃食管反流症状,禁食、水情况
泌尿生殖系统/妇科系统	怀孕的可能性,泌尿系感染
血液系统	是否容易淤青、出血,贫血病史,凝血功能异常
骨骼肌肉	颈部活动度,骨骼或肌肉疾病
内分泌系统	糖尿病、甲状腺疾病
手术史	既往手术史,包括并发症和转归
麻醉史	检查既往病历;是否存在困难气道,术后恶心、呕吐;任何提示恶性高热的家族史
社会史	吸烟、酗酒、药物滥用史
过敏史	药物过敏(类过敏反应、气道水肿、荨麻疹、呼吸系统反应)以及副作用/不耐受,乳胶过敏史
用药史	尤其是心血管药物、胰岛素、抗凝药物

术前体格检查

- 生命体征:静息心率、血压。检查血氧饱和度、身高、体重,计算体重指数(body mass index,BMI)
- 心血管及呼吸系统:心音及呼吸音、颈静脉怒张(JVD)、肺水肿或外周水肿、颈动脉血管杂音
- 气道评估:
  - Mallampati 分级(见后文)

- 甲颏距:嘱患者颈部后仰,测量下颏与甲状软骨之间距离;小于 6 cm 可能提示插管困难
- 颈椎活动度:检查患者颈部活动范围,在气管插管时是否会影响头部摆成嗅花位
- 其他:张口度,下颌(小下颌)以及舌头(巨舌)大小,牙齿(是否松动、缺少,是否有假牙)

Mallampati 评分系统		
患者坐直,尽力张口,不伸舌		
分级	可见结构	插管难度
I	扁桃体、软腭、整个悬雍垂	困难可能性小
II	扁桃体、软腭、部分悬雍垂	困难可能性小
III	软腭及悬雍垂根部	可能存在困难
IV	只能看到硬腭	困难/不可能插管

口咽部结构的 Mallampati 分级见图 1

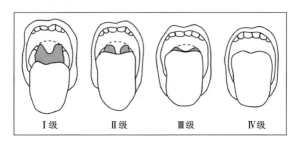

图 1 口咽部结构的 Mallampati 分级

I 级　　　II 级　　　III 级　　　IV 级

引自 Dunn P, ed. *Clinical Anesthesia Procedures of the Massachusetts General Hospital*. 7th ed. Philadelphia, PA: Lippincott Williams & Wilkins; 2004, with permission

(最短)禁食、水时间共识指南	
固体食物、牛奶、婴儿配方奶	6 h
母乳	4 h
液体(水、苏打水、果汁、黑咖啡)	2 h

(最短)禁食、水时间共识指南	
急诊病例	快速顺序诱导插管

术前实验室检查

- 麻醉前没有绝对需要进行的检查,尤其是对于健康患者而言
  - 对可能怀孕的患者(育龄期,既往无双侧附件切除或子宫切除史)进行**妊娠检测**
  - 如果需要使用造影剂则进行**血肌酐检测**
  - 如果可能发生大出血则检查**血细胞比容(Hct)**、**血红蛋白(Hb)**,检查血型和进行**交叉配血**

术前检查建议表		
ASA 分级	低风险手术[1]	高风险手术[2]
I 级 & II 级	无	检测血肌酐、血糖,Hb、Hct、血小板(尤其高龄患者),考虑检查血型和进行交叉配血
III 级 & IV 级	没有必要,根据患者合并症及手术类型进行检查	检测血肌酐、血糖,Hb、Hct、血小板,检查血型和进行交叉配血

根据特殊合并症建议额外进行的实验室检查	
糖尿病、肾脏疾病、内分泌疾病	电解质、血肌酐、血糖[3]
心血管疾病	电解质、血肌酐、血糖[4]
重度肥胖	电解质、血肌酐、血糖[5]
严重肝脏疾病不能解释的出血	全血细胞分析,血小板,凝血酶原时间(PT)、促凝血酶原激酶时间(PTT),肝功能检查

根据特殊合并症建议额外进行的实验室检查	
血液系统疾病/恶性肿瘤	全血细胞分析,血小板,PT、PTT

[1] 见后面表格:低-/中高风险手术的心脏风险预测工具
[2] 见后面表格:低-/中高风险手术的心脏风险预测工具
[3] 包括电解质的成套检查通常比单独进行血肌酐/血糖检测更加便宜
[4] 包括电解质的成套检查通常比单独进行血肌酐/血糖检测更加便宜
[5] 包括电解质的成套检查通常比单独进行血肌酐/血糖检测更加便宜

其他检查	说明
胸部 X 线	很少有用,除非患者有异常呼吸音,疑为慢性心衰、胸骨后甲状腺肿,或 SpO_2 低 通常在心脏手术前作为基线获取
肺功能	对风险评估没有价值,除非患者准备行肺叶切除术
超声心动图	推荐对有心脏杂音(而不是已有明确功能问题),或慢性心衰、不能解释的喘憋的患者进行检查
颈动脉彩超	对有症状的颈动脉杂音(短暂性脑缺血发作)患者进行检查 常对进行高风险手术(冠状动脉旁移植术、主动脉瘤切除术)患者进行术前检查
前屈后伸位颈椎 X 线	长期类风湿性关节炎、唐氏综合征患者若之前未进行筛查则推荐此检查(无症状者无须筛查)
无创心脏检查	见图 1 及图 2。用于冠心病患者术前风险评估

心电图(electrocardiogram,ECG)检查

· 用于需要诊断而非需要"术前评估"者;不推荐以年龄来判断是否需要检查
· ECG 检查指征

- **症状或体征**:如胸痛、晕厥、心悸、喘憋、心律不齐、心脏杂音、外周水肿、啰音等,可疑为或近期已发生心肌梗死(简称心梗)或不稳定型心绞痛
- **风险评估/优化**:
  - 对冠心病、严重心律失常、外周血管疾病、心血管疾病,或其他严重心脏疾病的患者进行风险评估,行低风险手术者除外
- 行低风险手术的无症状患者不推荐进行 ECG 检查

心脏风险评估

术前心脏情况处理推荐意见(非冠心病)	
病情	**推荐意见**
心衰	对喘憋加重或临床状况有变化的患者进行左心室功能评估
心律失常	寻找术前心律失常的原因,尤其对于高度房室传导阻滞(Ⅲ度房室传导阻滞、Mobitz Ⅱ型房室传导阻滞)或室上性心律失常患者
中到大血管疾病	若 1 年内未进行检查,或临床症状在上次检查后有变化,则术前进行超声心动图检查

引自 Fleisher LA,et al. ACC/AHA 2014 guideline on perioperative cardiovascular evaluation. *Circulation* 2014. doi:10.1016/j.jacc.2014.07.944

心脏风险分层
(1)校正心脏风险指数(revised cardiac risk index,RCRI)(*Circulation* 1999;100(10):1043-1049)
总结 根据患者及手术因素评估心肌梗死、肺水肿、完全性传导阻滞或室颤的风险

心脏风险分层	
标准	①高风险手术(开腹手术、开胸手术、腹股沟以上血管手术);②心肌梗死病史、负荷试验阳性;③慢性心衰病史;④短暂脑缺血发作或卒中病史;⑤需胰岛素治疗的糖尿病;⑥术前血肌酐>2 mg/dL
计算方法	0~1分=低风险(1%);2~6分=风险升高

(2)美国外科医师协会国家外科质量改进计划(ACS NSQIP)心肌梗死或心搏骤停量表(MICA)(*Circulation* 2011;124(4);381-387)

总结	根据患者和特定部位手术因素评估心搏骤停或心肌梗死的风险
标准	年龄、血肌酐>1.5 mg/dL、功能状态、手术类型(21项)
计算方法	网上或电子表格(http://www. surgicalriskcalculator. com/miorcardiacarrest)

(3)ACS NSQIP外科风险计算器(*J Am Coll Surg* 2011;217(5);833-842)

总结	根据特定手术及患者因素评估重大心脏事件、死亡以及8种其他后果的风险
标准	手术名称、ASA分级、外伤等级、腹腔积液、全身性脓毒血症、呼吸机依赖、癌症扩散、类固醇激素使用、高血压、既往心脏事件、性别、喘憋、吸烟、慢性阻塞性肺疾病、透析、急性肾损伤、体重指数、急诊病例
计算方法	网上评估(http://www. riskcalculator. facs. org)

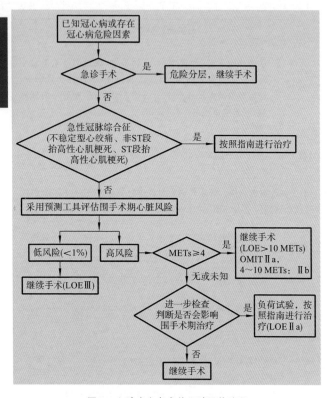

图 2 心脏病患者术前心脏评估流程

根据手术/临床风险以及功能状态对已知存在或有风险的冠心病患者行非心脏手术的心脏评估流程。流程基于本章心脏风险预测工具、活动当量以及非心脏病患者心脏状态术前治疗的推荐。METs(metabolic equivalents,活动当量);LOE(level of evidence,证据等级)

(引自 Fleisher LA,et al. ACC/AHA 2014 guideline on perioperative cardiovascular evaluation. *Circulation* 2014. doi:10.1016/j.jacc.2014.07.944)

活动当量(METs)		
差(<4 METs)	中等(4~7 METs)	好(>7 METs)
吃饭、洗澡、穿衣	爬一层楼梯	清洗地板
慢走(2 mph)	快走(4 mph)	单打网球
使用吸尘器打扫	除草、骑自行车	慢跑、打壁球

1 km/h≈0.62 mph

引自 Fletcher GF, et al. Exercise standards. *Circulation* 1995;91;580-615

感染性心内膜炎(infective endocarditis, IE)抗生素预防应用

- 如果有发生 IE 可能,则基于 IE 进展风险以及后果的严重程度选用抗生素
- 最高危患者(那些需要预防性应用抗生素的患者)包括以下类型:
  - 心脏瓣膜置换术后或既往有 IE 病史者
  - 先天性心脏病者
  - 既往治疗过的慢性心脏疾病患处仍有残留损伤者
  - 既往心脏移植遗留心脏瓣膜病变者
- 备注:指南不再包含一般瓣膜疾病患者(如主动脉瓣二瓣畸形、获得性主动脉瓣或二尖瓣病变、二尖瓣脱垂、肥厚型心肌病患者等)

推荐的抗生素使用方法(手术开始前 30~60 min)		
	一线抗生素	其他可选抗生素 (氨苄青霉素过敏患者可选)
口服	阿莫西林 2 g 头孢氨苄 2 g	克林霉素 600 mg 阿奇霉素 500 mg 克拉霉素 500 mg

推荐的抗生素使用方法(手术开始前 30~60 min)	
一线抗生素	其他可选抗生素 （氨苄青霉素过敏患者可选）
静脉注射(简称静注)/肌内注射 氨苄西林 2 g 静脉注射/肌内注射 头孢唑啉 2 g 静脉注射/肌内注射 头孢曲松 1 g 静脉注射/肌内注射	克林霉素 600 mg 静脉注射/肌内注射

引自 Wilson W，Taubert KA，Gewitz M，et al. Prevention of infective endocarditis. *Circulation* 2007；116(15)：1736-1754

围手术期 β 受体阻滞剂治疗

· 围手术期使用 β 受体阻滞剂可以减低心脏事件发生率及死亡率，但可能提高卒中、低血压及心动过缓的风险，并可能对手术死亡率产生不确定的影响(Wijeysundera DN，et al. Perioperative beta blockade in noncardiac surgery. *Circulation* 2014；130：2246-2264)

  · 患者若已经在接受 β 受体阻滞剂治疗，是否应继续原治疗方案仍有争议，但不应在手术当天开始使用 β 受体阻滞剂

  · 对于有 3 个或以上 RCRI 危险因素的患者可以考虑手术当天开始使用 β 受体阻滞剂(2014 美国心脏病学会/美国心脏协会(ACC/AHA)指南)

他汀类药物

· 围手术期继续使用，包括手术当天(2014 ACC/AHA 围手术期指南)

支架及抗凝药物

· 冠状动脉搭桥术：继续使用阿司匹林至少 14 天(2014 ACC/

- 裸金属支架：氯吡格雷及阿司匹林（双抗）治疗应持续至少4周
- 药物洗脱支架：双抗治疗至少12个月
- 若停用氯吡格雷，围手术期应继续使用阿司匹林（≥81 mg qd）治疗（*J Am Coll Card*；*Cardiovasc Interv* 2010；3(2)：131-142）
- 术前停用抗血小板药物的支架患者（7.3％及4％）与继续使用的患者（0.3％及0％）相比发生重大心脏事件及心肌梗死的风险增高，严重出血风险相同（*Thromb Haemost* 2015；113(2)：272-282）

为优化患者状况可能需要推迟手术的情况

- 近期发生心肌梗死，心律不齐，患有不能控制的或恶性高血压
- 凝血功能障碍
- 低氧血症或呼吸功能异常
- 未治疗的甲状腺功能亢进症（简称甲亢）

围手术期需要特殊考虑的用药

- **抗凝药物**：阿司匹林、波立维、华法林、阿加曲班——尤其当患者有冠状动脉支架或考虑区域阻滞麻醉的情况时（见上文中**"支架及抗凝药物"**部分）。普拉格雷是血小板抑制剂，应在术前7天停用。
- **降糖药**：胰岛素、二甲双胍（见糖尿病）
- **降压药**：血管紧张素转化酶抑制剂（angiotensin converting enzyme inhibitor，ACEI）、血管紧张素受体阻滞药（angiotensin receptor blocker，ARB）、β受体阻滞剂

吸入麻醉药的药理作用

概述

吸入麻醉药的**作用机制**现在仍未明确,有研究表明挥发性吸入药物可以增强 γ-氨基丁酸 A 型($GABA_A$)受体和钾离子通道的作用,N_2O 抑制 N-甲基-D-天冬氨酸(NMDA)受体。吸入麻醉药与这些受体和离子通道的结合可能显著地改变细胞膜结构。

吸入麻醉药的摄取

· 大脑里的药物浓度依赖于肺泡里的药物浓度

· 目的是为了提高 Fa/Fi(肺泡麻醉药的浓度/吸入麻醉药的浓度)值

· Fa/Fi↑ →诱导速度↑(图 1)

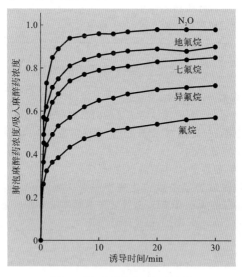

图 1 吸入麻醉药的诱导动力学

引自 Barash PG, Cullen BF, Stoelting RK. *Clinical Anesthesia*. 6th ed. Philadelphia,PA:Lippincott Williams & Wilkins;2009:417

影响摄取的主要因素

溶解度
- 分配系数是指气体麻醉药在达到两相平衡状态下的相对溶解度
- 分配系数越低,溶解度越低,局部压力达到平衡的速度越快(肺泡↔血液↔大脑),诱导的速度越快(如地氟烷)
- 分配系数越高,溶解度越高,由于更多的气体被溶解进血液当中,达到平衡的速度越慢,诱导速度越慢(如氟烷)
- 组织及血液的分配系数＝吸入麻醉药在组织和血液中达到平衡的时间

心输出量
- 心输出量增加可以增加吸入药物的摄取,降低肺泡内麻醉药的浓度,因而减慢诱导的速度(更多的血液通过肺,麻醉药被更快地带走)
- 对于不能溶解的气体而言影响较小
- 当心脏存在右向左分流时,诱导速度会减慢。由于分流的血液中不含麻醉药,即使肺泡麻醉药浓度(Fa)增加,动脉血中的药物浓度仍会被稀释;溶解度越低受到的影响越大

肺泡-静脉血的浓度梯度
- 取决于需要的组织(脑)和不需要的组织(脂肪、肌肉)
- 组织的摄取取决于分配系数和局部血流
- 组织摄取减少使回流到肺泡毛细血管的血药浓度更高,从而使肺泡内的药物浓度增加得更快

其他影响摄取的因素

- **药物浓度**:增加吸入麻醉药的药物浓度可以使肺泡里的药物浓度不成比例地增加,临床上最明显的就是 N_2O,它的使用浓度可以是其他吸入麻醉药的 2 倍
- **第二气体效应**:第一气体(经典的如 N_2O 等)被摄取导致肺泡毛细血管内的气体总量减少,肺泡内的吸入麻醉药浓度增

加,加速了第二气体的摄取

一般吸入麻醉药的药理特性							
药物名称	血液/气	脑/血	肌肉/血液	脂肪/血液	挥发压力（mmHg，20 ℃）	最低肺泡有效浓度（MAC，%）30~60 岁	最低肺泡有效浓度（MAC，%）>65 岁
一氧化氮	0.46	1.1	1.3	2.3	—	104	—
氟烷	2.5	1.9	3.4	51	243	0.75	0.64
异氟烷	1.5	1.6	2.9	45	238	1.2	1.0
地氟烷	0.42	1.3	2.0	27	669	6.6	5.2
七氟烷	0.65	1.7	3.3	48	157	1.8	1.45

引自 Barash PG, Cullen BF, Stoelting RK. *Clinical Anesthesia*. 6th ed. Philadelphia, PA：Lippincott Williams & Wilkins；2009：415

加速诱导速度的因素
· 使用低溶解度的药物(低分配系数)
· 较低的心输出量合并心脏从右向左分流,维持正常的脑血流
· 增加肺泡的每分通气量可以增加吸入的气体的浓度,增加新鲜气体的流速(抵消被血液摄取的麻醉药)
· 小儿的快速诱导是由于肺泡通气量增加,功能残气量减少,脑血流增加所致

消除和复苏

· 脑组织的麻醉药物减少,通过呼吸、生物转换、经皮肤排泄代谢,呼吸代谢量>生物转换代谢量>经皮肤排泄量
· 相比七氟烷(生物转换率为 5%)、异氟烷(生物转换率为 0.2%)、地氟烷(生物转换率小于 0.1%),氟烷(生物转换率为 20%)更依赖于通过 P450 酶的生物转换作用进行代谢
· 高新鲜气体流量可以加速麻醉药的排出,消除重复呼吸,减少呼吸回路的吸收,降低溶解度,提高脑血流量,增加每分通气量

- 影响消除时间的因素:麻醉药的使用时间越长,苏醒的时间越长;麻醉时间越长,越多的麻醉药储存在组织当中,必须被"洗出";麻醉药溶解度越高,这种效应越明显(图2)

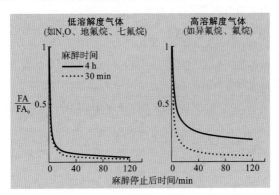

图2 溶解度和使用时间对吸入麻醉药苏醒速度的影响

引自 Barash PG, Cullen BF, Stoelting RK. *Clinical Anesthesia*. 6th ed. Philadelphia, PA: Lippincott Williams & Wilkins; 2009: 422

弥散引起的缺氧

- 高浓度的相对不可溶解的 N_2O 弥散到血液之外,进入肺泡取代了 O_2 和 CO_2 并降低了肺泡内的 O_2 和 CO_2 浓度
- 肺泡内 O_2 的稀释可能引起缺氧,CO_2 浓度的降低可以引起通气量减少而加重缺氧
- 停止使用 N_2O 后应给予高流量、浓度为 100% O_2 5~10 min

最低肺泡有效浓度
(minimum alveolar concentration, MAC)

- 用来比较不同吸入麻醉药的效能
- 1 MAC 是指 50% 的患者对标准的外科刺激无反应时的最低肺泡有效浓度
- MAC 的值可以粗略的相加(N_2O 的 0.5 MAC ＋七氟烷的 0.5 MAC＝1 MAC)

- 1 岁时的 MAC 值达到最大,以后每十年减少 6%
- 1.3 MAC 时,95% 的患者对外科刺激没有反应
- 抑制交感肾上腺素反应的 MAC 为 1.5~2.0,可以抑制伤害性刺激带来的交感肾上腺素浓度的升高
- 意识消失的 MAC 值:0.4~0.5 MAC,是 50% 的患者不会形成长期记忆的浓度
- 麻醉苏醒的 MAC 值:0.15~0.5 MAC,是 50% 的患者会根据指令睁眼的浓度

降低 MAC 的因素(效能增加的因素)	
酸中毒	静脉麻醉药
急性酒精中毒	低血压
高龄	低体温
贫血	缺氧
苯二氮䓬类药物	阿片类
海拔增加	妊娠

升高 MAC 的因素(效能减小的因素)
慢性酒精中毒
低龄(接近 1 岁)
体温增加(>42 ℃)
海拔降低
药:单胺氧化酶抑制剂、三环类抗抑郁药、可卡因、氨基丙苯

吸入麻醉药的临床考虑

- 挥发性麻醉药可能引起恶性高热
- 目前使用的吸入麻醉药在临床剂量的浓度下是不可燃的
- 所有的吸入麻醉药都有神经肌肉阻滞作用,阻滞的程度与其他合并用药有关系,挥发性麻醉药的阻滞作用大于 N_2O
- 挥发性麻醉药可能会增加 QT 间期
- 挥发性麻醉药与干燥的 CO_2 反应会形成 CO,按被吸收的能

力排序:地氟烷＞异氟烷＞氟烷、七氟烷;使用二氧化碳吸收剂、干燥机,温度升高,药物浓度增加都可以使 CO 的产生增多

- 七氟烷在干燥的钠石灰罐中的放热降解反应可能引起罕见的吸收罐火灾
- 吸入麻醉药都是温室气体,尤其是地氟烷

吸入麻醉药对全身系统的作用

- **心脏:**
- 所有挥发性药物都可以降低血压,呈剂量依赖性地降低中心静脉压,不同的挥发性药物所引起的程度不同(见表格,吸入麻醉药的不同生理特性)
- 对心率的影响与 MAC 值和吸入麻醉药的浓度有关系
- **肺:**
- 所有的药物都可以引起呼吸加快、潮气量下降,每分通气量下降,静息时 $PaCO_2$ 增加
- 所有的低通气都会引起低氧血症、高碳酸血症(即使在 0.1 MAC)
- 挥发性麻醉药都可以扩张支气管
- 轻微地阻止低氧血症引起的肺血管收缩
- **神经系统:**
- 所有的药物都可以引起脑血流增加、颅内压增加(特别是氟烷),减弱脉管的自动调节能力(七氟烷至少应小于 1 MAC)
- 挥发性麻醉药可以降低大脑的代谢率,N_2O 的作用可能相反
- 地氟烷和异氟烷＜1 MAC 时可能抑制癫痫状态,但是七氟烷可能引起癫痫样脑电图表现
- 所有的药物都可以降低体感诱发电位和运动诱发电位
- **肝脏:**
- 氟烷可以引起肝动脉收缩、门静脉血流减少(可能导致缺氧性的肝损伤),由于肝动脉血流增加补偿门静脉血流的减少,其他储存血管的血供增加
- **肾脏:**

- 所有的药物都引起肾血流减少,肾小球滤过率下降,尿液的生成减少;未处理的低血压会引起急性肾损伤

吸入麻醉药的不同生理特性					
	非挥发性 N_2O	挥发性麻醉药			
		氟烷	异氟烷	七氟烷	地氟烷
心率	↔或者↑	↔或者↓	↑	↔	↑
全身血管阻力	↔或者↑	↔	↓	↓	↓
心输出量	↔或者↑	↓↓	↔	↔	↔
心肌收缩力	↔或者↑	↓↓	↓	↓	↓
肝脏血流	↓	↓↓	↓	↓	↓

↑和↓,轻微上升和下降;↓↓,明显下降;↔,没有变化

吸入麻醉药详细的使用说明

N_2O

- 重要的特性:104%的药物浓度时可以单独作为手术时的麻醉方式,30%～70%的浓度可以作为静脉麻醉的辅助或者是一种有效的吸入麻醉方式;低溶解度意味着起效快、代谢快,没有刺激性,有止痛的作用

- 缺点:快速进入和弥散进入机体含有空气的腔隙,可能会引起空气栓塞、气胸、肠梗阻、颅腔积气、中耳和视网膜损伤;患者使用时应监测袖带血压和气道药物扩散的浓度

- 长期使用:会影响维生素 B_{12} 依赖的酶合成髓磷脂和核酸,反复使用会造成神经毒性,使用 12～24 h 会造成巨幼红细胞性贫血

- 导致高胱氨酸浓度增加,增加术后心肌梗死的发生率,但是在安全有效性的二期临床研究当中没有增加死亡率或者心血管事件的报道(Myles PS,et al. The safety of addition of nitrous oxide to general anaesthesia in at-risk patients having major non-cardiac surgery（ENIGMA-Ⅱ）: a randomised, single-blind trial. *Lancet* 2014;384(9952);1446-1454)

- 在动物模型中有致畸作用,但没有证据表明在临床浓度范围内使用对人具有致畸作用
- 不可燃,尽管可以被氧化
- 增加术后呕吐的发生率
- 对心血管的作用:具有拟交感神经的作用,尽管直接的心肌抑制作用可能会导致血容量相对不足,增加肺血管阻力,特别是在已经存在肺动脉高压的情况下

异氟烷

- 特性:便宜,起效慢、代谢慢、没有刺激,用途多
- 缺点:扩张冠状动脉,可能导致冠状动脉缺血(使受损的血管血流量减少),不确定是否具有临床意义

地氟烷

- 特性:起效快、代谢快,刺激性非常强
- 缺点:为提供使其高挥发的压力需要使用电力加热的挥发器;清除速度的变异度较大,与外周的温度变化有关,对于易诱发支气管痉挛的患者是较大的刺激,快速的浓度增加或者较高的浓度容易引起明显的交感神经刺激

七氟烷

- 特性:最没有刺激性,吸入诱导的最佳选择,便宜,增加脑血流的效果大于其他挥发性麻醉药,快速诱导、快速苏醒,相比地氟烷和异氟烷较少地引起心动过速,不增加心肌细胞对儿茶酚胺的敏感性
- 缺点:具有争议的潜在肾毒性,其代谢产物有氟离子和混合物 A(在动物中具有肾毒性),而低流量的氧气、高浓度的七氟烷、干燥的硫酸钡石灰吸收剂会增加混合物 A 的产生,建议减少使用的时间,尽管没有证据表明其对人体存在肾毒性(如果使用,维持氧流量在 $1\sim2$ L/min,,浓度 <2 MAC,长时间使用氧流量要大于 2 L/min)

氟烷

- 特性:刺激性较弱(适合气体诱导),便宜,增加脑血流的效果大于其他挥发性麻醉药,具有明显的支气管扩张作用
- 缺点:由于可能导致罕见的暴发性自身免疫性肝炎,中心静脉压下降,心肌对儿茶酚胺的敏感性增加,因此临床上使用

不多

氦氧混合气体

- 非麻醉混合气体,通常由 $70\%\sim79\%$ 的氦气和 $21\%\sim30\%$ 的氧气混合而成
- 较低密度的气体可以促进气体流动,减少上呼吸道梗阻、哮喘、慢性阻塞性肺气肿中的湍流
- 可以降低小直径气管导管机械通气时的压力,减少自主呼吸做功

全麻诱导

概述

	常用静脉麻醉药的药理作用					
	诱导剂量[a]	起效时间	维持时间/min	表观分布容积/(L/kg)	血浆蛋白结合率/(%)	消除半衰期/h	维持剂量
丙泊酚	1~2.5 mg/kg	15~45 s	5~10	2~10	98	2~24	全麻:100~200 μg/(kg·min) 镇静:25~75 μg/(kg·min)
依托咪酯	0.2~0.3 mg/kg	15~45 s	3~10	4~4.5	75	3~5	全麻:10 μg/(kg·min)[c]
戊巴比妥	3~5 mg/kg	15~30 s	5~10	1.6~8	72~86	12	全麻:30~70 μg/(kg·min)
美索比妥	1~2 mg/kg	15~30 s	5~10	1.9~2.2	73	4	全麻:50~150 μg/(kg·min)
氯胺酮	1~2 mg/kg(IV); 4~6 mg/kg(IM); 6~10 mg/kg(PO)	30~60 s (IV); 3~4 min (IV); 20~40 min(PO)	5~10 (IV); 12~25 (IM)	2~3	69	2~4	全麻:30~90 μg/(kg·min) 追加剂量:0.1 mg/(kg·h)
右美托咪定	1 μg/kg[b]	—	—	1.6	94	2~3	镇静:0.2~1.4 μg/(kg·h)

[a]高龄、慢性疾病、危重病、低循环血容量以及术前大量用药患者,诱导剂量可以减少至 50%

[b]镇静负荷剂量输注时间大于 10 min

[c]与 N_2O 或者阿片类药物合用时,可引起一过性肾上腺皮质功能抑制

常用静脉麻醉药的临床注意事项					
	丙泊酚	依托咪酯	戊巴比妥	氯胺酮	右美托咪定 咪达唑仑
肌阵挛	+	+++			
抗癫痫	+++	↓	+++	+	+++
爆发性抑制	+++	+	+++		
恶心、呕吐	↓	++			
注射痛	++	+++	+		
镇痛			↓	+++	+或++

＋,弱相关性；＋＋,中等相关性；＋＋＋,强相关性；↓,抑制作用

常用静脉麻醉药引起的生理变化					
	丙泊酚	依托咪酯	戊巴比妥	氯胺酮	右美托咪定 咪达唑仑
HR	↔或↓	↔	↑	↑↑	↓ ↔
MAP	↓↓↓	↔或↓	↓↓	↑↑	↑(静脉推注);↓(持续输注) ↔或↓
心肌收缩力	↓	↔	↓↓	↓	↔ ↔
CBF	↓↓↓	↓↓	↓↓	↑	↓ ↓
CMRO$_2$	↓↓↓	↓↓	↓↓	↑	↓ ↓
ICP	↓↓↓	↓↓	↓↓	↔或↑	↔ ↓
MV	↓↓	↔	↓↓	↓	↔或↓ ↔或↓
通气驱动力	↓↓↓	↓	↓↓↓	↓	↔或↓ ↓

↔,无变化；↑,升高；↓,降低；HR,心率；MAP,平均动脉压；CBF,脑血流量；CMRO$_2$,脑氧饱和度；ICP,颅内压；MV,每分通气量

总体原则

· 亲脂类药物诱导迅速

- 大部分静脉麻醉药通过激动或者增强 GABA$_A$ 受体(↑ 氯离子内流 → 神经细胞超极化 → ↓ 神经元活性)的突触后作用产生全麻作用
- 理想的全麻药物可以产生遗忘、镇痛、制动和催眠的作用;"平衡麻醉"就是通过联合使用不同种类的麻醉药来达到这一目的
- 持续静脉输注可以用于全麻维持;虽然费用较高,但在某些特殊情况下(如恶性高热高危人群,严重术后恶心、呕吐患者等),全静脉麻醉(total intravenous anesthesia,TIVA)仍不失为一个实用的选择
- 持续输注小剂量的静脉麻醉药,或多次静脉推注静脉麻醉药,可以用于操作过程中的镇静及辅助区域阻滞麻醉(简称区域阻滞)
- 多数静脉麻醉药在诱导时会引起注射痛;联合使用不同种类的麻醉药时,呼吸抑制作用增强
- 当患者出现低血容量、病情危重或者儿茶酚胺耗竭时,麻醉药对心肌直接抑制作用增强;这时需要提高警惕并根据情况调整用量
- 虽然不同药物的代谢途径和速率不同,但在静脉推注诱导剂量后,药物的作用时间却基本相同,这是由于药物在骨骼肌和脂肪间的再分配
- 药物与血浆蛋白结合后不能作用于靶器官;对于低蛋白血症(如恶性肿瘤、肝肾衰竭)患者,使用血浆蛋白结合率高的药物时需要调整用量

丙泊酚(异丙酚)

- 具有心血管抑制作用,广泛应用于全麻诱导
- 对于高龄、危重病、低血容量(有效循环血容量减少,药物清除率 ↓ → 心肌抑制作用 ↑)患者,丙泊酚用量需减少
- 持续静脉输注丙泊酚常用于监护性麻醉(monitored anesthesia care,MAC)和 TIVA;由于丙泊酚代谢迅速,持续静脉输注时间超过 8 h,即时输注半衰期仍小于 40 min

- 丙泊酚的肝内和肝外代谢产物均无药理活性;仅在肝肾功能异常时,药物活性稍有改变
- 脂肪乳制剂中含有蛋黄卵磷脂成分(虽然对有明确鸡蛋过敏史的患者需谨慎使用,但实际上大部分的鸡蛋过敏是由蛋白成分引起的)
- 脂肪乳制剂有利于细菌繁殖导致脓毒血症;使用丙泊酚时需注意无菌操作,并于开瓶后 12 h 内使用完毕
- 长时间持续输注丙泊酚可引起罕见却致命的丙泊酚输注综合征,其表现为心律失常、高脂血症、代谢性酸中毒及横纹肌溶解

磷丙泊酚钠

- 为可溶于水的丙泊酚前药,静脉推注可用于患者术前镇静
- 前药需在人体内进行生物转换,为避免药物蓄积,静脉推注间隔时间应大于 4 min
- 主要特点:注射痛较弱,起效缓慢,相对于丙泊酚作用时间较长

依托咪酯

- 对心肌抑制作用弱,常用于血流动力学不稳定的患者,但在患者血容量不足的情况下仍可导致低血压
- 由于对肾上腺功能有抑制作用(阻断皮质醇羟化酶通路),依托咪酯不用于持续输注;对于这种抑制作用是否为一过性作用仍存在争议,使用时应警惕可能对脓毒血症患者造成的不良后果(Intensive Care Med 2011;37(6):901-910)

戊硫巴比妥钠(硫喷妥钠)

- 巴比妥酸盐具有亲神经特性,可用于脑灌注下降时的神经保护
- 虽然在心肌功能、循环血容量及自主神经功能不同的情况下

表现不同,但相对于丙泊酚,硫喷妥钠心血管系统稳定性较好

- 硫喷妥钠为碱性溶液,遇到酸性溶液[如肌肉松弛药(简称肌松药)]会有晶体析出;药物外渗(局麻药外渗)或是动脉内注射(如注射罂粟碱、区域交感神经阻滞等)会引起严重组织损伤
- 由于其用于注射死刑存在争议,硫喷妥钠在美国已经停产(ASA Statement on Sodium Thiopental's Removal From the Market. January 21,2011)

美索比妥

- 与硫喷妥钠一样为巴比妥酸盐,对呼吸循环系统的作用及注射使用时的注意事项均与前者相同
- 相比于硫喷妥钠,美索比妥的肝脏清除率更高,消除半衰期更短
- 美索比妥可诱发癫痫患者异常脑电活动,可用于癫痫的电休克治疗以及癫痫病灶切除术中识别癫痫发作

氯胺酮

- 作为苯环己哌啶的衍生物,氯胺酮通过激动 NMDA 受体发挥作用
- 可以产生镇痛作用、独特的"分离麻醉"作用及潜在的支气管扩张作用
- 围手术期作为辅助药物使用,可减少术后阿片类药物用量(Bell RF, Dahl JB, Moore RA, et al. Perioperative ketamine for acute postoperative pain. *Cochrane Database of Systematic Reviews*,2006)
- 对呼吸循环系统影响轻微(拟交感作用)
- 不良反应包括:心肌做功增多、口腔腺体分泌增多,儿茶酚胺耗竭(脓毒血症、严重创伤)时,心肌直接抑制作用明显
- 精神症状(如幻觉等)的产生具有剂量依赖性,联合使用苯二氮䓬类药物时减轻
- 对于不能合作的患者,可以口服或肌内注射给药

右美托咪定

- 选择性肾上腺素能 α_2 受体激动剂,具有镇静、遗忘和镇痛作用
- 可用于操作过程中的镇静,ICU 内短时间(通常少于 24 h)镇静,纤维支气管镜插管;相对于丙泊酚起效较慢,但作用时间较长
- 可以提供满意的镇静效果,对呼吸系统影响轻微,镇静过程中患者可唤醒
- 作为辅助药物使用时,可减少围手术期阿片类药物用量
- 不良反应包括:剂量依赖性的高血压及心动过缓、费用较高

苯二氮䓬类药物(常见苯二氮䓬类药物药理作用见下表)

- 常作为术前用药,具有镇静和遗忘作用
- 与巴比妥类药物相比,呼吸抑制作用更强,其作用可以被氟马西尼拮抗
- 潜在的抗痉挛作用,可用于癫痫持续状态、戒酒及局麻药中毒
- 作用持续时间与肝脏清除率有关(咪达唑仑≫劳拉西泮>地西泮)
- 咪达唑仑可以用于静脉持续输注,但应注意其会导致谵妄发生率增高,肾脏代谢产物仍具有活性
- 地西泮和劳拉西泮的注射痛与丙二醇溶剂有关
- 大剂量(全麻诱导)注射可导致心脏前负荷和后负荷下降,镇静时间延长

	血浆蛋白结合率/(%)	表观分布容积/(L/kg)	消除半衰期/h	给药途径	成人剂量[a]	起效时间/min	峰值时间/min
 咪达唑仑	97	1～3	1.8～6.4(平均值=3);活性代谢产物	口服[b]	0.25 mg/kg(最大20 mg)	15～30	20～50
				静脉注射(术前用药)	1～2 mg	1～3	3～5
				静脉注射(诱导)	0.2～0.4 mg/kg	0.5～1.5	3～5
 劳拉西泮	89～93	1.3		口服	1～4 mg	30～60	60～360
				静脉注射	1～4 mg	1～5	15～20
				肌内注射	1～4 mg	15～30	90～120
 地西泮	98	0.8～1	20～50＋活性代谢产物	口服	2～10 mg	20～40	60～120
				静脉注射	2～10 mg	1～5	15～30
				肌内注射	2～10 mg	10～20	30～90

常用苯二氮䓬类药物的药理作用

全麻诱导

[a]对于所有苯二氮䓬类药物,静脉给药时推荐使用滴定法逐渐增加给药剂量

[b]儿童常口服咪达唑仑(0.5 mg/kg)作为术前用药,可将静脉制剂加入果汁中口服

镇 痛 药

阿片类药物(参见"急性疼痛管理")

概述

阿片类药物(opioids)产生的镇痛作用主要是通过和 μ、κ、δ 阿片类受体结合,抑制痛觉冲动的上传并且激活下行的疼痛控制回路,产生剂量依赖性镇痛和镇静作用。大剂量可产生遗忘作用(未公认)。脂溶性的差异影响阿片类药物的药代动力学的变化。达到镇痛效果的剂量范围差异较大。与神经阻滞相比,单用阿片类药物的患者会陈述症状改善但仍能意识到疼痛。阿片类药物与激动剂/拮抗剂合用时可能会导致瘙痒症状(尤其是椎管内给药时)。阿片类药物的滥用及其成瘾和分散注意力的作用虽令人担忧,但并不能影响其在管理患者疼痛方面的合理应用。

阿片类药物的生理影响		
心血管系统作用		
心率	一般而言,大剂量的阿片类药物通过中枢神经系统(CNS)介导导致心率下降; 哌替啶由于阿托品样作用引起心率增高	降低交感神经反应(直立性低血压发生增加)
心肌收缩力	哌替啶导致心肌收缩力下降;其他对心肌收缩力无影响	
血压	由于交感系统抑制,血压下降;组胺释放引起血管扩张(吗啡、哌替啶)	

阿片类药物的生理影响		
呼吸系统作用		
呼吸频率	严重降低;呼吸尚能保存	大剂量阿片类药物可引起胸壁僵硬、声门闭合(损害通气功能);中枢性镇咳作用;呼吸抑制作用(在镇痛起效后达到高峰)
静息 PCO_2	大幅度增大;可能因为 O_2 吸入通气不足	
高碳酸血症反应	很弱;可能因为中枢镇痛作用减弱和呼吸频率降低	
低氧血症反应	减弱	
气道反应性	减弱	
神经生理作用		
$CMRO_2$	轻度下降	高碳酸血症时 CBF 增多和 ICP 增高,支持过度通气;不影响感觉诱发电位
CBF	与 N_2O 联合作用时减少	
ICP	下降	
惊厥	肾功能不全致哌替啶代谢物蓄积增多;大剂量的阿片类药物应用后可致局灶性神经放电增多	
消化系统作用		
胃肠动力	胃排空减慢、胃肠蠕动减弱,肠梗阻加重	不引起便秘
恶心、呕吐	加重;机制复杂,主要包括刺激化学感受器触发带;前庭敏感性增强	
胆总管压力	使用芬太尼、吗啡、哌替啶后胆总管压力增高	
泌尿系统作用		
尿潴留	加重	鞘内应用时尤为明显

镇痛药

芬太尼

剂量： 术前用药/区域阻滞麻醉辅助：单次 25～100 µg 复合全麻：术中剂量范围为 2～20 µg/kg（联合诱导插管剂量 1～3 µg/kg）；持续输注 2～10 µg/(kg·h) 大剂量(20～50 µg/kg)较少应用，但可用于心脏手术(150 µg/kg 作为单一全麻用药) 鞘内*：10～25 µg(小儿 1 µg/kg) 硬膜外腔*：2～10 µg/mL 局部麻醉(简称局麻) PACU*：单次 25～100 µg	镇静/镇痛*：0.5～1 µg/kg(负荷剂量)；0.5～2 µg/(kg·h)(维持剂量)

* 药品说明书之外的用法

清除：在肝脏被 CYP3A4 降解；10％以原型随尿液排出，其代谢产物甲芬太尼在注射后 48 h 仍可在尿中检出

总结：芬太尼的脂溶性很强，故进入体内后容易重新分布在体内的其他组织(如脂肪组织、骨骼肌等)。因此，快速的起效和重分布使芬太尼的血浆浓度低于治疗剂量。通过增加芬太尼的剂量或者重复多次给药可以延长其作用时间。芬太尼对呼吸有抑制作用，静脉注射后 5～15 min 呼吸抑制至最大程度(延迟性呼吸抑制出现在镇痛效果之后)。芬太尼引起的恶心、呕吐较吗啡少

瑞芬太尼

诱导：在 30～60 s 内给予剂量 1 µg/kg 复合全麻：负荷剂量 1 µg/kg；单次给药剂量 0.5～1 µg/kg；维持剂量 0.05～2 µg/(kg·min)	镇静：30～60 s 给予负荷剂量 0.5～1 µg/kg；0.025～0.2 µg/(kg·min)维持(注意，瑞芬太尼在联合应用丙泊酚时呼吸抑制作用增强)，当改变输注速度时可单次输注给予 0.5～1 µg/kg

清除：瑞芬太尼能够被血液和组织中的非特异性酯酶迅速水解(不是血浆胆碱酯酶)

总结：大剂量的瑞芬太尼产生强效的镇痛效果并且抑制机体对有害刺激的自主反应。瑞芬太尼持续时间很短，在停药后能够

快速苏醒(短输注即时半衰期)。瑞芬太尼也可引起心动过缓、胸壁僵硬、低血压,并且有研究显示瑞芬太尼停药后出现严重的阿片类药物耐受导致术后阿片类药物的需求量增加。在血中,瑞芬太尼主要被红细胞中的酶代谢,不受假性胆碱酯酶缺乏的影响。在瑞芬太尼麻醉苏醒期,结束输注后没有镇痛效果时,应预料到需要及时使用其他的替代性镇痛治疗。对于肥胖患者,瑞芬太尼的初始剂量基于理想体重

舒芬太尼

剂量:	全麻联合用药(大手术):负荷剂
复合全麻(小手术):负荷剂量 $1\sim2$ $\mu g/kg$(诱导/气管插管),必要时 $10\sim50$ μg	量 $8\sim30$ $\mu g/kg$,必要时 $10\sim50$ μg或者 $0.5\sim2.5$ $\mu g/(kg \cdot h)$持续输注
复合全麻(中等手术):负荷剂量 $2\sim8$ $\mu g/kg$,必要时 $10\sim50$ μg或者 $0.3\sim1.5$ $\mu g/(kg \cdot h)$持续输注	镇静*:负荷剂量 $0.1\sim0.5$ $\mu g/kg$;$0.2\sim0.5$ $\mu g/(kg \cdot h)$持续输注 硬膜外:$10\sim15$ $\mu g/10$ mL,加入 0.125%丁哌卡因

* 说明书之外的用药

清除:肝脏 CYP3A4 代谢,肾脏/胆汁排泄

总结:舒芬太尼剂量≥8 $\mu g/kg$ 能够产生催眠作用(心血管、神经外科)。术中应用剂量按照理想体重计算。在停药后仍能维持镇痛作用。舒芬太尼用于复合全麻时,总剂量≤1 $\mu g/(kg \cdot h)$,其中在诱导时最多给予 75%

阿芬太尼

剂量:
递增式复合全麻:诱导 $20\sim50$ $\mu g/kg$,每 $5\sim20$ min 追加 $20\sim50$ $\mu g/kg$(最大总剂量为 75 $\mu g/kg$) 持续输注复合全麻:①自主呼吸/辅助通气:负荷剂量 $8\sim20$ $\mu g/kg$,然后 $0.5\sim1$ $\mu g/(kg \cdot min)$;总剂量 $8\sim40$ $\mu g/kg$。②控制通气:负荷剂量 $50\sim75$ $\mu g/kg$,然后 $0.5\sim3$ $\mu g/(kg \cdot min)$(均值 $1\sim1.5$ $\mu g/(kg \cdot min)$)。诱导后一个小时输注速度降低 $30\%\sim50\%$。 全麻:$130\sim245$ $\mu g/kg$ 诱导 3 min 左右(给予肌松药),然后 $0.5\sim1.5$ $\mu g/(kg \cdot min)$ MAC:负荷剂量 $3\sim8$ $\mu g/kg$,然后每隔 $5\sim20$ min 静脉注射 $3\sim8$ $\mu g/kg$ 或者 $0.25\sim1$ $\mu g/(kg \cdot min)$;总剂量 $3\sim40$ $\mu g/kg$

清除:肝脏 CYP3A4 代谢(个体差异很大)

总结:阿芬太尼能够快速地抑制机体对单一短暂的刺激的反应(类似于瑞芬太尼),大剂量单独用药时产生催眠作用。红霉素、蛋白酶抑制剂等抑制阿芬太尼的消除。对于肥胖患者,阿芬太尼的初始剂量基于理想体重

吗啡

剂量	
镇静/镇痛:2～10 mg IV (小儿:0.02～0.1 mg/kg IV)	持续输注:0.8～10 mg/h(小儿:镰状红细胞/癌症疼痛 0.025～2 mg/(kg·h);术后镇痛:0.01～0.04 mg/(kg·h))
镇痛剂量:2～20 mg q2～4 h IV,IM,SC	鞘内:0.1～0.5 mg(小儿:0.01 mg/kg) 硬膜外:2～6 mg q8～24 h(单次给药);0.08～0.16 mg/h(持续输注);最大剂量10 mg/24 h;(小儿:0.03～0.05 mg/kg,最大剂量 0.1 mg/kg 或者 5 mg/24 h)

清除:主要经肾脏代谢;代谢产物:吗啡-3-葡萄糖醛酸(55%～75%,无活性、无镇痛作用)和吗啡-6-葡萄糖醛酸(有活性、有镇痛作用)

总结:吗啡亲脂性很低,因此透过血脑屏障到达中枢神经系统的速度很慢,且剂量难以标定,用药后 10～40 min 出现峰值效应。在肾衰竭患者中需要调整用药剂量。与其他常用阿片类药物相比较,吗啡使机体组胺释放的作用最为显著。吗啡有口服缓释剂型

盐酸二氢吗啡酮

剂量:镇痛剂量:0.4～2 mg IV(小儿:0.005～0.02 mg/kg)

清除:肝脏代谢、尿/胆汁排泄;代谢物:肝葡糖醛酸 3-葡萄糖醛酸(大部分)和 6-羟基(小部分)

总结:与吗啡作用相似,能替代吗啡;与吗啡比较,组胺释放更少,在肾功能损坏患者中应用更加安全,达到峰值效应的时间更短

哌替啶

应用:轻-中度疼痛,也用于术后寒战

剂量:①镇静/镇痛剂量:50～150 mg IV/IM q3～4 h(小儿:0.5～2 mg/kg IV,IM)

持续输注0.3～1.5 mg/(kg·h);②术后寒战剂量:12.5～25 mg IV

清除:肝脏代谢,尿排泄

总结:哌替啶直接抑制心肌细胞,降低心肌的应激性。心率可增高,可能与其阿托品样作用有关。代谢产物:去甲哌替啶,蓄积可引起中枢神经系统兴奋现象,因此,老年患者、肾功能不全患者用药和重复给药需谨慎对待。接受单胺氧化酶抑制剂(MAOI)治疗的患者应用哌替啶,可导致谵妄和高热症状(血清素综合征)。哌替啶治疗寒战可能是 κ 受体激动的效果。其作用时间较吗啡短(图1)

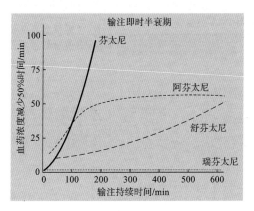

图1 在全麻中常用强效阿片类药物的输注即时半衰期

引自 Egan TD,Lemmens HJ,Fiset P,et al. The pharmacokinetics of the new short-acting opioid remifentanil (GI87084B) in healthy adult male volunteers. *Anesthesiology*. 1993;79(5):881-892

镇
痛
药

静脉镇痛药药理学特性						
药物	起效时间/min	作用持续时间[a]	分配系数	分布容积/(L/kg)	蛋白结合率/(%)	效价（与吗啡相比）
芬太尼	1～3	30～60 min	820	4	84	100
瑞芬太尼	0.5～1.5	4～6 min	17.9	0.3～0.4	70	80～100[b]
舒芬太尼	1.5～3	20 min	1750	2.5	93	500～4000
阿芬太尼	1.2～5	15 min	130	0.86	90	10～25
吗啡	5～20	2～3 h	1.4	3～4	20～40	1
盐酸二氢吗啡酮	15	2～4 h	1.3	3.7	8～19	5～7
哌替啶	15	2～3 h	21	3～4.5	70	0.1

[a] 单次剂量药物推注后；见于表中输注即时半衰期

[b] 在大部分文献中认为其效价稍弱于芬太尼，其他文献中认为其效价更强

成人常用 PCA 药物参数*

	吗啡	盐酸二氢吗啡酮	芬太尼
浓度	1 mg/mL	0.2 mg/mL	10 μg/mL
临床负荷剂量	2 mg (1.2～3 mg)	0.4 mg (0.2～0.6 mg)	20 μg (20～40 μg)
临床负荷剂量时间/h	1～2	1～2	1～2
PCA 剂量	1 mg (0.6～1.5 mg)	0.2 mg (0.1～0.3 mg)	10 μg (10～20 μg)
锁定时间	8～10 min	8～10 min	8～10 min
极限量	6 次单次给药剂量＋连续背景输注剂量（如果应用）		
连续背景输注**	0.5～1 mg/h	0.1～0.2 mg/h	10～30 μg/h

* 建议剂量主要用于肾功能良好的成人患者，对于老年、肾功能不全或者阿片类药物敏感（如睡眠呼吸暂停）患者应适当减量。以上极限量对于阿片类药物耐受患者并不适用

** 不推荐开始 PCA。如果患者 PCA 在 1 h 内通过单次给药剂量达到极限量后，连续 3 h 都不能入睡，平均每小时使用剂量可以考虑添加 1/3

体重＜50 kg 小儿常用 PCA 药物参数

	吗啡	盐酸二氢吗啡酮	芬太尼
浓度	1 mg/mL	0.2 mg/mL	10 μg /mL
临床负荷剂量	40～80 μg/kg	8～15 μg/kg	0.5～1 μg/kg
临床负荷剂量时间/h	2	2	2
PCA 剂量	10～20 μg/kg	2～4 μg/kg	0.25～0.5 μg/kg
锁定时间	10 min	8～15 min	10 min
极限量	100 μg/(kg・h)	20 μg/(kg・h)	3 μg/(kg・h)
连续背景输注	5～20 μg/ (kg・h)	1～5 μg/ (kg・h)	0.15～0.5 μg/ (kg・h)

美沙酮

应用:慢性疼痛,阿片类药物耐受

剂量:成人,阿片耐受:起始 2.5～10 mg PO 或者 2.5～5 mg IV/IM/SC q8～12 h;限定 q3～5 d

剂量转换:5 mg IV＝10 mg PO

机制:阿片受体激动剂和 NMDA 受体拮抗剂

清除:肝、肾排泄(肾功能不全患者用量应为正常用量的 50％～75％)

总结:主要副作用是呼吸抑制(峰值比镇痛效果出现更迟、持续时间更长)。尽管大部分患者需 q6～8 h 用药维持镇痛效果,但是其半衰期非常长(13～100 h)。由于交叉耐受的现象,对于长期服用阿片类药物的患者转用美沙酮时,要注意药物之间的转换率,以免出现严重的戒断症状(如下表:阿片类药物耐受患者口服吗啡剂量等效价转换口服美沙酮剂量)。曾有文献报道阿片类耐受患者在进行美沙酮替代治疗时出现死亡情况,因此美沙酮替代治疗时应做到精准给药。服用美沙酮患者的 ECG 可能出现 QT 间期延长,在使用剂量＞200 mg/d 患者中更为常见,因此在初始用药或调整剂量时需要监测 ECG 变化。替代维持治疗是以足够适当的剂量为基础,因此应该根据患者药物依赖程度调整好药物剂量,实施个体化用药的治疗方案。

镇痛药

阿片类药物耐受患者口服吗啡剂量等效价转换口服美沙酮剂量	
每日口服吗啡剂量	吗啡、美沙酮转换比
<30 mg	2 : 1
31~99 mg	4 : 1
100~299 mg	8 : 1
300~499 mg	12 : 1
500~999 mg	15 : 1
1000 mg	20 : 1

谨慎使用,考虑到个体的差异性和美沙酮的半衰期很长,剂量转换有效时间过短(<5 日)可能会导致美沙酮剂量蓄积而增加毒副作用。这个表格绝对不能用于反向转换,即美沙酮剂量向吗啡剂量转换

引自 Fisch M,Cleeland C. Managing cancer pain. In: Skeel RT,ed. *Handbook of Cancer Chemotherapy*. 6th ed. Philadelphia,PA: Lippincott Williams & Wilkins; 2003:66

IV 吗啡转换 IV 美沙酮	
每日注射吗啡剂量	每日注射美沙酮剂量估算(为每日吗啡剂量的百分比)
10~30 mg	40%~66%
30~50 mg	27%~66%
50~100 mg	22%~50%
100~200 mg	15%~34%
200~500 mg	10%~20%

引自 Methadone injection [package insert]. Lake Forest, IL: Bioniche Pharma USA LLC; 2009.

关于阿片类药物等效剂量表,参见"急性疼痛管理"

麻醉口袋书

常见口服阿片类镇痛药	
通用名称	**商品名**
氢可酮 ＋ 对乙酰氨基酚[a]	Norco Lortab Vicodin
氢可酮 ＋ 布洛芬	Vicoprofen
可待因 ＋ 对乙酰氨基酚	Tylenol with codeine ♯ 3,4
可待因 ＋ 对乙酰氨基酚,布他比妥,咖啡因	Fioricet with codeine
羟考酮	Roxicodone OxyIR
羟考酮（缓释剂型）	OxyContin
羟考酮 ＋ 对乙酰氨基酚	Percocet Roxicet
吗啡	Roxanol
吗啡（缓释剂型）	MS Contin Avinza Kadian Oramorph SR
羟吗啡酮（缓释剂型）	Opana ER
曲马多	Ultram

[a]FDA 要求制药商对对乙酰氨基酚制剂限制在 325 mg/片（2011），可能会影响配方

羟考酮

适应证：中-重度疼痛

剂量：阿片类敏感成人，5～15 mg（速效型）PO q4～6 h；10 mg（缓释型）q8～12 h，每 1～2 日以 25％～50％剂量滴定增加幅度滴定剂量

作用机制：通过 CYP2D6 代谢为羟氢吗啡酮，低代谢者可能未

达到足够的作用效果。

注意事项:严重疼痛的加强治疗涉及缓释型药物的背景剂量以及针对暴发性疼痛的必要时的速效型药物剂量(类似于其他药物的速效型/缓释型)。不得挤压或者通过胃管注入缓释型药物。快速代谢者(转换成活性代谢产物者)毒性可能增加。高滥用可能,需有"防滥用"措施准备

可待因

适应证:轻-中度疼痛,咳嗽

剂量:成人,15~60 mg PO q4~6 h (最大剂量 120 mg/d);儿童:1~1.5 mg/(kg·d) q4~6 h (最大剂量2~6 岁 30 mg/d,6~12 岁 60 mg/d)

作用机制:被 CYP2D6 代谢为吗啡

注意事项:提高疼痛阈值而不改变对疼痛的反应。比吗啡的成瘾性低。代谢存在明显的基因/种族差异——低代谢者可能存在镇痛不足(5%~10%)或在超快代谢者体内引起危及生命的毒性反应 (1%~2%)。避免用于扁桃体/腺样体切除术后的儿童

阿片受体激动-拮抗剂				
药物	10 mg 吗啡静注的等效剂量	起效时间	持续时间/h	标准剂量/注意事项
丁丙诺啡 (Buprenex, IM/IV, Suprenex SL)	0.3~0.4 mg q6~8 h IM/IV (可在30~60 min 重复一次初始化剂量。每次 0.3 mg 仅可用于肌内注射)	5~15 min	6~8	2~12 岁:2~6 µg/ kg IM/IV q4~6 h,最大剂量每次 6 µg/kg。>13 岁:0.3 mg IV/IM q6~8 h,最大剂量每次300 µg。硬膜外给药:0.3 mg

阿片受体激动-拮抗剂				
药物	10 mg 吗啡静注的等效剂量	起效时间	持续时间/h	标准剂量/注意事项
丁丙诺啡/纳洛酮（Suboxone）	参见"麻醉实践中涉及的其他药物"			
布托啡诺（Stadol）	2 mg IM/IV q3～4 h	5～30 min	3～4	1 mg IV or 2 mg IM，最大剂量每次 4 mg IM；鼻腔喷雾：每侧鼻孔 1 mg q3～4 h 作为麻醉辅助用药，诱导前 2 mg IV 然后必要时 0.5～1 mg IV
纳布啡（Nubain）	10 mg IV/IM/SC q3～6 h	3～15 min	3～6	最大剂量每次 20 mg，160 mg/d。阿片类药物引起的瘙痒的剂量：2.5～5 mg q 6 h 或者 60 μg/(kg·h)

镇痛药

阿片受体激动-拮抗剂				
药物	10 mg 吗啡静注的等效剂量	起效时间	持续时间/h	标准剂量/注意事项
吗啡/纳曲酮 (Embeda)		7.5 h (峰值水平)	29 (半衰期)	20 mg/0.8 mg PO q24 h, 滴定 1～2 日。每日不要超过 2 次

适应证:轻-中度疼痛,尤其是头痛

作用机制:与 μ 阿片受体结合起有限的反应(部分激动剂)或无反应(竞争性拮抗剂)并且同时激动 κ,δ 受体

注意事项:阿片受体激动-拮抗剂可以降低随后给的阿片类药物的疗效。优点是这样可以降低呼吸抑制和潜在的躯体依赖的风险。与纯阿片受体激动剂不同,激动-拮抗剂在量效关系上具有封顶效应(在疼痛增强时不推荐)。这些药物的拮抗效应可能会导致阿片依赖患者的撤药综合征。布托啡诺(不包括纳布啡)升高收缩压、肺动脉压,增加心输出量。与吗啡相比对胃肠道和胆道系统的影响轻微。布托啡诺常用于产科患者;小剂量纳布啡注射或输液可以解除椎管内阿片类药物相关的瘙痒并且不影响疼痛的控制

NMDA 受体拮抗剂和阿片受体激动剂

氯胺酮

参见"全麻诱导"和"急性疼痛管理"

适应证:用于①切皮前、术中("超前")镇痛;②术后阿片类药物的辅助镇痛;③局麻和椎管内麻醉的辅助镇痛

剂量:(1) 负荷剂量 0.15～0.5 (最大 1) mg/kg 和/或 0.1～0.6 mg/(kg·h)泵注

(2)3 μg/(kg·min)输注 48 h;或 120 μg/(kg·h)输注 24 h,随

后 60 $\mu g/(kg \cdot h)$输注 48 h 或更长时间

(3)硬膜外给药:切皮前 30 mg 或 0.25～0.5 mg/kg 注入硬膜外腔。骶管给药:0.5 mg/kg。关节内给药:10 mg。臂丛神经阻滞:30 mg

注意事项:具有独特作用机制的强效镇痛药。快速推注可用于短次疼痛刺激操作如烧伤换药。有证据显示小剂量使用可作为术后镇痛的辅助用药以减少阿片类药物用量。正在研究中的新用法包括在 PACU 中用以补救镇痛的亚麻醉治疗、在重度阿片类耐药患者中输注以提高镇痛效果以及用于复杂区域疼痛综合征及神经病理性疼痛、缺血痛、幻肢痛和癌痛患者的口服给药

曲马多

剂量:起始剂量 25 mg,每日上午 1 次,从 25 mg 每日 1 次增加到 25 mg 每日 4 次,然后从 50 mg/d 使用 3 天过渡到 50 mg 每日 4 次。最大剂量 400 mg/d,年龄大于 75 岁患者最大剂量为 300 mg/d。需立即镇痛时可跳过剂量滴定。活性代谢产物 M1 对 μ 阿片受体的亲和力增强 200 倍

清除:肝脏代谢,肾脏排除

注意事项:较少影响呼吸和胃肠道运动。可能引起癫痫发作,慎用于肾病、酗酒、卒中、头部外伤患者。与含血清素药物、P450 抑制剂合用可能引起危及生命的血清素综合征。CYP2D6 低代谢者曲马多浓度上升 20%,M1 浓度下降 40% 时,需做基因分型确定。不能完全被纳洛酮拮抗

阿片受体拮抗剂(参见"麻醉实践中涉及的其他药物")

透皮/外用药物

芬太尼透皮贴剂

适应证:缓释型阿片药物治疗,慢性疼痛治疗

剂量:参见表格——阿片类药物与芬太尼透皮贴剂转换表格

作用机制:阿片激动剂

药物清除:参见上文芬太尼部分

镇痛药

注意事项: 有 12.5～100 μg/h 等不同规格的贴剂可供选择。药效达峰时间为 12 h。每 72 h 可更换一次。副作用请参见上文芬太尼部分相关内容。从吗啡的每日总量到芬太尼用量之间的转换由一个复杂公式进行(参见表格"阿片类药物与芬太尼透皮")。因具有较高呼吸抑制风险,对于阿片类初治患者,禁止使用阿片类药物进行镇痛。同时服用 CYP3A4 抑制剂(包括一些抗生素在内)的患者可引起芬太尼药物浓度升高

阿片类药物与芬太尼透皮贴剂转换表格[a]				
当前镇痛药	**每日剂量 /(mg/d)**			
吗啡口服	60～134	135～224	225～314	315～404
吗啡肌注/静注	10～22	23～37	38～52	53～67
羟考酮口服	30～67	67.5～112	112.5～157	157.5～202
盐酸二氢吗啡酮口服	8～17	17.1～28	28.1～39	39.1～51
盐酸二氢吗啡酮静注	1.5～3.4	3.5～5.6	5.7～7.9	8～10
美沙酮口服	20～44	45～74	75～104	105～134
推荐芬太尼透皮贴剂[a]	25 mg/h	50 mg/h	75 mg/h	100 mg/h

24 h 吗啡口服剂量/(mg/d)	芬太尼透皮贴剂/(μg/h)
<405	见上
405～494	125
495～584	150
585～674	175
675～764	200
765～854	225
855～944	250
945～1034	275
1035～1124	300

[a] 请勿使用该表格转换芬太尼透皮贴剂至其他镇痛药物,因为此处转换为粗略的
引自 Duragesic [package insert]. Mountain View, CA; Janssen Pharmaceutica Products, LP; 2003

利多卡因贴剂,5%

适应证:神经病理性疼痛,局部炎症反应

剂量:推荐用法为每 24 h 使用 1~3 贴(贴 12 h,空 12 h)。虽然超过 3 贴或 24 h 的用法也认为是安全且耐受良好的

作用机制:钠离子通道阻滞剂

注意事项:产生镇痛作用但非麻醉。系统吸收最少。主要副作用为局部皮肤刺激(如灼热感、皮炎、瘙痒、皮疹等)

非甾体抗炎药(nonsteroidal anti-inflammatory drugs, NSAIDs)

总体评价:产生镇痛、抗炎、退热作用。一般来说具有封顶效应(与阿片类药物不同),即超剂量使用无更多镇痛作用但副作用更重。作用机制为抑制环氧化酶(cyclooxygenase,COX),减少炎症介质的形成(如前列腺素)。见图 2。主要的副作用与COX-1 抑制有关:胃肠黏膜溃疡,肾功能不全和血小板功能障碍。前列腺素合成的抑制怀疑与 NSAIDs 诱导的支气管痉挛有关。NSAIDs,特别是选择性 COX-2 抑制剂或许有导致心肌梗死或咳嗽变异性哮喘发生的风险,而这些风险是致命性的。整形外科手术围手术期应用此类药物时需谨慎并要实时与外科医师沟通。NSAIDs 在体外抑制骨髓愈合,NSAIDs 的临床意义是具有争论的且正在进一步研究中。

治疗慢性疼痛的选择性辅助用药

药　物	起始剂量（成人）	剂量范围/（mg/d）	作用机制	用药依据	副作用
细胞膜稳定剂					
加巴喷丁	100~300 mg 每晚 1 次～一天 3 次	900~3600，分 3 次服用	与电压门控通道结合	神经病理性疼痛、纤维肌痛、椎管狭窄	头晕、镇静、体重增加、恶心
普瑞巴林	50 mg 一天 2 次	50~450，分 2~3 次服用	与电压门控通道结合	神经病理性疼痛、纤维肌痛	头晕、镇静、水肿、头痛
托吡酯	50 mg 每晚 1 次	200 mg 分 2 次服用	钠、钙通道；增强 GABA 作用	神经病理性疼痛、慢性腰痛	镇静、体重下降
骨骼肌松弛药					
环苯扎林	5 mg 每天	5~30，分次服	中枢；不明	颈腰疼痛、肌肉痉挛	口干、嗜睡、头痛、困惑
卡立普多	250~350 mg 一天 4 次	1000~1400，分 4 次服用	中枢；可能是神经元间抑制	急性肌肉骨骼疼痛（非经挛）	头晕、嗜睡、头痛、共济失调、困惑、依赖[a]

治疗慢性疼痛的选择性辅助用药

药 物	起始剂量（成人）	剂量范围/（mg/d）	作用机制	用药依据	副作用
巴氯芬	5 mg 一天 3 次	30～80	与 $GABA_B$ 结合，抑制神经递质释放	脊髓源性痉挛、上运动神经元病、急性背痛、三叉神经痛	嗜睡、头晕、恶心、困惑
抗抑郁药					
阿米替林	10～25 mg 每天	75～300	三环类去甲肾上腺素再摄取抑制剂（SNRI）	紧张性头痛、颞下颌关节紊乱病、面部肌筋膜疼痛	口干、便秘、体重增加、药物相互作用
度洛西汀	20～30 mg 每晚 1 次	60～120	SNRI	神经病理性疼痛、纤维肌痛	恶心、嗜睡、口干、便秘
α2 激动剂					
替扎尼定	1～2 mg 每天	2～36，分 3 次服用	运动神经元突触前抑制	痉挛、椎旁肌痉挛	口干、嗜睡、乏力、头晕

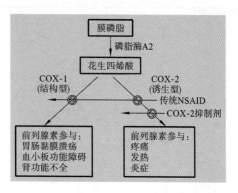

图 2 非甾体抗炎药的一般作用机制

引自 Ballantyne JC, Salahadin AS, Fishman SM. *The MGH Handbook of Pain Management*. 2nd ed. Philadelphia, PA: Lippincott Williams & Wilkins; 2002

非选择性 COX 抑制剂

对乙酰氨基酚

适应证：中度疼痛,发热

剂量：①口服/直肠给药(成人患者):325～650 mg 每 4～6 h 或者 1000 mg 每 6～8 h(最大剂量 4 g/d,一些推荐最大剂量 3 g/d)。②静注(成人患者):体重>50 kg,650 mg 每 4 h 或者 1000 mg每 6 h,静注时间大于 15 min,最大剂量 4 g/d;成人体重<50 kg,12.5 mg/kg 每 4 h 或者 15 mg/kg 每 6 h,最大剂量每次 750 mg 或者 3.75 g/d。儿童:见常用丙酸类非甾体抗炎药剂量表

起效时间：5 min(静注),10 min(口服)

作用机制：不明,可能是抑制 COX-2

清除：肝

注意事项：缺乏明显的抗炎作用(不是典型的 NSAIDs)。副作用方面:不产生胃肠道刺激,影响血小板聚集。药物过量(单次剂量和累积剂量过量)主要毒性:由于抗氧化剂谷胱甘肽的耗竭、N-乙酰-p-苯醌的形成导致的肝细胞坏死。乙酰半胱氨酸

可代替谷胱甘肽,如果在 8 h 内口服,可以防止肝损伤。一些证据表明,2～3 g/d 的剂量在慢性肝病中可能是安全的,可慎用。严重肾病者需减少剂量。直肠吸收缓慢而不稳定。或可用于孕妇

丙酸衍生物:布洛芬,萘普生,双氯芬酸

镇痛药

常用丙酸类非甾体抗炎药剂量			
药　　物	剂　　量	每日最大剂量	OTC
布洛芬	PO:200～800 mg q6 h IV:400～800 mg q6 h	3200 mg	是
萘普生	PO:250 mg q6～8 h 或者 500 mg q12 h	1250 mg	是
双氯芬酸	PO: 25 mg q6 h 或者 50 mg q12 h	200 mg	否

注意事项:见 NSAIDs 总体评价。可能加重肾脏疾病,特别是低血容量时。广泛的蛋白结合可能导致不良的药物相互作用。布洛芬与其他丙酸类相比蛋白结合更少。需注意布洛芬目前有静脉注射剂型可用

酮咯酸(酮咯酸氨丁三醇)

剂量:①成人:>50 kg 且<65 岁,30 mg IV q6 h,最大剂量 120 mg/d;≥65 岁或<50 kg,15 mg q6 h,最大剂量 60 mg/d。**持续使用不超过 5 日。**②儿童:2～16 岁,0.5 mg/kg IV,然后每次 0.25～0.5 mg/kg,q6 h 使用 48 h

清除:<50%经肝肾代谢;91%经肾脏清除

注意事项:有口服剂型可用。胃肠外给药可作为肠外或硬膜外阿片类药物治疗严重疼痛时的短期辅助治疗。当静脉注射用时,其镇痛作用大于抗炎作用。不会引起呼吸抑制或胆道痉挛。标准剂量约等同于 10 mg 吗啡。在脊髓麻醉中观察到其影响血小板功能,延长出血时间,但全麻中未发现此影响。适当的补液可以缓解其所致的肾脏损伤。老年患者和肾功能不全者应减少使用剂量或避免使用

阿司匹林,乙酰水杨酸

剂量:镇痛/退热:325～650 mg PO q4～6 h

适应证:轻度疼痛、头痛、骨骼肌肉疼痛、发热

作用机制:不可逆乙酰化 COX

注意事项:由于其不可逆的抗血小板作用,用以防止血栓形成、心肌梗死、脑血管意外,需在手术前停用 5～10 日。禁用于胃肠道溃疡、出血、血小板减少、血友病。慎用于尿毒症、血管性血友病、哮喘

儿童常用 NSAIDs 剂量	
药　　物	剂　　量
对乙酰氨基酚	(PO) 10～15 mg/kg q4～6 h;40～60 mg/(kg・d)(分次用) (PR) 30～40 mg/kg(围手术期使用一次) (IV) 2～12 岁(<50 kg) 12.5 mg/kg IV q4 h 或 15 mg/kg IV q6 h,不超过 75 mg/(kg・d)
阿司匹林[a]	10～15 mg/kg q4 h
布洛芬	4～10 mg/kg PO q6～8 h
酮咯酸	0.5 mg/kg IV q6～8 h,不超过 5 天

[a] 如果合并流感、病毒性感染,有致瑞氏(Reye)综合征的风险

引自 Berde C,Masek B. Pain in children. In Wall PD,Melzack R,eds. *Textbook of Pain*. Edinburgh:Churchill Livingstone;1999;Ofirmev [package insert]. San Diego,CA:Cadence Pharmaceuticals Inc. ,2010

选择性 COX-2 抑制剂

塞来昔布

适应证:骨和类风湿性关节炎、幼年性关节炎、急性疼痛

剂量:①成人:200 mg 每天,可分 2 次使用。②儿童:10～25 kg 患儿 50 mg,bid

作用机制:选择性 COX-2 抑制剂

注意事项:或有更轻的胃肠道不良反应。中度肝功能不全者需减半剂量。可能引起血管栓塞性事件、转氨酶升高、高血压、液体潴留、肾损伤、过敏或皮肤反应(应避免用于对磺胺、阿司匹林过敏者)

局 部 麻 醉

作用机制

- 局麻药是弱碱性、亲水性、叔胺类药物
- 通过与 Na^+ 通道结合,阻断去极化诱导的 Na^+ 流动从而阻滞神经纤维冲动的传导
- 局麻药的神经纤维阻滞顺序取决于有无髓鞘、神经纤维直径等;先从自主神经纤维开始阻滞,感觉神经纤维次之,然后是运动神经纤维

结构和分类

局麻药具有一个由酰胺或酯键的烃链与氨基相连的亲脂性苯环

- 酯类

  由血浆胆碱酯酶快速水解(避免用于胆碱酯酶缺乏患者)

  一个重要的代谢产物,即对氨基苯甲酸,是一种已知的过敏原

- 酰胺类

  由肝微粒体 P450 酶代谢

  罕见的过敏反应可能来自含有甲基防腐剂的包装药品(结构类似于对氨基苯甲酸)

苯环 (亲脂性) — 中间链 (酯或氨基化合物) — $N \begin{cases} CnH \\ CnH \end{cases}$ 氨基 (亲水性)

药效动力学

- 离子化作用与局麻药的作用机制密切相关。局麻药自由平衡于带电(离子)和中性(非离子)两种状态

  离子化状态结合受体并发挥药物的作用,但由于亲水特性不能穿透神经细胞膜而发挥作用

非离子化、脂溶性状态允许药物穿透神经细胞膜

- 脂溶性与药物效力相关:较高溶解度＝更大效力
- 蛋白结合力与药物作用时间密切有关
- 局麻药分子的离子和非离子化状态的相对比例是由药物的 pKa 与组织 pH 值决定的
- pKa＝pH 时,离子和非离子化状态的比例相等
- 临床意义包括局麻药在酸性(感染)组织中起效较慢

影响局麻药起效快慢的因素:

- pKa:麻醉药低的 pKa,即指定 pH 值下较大的非离子化比例,容易透过细胞膜,起效较快
- 碳酸氢盐(HCO_3^-)添加剂:pH 值越高,非离子化分子越多,起效越快
- 脂溶性:脂溶性越高一般起效越慢,可能与脂质细胞膜的顺序分层有关
- 局麻药的浓度和容量越大,扩散梯度引起的起效速度越快(溶液浓度解释了普鲁卡因和 2-氯普鲁卡因的 pKa 较高但仍起效快速的原因)
- 注射部位和扩散至目标神经的距离(神经鞘的存在使作用减慢)

影响局麻药作用时间的因素:

- 蛋白结合力:蛋白结合力越强,作用时间更长
- 局麻药注射部位:血管丰富的部位作用时间较短(因有更多的组织吸收)
- 血管扩张程度(除可卡因以外的所有局麻药均是血管扩张药)
- 脂溶性:脂溶性越高,持续时间越长
- 假性胆碱酯酶缺乏:酯类局麻药的持续时间延长
- 肝脏疾病:酰胺类局麻药的持续时间延长

特别说明

氯普鲁卡因

- 酯类局麻药中水解速度最快

- 在时间短的脊髓麻醉中日益普及;对神经毒性的历史关注可能与亚硫酸氢盐防腐剂有关
- 由于快速起效适用于产科,全身毒性/胎儿暴露风险下降(与药物在血液中的快速水解有关)
- 适用于有严重肝病、癫痫发作状态的患者

利多卡因

- 广泛用于表面、区域、静脉、周围神经阻滞和脊髓/硬膜外麻醉
- 脊髓麻醉后可引起短暂性神经系统症状(transient neurologic symptoms,TNS)(其他局麻药也有相关报道)
  - 腰背部、臀部、大腿疼痛或感觉改变,但无运动或肠/膀胱功能障碍
  - 利多卡因的风险因素为结石切开术、非卧床麻醉;妊娠可能具有防护性
  - 症状发生在 2~24 h,完全缓解在 10 天内(大部分在 2 天左右)
  - 需要辅助应用 NSAIDs 和阿片类药物

常见的酯类局麻药(也见于"区域阻滞麻醉")						
	pKa	神经毒性作用	临床应用	浓度/(%)	起效速度	持续时间/h	最大推荐剂量
盐酸氯普鲁卡因	8.7	0.3	浸润麻醉	1	快	0.5~1	800 mg; 1000 mg + epi
			硬膜外麻醉	2~3	快	0.5~1	800 mg; 1000 mg + epi
			周围神经阻滞	2	快	0.5~1	800 mg; 1000 mg + epi
可卡因	8.6	NA	表面麻醉	2~12	快	0.5~1	150 mg
普鲁卡因	8.9	0.3	脊髓麻醉	10	快	0.5~1	7 mg/kg; 10 mg/kg (1000 mg) + epi

常见的酯类局麻药(也见于"区域阻滞麻醉")							
	pKa	神经毒性作用	临床应用	浓度/(%)	起效速度	持续时间/h	最大推荐剂量
丁卡因	8.5	2.0	表面麻醉 脊髓麻醉	2 0.5	快 快	0.5~1 2~6	20 mg 20 mg
丁哌卡因	8.1	4	浸润麻醉 硬膜外麻醉 脊髓麻醉 周围神经阻滞	0.25 0.03~0.75 0.5~0.75 0.25~0.5	快 中等 快 慢	2~8 2~5 1~4 4~12	2.5 mg/kg (175 mg); 3 mg/kg + epi (225 mg) 150 mg 20 mg 150 mg
依替卡因	7.7	2	浸润麻醉 硬膜外麻醉 周围神经阻滞	0.5 1~1.5 0.5~1	快 快 快	1~4 2~4 3~12	300 mg; 400 mg + epi 300 mg; 400 mg + epi 300 mg; 400 mg + epi
利多卡因	7.9	1	浸润麻醉 表面麻醉 硬膜外麻醉 脊髓麻醉 周围神经阻滞 区域阻滞麻醉	0.5~1 4 1.5~2 1.5~5 1~1.5 0.25~0.5	快 快 快 快 快 快	1~4 0.5~1 1~2 0.5~1 1~3 0.5~1	4.5 mg/kg (300 mg); 7 mg/kg (500 mg) + epi 300 mg 300 mg; 500 mg + epi 100 mg 300 mg; 500 mg + epi 300 mg

常见的酯类局麻药（也见于"区域阻滞麻醉"）						
	pKa	神经毒性作用	临床应用	浓度/(%)	起效速度	持续时间/h	最大推荐剂量

	pKa	神经毒性作用	临床应用	浓度/(%)	起效速度	持续时间/h	最大推荐剂量
甲哌卡因	7.6	1.4	浸润麻醉 硬膜外麻醉 脊髓麻醉 周围神经阻滞	0.5~1 1.5~2 2~4 1~1.5	快 快 快 快	1~4 1~3 1~2 2~4	400 mg；500 mg + epi 400 mg；500 mg + epi 100 mg 400 mg；500 mg + epi
丙胺卡因	7.9	1.2	浸润麻醉 硬膜外麻醉 周围神经阻滞	0.5~1 2~3 1.5~2	快 快 快	1~2 1~3 1.5~3	600 mg 600 mg 600 mg
罗哌卡因	8.1	2.9	浸润麻醉 硬膜外麻醉 周围神经阻滞	0.2~0.5 0.05~1 0.5~1	快 中等 慢	2~6 2~6 5~8	200 mg 200 mg 250 mg

药物最大剂量可能需要根据年龄增加，妊娠，肝、肾功能，心脏功能做出调整

丁哌卡因

- 周围神经阻滞和硬膜外麻醉持续时间较长，常用于脊髓麻醉
- 与运动神经阻滞相比较，感觉神经阻滞更明显
- 血管内毒性剂量可导致严重、难治性心血管功能衰竭

脂质体包载的丁哌卡因

- 术后麻醉时单剂量渗透到手术部位；脂质体悬液延长释放时间（持续时间可达 72 h）。可用 280 mL 生理盐水稀释（最大剂量 266 mg）。FDA 未批准应用于周围神经阻滞
- 非丁哌卡因类基础的局麻药，包括利多卡因，局部联合给药可引起游离丁哌卡因的即时释放，而单独给予利多卡因至少

局部麻醉

需要等待 20 min,而与其他局麻药的联合应用不被推荐。首次使用常规剂量的丁哌卡因,需将脂质体包载的丁哌卡因常用剂量减至 50% 以下。避免给药后 96 h 内追加丁哌卡因

罗哌卡因

- 在长时程局麻药中是安全性最高的药物
- 血管收缩作用更强,脂溶性低于丁哌卡因,全身毒性作用较弱

丁卡因

- 适用于脊髓麻醉,起效快速,持续时间长(联合肾上腺素可作用 4~6 h)
- 作用时间更长,但与丁哌卡因相比,感觉神经阻滞可能较差

可卡因

- 在所有局麻药中血管收缩作用较独特
- 通过对多巴胺、5-羟色胺的再摄取刺激中枢神经系统兴奋
- 4% 的浓度用于表面麻醉(如行鼻窦手术、清醒经鼻纤维支气管镜时)或 11.8% 的浓度联合丁卡因、肾上腺素用于 ED 创面修复
- 副作用:高血压、心动过速、心律失常、冠状动脉缺血、卒中、脑水肿和肺水肿、癫痫发作等

局麻药的联合应用

(利多卡因 2.5%,丙胺卡因 2.5%)

- 较小手术的表面麻醉(小儿静脉输液港植入术)
- 用最小的剂量应用于完整的皮肤,用封闭敷料覆盖
- 45~60 min 起效,持续 2 h
- 成人剂量:2.5~10 g

小儿混合用药剂量	
年龄/体重	最大剂量/g
0~3 个月,<5 kg	1
3~12 个月,>5 kg	2
1~6 岁,>10 kg	10
7~12 岁,>20 kg	20

- 避免用于葡萄糖-6-磷酸脱氢酶缺乏症(G6PD)和酰胺类药物过敏的患者
- 中毒反应可能包括高铁血红蛋白血症

增强局麻药的辅助用药

- 血管收缩剂(肾上腺素,偶尔去氧肾上腺素)导致血管吸收药物下降,全身吸收/毒性下降,持续时间和阻滞强度增加;起效时间减少

肾上腺素的浓度	
1∶1000	1 mg/1 mL (0.1%)
1∶10000	0.1 mg (或 100 μg)/mL (0.01%)
1∶100000	10 μg/mL
1∶200000	5 μg/mL(常规使用浓度)
1∶400000	2.5 μg/mL

- 在较高 pH 值环境下肾上腺素不稳定,需使用时再添加到局麻药液中
- 局麻药和注射位置对血管收缩剂作用持续时间的影响:
  - 浸润麻醉、周围神经阻滞:延长短时程药物(利多卡因)的作用时间要大于对长时程药物(丁哌卡因)的影响
  - 硬膜外麻醉:在普鲁卡因、利多卡因和丁哌卡因中加入肾上腺素可延长作用时间
  - 脊髓麻醉:在利多卡因、丁哌卡因、丁卡因中加入肾上腺素(0.2～0.3 mg)同样可延长作用时间
  - 肾上腺素也可能由于激活 α_2 肾上腺素能受体引起硬膜外/脊髓麻醉的效果增强
- 碳酸氢盐碱化局麻药物,导致非离子化状态的比例增加进而增强细胞膜的渗透性,起效时间缩短;在皮下浸润麻醉中疼痛减轻
- 阿片类药物:延长神经轴突的阻滞时间,提高手术麻醉的质量,以及应用于术后镇痛

- 可乐定、右美托咪定:可用于外周和神经轴突阻滞,多个部位的作用,可延长麻醉与阻滞的持续时间

局麻药的全身毒性

局麻药(从组织或意外的血管内注射的局麻药)的吸收过多可引起血浆药物浓度过高而导致全身毒性。影响吸收速率的相关因素包括:

- 局麻药的剂量:1%的药物溶液每 100 mL 含有 1000 mg 药物,或 10 mg/mL(注意不同局麻药可有多种剂量)
- 注射/输注速率:间歇抽吸采用递增注射技术
- 局部血管扩张(肾上腺素的血管收缩作用减少全身吸收量,某些局麻药是强烈的血管扩张药)
- 局麻药的脂溶性(效力)、代谢(包括血浆与肝脏等代谢)情况、肾病、肝病、慢性心力衰竭
- 注射部位(基于组织的血管丰富程度)最大程度的吸收能力如下:

  血管内>气管>肋间>尾部>硬膜外>臂丛>皮下

毒性主要影响心血管系统和中枢神经系统。中枢神经系统通常首先受到影响。局麻药毒性的进展性症状:

  轻度头晕→口周麻木/金属味觉→面部刺痛→耳鸣→言语迟钝→癫痫发作→意识消失→呼吸停止→心血管系统抑制→循环衰竭

- 与肾上腺素相关的局部"测试剂量"(如血管内注射),可见显著增快的 HR、增高的 BP、改变的 T 波。当全身麻醉(简称为全麻)、主动分娩时谨慎使用,β 受体阻滞剂的使用可混淆这一不良反应
- 中枢神经系统毒性:高碳酸血症和酸中毒增加(癫痫发作阈值下降,药物结合比例降低)
- 心血管系统毒性:
  - 由于中枢神经系统激活,可能有短暂的 HR、BP 增加
  - 剂量依赖性心肌抑制、低血压、心律失常(尤其是丁哌卡因)

- ECG 改变：PR、QRS、QT 间期均延长

局麻药中毒的治疗
- 停止给药；寻求帮助；维持气道通畅（必要时气管插管）；给予 100% 的氧气；当代谢性酸中毒存在时考虑过度通气；治疗癫痫发作（如使用苯二氮䓬类药物，小剂量异丙酚等）
- 局麻药中毒导致的心搏骤停：CPR 和心律失常的治疗。考虑给予 20% 脂肪乳剂治疗，异丙酚无效
  - 脂肪乳剂方案：20% 脂肪乳剂 1.5 mL/kg（去脂体重），每分钟最大输注量应小于 100 mL/70 kg；初始输液量 0.25 mL/(kg·min)。如果循环未恢复，可重复初始输注量 1～2 次并增加输注至 0.5 mL/(kg·min)（www. lipidrescue. org）
- ACSL 对局麻药中毒治疗的修改：
  - 减少个体剂量的肾上腺素（<1 μg/(kg·次)）
  - 避免 β 受体/钙通道阻滞剂、血管升压素、额外的局麻药给药
  - 复苏可能延迟（>1 h）；继续进行高质量 CPR 并考虑给予体外膜氧合器（ECMO）和体外心肺复苏术（eCPR）（或转移到最近的体外循环设备）用于循环支持

高铁血红蛋白血症（正常血红蛋白氧化为高铁血红蛋白）
- 病因：局麻药（苯佐卡因、丙胺卡因），抗生素（氨苯砜、甲氧苄啶），硝酸盐的使用
- 症状和体征：抽泣、发绀、心电图的改变、意识消失；如果高铁血红蛋白含量 >50%，将导致心律失常、癫痫、昏迷和死亡
- 诊断：血液是"巧克力棕色"，血气分析通常显示正常 PaO_2，有/无代谢性酸中毒，一氧化碳血氧测量水平与高铁血红蛋白水平一致
- 治疗：补充 O_2，1% 亚甲基蓝 1～2 mg/kg 静注（恢复血红蛋白中铁元素到正常氧含量，减少携氧状态），高压氧治疗

肌松药及其拮抗剂

机制

- 神经肌肉阻滞药物(neuromuscular blocking drug, NMBDs)，又称为肌肉松弛药(简称为肌松药)，作用于神经肌肉接头(neuromuscular junction, NMJ)处的乙酰胆碱(acetylcholine, ACh)受体→阻断神经冲动的传导→导致骨骼肌松弛。
- 肌松药的作用在于改善气管插管条件，益于机械通气，提供外科手术所需的肌肉松弛度。
- **非去极化肌松药**
  - 竞争性结合 ACh 受体：与 ACh 受体结合而不产生骨骼肌终板膜去极化作用
  - 通过增加突触间隙的 ACh 可以终止非去极化肌松药的作用(乙酰胆碱酯酶抑制剂可以逆转非去极化肌松药的作用)
  - ACh 受体上调(如烧伤、骨骼肌去极化时)后非去极化肌松药表现出敏感性下降，剂量需求增加
  - 神经刺激特性：四个成串刺激(train-of-four, TOF)率＜30％，对强直刺激反应衰减，强直后易化
- **去极化肌松药**
- 与 ACh 类似，去极化肌松药与胆碱能受体 α 亚基结合，使 ACh 受体离子通道开放
- 产生长时间的去极化作用，其最初表现为肌肉颤动
- 与去极化肌松药持续结合的 ACh 受体失去对 ACh 的正常反应，引起肌肉松弛
- ACh 受体下调(如重症肌无力)后去极化肌松药表现出敏感性下降，剂量需求增加
- 神经刺激特性(经典 I 相阻滞)：TOF 率＞70％，对刺激持续有反应但振幅降低，无强直后易化

非去极化肌松药：氨基甾类

- **泮库溴铵**
- 长时效，肝、肾衰竭患者作用时间延长

- 起效缓慢限制了其在气管插管中的使用
- 抗迷走神经,呈现剂量依赖性,增加心率、血压、心输出量;无组胺释放

· 罗库溴铵

- 起效快于其他药物,可替代琥珀胆碱(succinylcholine,SCh)用于快速顺序插管(RSI)
- 采用 0.6 mg/kg 剂量可维持中等持续时间,当采用 1.2 mg/kg 的 RSI 剂量时作用时间延长
- 无组胺释放,无心血管反应

· 维库溴铵

- 中等速度起效,肝脏疾病患者作用时间延长,重复给药尤为显著
- 无组胺释放,无心血管反应
- 由于其代谢产物具有活性,应避免长时间输注以防延长肌肉松弛时效

非去极化肌松药:苄异喹啉类

· 阿曲库铵

- 通过血浆非特异性酯酶水解及霍夫曼消除(在正常温度及 pH 值下非酶性自发降解)清除;其代谢不依赖于肝、肾功能
- 活性代谢产物 N-甲基罂粟碱(在肝脏代谢,肾脏清除)在药物浓聚动物中具有中枢神经系统(CNS)刺激作用
- 临床应用受限于剂量依赖性组胺释放作用,致低血压、心动过速、支气管痉挛(当前更倾向于使用顺式阿曲库铵)

· 顺式阿曲库铵

- 代谢主要依赖于霍夫曼消除(不依赖肝、肾及血浆胆碱酯酶功能,但依赖于正常温度及 pH 值)
- 常规剂量不引起组胺释放,心血管反应最小
- 由于复苏与输注剂量及作用时间无关而有效用于重症监护病房及手术室

去极化肌松药:琥珀胆碱

· 药代动力学

- 唯一的去极化肌松药,起效迅速,持续时间短
- 给予 1 mg/kg 的琥珀胆碱可在 60 s 内为大多数患者提供理

想的插管条件,肌松作用于 10 min 内恢复 90%
- 可迅速被血浆中的丁酰胆碱酯酶水解,阻滞持续时间取决于到达神经肌肉接头处的药量及药物从运动终板扩散回循环的比率
- 琥珀胆碱的阻滞作用在下列情况下将被延长:
  - 非典型性丁酰胆碱酯酶:基因缺陷,通过地布卡因数可以诊断(见"丁酰胆碱酯酶功能改变的特性"表)
  - 丁酰胆碱酯酶活性下降:肝脏疾病、妊娠、尿毒症、高龄或低龄、烧伤、营养不良、恶性肿瘤
  - 药物相互作用(明显延长药物作用时间):乙膦硫胆碱(治疗青光眼滴眼剂)、锂剂、镁剂、溴吡斯的明、口服避孕药、艾司洛尔、单胺氧化酶抑制剂、甲氧氯普胺、某些抗生素及抗心律失常药物
  - 有机磷中毒(不可逆转地结合胆碱酯酶)
  - 大剂量(>6 mg/kg)或持续用药:产生类似于非去极化肌松药的 II 相阻滞效应,如对强直刺激反应衰减,TOF 率 $<30\%$
  - 低温

丁酰胆碱酯酶功能改变的特性			
	地布卡 因数	琥珀胆碱 作用持续时间	发生率
正常	80	5~10 min	不适用
非典型性杂合子	40~60	20~30 min	1/30~1/50
非典型性纯合子	20	3~6 h	1/2000~1/3000
血浆活性/水平↓	80	<25 min	变化的

- **临床思考**
- 适应证:存在误吸风险(即饱胃、创伤、糖尿病、食管裂孔疝、肥胖、妊娠)时采用大剂量行快速顺序诱导插管;静脉注射用于具有肌松要求的短小外科手术
- 注意事项
  - 使用琥珀胆碱是易感人群发生恶性高热的诱因

- 可以增加眼内压及颅内压(慎用于眼外伤及颅脑外伤患者);插管时肌松不足亦会造成眼内压及颅内压增高
- 由于可能造成潜在血钾增加,应避免在胆碱能受体增高的情况下使用,如:烧伤综合征患者,<24 h 或超过 6 个月使用可能安全;脊髓横断综合征患者,受伤后 24 h 内使用可能安全
- 由于可能造成尚未明确诊断的肌营养不良和高钾停搏,应避免青少年用药

- **不良反应**
- 心血管:由于毒蕈碱型受体受到刺激(尤其是迷走神经兴奋性增高患者,如儿童等)而导致窦性心动过缓、结性心律、心搏停止。短时间内给予第二剂量琥珀胆碱更易发生。阿托品预处理可能减弱此种作用。也可以通过增加儿茶酚胺的释放而导致心动过速
- 高钾血症:琥珀胆碱可以使血清钾离子浓度升高 $0.5\sim1.0$ mEq/L,在具有潜在血钾增高患者中可能产生明显影响。如上,大量钾离子释放可能发生在烧伤、外伤(尤其是严重创伤)、酸中毒、严重感染、长期全身运动障碍、去神经支配、卒中、肌强直、肌营养不良、脊髓损伤患者中
- 过敏反应:麻醉过程中 50% 过敏反应的发生是由于NMBDs,琥珀胆碱是一个常见因素
- 肌痛:琥珀胆碱产生的肌束震颤可能是手术后肌痛的原因。预先给予小剂量非去极化肌松药(如 0.05 mg/kg 罗库溴铵)可能减少肌痛的发生及降低肌痛的严重程度
- 咬肌痉挛:持续咬肌痉挛可能导致插管困难,虽然并不线性相关,但也可认为是恶性高热发生的先兆
- 胃内压增加:食管下端括约肌张力亦增加,因而并不增加误吸风险

肌松药及其拮抗剂

常见肌松药的用药剂量、起效时间、作用时间及代谢消除

	插管剂量/(mg/kg)[a]	起效时间/min[b]	肌颤搐恢复≥25%的持续时间/min	TOF率恢复≥90%的持续时间/min	持续输注	代谢或消除的主要途径
去极化肌松药						
琥珀胆碱	0.5～1（RSI：1～1.2）	0.5～1	6～8	（RSI：10～12）	2～5 mg/min 持续输注限制剂量	血清假胆碱酯酶
非去极化肌松药						
泮库溴铵	0.1	3～4	80～120	130～220		肾脏(85%)肝脏(15%)
罗库溴铵	0.6～1（RSI：0.9～1.2）	1～2	30～40（RSI：50～70）	55～80	5～10 μg/(kg·min)	肝脏(70%)肾脏(10%～25%)
维库溴铵	0.1	3～4	35～45	50～80	0.8～2 μg/(kg·min)	肝脏(50%～60%)肾脏(40%～50%)
阿曲库铵	0.5	3～4	30～45	55～80	4～12 μg/(kg·min)	霍夫曼消除和非特异性酯酶
顺式阿曲库铵	0.15	2～3	45～60	60～90	1～5 μg/(kg·min)	霍夫曼消除

[a] 计算剂量依据理想体重

[b] 肌松药剂量增加，起效时间均缩短

非去极化肌松药拮抗剂

胆碱酯酶抑制剂

- 抑制乙酰胆碱酯酶,间接增加 ACh,使之与非去极化肌松药竞争,从而重建神经肌肉之间的传递
- 关注肌松药与拮抗剂作用的相对时间;待肌松作用自然恢复到一定程度时再应用拮抗剂可以避免"再次箭毒化"(由于肌松药的持久作用而增加患者在麻醉后监测时的肌肉麻痹残留)。我们知道表面上 TOF 恢复正常值的情况下依然有70%的乙酰胆碱受体处于阻滞状态

胆碱酯酶抑制剂[a]						
药物名称	静注剂量 /(mg/kg)	拮抗效应达峰时间 /min	拮抗效应持续时间 /min	阿托品用量 /(µg/kg)	格隆溴铵用量 /(µg/kg)	代谢途径
依酚氯铵	0.5~1.0	1~3	45~60	7~10	10[b]	30%肝脏
新斯的明	0.03~0.07(最多 5 mg)	7~10	55~75	15~30	10~15	50%肝脏
溴吡斯的明	0.1~0.4	15~20	80~130	15~20	10	75%肝脏

[a] 所有抑制剂在肾衰竭患者中作用持续时间均延长

[b] 由于依酚氯铵首选联合应用阿托品,若使用格隆溴铵,格隆溴铵应提前数分钟给药

- 胆碱酯酶抑制剂的常见胆碱能副作用:
- 心肌毒蕈碱作用(心动过缓、窦性停搏)。在给药时同时联合应用抗胆碱能药(如格隆溴铵与新斯的明,阿托品与依酚氯铵连用)可以降低上述作用。抗胆碱药的内容详见"麻醉实践中涉及的其他药物"

- 支气管痉挛,分泌物增加,瞳孔缩小,恶心,胃肠蠕动增加
- 烟碱作用,尤其是大剂量应用时将会增强肌肉麻痹作用
- 新斯的明可以透过胎盘,导致胎儿心动过缓,注意使用时联合使用阿托品(格隆溴铵不会透过胎盘屏障)

毒扁豆碱

- 由于可以透过血脑屏障而限制其作为拮抗剂的使用,毒扁豆碱可以产生中枢胆碱能作用(昏迷、抽搐、意识丧失、呼吸抑制)
- 用于治疗中枢抗胆碱能药物综合征(参见"麻醉实践中涉及的其他药物")

不同肌肉对肌松药的敏感程度	
最敏感	**最不敏感**
眼外肌>咽肌>咀嚼肌>拇指收肌>腹直肌>眼轮匝肌>膈肌>喉肌	

肌松药对不同肌肉作用起效和恢复速度	
起效最快	**起效最慢**
喉肌>膈肌>眼轮匝肌>拇指收肌	
恢复最快	**恢复最慢**
喉肌>眼轮匝肌=膈肌>拇指收肌	

舒更葡糖

- 选择性肌松药拮抗剂——环糊精的分子结构与甾类肌松药形成紧密的螯合物发挥作用,而不与神经肌肉接头(NMJ)结合
- 对罗库溴铵表现出强大的亲和力,也可用于拮抗维库溴铵
- 可以在应用罗库溴铵后的任意时间给药,因而表现出对深度肌松阻滞的快速恢复作用(即不能在气管插管或维持通气时快速拮抗肌松药作用)
- 极少发生心动过缓、过敏反应
- 使用激素类避孕药患者用药时应加大剂量,并于用药后 7 日内采用非激素方式避孕
- 成人剂量(取决于肌肉阻滞程度)
  常规拮抗:恢复到 1~2 TOF 强直后抽搐时使用 4 mg/kg,恢复到 2 TOF 抽搐时使用 2 mg/kg
- 迅速逆转罗库溴铵的诱导作用所需的剂量为 16 mg/kg

心血管自主活性药物

概述

肾上腺素受体位点与作用	
受体位点	作　　用
α_1	收缩血管平滑肌和泌尿生殖系统平滑肌,松弛胃肠道平滑肌,促进糖异生和肝糖原分解
α_2	减少胰岛素分泌,导致血小板聚集;减少去甲肾上腺素的释放,收缩血管平滑肌
β_1	增强心肌收缩力,增快心率和房室传导;提高肾素分泌;提高心肌收缩性和心律失常的发生率
β_2	松弛血管平滑肌和支气管平滑肌;松弛泌尿生殖系统和胃肠道平滑肌;促进糖异生和肝糖原分解
D_1	松弛血管平滑肌(肾血管、肠系膜血管、冠状动脉血管平滑肌);松弛肾小管平滑肌,尿钠增多,利尿;近球细胞(肾素释放增加)
D_2	抑制去甲肾上腺素释放,可收缩肾和肠系膜平滑肌

肾上腺素激动剂和血管升压药

总述:作用于 α、β 或多巴胺受体(见肾上腺素受体激动剂和血管加压素的剂量依赖性作用表),可引起心动过速、高血压、心律失常、心肌缺血和组织坏死伴外渗(使用酚妥拉明经中心静脉治疗)。确保足够的循环血容量;不要使用血管升压素治疗低氧血症

多巴酚丁胺

适应证:心力衰竭

剂量:输注前准备,将 500 mg 多巴酚丁胺加于 250 mL 5％葡萄

糖液或 0.9％氯化钠注射液中稀释至 2000 $\mu g/mL$(2 mg/mL)

　　成人:滴速 2～20 $\mu g/(kg \cdot min)$,最大可至 40 $\mu g/(kg \cdot min)$;

　　小儿:5～20 $\mu g/(kg \cdot min)$

起效时间:12 min

持续时间:<10 min

机制:主要激动 β_1 肾上腺素受体

清除:肝脏代谢,肾脏清除

注意事项:强心,尤其在小剂量时降低体循环阻力。对血压的影响依赖于前负荷(容量状态)和表现为"可恢复的"变力性。在心源性休克和脓毒血症引起的心功能不全中很有用;相较于多巴胺,可降低快速型心律失常的发生率。其可提高房颤患者的心室率。使用 3 天后可产生耐受性。不能与碳酸氢钠混合使用

多巴胺

适应证:低血压、急性心力衰竭

剂量:输注前准备,将 400 mg 多巴胺加于 250 mL 5％葡萄糖液稀释至 1600 $\mu g/mL$;**小剂量**输注速度为 2～5 $\mu g/(kg \cdot min)$,**中剂量**输注速度为 5～15 $\mu g/(kg \cdot min)$,**大剂量**输注速度为 20～50 $\mu g/(kg \cdot min)$

机制:剂量依赖性分别作用于 α、β 肾上腺素受体或多巴胺受体

清除:单胺氧化酶(monoamine oxidase,MAO)/儿茶酚-O-甲基转移酶(catechol-O-methyltransferase,COMT)

起效时间:5 min

持续时间:10 min

注意事项:禁用于嗜铬细胞瘤或室颤,慎用于周围动脉疾病。小剂量时改善肾血流和肾小球滤过率,但不能预防肾功能不全或死亡(*Ann Intern Med* 2005;142(7):510-524)。尽管这种传统的剂量-效用相关性不能很好地重现,但输注速度为 3～10 $\mu g/(kg \cdot min)$时主要激动 β 受体,大于 10 $\mu g/(kg \cdot min)$时主要激动 α 受体和 β 受体。不能与碳酸氢钠混合使用

麻黄碱

适应证:短暂低血压治疗,例如:儿茶酚胺正常的患者出现诱导后低血压可使用麻黄碱治疗

剂量：只能单次推注

成人：必要时静脉给予 5～10 mg，最大量可至 50 mg 或 0.1 mg/kg；必要时每 4～6 h 肌注或皮下注射 25～50 mg。**小儿：**每次 0.2～0.3 mg/kg

机制：通过释放去甲肾上腺素，作用于交感神经末梢间接激动 α、β 肾上腺素受体

清除：主要以原型经肾清除

持续时间：3～10 min

注意事项：麻黄碱通过增加心输出量和外周血管阻力来提高血压。重复给药时因去甲肾上腺素的消耗会产生快速耐受性。可能会引起中枢神经系统的刺激，舒张子宫平滑肌以及轻度扩张支气管。禁用于服用单胺氧化酶和闭角型青光眼的患者

肾上腺素

适应证：①心搏骤停；②支气管痉挛、过敏反应；③心力衰竭、低血压；④严重的心动过缓

剂量：输注前准备，将 4 mg 肾上腺素加于 250 mL 5% 葡萄糖液或 0.9% 氯化钠注射液中稀释至 16 μg/mL

成人：①复苏过程中可经静脉或骨髓内给予 1 mg，如不能经静脉或骨髓内可经气管内给药 2 mg；复苏后给予 0.1～0.5 μg/(kg·min)；②每 10～15 min 皮下注射 0.1～0.5 mg，或肌注 0.3 mg(1∶1000)，或静脉缓慢推注 0.1～0.25 mg；③推注 5～10 μg；0.02～0.3 μg/(kg·min)；④静脉推注 10～20 μg；静脉输注 1～4 μg/(kg·min)

小儿：①首次可经静脉或骨髓内给予 0.01 mg/kg；随后每 3～5 min 给予 0.1～0.2 mg/kg；气管内给药剂量 0.1 mg/kg(1∶10000)；②必要时每 15 min 至 4 h 皮下注射 0.01 μg/kg(1∶1000)；治疗过敏反应时每 15 min 给予 0.01 μg/kg，必要时每 4 h 给予双倍剂量；③0.1～1 μg/(kg·min)，最大滴速为 1.5 μg/(kg·min)；④静脉或骨髓内给予 0.01 mg/kg 或经气管插管给予 0.1 mg/kg

新生儿：① 每 3～5 min 经静脉或骨髓内给予 0.01～0.03 mg/kg；经气管插管给予 0.1 mg/kg(1∶10000)

机制：激动 α₁ 和非选择性 β 肾上腺素受体

清除:单胺氧化酶/儿茶酚-O-甲基转移酶代谢

持续时间:5～10 min

注意事项:小剂量时 β 肾上腺素受体占主导地位,可能会引起低血压,剂量越大与 α 肾上腺素受体的相关性越大。同时使用氟烷通常会出现心脏节律异常。可能会因抑制胰岛素分泌导致脂类分解、糖原分解、肺水肿、乳酸堆积和高血糖。减少内脏血液循环,长时间大剂量使用时可能有心脏毒性作用。为避免严重的高血压反应仅在心搏骤停时使用 1 mg

异丙肾上腺素

适应证:适用于麻醉中出现的心脏传导阻滞、休克和支气管痉挛。也用于房室传导阻滞引起的室性心律失常、β 受体阻滞剂过量和未安装心脏起搏器的Ⅲ度房室传导阻滞。不推荐用于心搏骤停

剂量:输注前准备,将 1 mg 异丙肾上腺素加于 250 mL 5%葡萄糖液中稀释至 4 μg/mL

成人:①房室结阻滞:静脉滴注 5～20 μg/min(与体重无关);②传导阻滞:静脉 0.5～5 μg/min

小儿:起始滴速 0.02～0.1 μg/(kg·min),维持滴速 0.05～2 μg/(kg·min)

机制:非选择性激动 β 肾上腺素受体

清除:通过肝脏和肺部的单胺氧化酶/儿茶酚-O-甲基转移酶代谢;40%～50%以原型经肾脏清除

持续时间:8～50 min

注意事项:强效正性变时、变力作用;对全身血管的舒张作用高于肺血管。增加心肌耗氧量;相较于肾上腺素更易引起低血糖。对心动过缓引起的心衰和哮喘患者有用;慎用于非重要器官再灌注损伤而引起的休克。避免用于洋地黄中毒、已存在的快速型心律失常患者。慎用于使用单胺氧化酶抑制剂和三环类抗抑郁药的患者。大剂量可能会引起低血压、中枢神经系统兴奋、肺水肿和心律失常

去氧肾上腺素

适应证:低血压,也用于室上性心动过速和法洛四联症,脊髓麻醉所引起的低血压,肥厚性梗阻性心肌病的流出道梗阻

剂量：单次 50～100 μg 静脉推注；每 1～2 h 肌注或皮下注射 2～3 mg；输注前准备：将 40 mg 去氧肾上腺素加于 250 mL 5% 葡萄糖液中稀释至 160 μg/mL；输注速度为 0.2～1 μg/(kg·min)或 20～180 μg/min。**小儿**：单次静脉推注 0.5～10 μg/kg或静脉输注速度为 0.1～0.5 μg/(kg·min)

机制：强效激动 α_1 肾上腺素受体

持续时间：少于 5 min

清除：通过肝和肠壁代谢，肾脏清除

注意事项：去氧肾上腺素引起动脉和静脉血管收缩，对心输出量的影响取决于前、后负荷和引起低血压的原因。单次推注用于纠正突然严重的低血压。可能会引起反射性心动过缓、微循环收缩、子宫平滑肌及血管收缩，减少缺血性心脏病患者的心输出量。慎用于使用单胺氧化酶抑制剂和三环类抗抑郁药的患者；禁用于闭角型青光眼患者

肾上腺素受体激动剂和血管升压素剂量依赖作用									
药品	受体	泵注速度	心输出量	收缩力	心率	平均动脉压	前负荷	血管阻力	肾血流量
肾上腺素	β_2	1～2 μg/min	↑↑	↑↑	↑	↑,0,↓	↑	0,↓	↑
	$\beta_1+\beta_2$	2～10 μg/min	↑,0	↑↑	↑↑	↑↑	↑,0,↓	↓,0	↓,0
	α_1	>10 μg/min	↑,0,↓	↑↑↑	↑↑	↑↑↑	↑↑	↑↑↑	↓↓
去甲肾上腺素	α_1, $\beta_1>\beta_2$	4～12 μg/min	↑,0,↓	↑	↑或反射性↓	↑↑↑	↑	↑↑↑	↓↓↓

麻醉口袋书

肾上腺素受体激动剂和血管升压素剂量依赖作用									
药品	受体	泵注速度	心输出量	收缩力	心率	平均动脉压	前负荷	血管阻力	肾血流量
多巴胺	多巴胺能受体	<3 μg/(kg·min)	↑	0	0	0,↓	↑	0,↓	↑↑
	β	3~10 μg/(kg·min)	↑↑	↑	↑	↑	↑	↓	↑
	α	>10 μg/(kg·min)	↑,0,↓	↑↑	↑↑	↑↑	↑	↑↑	↓
多巴酚丁胺	$\beta_1 \gg \beta_2$,α	2.5~10 μg/(kg·min)	↑↑	↑↑↑	↑	↑,0,↓	↓	↓,↑	0,↑
异丙肾上腺素	$\beta_1 > \beta_2$	0.5~10 μg/min	0/↑	↑↑↑	↑↑↑	↑,↓	↓	↓↓↓	0,↑
麻黄碱	α_1,$\beta_1 > \beta_2$	—	↑↑	↑↑	↑	↑↑	↑↑	↑	↑,0,↓
去氧肾上腺素	α_1	0.15~0.75 μg/(kg·min)	↓,0,↑	0,↑	↓(反射性)	↑↑	↑↑	↑↑↑	0,↓
血管升压素	V_1,V_2	0.02~0.1 U/min	↓,0	0,↑	0	↑↑	0,↓	↑↑	↑

引自 Barash PG. *Clinical Anesthesia*. 6th ed. Philadelphia, PA: Lippincott Williams & Wilkins; 2006

去甲肾上腺素

适应证:低血压,特别是脓毒血症休克剂量:输注前准备,将 4 mg 去甲肾上腺素加于 250 mL 5％葡萄糖液或 0.9％氯化钠注射液中稀释至 16 μg/mL

成人:输注速度 0.02～0.3 μg/(kg·min)（20～300 ng/(kg·min)）或 4～12 μg/min;小儿:输注速度 0.05～0.1 μg/(kg·min),最大可至 2 μg/(kg·min)

机制:人工合成的神经前递质;肾上腺素前体。强效激动 α 受体,同时也激动 β 受体。剂量超过 5 μg/kg 时激动 α 受体

起效时间:1～2 min

持续时间:1～2 min

清除:单胺氧化酶/儿茶酚-O-甲基转移酶代谢

注意事项:收缩外周血管,升高收缩压、舒张压和脉压;增强心肌收缩力;舒张冠状动脉血管;降低心率;对内脏灌注产生不同的影响。可能导致微循环和子宫收缩以及心律失常(特别是缺氧和高碳酸血症时)。感染性休克的关键是确保足够的血容量;因其提高心肌耗氧量应避免用于缺血性心源性休克。长时程输注可能出现心脏毒性作用。慎用于使用单胺氧化酶抑制剂和三环类抗抑郁药的患者

血管升压素

适应证:①尿崩症、腹胀;②心脏术后和感染性血管扩张/儿茶酚胺抵抗性休克;③无脉性室性心动过速或室颤

剂量:输注前准备,将 100 U 血管升压素加于 100 mL 0.9％氯化钠注射液中稀释至 1 U/mL

成人:①皮下或肌注 5～10 U 或必要时每 6～12 h 经鼻给予;②治疗心脏术后休克时静脉输注速度为 0.03～0.1 U/min,而治疗感染性休克时输注速度为 0.01～0.07 U/min;③单次静脉/骨髓内/气管内给药 40 U

机制:合成内源性血管升压素类似物。V_1 受体:平滑肌收缩;内脏、冠状动脉、肌肉和皮肤脉管系统血管收缩。V_2 受体:提高尿渗透压,减少尿量

清除:肝肾代谢,肾脏清除

持续时间:10～20 min

注意事项:可能存在潜在的肠道及皮肤缺血情况。可能会导致少尿、水中毒、肺水肿;因增加肠蠕动导致腹部绞痛;速发型过

敏反应;胆囊、膀胱、子宫平滑肌收缩,出现眩晕或恶心。冠状动脉疾病患者通常联合硝酸甘油一起治疗。不要突然中断静脉输液

磷酸二酯酶抑制剂

总述:通过提高机体内的环磷酸腺苷、钙离子浓度和心肌收缩蛋白对钙离子的敏感性来改善心肌收缩性;引起全身和肺血管舒张。收缩效应不依赖于 β 肾上腺素刺激,因此不受 β 受体阻滞或下调的影响

氨力农

适应证:适用于心脏低输出状态、心力衰竭和肺动脉高压的辅助治疗

剂量:

　　成人/小儿:负荷剂量 0.75 mg/kg 静脉推注持续 2～3 min,之后静脉输注速度为 5～15 μg/(kg·min)

　　输注前准备:将 100 mg 氨力农加于 250 mL 不含葡萄糖的晶体液中稀释至 0.4 mg/mL;最大剂量为每 24 h 10 mg/kg

　　新生儿:负荷剂量 0.75 mg/kg 静脉推注持续 2～3 min,之后静脉输注速度为 3～5 μg/(kg·min)

起效时间:立刻(5 min 达到峰值)

持续时间:0.5～2 h,多次给药可达到 8 h

机制:抑制心肌环磷酸腺苷磷酸二酯酶

清除:肝代谢,肾脏和粪便清除。终末期肾病患者减少 50%～70% 剂量

注意事项:会引起轻度心肌收缩,有强血管舒张作用。可能导致低血压、血栓性血小板减少(长期使用)和过敏反应(含亚硫酸盐)

米力农

适应证:充血性心力衰竭

剂量:输注前准备,将 20 mg 米力农加于 100 mL 液体中稀释至 200 μg/mL

　　成人:负荷剂量为 50～70 μg/kg,缓慢静脉推注超过 10 min;

之后以 0.375～0.75 $\mu g/(kg \cdot min)$ 滴注速度持续滴注直至起效

小儿:负荷剂量为 50 $\mu g/kg$,缓慢静脉推注超过 10 min;之后以 0.5～1 $\mu g/(kg \cdot min)$ 滴注速度持续滴注直至起效

起效时间:5～15 min

持续时间:3～5 h

机制:抑制心肌环磷酸腺苷磷酸二酯酶

清除:肾脏清除(83%),肝脏代谢(12%)

注意事项:氨力农的同类药物,具有 20 倍的增强心肌收缩力的效能。可能增加心律失常和特发性肥厚型主动脉瓣下狭窄患者流出道梗阻的发生率。可能会引起低血压(慎用或禁用负荷剂量)和头痛。不推荐用于急性心肌梗死。可能会改善心肌舒张期松弛性效应

肾上腺素抑制剂

α 受体阻滞剂

总述:引起外周血管舒张,用于治疗高血压、嗜铬细胞瘤和前列腺肥大。与直立性低血压和低血容量性低血压相关;用于治疗去甲肾上腺素过量而非肾上腺素过量患者(肾上腺素翻转效应可能因 β 受体激动出现低血压)

酚苄明

适应证:嗜铬细胞瘤患者术前应用阻断化学性交感神经

剂量:

成人:口服 10～40 mg/d(起始量为 10 mg/d,必要时每 4 天增加 10 mg)。常规剂量为 20～40 mg bid～tid

小儿:0.2 mg/kg qd 口服;每次增加 0.2 mg/kg 直至达到维持量,维持量为每 6～8 h 0.4～1.2 mg/(kg · d)

起效时间:数小时

持续时间:数天

机制:非选择性非竞争性不可逆的 α 受体阻滞

清除:肝脏代谢,肾脏和胆道排泄

注意事项:作用时间较长[嗜铬细胞瘤切除后可能需要使用血

管升压素(又称抗利尿激素)]。可能引起严重的直立性低血压和反射性心动过速。主要用酚妥拉明替代

酚妥拉明

适应证:①嗜铬细胞瘤患者儿茶酚胺过量引起的高血压;②α受体激动剂外渗。也用于软组织局部(牙科)麻醉的逆转

剂量:

成人:①经静脉注射 1～5 mg(5 mg 用于诊断),可在嗜铬细胞瘤切除过程中输注;②5～10 mg 加于 10 mL 0.9%氯化钠注射液中用于外渗受影响部位

小儿:①经静脉或骨髓内每 2～4 h 给予 0.05～0.1 mg/kg 达到最大剂量 5 mg(经静脉或骨髓内 0.05～0.1 mg/kg 用于诊断);②0.1～0.2 mg/kg 加于 10 mL 0.9%氯化钠注射液中用于治疗外渗受影响部位

起效时间:2 min(静脉注射)

持续时间:10～15 min(静脉注射)

机制:非选择性竞争性 α 受体阻滞;舒张血管平滑肌

清除:代谢途径未知,13%以原型经肾脏排泄

注意事项:可能引起显著低血压、反射性心动过速、脑血管痉挛、心律失常和腹泻

β 受体阻滞剂

总述:围手术期经常使用,术前所用剂量与家庭使用剂量不同。围手术期使用(调节心率至 60～70 次/min,避免低血压)可降低高风险患者心肌梗死的发生率;手术当天开始服用或服用固定的剂量可能会增加卒中、死亡的风险(*Circulation* 2014;130:2246-2264)。广泛适应证包括:高血压、心律失常、缺血性心脏病、慢性充血性心力衰竭和偏头痛。因效能的持续时间和受体选择的不同可能会导致心动过缓、房室传导延迟、低血压、支气管痉挛;也可能会掩盖低血糖的症状。禁用于未补偿的充血性心力衰竭、心源性休克、严重的心动过速、超过一度的房室传导阻滞。慎用于慢性阻塞性肺疾病和哮喘。骤然停药会造成反弹

常见的 β 受体阻滞剂的比较				
药物	收缩性	心率	平均动脉压	阻滞受体
艾司洛尔	↓	↓↓	↓	β_1
拉贝洛尔	↓	0/↓	↓↓	β_1、β_2、α_1
美托洛尔	↓	↓	↓	β_1
普萘洛尔	↓	↓	↓	β_1、β_2

拉贝洛尔

适应证:高血压、心绞痛

剂量:

成人:经静脉一次性给予 5～20 mg 或每间隔 5～10 min 给予 1～2 mg/kg 直至总给予剂量达 40～80 mg。最大总剂量为 300 mg;200～400 mg 口服 q12 h。输注:2～150 mg/h,或 0.05 μg/(kg·min),直至起效。**小儿**:0.12～1 mg/kg q10 min,必要时可给予至最大量为 10 mg,输注速度为 0.4～1 mg/(kg·h),最大输注速度至 3 mg/(kg·h)

机制:选择性 α_1 受体和非选择性 β 受体阻滞;α、β 阻滞比例静脉给药为 1:7,口服给药为 1:3

清除:肝脏代谢,肾脏清除

起效时间:1～2 min

持续时间:2～8 h

注意事项:多重肾上腺素受体阻滞剂。降低血压而不引起反射性心动过速。可能导致直立性低血压和皮肤刺痛。可穿过胎盘,对子宫血流量没有影响。避免用于充血性心力衰竭

美托洛尔

适应证:高血压、急性心肌梗死、心绞痛、稳定的充血性心力衰竭,也可用于心律失常、肥厚型心肌病、甲亢

剂量:

成人:经静脉 2.5～5 mg q2 min,必要时可达 15 mg。口服每 8～24 h 给予 50～200 mg

起效时间:静脉 1～5 min(20 min 达到峰值)

持续时间:5～8 h,剂量依赖性

心血管自主活性药物

机制:β_1受体阻滞(剂量大时可阻滞 β_2 受体)

清除:肝脏代谢(CYP2D6,8%白种人缺乏),肾脏清除

注意事项:剂量超过 100 mg/d 可能会导致临床上严重的支气管收缩、头晕、疲劳、失眠。美托洛尔可穿过胎盘和血脑屏障

艾司洛尔

适应证:①室上性心动过速;②术中心动过速和高血压

剂量:输注前准备(成人),将 2500 mg 艾司洛尔加于 250 mL 液体中稀释至 10 mg/mL,输注速度为 25~300 $\mu g/(kg \cdot min)$。

成人:①立刻控制:80 mg(~1 mg/kg)超过 30 s 给药,之后给药速度维持在 150 $\mu g/(kg \cdot min)$。②逐步控制:以负荷剂量 0.5 mg/kg 超过 1 min 给药,之后给药速度维持在 50 $\mu g/(kg \cdot min)$;重复负荷剂量最多可达 3 次,之后每 4 min 滴定。

小儿:以负荷剂量 0.1~0.5 mg/kg 超过 1 min 给药;起始输注速度为 50 $\mu g/(kg \cdot min)$,滴定至起效,最大可至 300 $\mu g/(kg \cdot min)$

起效时间:1 min

持续时间:输注后 10~30 min

机制:选择性 β_1 受体阻滞

清除:由红细胞酯酶降解,肾脏清除酸性代谢产物

注意事项:作用时间超短,可抑制插管反应;可减少电休克疗法中痉挛的发作

普萘洛尔

适应证:高血压、心绞痛、偏头痛预防、嗜铬细胞瘤、肥厚性主动脉瓣下狭窄、室上性心动过速、门静脉高压、震颤,也可用于食管静脉曲张、法洛四联症、甲亢

剂量:

成人:实验剂量为静脉给药 0.25~0.5 mg,之后滴定 0.5 mg/min直至起效。口服给药每 6~8 h 给予 10~40 mg;1~3 mg 缓慢静推;静脉给药每 5 min 1 mg,最大可至 5 mg。**小儿:**缓慢静推 0.15~0.25 mg/(kg · d),必要时重复给药

起效时间:2~10 min

持续时间:6~10 h

机制:非选择性 β 受体阻滞

清除:肝脏代谢,肾脏清除

注意事项:有效剂量变异性较大,提高剂量可增强膜稳定和抗心律失常作用。可穿过胎盘和血脑屏障,可将氧解离曲线右移

α 受体激动剂

可乐定

适应证:高血压,也可用于鸦片制剂和尼古丁的戒除,可增强局部麻醉的镇痛效果

剂量:①口服给药 $5 \sim 25$ $\mu g/(kg \cdot d)$q6 h。起始剂量:$5 \sim 10$ $\mu g/(kg \cdot d)$q6 h;最大剂量可至 0.9 mg/d;每 $5 \sim 7$ 天逐渐增加剂量。②经皮给药:1 片/周。起始剂量:0.1 mg/24 h,持续$1 \sim$ 2 周;最大剂量可至 0.6 mg/24 h(使用 2 片)。如果需改至口服,应持续给药 $1 \sim 2$ 天

起效时间:$30 \sim 60$ min(口服),$2 \sim 3$ 天(经皮肤)

持续时间:8 h(单次口服剂量)

机制:α_2 受体激动剂(减少交感神经传出)

清除:肝脏代谢;65% 通过肾脏、20% 通过胆道排泄

注意事项:(停药后 $18 \sim 72$ h)可能引起反跳性高血压、口干、嗜睡、头晕、便秘、镇静、虚弱

甲基多巴

适应证:高血压,特别是妊娠期高血压

剂量:口服剂量:$250 \sim 500$ mg 每天两次口服(必要时每两天增加一次;最大剂量不宜超过每天 3 g);静脉注射:在 $30 \sim 60$ min内静脉注射 $250 \sim 1000$ mg,可每 6 h 重复给药(最大剂量不宜超过每天 4 g)

起效时间:$3 \sim 6$ h(口服),$4 \sim 6$ h(静脉)

持续时间:$12 \sim 24$ h(口服),$10 \sim 16$ h(静脉)

机制:通过活性代谢产物刺激 α_2 受体(中枢性抗高血压)

清除:由中枢肾上腺素能神经元和肝脏代谢;主要通过尿液排泄

注意事项:由于起效缓慢因此首选其他药物;可导致水钠潴留,

避免应用于患有肝脏疾病和终末期肾脏疾病及嗜铬细胞瘤患者

钙通道阻滞剂(calcium channel blocker,CCB)

总述:产生不同程度的冠状动脉和体循环血管舒张,降低心率(heart rate,HR)(变时性),降低心肌收缩力(变力性),降低心脏传导速度(变向性)。与β受体阻滞剂联合应用增加心脏传导阻滞风险。禁用于患有病态窦房结综合征、二度或三度房室传导阻滞(除非已安有功能性起搏器)患者。

常见的钙通道阻滞剂的心血管效应					
	地尔硫䓬	维拉帕米	尼卡地平	硝苯地平	氯维地平
变力性	0/↓	↓	0/↓	↓	0/↓
变时性	0/↓	↓	0	0	0
变向性	↓↓↓	↓↓↓	0	0	0
舒张外周血管	+	+	+++	+++	+++
舒张冠状动脉	++	++	+++	+++	+++
反射性心动过速	0	0	+	++	+

地尔硫䓬

适应证:室上性心动过速、房颤、房扑、心绞痛

剂量:输液前准备,100 mg 溶于 100 mL 溶剂中配成浓度为 1 mg/mL 药液,负荷剂量为 2.5～25 mg(或 0.25 mg/kg),保证输注时间至少 2 min,如果没有效果,可再次给予 0.35 mg/kg,输注时间 15 min,24 h 内静脉注射剂量不超过 15 mg/h。口服给药剂量:每 6～8 h 口服 30～120 mg

起效时间:2～3 min

持续时间:1～3 h(单次给药),长达 10 h(输注给药)

机制:苯并硫氮杂䓬类钙通道阻滞剂;延长房室结传导,扩张冠状动脉作用大于扩张外周小动脉作用

清除:肝脏代谢

注意事项:对正常心率影响很小。较小的变力性效应。对预激

综合征（wolff-Parkinson-White syndrome，WPW）旁路无影响。当与 β 受体阻滞剂联合应用，或在病因不明的宽 QRS 波群、WPW、短 PR 间期情况下慎用

维拉帕米

适应证：心绞痛、室上性心动过速、房颤或房扑、高血压

剂量：

成人：静脉注射 2.5～10 mg，给药时间≥2 min。如果 30 min 内没有效果，可重复给药 5～10 mg（150 μg/kg）。**小儿**：0～1 岁，0.1～0.2 mg/kg 静脉注射；1～15 岁，0.1～0.3 mg/kg 静脉注射。如果在 30 min 内没有反应，重复给药一次

起效时间：1～5 min（峰值 10 min）

持续时间：0.5～6 h

机制：苯烷胺类钙通道阻滞剂，延长房室结传导。负性肌力和负性变时性；扩张全身和冠状动脉血管

清除：肝脏代谢；肾清除（活性代谢产物有 20％的效能）

注意事项：能够增加有旁路患者的心室对房颤或房扑的反应。与地尔硫䓬相比更易导致低血压，尤其是在与挥发性麻醉药联合应用的情况下。增加地高辛水平，增强神经肌肉阻滞（可无法被新斯的明逆转）

尼卡地平

适应证：高血压的短效静脉治疗

剂量：输注前准备：20 mg 溶于 200 mL 溶剂中配成浓度为 0.1 mg/mL 的药液；5～15 mg/h；开始时 5 mg/h，每 5～10 min 可调整或增加剂量

起效时间：1～3 min

作用时间：单次给药后 10～30 min

机制：二氢吡啶类钙通道阻滞剂，选择性舒张动脉阻力血管，可产生微弱降低变时性/变向性的作用

清除：肝代谢，肾/胆汁排泄

注意事项：与头痛发生相关；与硝苯地平相比，反射性心动过速发生率较低。禁用于晚期主动脉瓣狭窄、失代偿性心力衰竭患者。相比于其他短效抗高血压药，此药成本较高

硝苯地平

适应证：心绞痛、高血压。也用于蛛网膜下腔出血（subarachnoid hemorrhage，SAH）后血管痉挛、早产、雷诺病

剂量:10～30 mg 每日三到四次,口服;10 mg 舌下含服(sublingual,SL)

起效时间:20 min(口服),2～3 min(舌下含服)

持续时间:8 h

机制:二氢吡啶类钙通道阻滞剂,松弛血管平滑肌引起全身性血管和冠状动脉血管舒张;轻度负性肌力作用

清除:肝脏代谢(与选择性 CYP450 抑制剂联合应用疗效降低)

注意事项:由于不稳定性,无法使用静脉注射。禁用于心源性休克;近期心肌梗死、充血性心力衰竭、不稳定型心绞痛慎用。可能降低糖尿病患者的血糖水平。冠状动脉舒张作用大于硝酸甘油,抗心肌缺血作用来自其降低心肌耗氧量

氯维地平

适应证:高血压的短效静脉治疗

剂量:

成人:以 1～2 mg/h 开始输注;每 1.5～5 min 增加 4～10 mg/h(短期治疗的最大输注速度为 32 mg/h,如治疗需超过 24 h,推荐使用平均输注速度,<21 mg/h)

起效时间:1～4 min

持续时间:停药 5～15 min 后血压可恢复

机制:二氢吡啶类钙通道阻滞剂,可降低体循环阻力(systemic vascular resistance,SVR),但不能减少前负荷

清除:通过血液、组织中的酯水解

注意事项:超短作用。用脂肪乳剂制备(能够提供细菌生长环境,因此宜在 12 h 内使用);可与蛋白质高度结合。避免应用于对鸡蛋、大豆过敏的患者。可造成反射性心动过速、房颤、急性肾衰竭。密切监测停药后反跳性高血压。禁用于严重主动脉瓣狭窄、心力衰竭患者

相比于其他短效抗高血压药,此药成本较高

血管扩张药

非诺多泮

适应证:重症高血压短期(<48 h)治疗

静脉注射:

输注前准备:10 mg 溶于 250 mL 溶剂配成浓度为 40 μg/mL 的药液;0.1~1.6 μ/(kg·min)。每 15 min 可以调整剂量。不能单次静推给药

机制:多巴胺(D_1)受体激动剂,可导致冠状动脉、肾、肠系膜和外周动脉快速扩张

清除:肝脏代谢,90%通过肾脏排泄

起效时间:5 min

持续时间:输注后 1~4 h

注意事项:促进钠尿和利尿,维持肾血流量。可能具有肾脏保护作用。可引起低钾血症、头晕、面部潮红、反射性心动过速。含有亚硫酸盐。青光眼患者慎用(因可增加眼内压)

肼苯哒嗪(肼屈嗪)

适应证:高血压、妊娠期高血压综合征、充血性心力衰竭

剂量:

　　成人:每 4 h 或需要时静脉注射 5~20 mg。单次最大给药剂量 40 mg。口服制剂可供。**妊娠期高血压综合征给药剂量**:必要时每 20~30 min 静脉注射 5~10 mg。**小儿用量**:每4~6 h 给予一次,一次 0.1~0.2 mg/kg,最多每次 40 mg

机制:机制不明,直接降低血管平滑肌张力(动脉>静脉)

清除:主要经过肝脏代谢,肾脏清除

起效时间:5~20 min(静脉注射),达峰时间≥20 min

持续时间:2~6 h(静脉注射)

注意事项:可能导致低血压(舒张压降低得比收缩压多)、反射性心动过速、系统性红斑狼疮、血栓性静脉炎。强效脑血管扩张药,维持肾脏等内脏血流量

硝酸异山梨酯

适应证:心绞痛

剂量:2.5~5 mg 舌下含服(SL),每 5~10 min 可重复给药;15~30 min 内不能给药超过 3 次

维持剂量:40~80 mg 每天 2~3 次,口服

起效时间:比硝酸甘油慢(舌下含服)

持续时间:4~6 h

机制:平滑肌舒张(一氧化氮供体)

清除率:近 100％通过肝脏代谢,肾脏清除

注意事项:减少前负荷、后负荷、心肌耗氧量。可产生耐药。可能会导致低血压、心动过速、偶发性心动过缓、高铁血红蛋白血症。应避免 24 h 内应用磷酸二酯酶抑制剂(如西地那非等)

硝酸甘油

适应证:心绞痛、心肌缺血或梗死。也适用于高血压、充血性心力衰竭、食管痉挛、术中控制性降压、短暂性子宫松弛(单次给药)

剂量:

输注前准备:将 50 mg 溶于 250 mL 5％葡萄糖溶剂或 0.9％氯化钠注射液配成浓度为 200 μg/mL 的药液;静注起始速度为 5 μg/min。每 3～5 min 调整剂量,从 10 μg/min 调至最大 200 μg/min 或 1～3 μg/(kg·min)。舌下含服:每 5 min 给予一次,一次 0.15～0.6 mg,每次递增至最大剂量,15 min 内给予 3 次。外用:2％软膏,每 6～8 h 涂抹 1.27～6.35 cm,最大剂量为每 4 h 涂抹 12.7 cm

机制:代谢为一氧化氮(类似硝普钠)→小静脉平滑肌舒张≫小动脉平滑肌舒张,引起全身、冠状动脉和肺血管扩张;支气管扩张;胆道、胃肠道和泌尿生殖道松弛

清除:几乎完全通过肝脏代谢,肾脏清除

起效时间:1～2 min

持续时间:3～5 min

注意事项:强效静脉扩张剂,可引起静脉扩张、心脏前负荷下降、心肌耗氧量下降。引起冠状动脉扩张、头痛,增强泮库溴铵的作用。药物耐受可以通过停止应用硝酸盐药物 10～12 h 避免。非常大剂量可能引起高铁血红蛋白血症。可能会减少血小板聚集,对抗肝素。应避免于使用 24 h 内应用磷酸二酯酶抑制剂(如西地那非等)

硝普钠

适应证:高血压、术中控制性降压、急性充血性心力衰竭

剂量:

输注前准备:将 50 mg 溶于 250 mL 5％葡萄糖液或 0.9％氯化钠注射液配成浓度为 200 μg/mL 的药液;静注起始速度为

0.25～0.5 μg/(kg·min)。每 3～5 min 调整剂量直到起效(最大静注速度:10 μg/(kg·min)),在全身麻醉期间,小剂量使用通常是足够的

起效时间:30～60 s(达峰时间 1～2 min)

持续时间:1～5 min

机制:直接作用于一氧化氮供体→激活鸟苷酸环化酶→cGMP 增加→血管平滑肌强力舒张(动脉＞静脉)

清除:红细胞和组织代谢;肾脏消除硫氰酸盐代谢物

注意事项:立即起效,适用于快速滴定。减小心脏前负荷和后负荷。可引起反射性心动过速,抑制缺氧性肺血管收缩,导致严重低血压(特别是与 β 受体阻滞剂联合应用时);推荐行有创血压监测。**氰化物中毒**(初始降解产物)与药物耐受性、混合静脉 PaO_2 增高、代谢性酸中毒有关。可以通过硝酸钠、硫代硫酸钠或硝酸戊酯治疗。**硫氰酸盐中毒**(肾衰竭时蓄积)表现为恶心、缺氧、精神错乱、虚弱、甲状腺功能障碍。**高铁血红蛋白血症**需要使用亚甲基蓝治疗。禁忌在颅内压增高(增加 CBP 以及破坏自动调节)、低血容量、维生素 B_{12} 缺乏的情况下应用。应避免在使用 24 h 之内应用磷酸二酯酶抑制剂(如西地那非等)。避光保存

抗心律失常药

腺苷

适应证:阵发性室上性心动过速。也用于 WPW

剂量:

成人:6 mg 快速静脉推注,1～2 min 内可重复 2 次,每次 12 mg;**小儿:**0.1～0.2 mg/kg 快速静脉推注,每 2 min 可增加 50 μg/kg 至最大剂量 250 μg/kg

起效时间:10～20 s

持续时间:＜10 s

机制:通过减慢窦房结和房室结传导,阻断房室结折返通路

清除:在血液和组织中代谢

注意事项:如果可能的话,通过中心静脉给药,给药后用生理盐

水冲管(超快速代谢)。禁忌应用于宽波群心动过速、未安装起搏器的二度和三度房室传导阻滞以及病态窦房结综合征患者。室上性心动过速时短暂性房室传导阻滞可诊断房颤、房扑。可增加 WPW、房颤、房扑的患者心率。严重的不良反应包括低血压、支气管收缩等。用药后 3~6 s 心脏停搏比较常见

胺碘酮

适应证:急性冠脉综合征、恶性室性心律失常。也适用于治疗房颤(尤其急性发作)、室上性心动过速

剂量:

输注前准备:1200 mg 溶于 250 mL 5% 葡萄糖液或者生理盐水配成浓度为 4.8 mg/mL 的药液。口服剂型可供。**成人:**①无脉率心律失常:300 mg IVP,可 3~5 min 重复给予 150 mg IVP,最大剂量不超过 2.2 g/24 h。②心律失常:负荷剂量 150 mg 静脉输注时间至少 10 min,如有需要可每 10 min 重复给予 150 mg;维持剂量为 1 mg/min×6 h,然后 0.5 mg/min×18 h;可重复单次给药至最大剂量 15 mg/(kg·d)。**小儿:**5 mg/kg 静脉/骨髓内给药;在 20~60 min 内给予负荷剂量 5 mg/kg 静推;维持输注剂量 5~10 μg/(kg·min)

机制:复杂;延长动作电位 3 期;α 和 β 受体阻滞,减慢房室传导和减弱窦房结功能,延长 PR、QRS 和 QT 间期

清除:肝代谢,胆汁排泄

注意事项:Ⅲ类抗心律失常药。禁忌应用于Ⅱ度和Ⅲ度心脏传导阻滞,严重窦房结疾病或窦性心动过缓、心源性休克、甲状腺疾病。可能增加地高辛、地尔硫䓬、口服抗凝药、苯妥英钠血清浓度。快速输注可引起低血压、心动过缓。长期使用可产生肝、肺、甲状腺毒性

利多卡因

适应证:由于外科手术操作所致室性心动过速、急性心肌梗死、地高辛中毒

剂量:

输注前准备:2 g 溶于 250 mL 5% 葡萄糖液配成浓度为 8 mg/mL 药液。**成人:**①负荷剂量:1~1.5 mg/kg 静推,输注时间 2~3 min;第二次剂量在第一次剂量后 5~30 min 给予,

给予 0.5～1 mg/kg 直到总量达到 3 mg/kg。②持续维持速度:15～30 μg/(kg·min)静推(1～2 mg/min)。**小儿:**①负荷剂量:0.5～1 mg/kg 静推,可以重复给予双倍剂量。②持续维持速度:15～50 μg/(kg·min)静推

起效时间:45～90 s

持续时间:10～20 min

机制:降低钠离子通道传导性,减弱心室兴奋性,增加刺激阈值

清除:肝脏代谢产生有活性/有毒性代谢产物;肾脏清除(10%以原型形式)

注意事项:可产生眩晕、癫痫、定向障碍、心脏传导阻滞(心肌传导缺损)、低血压、期前收缩、耳鸣、异味、呕吐。可穿过胎盘。对于合并 WPW、心室内传导阻滞、低钾血症患者应慎用。对窦房结无影响,动脉压或心肌收缩力一般不下降

普鲁卡因胺

适应证:危及生命的室性心律失常。也用于房颤、房扑

剂量:

成人:①负荷剂量:20 mg/min 静注,最大剂量 17 mg/kg,直到出现毒性反应或者达到满意疗效;如果出现 QRS 波加宽≥50% 或 PR 间期延长则停止给药。②维持剂量:1～4 mg/min。**小儿:**①负荷剂量:3～6 mg/kg 超过 5 min 注入,单次给药剂量不能超过 100 mg;每 5～10 min 重复直至最大剂量 15 mg/kg。②维持:20～80 μg/(kg·min),最大 2 g/24 h

机制:阻断钠通道;通过降低兴奋性、传导速度、自律性和膜反应性延长不应期

清除:25% 经肝脏转化为活性代谢物 N-乙酰普鲁卡因胺(N-acetylprocainamide,NAPA),肾脏消除(50%～60% 以原型的形式)

注意事项:Ⅰ类抗心律失常药。除非应用洋地黄,否则可引起房性心动过速的心室反应性增加,心脏停搏(伴房室传导阻滞);可产生心肌抑制、中枢神经系统兴奋、血质不调、红斑狼疮综合征、肝损害。静脉给药可引起由血管扩张引起的低血压,在全麻下可加重。避免在尖端扭转型室性心动过速、Ⅱ/Ⅲ度或完全性心脏传导阻滞(除外起搏器存在的情况下)、红斑狼

疮、重症肌无力情况下应用。充血性心力衰竭或休克状况下负荷剂量需减少 1/3。肝脏或肾脏损害情况下减少剂量。成分包含亚硫酸盐

心力衰竭

地高辛

适应证:改善心力衰竭,房颤、房扑症状

剂量:**成人**:负荷剂量 0.4～0.6 mg 静推或 0.5～0.75 mg 口服;维持剂量 0.1～0.3 mg 静推或 0.125～0.375 mg 口服,每日一次。**儿童**:负荷剂量(每日剂量通常分两次以上使用);**新生儿**:15～30 $\mu g/(kg \cdot d)$;**婴幼儿**:1 个月～2 岁:30～50 $\mu g/(kg \cdot d)$;2～5 岁:25～35 $\mu g/(kg \cdot d)$;5～10 岁:15～30 $\mu g/(kg \cdot d)$;>10 岁:8～12 $\mu g/(kg \cdot d)$。维持剂量:负荷剂量的 20%～35%(肾衰竭者减量)

作用机制:通过抑制钠/钾泵增加细胞内钙离子浓度,增强心肌收缩力;抑制房室结和浦肯野纤维束传导,减慢心率

起效时间:30 min(2～6 h 达峰)

持续时间:3～4 日

清除:通过肝酶代谢,肾脏排出(50%～70%以原型排出)

注意事项:抑制窦房结,正性肌力,增加外周血管阻力。治疗窗小(治疗浓度:0.8～2.0 ng/mL)。可能引起胃肠不适、复视、心电图改变或心律失常。低钾血症、低镁血症、高钙血症患者会增加中毒风险。慎用于预激综合征和除颤后患者。同时应用 β受体阻滞剂和钙通道阻滞剂增强对心脏传导阻滞作用。中毒症状包括中枢抑制、意识模糊、头痛、厌食、恶心、呕吐、视力改变、心律失常和癫痫。可降低慢性心力衰竭患者住院率,但不降低死亡率(*N Engl J Med* 1997;336;525-533)

奈西立肽(B 型钠尿肽,BNP)

适应证:治疗急性失代偿的慢性心力衰竭患者,表现为静息状态或稍微活动即出现呼吸困难

剂量:1.5 mg 溶于 250 mL 溶剂中配成浓度为 6 $\mu g/mL$ 的药液;负荷剂量 2 $\mu g/kg$,推注时间大于 1 min;维持速度 0.01

$\mu g/(kg \cdot min)$。最多每 3 h 一次（极量 0.03 $\mu g/(kg \cdot min)$)，调整输注速度前快速推注 1 $\mu g/kg$

作用机制：作用于鸟苷酸环化酶受体；增加环鸟苷酸，使血管平滑肌松弛（类似于一氧化氮）

起效时间：60%在 15 min 内起效，1 h 内达峰

持续时间：2～4 h（静脉推注）

注意事项：降低心力衰竭患者的肺毛细血管楔压及体循环动脉压；增加肾血流和肾小球滤过率。不影响心肌收缩力。与许多化学物质不相容。可能导致低血压（尤其是合用 ACEI 类药物时）、室性心律失常、房性心律失常、心绞痛、心动过缓、心动过速和氮质血症。慎用于肾病患者。禁用于心源性休克、收缩压低于 90 mmHg、心脏瓣膜狭窄、限制型心肌病患者

抗生素和草药药理

要点

- 抗生素应在手术切皮前 60 min 内开始使用(Bratzler DW, Houck PM. *Am J Surg* 2005；189(4)：395-404)，万古霉素和环丙沙星应在切皮前 120 min 内使用

- 青霉素过敏者头孢菌素类药物的交叉反应性：
  - 假定交叉反应发生率为 10%，但这一数值可能会高估，因为青霉素过敏并未常规通过皮肤试验确认，有些反应并非通过免疫介导(Gruchalla RS, Pirmohamed M. *N Engl J Med* 2006；354：601-609)
  - 一代头孢或 R1 侧链相似的头孢菌素总体交叉反应率约为 1%。青霉素过敏者使用三代头孢、四代头孢或侧链不相似的头孢，交叉过敏的风险极低(Campagna JD, Bond MC, Schabelman E, et al. *J Emerg Med* 2012；42(5)：612-620)

- 可能感染抗甲氧西林金黄色葡萄球菌(MRSA)的患者，可考虑使用万古霉素预防

- 出血多(>1500 mL)的手术可考虑术中追加抗生素

- 注意：即使已知各类抗生素的抑菌谱，也应根据药敏试验情况指导个体化治疗

- 注意：过度肥胖、高龄、肝肾功能不全者可能需要调整用药剂量和频次

- 预防感染性心内膜炎：详见"术前患者评估"

外科手术预防性应用抗生素的用法(术前用量)

抗生素	成人剂量 (静推)	儿童剂量 (静推)	输注时间 /min	用药间隔 /h[a]
头孢唑啉	≤60 kg:1 g; >60 kg:2 g; ≥120 kg:3 g	40 mg/kg	3~5	4
头孢替坦	2 g	40 mg/kg	3~5	6
头孢曲松钠	2 g	50~75 mg/kg	3~5	10
头孢他啶	2 g	未知	3~5	4
头孢西丁	1~2 g	40 mg/kg	3~5	2
头孢呋辛	1.5 g	25 mg/kg	3~5	4
环丙沙星	400 mg	10 mg/kg (极量 400 mg)[b]	60	6~8
克林霉素[c]	600 mg	10 mg/kg	10~60 (< 30 mg/min)	6
厄他培南	1 g	15 mg/kg	30	24[d]
氟康唑	400 mg	6 mg/kg	≤200 mg/h	通常不需追加
米卡芬净	100 mg	未知	60	通常不需追加
庆大霉素	5 mg/kg[e]	2.5 mg/kg (极量 100 mg)	30~60	通常不需追加
甲硝唑	500 mg	10 mg/kg	30~60	6~8

抗生素和草药药理

抗生素	成人剂量（静推）	儿童剂量（静推）	输注时间/min	用药间隔/h[a]
万古霉素[c]	<70 kg:1 g;>70 kg:1.25 g;≥100 kg:1.5 g	15 mg/kg	外周静脉给药:120 min,中心静脉给药:60 min	6～12
氨曲南	1 g	30 mg/kg	30	4
氨苄青霉素/舒巴坦	3 g(氨苄青霉素 2 g/舒巴坦 1 g)	50 mg/kg(按青霉素含量计算)	30	2

[a] 追加用药间隔时间为药物半衰期的 1～2 倍,肾功能不全者适当调整。有人建议在心肺转流结束时追加抗生素

[b] 警惕儿童用药的不良反应

[c] 替代用于 β 内酰胺过敏者

[d] 儿童用药 12 h 后追加用药

[e] 体重>130% 理想体重,根据公式:理想体重＋0.4×(实际体重－理想体重)计算用药剂量

引自 Bratzler DW,Dellinger EP,Olsen KM,et al. Clinical practice guidelines for antimicrobial prophylaxis in surgery. *Am J Health Syst Pharm* 2013;70:195-283; Bratzler DW,Dellinger EP,Olsen KM,et al. Clinical practice guidelines for antimicrobial prophylaxis in surgery. *Am J Surg* 2013;189(4):395-404; Pediatric Affinity Group. *How-to-guide Pediatric Supplement Surgical Site Infection*

不同手术预防性应用抗生素的推荐用法

手术部位	术前抗生素	β 内酰胺过敏者
普外科手术		
食管	头孢曲松钠＋甲硝唑	克林霉素＋(环丙沙星或庆大霉素)

手术部位	术前抗生素	β内酰胺过敏者
胃十二指肠手术；经皮胃造瘘术、胃十二指肠溃疡切除术、胃肿瘤切除术、溃疡穿孔手术、肥胖症手术、胰十二指肠切除术、胃底折叠术	头孢曲松钠（门诊患者行经皮胃造瘘术需预防性使用头孢唑啉）	克林霉素＋（环丙沙星或庆大霉素）
胆道手术	**低风险**：无须预防性使用抗生素 **高风险**（急诊手术、胆囊破裂、开腹胆囊切除术、年龄＞70岁、糖尿病、免疫抑制、体内有植入物）：头孢曲松钠	克林霉素＋（环内沙星或庆大霉素）
阑尾切除术（未穿孔）	头孢曲松钠＋甲硝唑	克林霉素＋（环丙沙星或庆大霉素）
结直肠手术	**术前**：进行肠道准备的患者，新霉素1g口服，红霉素1g于下午5点、晚上10点各口服一次 **手术当天**：头孢曲松钠＋甲硝唑	**术前**：进行肠道准备的患者，新霉素1g口服，红霉素1g于下午5点、晚上10点各口服一次 **手术当天**：克林霉素＋（环丙沙星或庆大霉素）
头颈部手术		
未涉及黏膜，体内无植入物	无须预防性使用抗生素	

抗生素和草药药理

手术部位	术前抗生素	β内酰胺过敏者
未涉及黏膜,体内有植入物	头孢唑啉	克林霉素
涉及口腔、窦部或咽部黏膜,颈部大切口,腮腺手术,下颌骨切开复位内固定术	头孢曲松钠＋甲硝唑	克林霉素＋(环丙沙星或庆大霉素)
腹壁疝修补术		
单纯疝气,无嵌顿	无须预防性使用抗生素	
单纯疝气,嵌顿	头孢唑啉	克林霉素
复杂疝、复发疝、急诊疝	头孢曲松钠＋甲硝唑	克林霉素＋(环丙沙星或庆大霉素)
妇产科手术		
经腹或经阴道子宫切除术	头孢替坦	克林霉素＋(环丙沙星或庆大霉素)
耻骨阴道悬吊术	头孢唑啉或环丙沙星	环丙沙星
经阴道取卵术	头孢替坦	克林霉素＋(环丙沙星或庆大霉素)
剖宫产	头孢唑啉	克林霉素＋庆大霉素(1.5 mg/kg)

手术部位	术前抗生素	β内酰胺过敏者
泌尿外科手术		
膀胱镜检	**低风险**:无须预防性使用抗生素 **高风险**(尿培养阳性或没有行尿培养,术前导尿,体内有植入物):环丙沙星	未知
膀胱镜下治疗或上尿路检查(包括经尿道膀胱肿瘤切除、前列腺等组织活检、切除和钬激光治疗,异物取出,置入导尿管,支架植入或取出)	环丙沙星	未知
经直肠前列腺活检	环丙沙星	未知
经皮肾脏手术	头孢唑啉	环丙沙星
开腹或腔镜手术(涉及肠道操作的泌尿外科手术,详见结肠手术建议)	头孢唑啉	克林霉素+(环丙沙星或庆大霉素)
植入假体手术(包括人工阴茎手术)	(头孢唑啉或万古霉素)+(氨曲南或庆大霉素)	克林霉素+庆大霉素
震波碎石术	环丙沙星	未知
胸部手术		
任何肺叶切除和植入术	万古霉素、头孢曲松钠、甲硝唑	万古霉素、左氧氟沙星、甲硝唑

抗生素和草药药理

手术部位	术前抗生素	β内酰胺过敏者
非肺移植手术(不涉及食管)	头孢唑啉	万古霉素
非肺移植手术(涉及食管)	头孢曲松钠＋甲硝唑	克林霉素＋(环丙沙星或庆大霉素)
肺移植	(万古霉素、环丙沙星、甲硝唑、米卡芬净)或(万古霉素、头孢他啶、甲硝唑、米卡芬净);囊胞性纤维症者在术前行痰培养以指导用药	未知
心脏手术		
心脏手术	万古霉素＋头孢唑啉	万古霉素＋(环丙沙星或庆大霉素)
起搏器/埋藏式自动复律除颤器(AICD)植入	头孢唑啉	克林霉素或万古霉素
左心室辅助装置(LVAD)/双心室人工心脏辅助装置(BIVAD)植入	万古霉素、环丙沙星、氟康唑	未知
血管手术		
切口位于腹股沟或下肢	万古霉素＋头孢唑啉	(万古霉素或克林霉素)＋(环丙沙星或庆大霉素)
其他血管手术	头孢唑啉	克林霉素

手术部位	术前抗生素	β 内酰胺过敏者
神经外科手术		
经蝶窦手术	头孢唑啉	万古霉素
不打开硬脑膜的脊柱手术	头孢唑啉	万古霉素
其他神经外科手术，包括打开硬脑膜的手术	万古霉素＋头孢曲松钠	万古霉素＋（环丙沙星或庆大霉素）
骨科手术		
手、膝盖、足部等清洁手术，不包括移植手术	无须预防性使用抗生素	
假体植入的骨科手术（包括全髋关节置换术、全膝关节置换术、切开复位内固定术）	万古霉素＋头孢唑啉	万古霉素
椎板切除术和脊柱融合术	万古霉素＋头孢唑啉	万古霉素
整形外科手术		
清洁小手术，不包括植入物	无须预防性使用抗生素	
其他手术，包括乳房手术	头孢唑啉	克林霉素＋（环丙沙星或庆大霉素）
介入放射		
胆道/胃肠道操作（包括放、化疗,脾脏栓塞）	头孢曲松钠＋甲硝唑	克林霉素＋（环丙沙星或庆大霉素）

抗生素和草药药理

手术部位	术前抗生素	β内酰胺过敏者
肌肉、骨骼，胸部，神经外科手术	头孢唑啉	克林霉素
完全植入式静脉输液港（如 PortaCath）	头孢唑啉	克林霉素
植入隧道式导管	无须预防性使用抗生素	
淋巴管造影，畸形血管消融，纤维瘤治疗	头孢唑啉	克林霉素
介入疼痛		
经皮植入脊髓刺激器和鞘内注射泵	头孢唑啉	克林霉素
电极板导联植入	万古霉素＋头孢曲松钠	万古霉素＋（环丙沙星或庆大霉素）

1.依据布莱根妇女医院围手术期抗生素应用指南，该指南得到布莱根妇女医院抗菌小组委员会批准

2.表中不涉及术后抗生素推荐用法，应根据具体手术情况用药

3.泌尿生殖手术需根据培养结果和临床经验调整预防性或治疗性抗生素用药

来源：American Society of Health-System Pharmacists（ASHP），the Infectious Disease Society of America（IDSA），the Surgical Infection Society（SIS），and the Society of Healthcare Epidemiology of America（SHEA）Antimicrobial Prophylaxis Guidelines for Surgery—*Am J Health Syst Pharm* 2013；70（3）：195-283

草药及副作用

草药	常见用法	副作用或药物相互作用
紫锥菊	促进免疫，有助于治疗感冒和流感，促进伤口愈合	与合成类固醇激素、氨甲蝶呤等药物配伍用可能导致肝炎

草药	常见用法	副作用或药物相互作用
麻黄草	抑制食欲,非处方药用于饮食减肥法,也用于哮喘、支气管炎	与抗抑郁药、升压药配伍用可能导致血压显著升高、心率增快。可能导致死亡
野甘菊	治疗偏头痛、关节炎、风湿病和过敏	可能增加出血风险,尤其是对于使用抗凝药的患者
丁内酯、丁二烯、丙种羟基丁酸盐	减肥健身,促进睡眠	属于非法药物,可能导致死亡、惊厥或意识消失
大蒜	降低胆固醇、甘油三酯水平,降血压	可能增加出血风险,尤其是对于使用抗凝药的患者。可能降低抗艾滋病药(如沙奎那韦)药效
银杏	加快血液循环,改善氧合,增强记忆力和注意力	可能增加出血风险,尤其是对于使用抗凝药的患者
人参	增强体力和注意力	可能增加出血风险,尤其是对于使用抗凝药的患者。可能加快心率、升高血压。可能导致月经后出血
北美黄连	作用温和的泻药,减轻炎症反应	可能加重水肿,引起高血压
卡法根	治疗紧张、焦虑,也是一种肌松药	可能增强抗惊厥药的药效,延长麻醉药的作用时间。可能引起严重的肝损伤。可能恶化帕金森病的症状。加强酒精的作用。增加抑郁症患者自杀风险

抗生素和草药药理

草药	常见用法	副作用或药物相互作用
甘草	治疗胃溃疡	甘草的某些成分可能导致高血压、水肿或电解质失衡
锯棕榈	治疗前列腺增生、尿道炎症	可能影响激素治疗
圣约翰草	治疗轻、中度抑郁或焦虑,睡眠障碍	可能影响目前上市的 HIV 抑制剂和核苷酸逆转录酶抑制剂(高效抗艾滋病药物)的药效。可能延长麻醉药作用时间(未证实)。可能降低地高辛的血药浓度
缬草	轻度镇静,有助于睡眠;也是一种肌松药	可能增强抗惊厥药的药效,延长麻醉药的作用时间
维生素 E	预防卒中和肺血栓栓塞。延缓衰老,在污染环境中起保护作用	可能增加出血风险,尤其是对于使用抗凝药的患者。可能影响甲状腺功能,包括健康人。高血压患者每日剂量大于 400 IU,可能导致血压升高

来源:American Society of Anesthesiologists. *What You Should Know About Herbal and Dietary Supplement Use and Anesthesia*;2003

麻醉实践中涉及的其他药物

5-HT₃受体拮抗剂（昂丹司琼、格拉司琼、多拉司琼）

适应证：预防和治疗术后恶心、呕吐

常规用法：昂丹司琼成人 4 mg，静注；>1 个月的小儿 0.1 mg/kg，静注（最大剂量 4 mg）

格拉司琼成人 1 mg，静注；>2 岁的小儿 0.01 mg/kg，静注（最大剂量 1 mg）

多拉司琼成人 12.5 mg，静注或者术前 2 h 100 mg 口服；儿童 0.35 mg/kg（最大剂量 12.5 mg）

作用机制：中枢化学感受器触发区和外周腹部迷走神经末梢 5-HT₃受体拮抗剂

清除：主要经过肝脏代谢

注意事项：紧急情况下给予预防剂量，术后再次追加不能增加药效。上述三种药物在治疗术后恶心、呕吐方面没有明显差异。儿童麻醉研究中主要使用的是昂丹司琼。严重肝损伤者应减少用量（昂丹司琼每天最大剂量不超过 8 mg）。可用于帕金森病患者，不会阻断多巴胺受体。昂丹司琼还有口服片剂。可能会引起头痛、暂时性的转氨酶增加、QT 间期延长（见多拉司琼）

麻醉实践中涉及的其他药物

阿昔单抗

适应证：本品适用于经皮冠状动脉介入术（percutaneous coronary intervention，PCI）后预防血栓形成，不稳定型心绞痛患者 24 h 内需行 PCI 治疗、溶栓治疗辅助用药

常规用法：PCI 治疗前 10～60 min 0.25 mg/kg 静注，继之以 10 μg/min 静脉滴注

作用机制：单克隆抗体，它与血小板表面的糖蛋白Ⅱb/Ⅲa 受体结合，以阻断纤维蛋白原、vWD（von Willebrand）因子与受体位点结合，从而抑制血小板黏附、聚集，防止形成血栓

清除：使用后，以血小板结合状态存在于血液循环中超过 15

天,但是血小板功能 48 h 后恢复

注意事项：常与阿司匹林和肝素联用。静脉快速输注可能导致低血压。严重的副作用包括出血、血小板减少、速发型过敏反应。禁用于近期有活动性出血或有出血倾向的患者(禁忌证同对苯二甲酸)

阿卡波糖

见本章"术前应用口服或静注的降糖药(非胰岛素)使用规范"

乙酰唑胺

见本章"常用利尿剂的临床特点"

沙丁胺醇

适应证：支气管痉挛、高钾血症的紧急治疗

常规用法：成年人 2.5～5 mg 雾化吸入或者喷 2 次(每喷 90 μg,使用喷头),必要时每 4～6 h 喷 1 次。严重的支气管痉挛可以将 10～20 mg 按照 10～15 mg/h 的速度持续雾化吸入。儿童：<2 岁,0.2～0.6 mg/(kg·d),每 4～6 h 1 次(1 mg/kg 具有潜在毒性)；2～12 岁,0.63～2.5 mg 每 6～8 h 1 次

作用机制：为一种选择性 β_2 受体激动剂。有一些 β_1 活性,其机制为激活腺苷环化酶,促进环磷腺苷生成,松弛支气管平滑肌,促进细胞内的钾再摄取

起效时间：2～5 min,达峰时间 1 h,持续 3～6 h

清除：肝脏代谢,经尿液排出

注意事项：可能引起皮肤瘙痒、手指颤动、低钾血症。慎用于心脏病和正在服用单胺氧化酶/三环类抗抑郁药患者。手术室内雾化吸入或者定量压力气雾吸入法都很难给药,只有不到 20%的药物到达呼吸道。可以在 60 mL 注射器内放置挥发罐并将其连接替换气体采样管,通过麻醉机实现定量压力气雾(去掉湿化器,辅助手控呼吸给药,给予足够的挥发时间,由于

气管插管内的药物损失,可能要喷 6～8 次)

爱维莫潘

适应证:加速肠切除后功能恢复

常规用法:术前 30 min 至 5 h 口服 12 mg,术后第一天起以 12 mg bid 用药直到通气(最多 7 天)

作用机制:外周阿片受体拮抗药,结合于肠道 μ 阿片受体

清除:经肾脏和胆汁分泌

注意事项:仅限短期住院患者使用(≤15 次)。禁用于术前服用阿片类药物超过 7 天的患者

氨基己酸

适应证:出血时,抗纤维蛋白溶解

常规用法:初用量 4～5 g(100～150 μg/kg)静推,负荷 1 h,继之以 1 g/h 维持 8 h 或者直至出血停止用药

作用机制:阻抑纤溶酶原与纤维蛋白结合,防止其激活,从而抑制纤维蛋白溶解,稳定血凝块

清除:主要经过肾脏代谢

注意事项:禁用于弥散性血管内凝血(DIC)的高凝期患者。可见低血压、心动过缓、心律失常、血栓形成、肝脏损害、血小板功能减低。应用于肾脏、心脏、肝脏疾病的患者应注意减量

阿哌沙班

适应证:用于房颤、卒中预防;用于髋关节或膝关节术后的成年患者;用于深静脉血栓或肺栓塞预防及治疗

常规用法:房颤、卒中预防,5 mg 口服 bid。用于髋关节或膝关节术后的成年患者、深静脉血栓或肺栓塞预防,2.5 mg 口服 bid;治疗,10 mg 口服 bid,连服 7 天,然后 5 mg 口服 bid 维持

作用机制:活化 Xa 因子抑制剂,不依赖其他凝血因子(如凝血酶Ⅲ)

清除：肝脏清除（CYP3A4），肾脏清除

注意事项：老年或者肾损伤患者减少用量。对透析患者无影响。正在服用 CYP3A4 阻断剂患者注意减量。硬膜外导管植入前 24 h 至拔出后 5 h 停药。神经轴穿刺术后 48 h 才可以用药。其拮抗剂正在由 FDA 审核

阿加曲班

适应证：①肝素引起的血小板减少症的预防和治疗；②有肝素引起的血小板减少症倾向的 PCI 患者

常规用法：成人：①2 μg/(kg·min)持续输注，最大速度 10 μg/(kg·min)，调整剂量直至活化部分凝血活酶时间（aPTT）达基础水平的 1.5～3 倍（不要超过 100 s）。②350 μg/kg 静注 3～5 min，继而 25 μg/(kg·min)持续输注，维持激活全血凝固时间（ACT）在 300～450 s。每泵注 5～10 min 测 ACT 1 次；对于 ACT＜300 s 的患者，可反复输注 150 μg/kg 并提高至 30 μg/(kg·min)。对于 ACT＞450 s 的患者，可减小输注速度至 15 μg/(kg·min)并且每 5～10 min 测 ACT 1 次。儿童：对于＜18 岁患者的安全性和效价目前尚无报道。对于严重的肝素引起的血小板减少症患儿刚开始以 0.75 μg/(kg·min)的速度输注（肝损伤患者以 0.2 μg/(kg·min)的速度输入）

作用机制：直接、高选择性的Ⅹa因子活性位点抑制剂，活化凝血因子Ⅴ、Ⅷ和ⅩⅢ，蛋白酶C，促进血小板聚集

清除：以肝脏代谢为主，22% 经肾脏清除（16% 以原型排出）

注意事项：出血是主要的副作用，不要与其他静脉抗凝药物联用。当用其他抗凝药替换时应谨慎。aPTT 和 ACT 延长，当使用华法林时，国际标准化比值（international normalized ratio，INR）值会增大。严重的高血压、近期行腰椎穿刺或者大手术的患者慎用，肝损害患者减量

硫酸阿托品

适应证：①多涎；②心动过缓/无脉性电活动／心室停搏；③与

依酚氯铵合用逆转神经肌肉阻滞;④有机磷解毒剂中毒

常规用法:成人:①0.2～0.4 mg 静注;②每 3～5 min 0.4～1.0 mg静注;③0.007 mg/kg;④2～3 mg 静注。根据支气管痉挛/气道分泌物情况保证足够的氧供,必要时重复一次(无最大剂量,可能需要大量使用)。儿童:①每次 0.01 mg/kg,静推或者肌注(最大剂量 0.4 mg);②每 3～5 min 静脉给药,每次 0.02 mg/kg(单次最大剂量,儿童 1 mg,青少年 2 mg);③0.015～0.03 mg/kg,最小剂量 0.1 mg 静注(成人或者儿童)

作用机制:抗胆碱能;竞争性阻断乙酰胆碱在毒蕈碱受体中的作用

清除:50%～70%经肝脏代谢,肾脏清除

注意事项:可以经气管插管给药(生理盐水稀释后按照 0.03 mg/kg 给药)。可引起心动过速、房室期前收缩,抗副交感神经/抗毒蕈碱的副作用(瞳孔扩张、口干、尿潴留)。在老年人或者大剂量使用时可通过血脑屏障引起中枢神经系统症状(谵妄)。避免用于青光眼、自主神经病变、甲状腺毒症、中毒性巨结肠、前列腺增生症。对低体温心动过缓和二度三型房室传导阻滞患者无效。避免应用于三度房室传导阻滞伴宽大 QRS 波患者

碳酸氢钠(小苏打)

适应证:①代谢性酸中毒;②高钾血症。也用于碱化尿液加速某些化合物清除

常规用法:①成人:2～3 mEq/kg 4～8 h 输完或者 0.2×体重(kg)×碱缺乏(mEq/L);根据反应调整用量。儿童:0.3×体重(kg)×碱缺乏(mEq/L)。②成人:50 mEq 静注 5 min

作用机制:增加血浆碳酸氢根,缓冲多余的氢离子($Na^+ + HCO_3^- + H^+ \longrightarrow H_2O + CO_2 + Na^+$)

注意事项:8.4%溶液相当于 1.0 mEq/mL 的溶液。不用来矫正呼吸性酸中毒;可提高 PCO_2 和机械通气参数缓冲液中 CO_2 水平。避免导致充血性心力衰竭和高钠血症;注意高钠引起的肾衰竭。将 3×50 mEq 的碳酸氢钠与 1 L 5%葡萄糖液混合

制成等渗液进行输注。避免和其他药物同时输注。血管外渗容易引起组织坏死。<2 岁儿童快速用药可能会导致颅内出血。关于预防肾性肾病的作用尚存争议。需要检测钙离子浓度，可引起心肌抑制，儿茶酚胺反应减弱。在休克/乳酸中毒患者中，继续对因治疗，当 pH<7.15/血清碳酸氢根<12 时才使用（即使如此，也没有证据表明碳酸氢钠能提高治疗效果）

双枸橼（含枸橼酸钠和枸橼酸）

适应证：中和胃酸

常规用法：①成人：诱导前 15～30 min 口服 15～30 mL。②儿童：诱导前 15～30 min 口服 5～15 mL

作用机制：转化为有活性的碳酸氢盐

清除：肾脏清除（碱化尿液）

注意事项：术前给予非粒子类抗酸药。与传统的抑酸药（铝、钙等）相比可减少误吸造成的化学性肺炎，严重肾脏疾病和钠摄入限制患者应该避免重复用药。不要和含铝抑酸剂联用。可能会导致腹泻，引起低钙血症、代谢性酸中毒。10 mL 双枸橼等同于 10 mEq 碳酸氢盐

比伐卢定

适应证：不稳定型心绞痛患者的抗凝或者肝素引起的血小板减少症患者需要进行血管成形术或者 PCI 时

常规用法：0.75 mg/kg 静脉泵注，继之 1.75 mg/(kg·h) 术中维持，0.2 mg/(kg·h) 至 20 h。泵注 5 min 后测 ACT，必要时0.3 mg/kg 维持

作用机制：凝血酶的直接抑制剂

清除：血浆中酶解（低体温减慢降解速度）以及肾脏清除

注意事项：由于半衰期较短（肾功能正常时 25 min，化验检查1 h 恢复到初始水平），可以短期阻止危重患者血栓形成。据报道成功替代肝素（肝素抗体的患者）在心脏搭桥术中的抗凝作用，1 mg/kg 比伐卢定泵注以 2.5 mg/(kg·h) 维持，中断体外

循环前 15 min 停药。由于 ACT/PTT 不适用于监控体外循环中的剂量,因此在这种情况下使用会比较复杂,应维持比伐卢定 $10 \sim 15 \ \mu g/mL$。术野淤血者可能形成血栓,但并不表示血量不足。在 PCI 患者中与 Ⅱ b/Ⅲ a 阻断剂合用并倾向于联用长效阿司匹林。没有抑制剂,代谢依赖肾功能

波生坦

适应证: 肺动脉高压治疗

常规用法: 起始剂量 62.5 mg bid,用 4 周,体重>40 kg 患者再增加至维持剂量 125 mg bid

作用机制: 内皮素-1(endothelin-1,ET-1)受体的竞争性阻断剂,阻断血管内皮、平滑肌中的内皮素受体。阻止血管收缩

清除: 经肝脏 CYP2C9、CYP3A4 代谢,由胆汁分泌

注意事项: 不适用于所有肺动脉高压疾病;应用于肺静脉闭塞性疾病可导致肺水肿。不良反应主要为肝脏损害和致畸作用,常可引起与剂量有关的血清转氨酶活性升高,并可引起血红蛋白显著减少。根据肝功能测试调整剂量,联合使用利托那韦避免撤退效应

布美他尼

见本章"常用利尿剂的临床特点"

丁丙诺啡＋纳洛酮

适应证: 内科医生证明阿片类药物依赖的门诊患者(需要持续阿片类药物治疗)

常规用法: $12 \sim 16$ mg(安全范围 $4 \sim 24$ mg),舌下

作用机制: 丁丙诺啡(高亲和力的部分 μ 受体激动剂和 κ 受体的拮抗剂)和纳洛酮(潜在的 μ 受体拮抗剂)的复合片剂或膜剂

清除: 经肝脏代谢,由胆汁或肾脏分泌

注意事项: 产生阿片受体激动作用(减轻撤退效应),有封顶作

用；纳洛酮成分舌下吸收差，应通过静脉注射，防止片剂乱用。择期手术患者，需要与疼痛/戒毒专家协作。术前 3 天停止治疗有利于围手术期镇痛(患者可能需要替代治疗以防成瘾复发)。患者术中明显会出现阿片类药物剂量明显升高才能充分镇痛。持续治疗并在急性疼痛时给予额外的丁丙诺啡是小手术的良好选择

氯化钙 (CaCl$_2$) 与葡萄糖酸钙

适应证：①低钙、高钾血症；②高镁血症、钙通道阻断剂过量。不常规用于高级生命支持

常规用法：①紧急情况下 500～1000 mg CaCl$_2$ 静注 5～10 min 或者根据钙离子水平静脉输注 1～5 mg/(kg·h)；②500 mg CaCl$_2$ 静注或者给予 500～800 mg 葡萄糖酸钙，如果持续中枢抑制则重复给药 1 次；③1～2 g CaCl$_2$ 静注，可以反复每 20 min 给药 1 次，不超过 5 次。继发于柠檬酸盐输血的低钙血症：给予 33 mg CaCl$_2$ 或 100 mg 葡萄糖酸钙加入 100 mL 血液中。儿童：每次 10～20 mg/kg，必要时 10 min 1 次。必要时葡萄糖酸钙 15～30 mg/kg 静注

作用机制：酶反应中的辅助因子是神经传导、肌肉收缩、信号通路传导所必需的。可以增加外周血管张力、心肌收缩力、儿茶酚胺在危重症患者的敏感性

清除：入骨组织，肾排泄

注意事项：每毫升 10% CaCl$_2$ 提供 1.36 mEq Ca^{2+} (葡萄糖酸钙 0.45 mEq)，所以 CaCl$_2$ 是急诊首选。尽可能中心静脉给药，因为其易于渗出导致静脉刺激和坏死。可引起心动过缓或心律失常(特别是地高辛)，增加室颤发生率

坎格列净

参见本章"术前应用口服或静注的降糖药(非胰岛素)使用规范"

卡前列素氨丁三醇（15-甲基前列腺素 F2α）

适应证：难治性产后子宫出血

常规用法：不用于静脉，必要时每 15 min 肌注 250 μg（最大 2000 μg）

作用机制：与前列腺素有关，机制不清楚。刺激子宫收缩，促进胎盘处止血

清除：主要经肺代谢，肾排泄

注意事项：冷藏保存。刺激胃肠道平滑肌，不断引起腹泻、恶心、呕吐。可引起体温升高、面部潮红、支气管收缩。避免哮喘、心肌病、肺动脉高压。可以在剖宫产过程中进行子宫内膜内试验

氯吡格雷

适应证：急性冠脉综合征，预防冠状动脉支架血栓形成、缺血性卒中、心肌梗死、外周动脉疾病

常规用法：每天口服 75 mg，急性冠脉综合征患者、经皮冠状动脉介入术中给予 300 mg 负荷剂量

作用机制：不可逆的噻吩吡啶类抗血小板药，ADP 受体阻断剂。阻止纤维蛋白原结合，因此降低血小板黏附/聚合

清除：经肝脏 CYP3A4、CYP2C19 代谢。需要代谢物激活，有部分 CYP450 基因变异的患者对药物有抗药性（可行基因测试）

注意事项：主要副作用是出血，可通过输注血小板治疗，但是血小板的效果会在 2~4 h 下降。可以和肝素、阿司匹林合用，尤其是在治疗急性冠脉综合征的时候。同时使用奥美拉唑会降低药效，无临床意义。推荐择期手术前停止给药 5~10 天（神经轴麻醉前停药 7 天）。药物洗脱支架植入一年内一般不停药，防止出现致命的晚期支架血栓，应先请心脏专科医生会诊

水合氯醛

适应证：镇静，催眠。用于失眠症和术中镇静，特别适用于无麻醉医生的儿科患者

注意事项：呼吸/心肌抑制风险，无镇痛作用。美国 2012 年已经停产

氯噻嗪

见本章"常用利尿剂的临床特点"

达比加群

适应证：房颤时抗凝首选

常规用法：150 mg bid

作用机制：直接竞争凝血酶抑制剂，防止纤维蛋白原的转化，纤维蛋白血栓形成

清除：肾脏清除

注意事项：外科手术前停药 1～2 天（肾功能异常停药 4～5 天）。出血风险可以通过蛇静脉酶凝血时间（ecarin clotting time，ECT）来评估。aPTT 正常并不意味着抗凝作用轻微。但是轻微 aPTT 升高可能提示重要的临床药物水平。不能可靠地提高 INR 值。Idarucizumab 可以逆转其作用。血液制品/凝血因子不会逆转其效果。血液透析可能清除小于 60％的药物

达替肝素

适应证：①深静脉血栓预防；②深静脉血栓或肺栓塞全身抗凝治疗；③急性冠脉综合征

常规用法：①每天 2500～5000 U 皮下注射；②100 U/kg 皮下注射 bid；③与阿司匹林合用，每 12 h 120 U/kg 皮下注射（最高10000 U）

作用机制：低分子量肝素（low-molecular-weight heparin，LMWH）增强对 Xa 因子与凝血酶（IIa）的抑制作用

清除：肝代谢、肾排泄

注意事项：比肝素更可预测的剂量-反应关系（见伊诺肝素）。对 PTT 的影响很小。罕见血小板减少症。谨慎和轴索的麻醉，包括留置导尿管，可能引起脊髓/硬膜外血肿和神经系统并发症。多剂量包装可选

丹曲林

适应证：治疗恶性高热

常规用法：成人/儿童：2.5 mg/kg 静脉泵注（混合 20 mg 于 60 mL 无菌水，取 525 mL 泵注于 70 kg 正常人）。重复给药直到症状改善，10 mg/kg（有时需要 30 mg/kg）。术后 1 mg/kg 每 6 h 给药一次，持续 24～48 h，然后逐渐减少剂量或改用口服。关于丹曲林钠，见"附录 C：恶性高热的治疗"

作用机制：直接的骨骼肌肉松弛药，肌质网释放 Ca^{2+} 减少

清除：肝脏代谢与肾脏清除

注意事项：粉末溶解缓慢——在临床应急情况下可能需要助手帮助准备。注意大容量给药。潜在的肝毒性。如果血管外渗出可致组织坏死。不推荐预防性治疗。参见"附录 C：恶性高热的治疗"

醋酸去氨加压素（DDAVP）

适应证：①血友病 A、血管性血友病、尿毒症性获得性血小板功能障碍；②中枢性尿崩症

常规用法：成人：①术前 2 h 300 μg 鼻腔内给药，或术前 30 min 给予 0.3 μg/kg 静注，持续 15～30 min；②5～40 μg 鼻腔内给药，每 8～12 h 给药一次。儿童：①鼻腔内给药 2～4 μg/kg 或 0.2～0.4 μg/kg 静注，维持 15～30 min；②3 个月至 12 岁：每天 5～30 μg 鼻腔内给药，bid

作用机制：合成抗利尿激素；止血机制不清楚但包括释放储存

的凝血因子Ⅷ,可能增加凝血因子Ⅷ浓度和血管性假血友病因子活力。增加肾集合管重吸收水的能力

清除:肾清除

注意事项:反复多次(12~24 h)用于止血时,出现快速抗药反应,可能会引起头痛、罕见的血栓事件,这可能是由于增加了血小板黏附。罕见致命的低钠血症/癫痫发作风险;减少液体摄入量,降低水中毒发生率。升高血压,慎用于心脏和高血压疾病

地塞米松

适应证:①脑肿瘤引起的脑水肿;②呼吸道水肿;③预防术后恶心和呕吐;④过敏反应

常规用法:成人:①静注负荷剂量 10 mg,然后 2 mg 每 8~12 h 静注一次;②0.1 mg/kg 每 6 h 静注一次;③4 mg 静注;④4~8 mg,以后 7 天逐渐减少。**儿童:**①静注负荷剂 1~2 mg/kg,然后每天 1~1.5 mg/kg,每 4~6 h 静注一次(极量每天 16 mg);②每天 0.5~2 mg/kg 静注或肌注,每 6 h 一次;③0.0625 mg/kg;④0.15~0.6 mg/kg 静注

作用机制:糖皮质激素;通过控制炎症调节蛋白的合成速率来预防、控制炎症,抑制炎症细胞,扭转毛细血管通透性。止吐机制不清楚,可能是中枢性的

清除:肝代谢、肾排泄

注意事项:有效的糖皮质激素,几乎没有盐皮质激素性质(见表"常用肾上腺皮质激素的相对效能")。增加剂量对缓解术后恶心呕吐(PONV)很少或根本没有作用,可能增加副作用。起效慢:需要 4~6 h 降低气道水肿;在诱导时给药预防 PONV 是最有效的。快速静脉注射引起会阴灼烧感。长期使用后如果突然中断有肾上腺皮质功能不全的风险。逐渐增加剂量的影响(如高血糖、延迟伤口愈合、免疫抑制)与外科患者有关,然而没有研究证实单次用药并发症的发生。应使用最低有效剂量。严重感染时谨慎增加剂量,就像其他类固醇一样,它也会引起心脏病患者精神错乱或加重精神疾病

苯海拉明

适应证：①治疗急性过敏反应；②瘙痒症；③止吐、镇静、止咳；④治疗肌紧张和锥体外系症状

常规用法：成人：①10～50 mg 静注 q4～6 h（极量每次 100 mg，400 mg/d）；②25～50 mg 口服/肌注/静注 q4～6 h；③50 mg 静注/肌注，每 20～30 min 可重复一次。儿童（>10 kg）：①5 mg/(kg·d) 分次静注 q6～8 h（极量每次 75 mg，300 mg/d）；②每次 0.5～1 mg/kg 口服/静注/肌注 q4～6 h；③每次 1 mg/kg 口服/静注/肌注

作用机制：抗组胺，H_1 受体拮抗剂，抗胆碱能，中枢性镇静剂

清除：肝脏代谢，肾脏排泄

注意事项：在治疗过敏性反应时可以作为肾上腺素的辅助用药；可能引起嗜睡、低血压、心动过速、头晕、尿潴留、癫痫及儿童的异常兴奋等不良反应；老年患者用药需谨慎，可能造成镇静过度和意识模糊；和其他中枢性镇静剂合用时，能增强镇静效果

多拉司琼

详见 5-HT$_3$受体拮抗剂

氟哌利多

适应证：①预防和治疗术后恶心呕吐；②偶尔被用于镇静、全麻辅助用药及谵妄的治疗

常规用法：成人：①0.625～1.25 mg 静注；②2.5 mg 为药物最大推荐使用剂量，在权衡利弊以后可以根据情况再追加 1.25 mg。儿童（2～12 岁）：0.03～0.07 mg/kg（不超过 0.1 mg/kg）

作用机制：苯丁酮类抗精神病药物；主要是抗多巴胺能作用及部分拮抗 NE、5-HT、GABA、α 肾上腺素受体

清除：大多数经肝脏代谢，肾脏排泄

注意事项：增强其他中枢性镇静剂的镇静效果，也可能引起焦虑、躁动及烦躁不安。轻度 α 肾上腺素能阻滞可能通过介导外

周血管扩张导致低血压及反射性心动过速,在低血容量时尤为明显。避免用于帕金森病及嗜铬细胞瘤的患者,因为它可能会促进儿茶酚胺的释放。可能引起椎体系症状,治疗可采用苯海拉明。可能延长 QT 间期导致严重的心律失常,包括尖端扭转型室速、室性心律失常及心脏停搏。存在 QT 间期延长(QTc 男性>440,女性>450)的患者禁用;存在 QT 间期延长危险因素的患者使用时应格外小心,这些危险因素包括心率<50 次/分、心脏疾病、低钾、低镁及合并使用其他可能使 QT 间期延长的药物(如钙离子拮抗剂、昂丹司琼、抗抑郁药、氟喹诺酮类抗生素及抗心律失常药)

依诺肝素(LMWH)

适应证:①预防深静脉血栓(deep vein thrombosis,DVT);②治疗急性 DVT 或肺栓塞(pulmonary embolism,PE);③急性冠脉综合征(acute coronary syndrome,ACS)

常规用法:①40 mg 皮下注射 qd 或 30 mg 皮下注射 q12 h;②1 mg/kg 皮下注射 q12 h(门诊患者,与华法林合用)或1.5 mg/kg 皮下注射 qd(住院患者,与华法林合用);③与阿司匹林合用,1 mg/kg 皮下注射 bid;在治疗急性 ST 段抬高型心肌梗死(ST elevated myocardial infarction,STEMI)时需首次一次给予 30 mg 静注药物。儿童(安全性和有效性尚未得到明确证实):①<2 个月:0.75 mg/kg 皮下注射 q12 h 或者 1.5 mg/kg 皮下注射 q12 h;②>2 个月:0.5 mg/kg 皮下注射 q12 h 或者 1 mg/kg 皮下注射 q12 h

作用机制:LMWH,抗血栓药;抗凝血因子 Xa 和抗凝血酶(IIa)作用

清除:肝脏代谢,肾脏排泄

注意事项:相比于普通肝素,依诺肝素有更加明确的量效关系和更长的作用时间;更倾向于用于关节置换术和创伤后的 DVT 的预防;与华法林不同的是,依诺肝素可以被用于孕妇;一般不延长 PT 和 PTT;特殊人群(如肥胖、低体重、妊娠及肾功能不全患者)需要调整药物剂量,必要时可以在用药后 4 h 内监测凝血因子 Xa 的活性,Xa 的活性不能预测出血风险;对体重低于 45 kg 和肾小球滤过率(glomerular filtration rate,

GFR)小于 30% 的患者需要酌情减量;极少引起血小板减少,有明显活动性出血的患者禁用;能被鱼精蛋白不完全拮抗;增加腰椎穿刺及椎管内麻醉及置管后脊髓及硬膜外血肿、神经损伤的风险,因此推荐在使用预防剂量 12 h 后及治疗剂量 24 h 后进行椎管内麻醉;一天两次给药行椎管内麻醉并发症发生风险高于一天一次给药;椎管内置管拔出后,应在 2 h 后再给予依诺肝素

常用利尿剂的临床特点				
药 物	常规用法	作用位点	作用机制	备注
乙酰唑胺	$250 \sim 500$ mg 静注/口服 q6 h ×4 次(不超过 100 mg/kg 或 2 g/24 h)	肾近曲小管(碳酸酐酶抑制剂)	抑制 H^+ 排泄,从而促进 Na^+、K^+、HCO_3^- 排泄	降低颅内压及眼内压(通过减少脑脊液及房水生成),用于治疗呼吸性碱中毒(高空病)或代谢性碱中毒合并呼吸性酸中毒
布美他尼	$0.5 \sim 2$ mg 静注(不超过 10 mg/d)	亨利氏环升段的 $Na^+/K^+/2Cl^-$ 共同转运体(袢利尿剂)	抑制 Na^+、Cl^- 重吸收,排水增加(同时促进 K^+、Ca^{2+}、磷排泄)	可能导致低钠血症、低钾血症(诱发心律失常)、低氯血症、脱水、高尿酸。可用于肾功能不全及噻嗪类利尿剂效果不佳的水潴留。老年患者,与 NSAIDs 和 ACEI 类药物合用时需谨慎。利尿效果强(1 mg 布美他尼=40 mg 呋塞米)

麻醉实践中涉及的其他药物

113

常用利尿剂的临床特点				
药　物	常规用法	作用位点	作用机制	备注
依他尼酸	0.5 ～ 1 mg/kg 静注(单次不超过 50 mg)或25～100 mg 口服 q12 ～ 24 h			
呋塞米	10～40 mg 静注或20～80 mg 口服 q6～24 h			
氯噻嗪	0.5 ～ 1 g 静注或口服 q12～24 h(不超过 2 g/d)，儿童：2 ～ 4 mg/kg 静注或 10 mg/kg 口服 q12 h	肾远曲小管(噻嗪类利尿剂)	抑制 Na^+ 重吸收,促进排水、排 Na^+(同时促进 K^+、H^+、Mg^{2+}、磷排泄)	可能增强袢利尿剂及降压药的效果,增加胰岛素用量,肾功能不全时作用不强;减少钙的排泄
氢氯噻嗪	12.5 ～ 50 mg 口服 qd.			
甘露醇[a]	0.25～0.5 g/kg q4～6 h	近端肾小管升段(渗透性利尿剂)	增加尿液渗透压,减少水的重吸收	能被肾小球滤过,但不能被重吸收

常用利尿剂的临床特点				
药　物	常规用法	作用位点	作用机制	备注
螺内酯	25 ～ 100 mg/d，儿童：1 ～ 3 mg/(kg·d) q6～12 h	远端肾小管、集合管皮质（醛固酮受体拮抗剂）	增加 Na^+、Cl^-、H_2O 排出(保留 K^+、H^+)	保钾利尿剂，相比较噻嗪类利尿剂和袢利尿剂低血钾发生率低。可能导致严重高钾血症及雄激素抵抗(男性乳房发育)；药物起效慢，需要数天

a,呋塞米、甘露醇的相关内容详见补充材料

L-肾上腺素

适应证:喉气管支气管炎，拔管后或创伤性气道水肿，毛细支气管炎和支气管痉挛的辅助治疗

常规用法:通过雾化器吸入 成人:0.5 mL 2.25％ L-肾上腺素溶液加入至 3 mL 生理盐水中 q2～4 h prn。儿童:<4 岁,0.05 mL/kg 2.25％ L-肾上腺素溶液加入至 3 mL 生理盐水中 q2～4 h prn;>4 岁,0.25～0.5 mL 2.25％ L-肾上腺素溶液加入至 3 mL 生理盐水中 q2～4 h prn

作用机制:收缩黏膜血管

药物清除:单胺氧化酶(monoamine oxidase,MAO)/儿茶酚胺-O-甲基转移酶(catechol-O-methyltransferase,COMT)代谢

注意事项:可能导致心动过速及心律失常,在停药 2 h 后可能出现再次气道水肿

依前列醇(前列环素,前列腺素 I_2(PGI_2))

适应证:肺动脉高压

常规用法：2 ng/(kg·min)静脉输注,q15～30 min 上下调整给药速度为 1～2 ng/(kg·min)。短期用药的重症患者,可以持续雾化吸入(研究中给药剂量为 15～50 ng/(kg·min),婴幼儿减少 50％)

作用机制：肺循环及体循环血管扩张药;抑制血小板聚集

药物清除：血液中快速水解

注意事项：不适用于所有的肺高压的治疗;肺静脉闭塞性疾病及左心室收缩功能异常的患者慎用,这类患者在首剂量滴定中有可能出现肺水肿。静脉用药可能出现心动过缓、心动过速、低血压、流感样症状、恶心、呕吐、腹泻等不良反应。避免突然撤药或中断给药(半衰期 2.7 min)。吸入给药能减少药物对体循环阻力的影响,改善肺通气血流比,需要注意的是黏性的甘氨酸制剂可能在气管导管内凝结成块,影响机械通气效果。在急性肺高压危象、心脏手术后、急性呼吸窘迫综合征(acute pulmonary distress syndrome,ARDS)和患有先天性心脏病的新生儿可以考虑吸入给药

依替巴肽

适应证：预防经皮冠脉介入术(percutaneous coronary intervention,PCI)术后再血栓,治疗急性冠脉综合征

常规用法：180 μg/kg 首剂量静注后以 2 μg/(kg·min)持续泵注,维持不超过 72 h。对于肾功能不全的患者,肌酐清除率低于 50 mL/min 时,剂量减少至 1 μg/(kg·min)

作用机制：可逆性抑制Ⅱb/Ⅲa 糖蛋白、纤维蛋白原和血管性假血友病因子而防止血小板黏附和聚集

药物清除：肾脏排泄,停止用药 4～8 h 血小板功能即可恢复

注意事项：增加出血风险包括鞘内出血风险(出血时,可保留肝素使用,尽早停用依替巴肽);可能引起血小板减少;近期有严重出血和凝血功能障碍的患者禁用(禁忌证与 TPA 类似)

依他尼酸(利尿酸)

见"麻醉实践中涉及的其他药物"章节中"常用利尿剂的临床特点"

艾塞那肽

见"麻醉实践中涉及的其他药物"章节中"术前应用口服或静注的降糖药(非胰岛素)使用规范"

重组人凝血因子Ⅶa

适应证：①A 型或 B 型血友病患者预防手术及操作中出血；②先天性凝血因子Ⅶ缺乏及获得性血友病；③偶被用于颅内出血和弥漫性肺泡出血及纠正创伤和心脏手术时大量出血导致的凝血功能紊乱

常规用法：①操作前 90 $\mu g/kg$ 静注,在术中及术后 2～5 天 q2 h 重复一次,直至伤口开始愈合时,改为 q2～6 h 重复一次；②70～90 $\mu g/kg$ 静注,q2～3 h 重复一次直至出血停止；③一些情况下的给药方法尚未统一,根据各医院用药手册用药,剂量在 35～120 $\mu g/kg$

作用机制：通过激活外源性凝血途径促进凝血；通过激活凝血因子Ⅹ和Ⅸ,促进凝血酶原转变成凝血酶进而促进纤维蛋白原转变成纤维蛋白而帮助形成血凝块

注意事项：超说明书用药(如用于创伤、心脏或其他复杂外科手术、产后出血)等存在争议,药物价格昂贵且有效性、安全性尚不明确。目前关于该药用药安全性的临床证据并不多,有研究结果表明它可能会增高动脉及静脉系统血栓发生率(*Cochrane Database Syst Rev*. 2011；(2)：CD005011.),在用药前应权衡利弊。不要直接将溶剂直接注射到药物粉末上,轻轻摇动避免剧烈晃动,配置后 3 h 内使用

法莫替丁

适应证：胃食管反流(gastroesophageal reflux disease,GERD)、消化性溃疡

常规用法：成人：①10～20 mg 静注 q12 h（稀释至 10 mL 生理盐水中，速度＜10 mg/min）；②20～40 mg 口服 bid。儿童：0.6～0.8 mg/(kg·d) 分次静注 q8～12 h（总量不超过 40 mg/d）

作用机制：选择性拮抗 H_2 受体，作用于胃壁细胞，减少胃酸分泌

药物清除：30％～35％经肝脏代谢，65％～70％经肾脏代谢

注意事项：术前给予法莫替丁能预防误吸（静注后 30 min 时药效最强），也可以选择性用于重症患者消化性溃疡的预防；可能导致意识模糊、头晕、头痛、腹泻、血小板减少等不良反应；肾功能不全的患者在运用此药时需酌情减量

氟马西尼

适应证：①拮抗苯二氮䓬类镇静剂；②治疗苯二氮䓬类药物过量

常规用法：成人：①0.2 mg 15～30 s 内静注，无效时 q1 min 追加 0.3～0.5 mg（总量不超过 3 mg/h）；②用法同①，如果仍不起效，最大剂量可增加至 5 mg。儿童：0.01 mg/kg 静注（最大剂量每次不超过 0.2 mg），重复剂量为 0.005～0.01 mg/kg q1 min（最大剂量不超过 1 mg）

起效时间：1～2 min，峰值在 6～10 min。持续时间：20～40 min，取决于苯二氮䓬镇静药和氟马西尼两者剂量

作用机制：竞争性拮抗苯二氮䓬类药物在 GABA 受体上的作用位点

药物清除：大多数经肝脏代谢，肾脏排泄

注意事项：可能在苯二氮䓬类药物代谢完之前失效，即使使用氟马西尼拮抗，依然需要监测镇静深度及呼吸抑制情况；不能用于拮抗非苯二氮䓬类中枢性镇静剂。在长期使用苯二氮䓬类药物的人群，此药可能诱发撤药症状（包括癫痫）。尽可能使用最小的药物剂量。不要将此药用于不明药物使用过量时，比如可疑三环类抗抑郁药过量时。在颅内压升高及癫痫病史的患者中使用此药时需谨慎，并做好应对癫痫的相应措施。此药

呋塞米

适应证：①急性肺水肿/高血压危象/颅内压增高；②有症状的高血钾；③慢性降高血压；④心力衰竭、肝硬化及肾脏疾病所致的水肿

常规用法：成人：①0.5～1 mg/kg 或 40 mg 呋塞米 2 min 内静注；②40～80 mg 静注；③ 40 mg 口服 bid；④10～40 mg 静注，每 2 h 可追加 20 mg，顽固性慢性心力衰竭患者用药剂量需加大。持续给药方法：0.1 mg/(kg·h)，根据效果调节剂量（不超过 4 mg/min）。儿童：0.5～2 mg/kg 单次静注（不超过 6 mg/(kg·d)）。新生儿：0.5～1 mg/kg 单次静注（不超过 2 mg/(kg·d)）

起效时间：静注起效时间<5 min，峰值<30 min。持续时间：2 h

作用机制：袢利尿剂；抑制近端、远端肾小管和亨利氏环对 Na^+ 和 Cl^- 的吸收

药物清除：肝脏代谢(10％)，肾脏排泄

注意事项：口服剂量为 50％的静脉注射剂量。可能导致低血容量及电解质紊乱(低血钾、低血钠、低氯性碱中毒)。狼疮及磺胺类药物过敏的患者慎用；不要用于少尿的患者，否则会加重氮质血症。可能引起脑脊液生成减少，降颅内压的效果逊于甘露醇

格列吡嗪

见"麻醉实践中涉及的其他药物"章节中"术前应用口服或静注的降糖药(非胰岛素)使用规范"

胰高血糖素

适应证：①严重低血糖；②胃肠道疾病诊断；③反复发生的 β 受

体阻滞剂、钙通道阻滞剂中毒

常规用法:成人:①1 mg 肌注/皮下注射/静注;②操作前 1 min 给予 0.25~2 mg,每 20 min 重复一次;③50~150 $\mu g/kg$ 静注后以 1~5 mg/h 持续泵注。儿童:①0.2~0.3 mg/kg 单次静注(每次不超过 1 mg),每 20 min 重复一次。新生儿:0.025~0.3 mg/kg 单次静注(每次不超过 1 mg)

作用机制:激活腺苷酸环化酶,cAMP 增加,促进肝糖原异生、糖原水解、儿茶酚胺释放。拮抗胰岛素作用,舒张胃肠道平滑肌

药物清除:肝、肾蛋白水解作用

注意事项:正性变时、变力作用(不受 β 受体阻滞剂或儿茶酚胺耗竭的影响),在房室传导阻滞时能加强房室结传导。但在心血管疾病(如体外循环后顽固性低心输出量、心肌梗死后低心输出量、充血性心力衰竭、β 受体阻滞剂过量等)应用有限,一方面药物会增加医疗支出,另一方面会造成恶心、呕吐、低血钾、低血糖及高血糖等不良反应。胰岛素瘤及嗜铬细胞瘤患者慎用。用药时需静脉给予葡萄糖以增加糖原储备

格列本脲

见"麻醉实践中涉及的其他药物"章节中"术前应用口服或静注的降糖药(非胰岛素)使用规范"

格隆溴铵

适应证:①减少胃肠道蠕动,止涎;②心动过缓;③肌松药拮抗时的辅助用药

常规用法:成人:①0.1~0.2 mg 肌注/皮下注射/静注;2.5~10 $\mu g/kg$ 单次静注或肌注 q3~4 h;1~2 mg 口服;②0.1~0.2 mg 单次静脉推注;③每 1 mg 新斯的明或 5 mg 吡斯的明给予 0.2 mg 格隆溴铵单次静脉推注;0.01~0.02 mg/kg 单次静脉推注。儿童:①4~10 $\mu g/kg$ 单次静注或肌注 q3~4 h(每次不超过 0.2 mg)或 0.8 mg q24 h;40~100 $\mu g/kg$ 口服 tid~qid;

②0.01～0.02 mg/kg 静注。新生儿:4～10 μg/kg 单次静注或肌注 q4～8 h;40～100 μg/kg 口服 q8～12 h

作用机制:阻滞乙酰胆碱在平滑肌副交感神经支配部位、腺体及中枢神经系统的结合位点

药物清除:肾脏清除

注意事项:格隆溴铵比阿托品的作用时间长,止涎作用更好,更少地影响中枢神经系统,正性肌力作用更弱。不通过血脑屏障或胎盘,口服给药吸收效果不明显。可能引起支气管痉挛、视物模糊、便秘等不良反应;支气管哮喘、溃疡性结肠炎、青光眼、肠梗阻和尿潴留的患者慎用

常用抗胆碱能药物的临床特点				
药物	作用时间	对心率的影响	镇静作用	对腺体影响
阿托品	15～30 min	↑↑↑	＋	↓
格隆溴铵	30～60 min	↑↑	0	↓↓

格拉司琼

详见 5HT$_3$ 受体拮抗剂相关内容

氟哌啶醇

适应证:用于治疗精神分裂症,也可以被用于治疗谵妄引起的激越症状

常规用法:成人:轻度激越,0.5～2 mg 静注;中度激越,5 mg 静注;重度激越,10 mg 静注。儿童:3～12 岁(15～40 kg),0.01～0.03 mg/(kg・d)分次注射 q8 h(每日最大剂量 0.15 mg/kg)。止吐:0.01 mg/kg 单次静注 q8～12 h

作用机制:丁酰苯类安定药,D$_1$ 和 D$_2$ 受体拮抗剂,抑制网状激活系统(RAS)

药物清除:肝脏代谢,肾脏及胆道清除

注意事项:有镇静、安定、活动减少及止吐作用。静注常用于控制急性症状但并未得到 FDA 批准。该药不能用于痴呆引起的

精神错乱。避免用于帕金森病、青光眼及白细胞减少症的患者。可能导致锥体外系症状(极罕见会出现喉痉挛,可用苯海拉明处理),剂量增大时可能导致心搏骤停。用药时需监测心电图,及时发现 QT 间期延长的情况。用药时可能出现安定药相关恶性综合征,症状类似于恶性高热。该药能降低癫痫阈值

普通肝素(UFH)

适应证:①DVT 预防,全身抗凝;②血栓栓塞,弥散性血管内凝血(DIC);③体外循环;④留置针管封管

常规用法:成人:①5000 U 皮下注射 q8 h;②视各医院情况及抗凝要求而定,一般静脉给予 5000 U 负荷剂量后以 15～25 U/(kg·h)静脉持续给药;③300 U/kg 静脉负荷后,监测并维持 ACT>400 s;④浓度 100 U/mL,容量视导管大小而定。儿童:①视各医院情况及抗凝要求而定,一般静脉给予 50 U/kg 负荷剂量后以 20 U/kg 静脉持续给药,根据 APTT 目标值调整用量。②新生儿:400 U/kg;幼儿:300 U/kg,监测出凝血时间并维持 ACT>400 s;③>10 kg:100 U/mL,<10 kg:10 U/mL,早产儿:1 U/kg,容量视导管大小而定

作用机制:结合并激活抗凝血酶Ⅲ,灭活凝血酶(Ⅸ、Ⅹa、Ⅺ、Ⅻ)及其他蛋白酶,最终防止凝血酶原转化成有活性的凝血酶,抑制纤维蛋白原转化成纤维蛋白,抑制凝血因子Ⅷ的活化

药物清除:部分肝脏代谢,肾脏排泄

注意事项:持续输注普通肝素时需监测 APTT 并及时调整剂量,它能减少血栓形成和延展但不能溶解已经存在的栓子。在不能达到 APTT 的目标值时,应该考虑抗凝血酶Ⅲ缺乏的可能,可适当补充新鲜冰冻血浆。在关节置换和创伤患者中,依诺肝素比普通肝素更适合用来预防深静脉血栓。严重血小板减少、未经控制的活动性出血(DIC 除外)时禁用。可能引起致命性的出血、非免疫介导(1 型,2 天内出现)及免疫介导(2 型,首次暴露后 4～10 天出现)的血小板减少症(2 型可伴有血栓形成)。肝功能不全的患者用药时需调整剂量。可用鱼精蛋白中和。警惕腰椎穿刺、神经阻滞麻醉(包括连续置管)时发生血肿

高效抗逆转录病毒治疗
(highly active anti-retroviral therapy,HAART)

适应证:治疗逆转录病毒的感染,主要是艾滋病病毒(human immunodeficiency virus,HIV)

注意事项:尽可能在围手术期按常规给药以减少病毒大量复制及耐药。临床相关证据比较少,现有证据表明抗病毒药物与多种麻醉药之间存在相互作用,如会降低芬太尼类药物的清除(利托那韦),增加哌替啶的活性代谢产物(利托那韦),增加咪达唑仑的作用时间(沙奎那韦),增加肌松药阻滞时间,改变靠CYP/P450酶代谢药物的药代动力学。当核苷逆转录酶抑制剂(nucleoside/nucleotide reverse transcriptase inhibitors,NRTIs)和丙泊酚合用时会增加线粒体毒性、乳酸酸中毒风险。获取更多信息请登录网站 www. hiv-druginteractions. org 或hivinsite. ucsf. edu

---

氢氯噻嗪(HCTZ)

见"麻醉实践中涉及的其他药物"章节中"常用利尿剂的临床特点"

氢化可的松

适应证:①严重的急性肾上腺功能不全;②长期使用糖皮质激素患者的围手术期激素补充;③哮喘持续状态;④慢性肾上腺功能不全患者的激素替代治疗

常规用法:成人:①100 mg 静注,后以 200~400 mg/d q6 h 分次静注;②操作前 25 mg 静注,然后 100 mg 静脉持续输注,维持 24 h;③1~2 mg/kg q6 h,稳定后逐渐减量至 0.5~1 mg/kg;④20~30 mg 口服 qd。儿童:①1~12 个月:1~2 mg/kg

静脉推注后以 50 mg/(m² · d)持续静脉输注或 150～250 mg/d q6～8 h 分次静推;②4～8 mg/kg(最大剂量不超过 250 mg)单次静注后以 2 mg/(kg · d)q6 h 分次静推;③0.5～0.75 mg/(kg · d)q8 h 分次口服

作用机制:既有糖皮质激素通过减少炎症相关蛋白合成、抑制炎症细胞迁徙、减少毛细血管通透性从而控制炎症反应扩散的作用,又有盐皮质激素促进水钠潴留、排钾的作用

药物清除:经组织和肝脏灭活,肾脏排泄

注意事项:使用时尽可能地减少用药剂量,不推荐使用大剂量的氢化可的松,这样可能会导致高血钠、低血钾、高血压(盐皮质激素效应)。副作用包括消化道出血、继发性感染、意识紊乱、高血糖及伤口愈合延迟。使用时应警惕潜在性结核及严重感染的情况。长期使用(包括外用),都有可能导致正常的肾上腺功能被抑制,这种抑制可长达 9～12 个月。在肾上腺功能被抑制的患者接受大手术时需要考虑追加氢化可的松剂量以增加应激储备,这种追加因人而异,尚没有统一结论

常用肾上腺皮质激素的相对效能			
药物	糖皮质激素	盐皮质激素	半衰期/h
地塞米松	25	0	36～72
氢化可的松	1	1	8
甲泼尼龙	5	0.5	12～26

羟嗪制剂

适应证:焦虑,瘙痒,恶心、呕吐。

常规用法:成人:25～100 mg 肌注或 50～100 mg 口服(每日四次)。儿童:>6 岁,50～100 mg 每日分次口服;<6 岁,50～100 mg 每日分次口服。术前镇静:0.5～1 mg/kg 肌注

药理机制:H_1 受体拮抗剂;具有肌松、阵痛、抗组胺及止吐作用

清除:肝脏代谢(P450),肾脏消除

注意事项:禁止用于静注。化学结构上与吩噻嗪及苯二氮䓬类药物不相似。可能造成过度镇静及加强中枢神经系统抑制剂

达比加群酯逆转剂

适应证：逆转急诊手术或致命性/无法控制出血时达比加群的作用

常规用量：5 g（成人）。若凝血功能未恢复，可考虑追加使用 5 g剂量

药理机制：人源化单克隆抗体片段（Fab），直接作用于凝血酶抑制剂达比加群

清除：生物降解，肾脏消除

注意事项：含有山梨醇可能造成超敏反应；慎用于遗传性果糖不耐受患者。对其他抗凝剂无作用

洋红-靛蓝染液

适应证：在泌尿外科手术中测定尿量及定位输尿管口

常规用量：40 mg 缓慢静注（5 mL 0.8％溶液）。用于婴幼儿时减量以避免皮肤变色

药理机制：在肾小球中迅速滤过产生蓝色尿液；使用后平均 10 min 内显现于尿液中

清除：肾脏消除

注意事项：可能激活 α 肾上腺素能受体造成高血压，静注后效果持续 15～30 min。也可能造成氧饱和度计数一过性下降

吲哚菁绿染料

适应证：测定心输出量、肝功能及肝脏血流量

常规用量：成人，5 mg 静注；儿童，2.5 mg 静注；婴儿，1.25 mg 静注，最大用量：2 mg/kg。根据实际需求稀释至不同浓度

药理机制：与血浆蛋白（白蛋白）结合，分布至血浆中

清除：非代谢性，胆汁排泄

注意事项：快速注射至循环系统中用以描记指示剂稀释曲线。

可能造成过敏,慎用于有碘化物过敏病史患者。肝素影响其吸收光谱从而影响测试结果。重建 6 h 内使用。可能造成氧饱和度计数一过性下降

普通胰岛素

适应证:①高血糖;②糖尿病酮症酸中毒;③高钾血症

常规用量:①个体化调整:根据各医院临床习惯可于术前给予额外剂量。常规起始剂量:0.5～1 U/h(1 型糖尿病)或 2～3 U/h(2 型糖尿病)。②严重高钾血症患者给予 0.05～0.2 U/(kg·h),若血糖<300 mg/dL 可适当减少剂量或给予 0.1 U/kg 额外剂量。③10 U 静脉注射(若血糖<250 mg/dL,于 5 min 内同时给予 50 mL 5%葡萄糖液),若需重复给药可考虑补充葡萄糖

药理机制:合成蛋白质必要的激素,刺激细胞吸收葡萄糖,促进 K^+ 向细胞内转运

清除:肝脏消除>50%,肾脏消除 30%,肌肉/组织消除约 20%

注意事项:低血糖危害极大,术中低血糖症状常被误认为是"轻度麻醉"状态或被 β 受体阻滞剂的作用所掩盖。应密切监测血糖水平。注射时应与生理盐水混合至 1 U/mL。对危重患者来说,目标血糖值应为 140～180 mg/dL。较低目标血糖水平(110～140 mg/dL)也是可取的,前提是排除低血糖可能。在 ICU 病房更推荐使用胰岛素及葡萄糖分别静注(根据 2011 年美国糖尿病学会的糖尿病医疗标准守则)。输注管路能够吸收胰岛素,启动效应可能增强其转运

异丙托溴铵

适应证:气管舒张,特别适用于慢性阻塞性肺疾病(COPD)

常规用量:成人,500 μg;儿童(<12 岁),150～500 μg 雾化吸入,每 20 min 一次,最多连续给予 3 次

药理机制:吸入性抗胆碱药

清除:肝脏消除,肾脏排泄

注意事项：与 β_2 受体激动剂联合应用于急性支气管痉挛（可与沙丁胺醇混合使用）。慎用于青光眼及前列腺增生患者。

左乙拉西坦

适应证：①癫痫；②脑创伤的癫痫预防

常规用量：①500～1000 mg 静注/口服，每日两次（每日最多 3 g）。②1 h 内 20 mg/kg，此后 1000 mg，12 h 一次，持续 7 日

药理机制：尚不清楚，可能与抑制钙离子通道或调节神经递质释放有关

清除：肝酶水解，肾脏排泄

注意事项：对肾疾病患者需调节剂量。可能导致困倦。避免突然停药

左甲状腺素片（T4）

适应证：①甲状腺功能减退；②黏液水肿性昏迷；③脑死亡器官移植供体的器官功能维持

常规用量：成人：①0.1～0.2 mg/d 口服，根据甲状腺功能测试结果调节；若静注则给予 50%～75% 每日口服剂量；②200～500 μg 口服，若有必要可于 24 h 内给予 100～300 μg；③20 μg 静注，此后每小时 10 μg 静注。儿童：0～6 周，8～10 μg/(kg·d)，口服；6～12 周，6～8 μg/(kg·d)，口服；1～5 岁，5～6 μg/(kg·d)，口服；6～12 岁，4～5 μg/(kg·d)，口服；>12 岁，150 μg/d

药理机制：合成甲状腺激素，增强基础代谢率，利用糖原储备，增强糖异生

清除：于肝脏中代谢为三碘甲状腺原氨酸（T_3，活性），于粪便及尿液中消除

注意事项：与多种药物相互作用，如苯乙双胍（降低左甲状腺素水平）、华法林（增强其作用）、三环类抗抑郁药（可能增强两者的潜在毒性）。可能造成高血压、心律不齐、腹泻、体重下降。近期心肌梗死、甲状腺功能亢进或未逆转的肾上腺功能减弱患

者禁忌使用。减少移植器官中抗利尿激素用量

利拉鲁肽

见"麻醉实践中涉及的其他药物"章节中"术前应用口服或静注的降糖药(非胰岛素)使用规范"

硫酸镁溶液

适应证:①预防及治疗子痫;②低镁血症;③尖端扭转型室速、心室异位搏动、早产;④儿童哮喘

常规用量:成人:①4~5 g 静注(可同时给予 8~10 mg 肌注),然后 1~3 g/h 静注至适宜血镁水平并避免镁中毒;②1~2 g 静注超过 15 min,然后 1 g/h 静滴至正常血镁水平(一般注入 2~6 g);③1~2 g 静滴 5~10 min。儿童:①25~50 mg 静滴;②25~50 mg 静滴超过 10 min

药理机制:辅酶因子,在神经冲动传导及肌肉兴奋中发挥重要作用,松弛支气管平滑肌

消除:肾脏排泄

注意事项:抑制中枢神经系统,抗惊厥,抑制外周神经肌肉冲动传导(大剂量下需监测深部腱反射、呼吸频率及意识水平)。与氯化钙或葡萄糖酸钙联合时可超量应用。肾功能损伤患者需慎用。尤其是快速输注时,可能造成低血压。加强神经肌肉阻滞效果并预先用于子宫收缩无力患者

甘露醇水溶液

适应证:降低颅内压,用于少尿型急性肾损伤,增强有毒物质的肾脏排泄功能

常规用量:0.25~2 g/kg 慢滴 30~60 min(在颅内压急性升高的患者中可加量 12.5~20 g,使用 5~10 min)。最高用量:1~2 g/kg,应用 6 h 以上

药理机制:增加血清渗透压,减轻颅脑水肿。可于肾小球中自

由滤过,可造成渗透性利尿

消除:快速肾脏排泄

注意事项:避免用于少尿、严重肾脏疾病、肺水肿、活动期颅内出血、脱水、血容量不足患者。造成血管内容量一过性扩张;慎用于高血压或心力衰竭患者,快速输注可能导致血管扩张、低血压。静脉导管上需要加装过滤器,若水溶液中发现晶体请勿使用

二甲双胍

见"麻醉实践中涉及的其他药物"章节中"术前应用口服或静注的降糖药(非胰岛素)使用规范"

甲基麦角新碱

适应证:子宫收缩无力及产后出血

常规用量:禁用于静注。0.2 mg肌注每15~20 min一次(最多连续使用4次)

药理机制:人工合成的麦角生物碱,造成剂量依赖性子宫肌力升高,可能与α肾上腺素受体活动有关

消除:肝脏代谢

注意事项:需冷藏储存;使用时需保证其澄清无色。α肾上腺素能效应可造成外周血管收缩及严重高血压(尤其是与其他血管收缩剂合用时)。避免应用于高血压/子痫前期、缺血性心脏病、肺动脉高压患者。可能造成恶心症状

亚甲蓝

适应证:①高铁血红蛋白血症;②心肺转流术后的血管麻痹综合征、顽固性感染性休克

常规用量:①1~2 mg/kg(0.1~0.2 mL)静注5 min以上,可于1 h内重复使用。缓慢给药以避免局部浓度过高及高铁血红蛋白过多。②1.5 mg/kg

药理机制:小剂量使用时增强红细胞将高铁血红蛋白转变为血红蛋白的能力,但大剂量使用时可能形成高铁血红蛋白。强效MAO-A 可逆性抑制剂,大剂量时抑制 MAO-B。抑制 NO/cGMP 通路

消除:组织清除,尿液及胆汁消除

注意事项:可能造成氧饱和度计数一过性下降(心脏手术中需引起外科医师/转流医师的注意)及血液、尿液、皮肤蓝染。葡萄糖-6-磷酸脱氢酶缺乏症(G6PD)患者禁忌使用。尤其禁忌于肺动脉高压及急性肺损伤/ARDS 患者。避免与肺血管扩张药及舒张冠状动脉的硝酸酯类药物同时应用(相互竞争的作用机制)。药液外渗可能造成组织坏死。有造成血清素综合征风险,避免与含血清素的抗精神病药合用。可能造成恶心、发汗、意识模糊。增强对血管升压素的阻断作用,并可升高感染性休克患者的动脉压,但对感染性休克结局的作用暂不清楚。改善心脏手术后的血管麻痹及并发症风险(虽相关研究较少)。与过敏症状、肝移植及其他事件中的血管麻痹综合征有关

甲泼尼龙

适应证:①过敏反应,需在免疫抑制的情况下使用;②急性脊髓损伤;③实质器官移植的免疫抑制;④哮喘持续状态

常规用量:成人:①10~40 mg/d 口服,可根据具体情况分次使用(每 6~12 h 肌注或静注 10~250 mg,最多每日 6 剂);②30 mg/kg 缓慢注射 15 min 以上,此后以 5.4 mg/(kg·h)的速度持续注射 24~48 h。需于受伤后 8 h 内开始应用;③遵医嘱服用 50~100 mg

儿童:根据适应证调整:①0.5~2 mg/(kg·d),每 12 h 分次静注/口服/肌注;②给予 2 mg/(kg·d)负荷量,此后 2 mg/(kg·d),每 12 h 分次静注/肌注

药理机制:见氢化可的松

消除:肝脏代谢,肾脏排泄

注意事项:强效糖皮质激素,较弱盐皮质激素活性(见常见肾上腺皮质激素的相对效能表)。同其他糖皮质激素一样,大剂量

下可能导致胃肠道出血、继发性感染、高血糖、精神症状及伤口延迟愈合。大剂量慎用于严重感染，对结核菌素试验阳性患者应用最低有效剂量

甲基纳曲酮

适应证：适用于阿片类药物导致的便秘及灌肠治疗失败

常规用量：<38 kg：0.15 mg/kg 结膜下注射；38～62 kg：8 mg（0.4 mL）结膜下注射；62～114 kg：12 mg（0.6 mL）结膜下注射；常规疗法：隔天一次，每日不超过一次

药理机制：外周 μ 阿片受体激动剂。无法跨越血脑屏障

消除：机制未知。尿液/粪便排泄

注意事项：禁用于已知或怀疑胃肠道梗阻患者。用于严重肾损伤患者时，剂量减少一半。可能导致腹泻、腹痛、恶心及眩晕

胃复安

适应证：止吐剂，应用于胃轻瘫患者

常规用量：成人：10～20 mg 静注（手术结束前使用预防术后呕吐），每 6 h 一次。儿童：6～14 岁，2.5～5 mg 静注；<6 岁，0.1 mg/kg静注

药理机制：外周拟胆碱药，增强食管胃底括约肌张力并增强胃肠道蠕动，且不降低胃液 pH 值，在效应部位起拮抗多巴胺受体作用

消除：肝脏代谢，肾脏排泄

注意事项：可能造成锥体外系症状（如伴有不自主运动的高肌张力表现、潜在的喉痉挛等），可用苯海拉明治疗。极少情况下可造成神经阻滞剂恶性综合征（与恶性高热表现类似）及不可逆转的迟发性运动障碍。快速输注可能导致焦虑、烦躁。避免用于肠梗阻、帕金森病、嗜铬细胞瘤患者。慎用于高血压、近期胃肠道吻合术后患者，并避免与其他可能诱发锥体外系症候群的药物共同使用。可导致血醛固酮一过性升高，进而出现液体潴留，因而慎用于充血性心力衰竭、肝硬化患者。可延长 QT

纳洛酮

适应证:①阿片类药物应用过量(危及生命);②逆转阿片类药物的呼吸抑制作用;③治疗阿片类药物引起的皮肤瘙痒症状

常规用量:成人:①需要时 $0.2\sim4$ mg 静注,$2\sim3$ min 一次(最大剂量 10 mg),此后可以 0.4 mg/h 速率静注至起效;②$0.04\sim0.4$ mg 单次静注,$2\sim3$ min 一次;输注负荷量 5 μg/kg,以$2.5\sim160$ $\mu g/(kg \cdot h)$的速度静滴;③$0.25$ $\mu g/(kg \cdot h)$的速度。儿童:①出生至 5 岁:<20 kg,需要时 0.1 mg/kg 静注;>5 岁或>20 kg,每次 2 mg,需要时每 $2\sim3$ min 给一次;输注同成人用法。②$1\sim10$ μg/kg 静注,$2\sim3$ min 一次(最大剂量 0.4 mg);③$0.25$ $\mu g/(kg \cdot h)$

起效时间:$1\sim2$ min。持续时间:根据用法而异,一般 $1\sim4$ h

药理机制:竞争性抑制阿片受体

消除:肝脏代谢(95%),主要依靠肾脏排泄

注意事项:减轻阿片受体依赖患者的戒断症状;从最小有效剂量开始使用并保证呼吸频率及意识水平。可能导致高血压、节律障碍、严重肺水肿、精神错乱及镇痛作用失效。因其拮抗作用维持时间较短,患者可能复又进入麻醉状态;需严密监测及适当加大用量。慎用于肝衰竭及慢性心脏病患者

一氧化氮气体(NO,iNO)

适应证:新生儿低氧血症型呼吸衰竭(先天性心脏畸形及肺动脉高压),也用于成人低氧血症型呼吸衰竭、急性肺动脉高压及右心衰竭

常规用量:成人:$20\sim40$ ppm(也有研究应用 80 ppm)。儿童:20 ppm。缓慢减量使用

药理机制:选择性松弛肺血管床,提高动脉氧合

消除:与氧合血红蛋白结合生成高铁血红蛋白及硝酸盐(硝酸盐迅速由肾脏排泄)

注意事项:需要用特殊仪器给药。避免突然停药。对血流动力学具有少许影响。因其有抗血小板聚集作用,可加剧出血。可剂量依赖性地引起高铁血红蛋白血症(特别是与其他硝酸盐化合物如硝普酸钠、硝酸甘油联合使用时)。慎用于左心室功能不全患者,可造成肺水肿。但其研究还未累计足够的临床数据

奥曲肽

适应证:分泌性神经内分泌肿瘤(如类癌),也用于食管胃底静脉曲张及上消化道出血

常规用量:①100～600 μg/d,必要时每 6～12 h 一次;②50 μg 静注后以 25～50 μg/h 的速度静滴,持续 1～5 日

药理机制:类生长激素抑制素(抑制 5-羟色胺、胃泌素、血管活性肠肽、胰岛素、胰高血糖素、促甲状腺素及肠促胰液素的分泌)

消除:肝脏代谢,肾脏排泄

注意事项:可能造成恶心、胃肠动力不足、高血糖或低血糖、胆石症、淤胆型肝炎、甲状腺功能减退、心律不齐如心动过缓、传导障碍等

奥美拉唑

适应证:胃食管反流、胃十二指肠溃疡、食管炎,预防胃肠道出血

常规用量:成人:20～40 mg 口服,每日一次。儿童:0.6～0.7 mg/(kg·d),最大剂量 3.3 mg/(kg·d)

药理机制:质子泵抑制剂,与胃壁细胞 H^+/K^+ ATP 泵结合,抑制胃酸分泌

消除:肝酶 P450 代谢,肾脏排泄

注意事项:用药后 1 h 开始起效,2 h 达效用峰值。可抑制某些细胞色素 P450 酶。若需静注,可使用其单一对映体药物埃索美拉唑(美国)

昂丹司琼

见 5HT$_3$ 抑制剂相关内容

抗糖尿病药

术前应用口服或静注的降糖药(非胰岛素)使用规范				
常用药物	类别	起效机制	低血糖	注意点
二甲双胍	双胍类	增强机体胰岛素敏感性,减轻葡萄糖生成及吸收	罕见	罕见情况下可能增加肾衰竭相关的乳酸酸中毒风险;避免在静注造影剂前后或肾脏低灌注时使用
西他列汀	二肽基肽酶-4(DPP-4)抑制剂	增强胰岛素分泌能力,减少胰高血糖素分泌	潜在风险	可能导致急性胰腺炎、血管性水肿及关节疼痛
格列本脲、格列吡嗪	磺酰脲类	增强胰岛素分泌能力,可能减弱糖异生	潜在高危	效果持续时间可能延长,临床效果难预测
吡格列酮、罗格列酮	噻唑烷二酮	增强细胞对胰岛素的敏感性,抑制糖异生	罕见	可能造成心脏并发症(特别是罗格列酮)、液体潴留

术前应用口服或静注的降糖药(非胰岛素)使用规范				
常用药物	类别	起效机制	低血糖	注意点
阿卡波糖	葡萄糖苷酶抑制剂	减少胃肠道对碳水化合物的吸收	—	禁食时对血糖无影响
瑞格列奈	格列奈类/美格列奈类	增强胰岛素分泌能力，尤其是餐后早期	潜在风险	
艾塞那肽、利拉鲁肽	人胰高血糖素样肽(GLP-1)受体激动剂	增强胰岛素分泌能力，减少胰高血糖素分泌	罕见	
卡格列净	选择性葡萄糖转运蛋白（SGLT-2）抑制剂	减少肾脏葡萄糖重吸收		可造成多尿及血容量不足

麻醉实践中涉及的其他药物

催产素

适应证：①治疗及预防产后出血；②适用于催产

常规用量：①10～40 U溶于1 L电解质溶液中静注，以适当速率给药以控制宫缩无力；②轻度宫缩无力可给予1～3 U药物静注(如择期剖宫产手术时)。对产程延长或已多次应用过催产素的患者(相关受体数量下调)，可给予较高(5～10 U)或重复剂量的催产素

药理机制：子宫收缩剂，加强产后宫缩

消除：在肝、肾中快速消除

注意事项：与抗利尿激素结构相似。可造成低血压(慎用于低

血容量患者），心动过速，恶心、呕吐、眩晕、头痛。大剂量应用时可能造成液体潴留及低钠血症。对难治性宫缩无力伴出血患者，可考虑其他子宫收缩剂，如甲基麦角新碱、前列腺素 F2a（卡波前列素）及米索前列醇等

苯妥英钠

适应证：①癫痫持续状态，预防癫痫发作。②心律失常（地高辛诱发）

常规用量：①成人：以 10～20 mg/kg 的剂量，<50 mg/min 静注（最高剂量 1 g，需在心电图监护下谨慎给药）。维持：300 mg/d 或 5～6 mg/(kg·d)，8 h 一次；用于神经外科手术前的癫痫预防时，100～200 mg 静注，4 h 一次（<50 mg/min）。前药磷苯妥英钠可在 ICU 快速输注（15～20 mg/kg 静注，100～150 mg/min）。②以<50 mg/min 速度按 1.5 mg/kg 或 50～100 mg 的剂量静注，5～15 min 一次，至心律失常停止、副作用出现或达 10～15 mg/kg 最大剂量为止。儿童：15～20 mg/kg 静脉注射；维持：根据年龄调整

药理机制：通过稳定细胞膜，抑制除极起到抗癫痫作用。通过延长动作电位复极时的有效不应期，阻滞钙离子摄取，从而发挥抗心律失常作用

消除：肝脏代谢，肾脏消除（碱性尿可加快消除）

注意事项：禁忌用于传导阻滞、窦性心动过缓。可能导致眼球震颤、复视、斜视、困倦、牙龈增生、肠激惹、高糖血症或肝 P450 酶的诱导产生。伴有 HLA-B* 1502 等位基因的亚洲患者出现严重皮损反应的概率增高（如中毒性表皮坏死松解症（TEN）、Stevens-Johnson 综合征）。大剂量静脉注射可能导致窦性心动过缓、低血压、呼吸心搏骤停或神经功能抑制。该药物易静脉激惹，可穿过胎盘屏障。为达到 7.5～20.0 μg/mL 的有效血药浓度，建议多种剂量联合应用。对患有肾衰竭及低蛋白血症的患者，检测未与蛋白结合的药物浓度是有益的。慎用于患有肝、肾疾病的患者

磷制剂(磷酸盐口服液,中性无机磷)

适应证:低磷血症

常规用量:250～500 mg 口服,一日 3 次或 6～12 h 0.08～0.15 mmol/kg 静注

药理机制:补充电解质

消除:肾脏排泄及重吸收

注意事项:快速静脉输注的潜在风险有低钙血症、低血压、肌肉激惹、钙沉积、肾功能下降及高钙血症。静注磷制剂的医嘱需以 mmol 为单位(31 mg 磷制剂中含有 1 mmol 磷)。慎用于患有心脏疾病及肾功能不全患者。禁止与含镁离子或铝离子的抗酸剂及硫糖铝同时使用(可与磷制剂结合)。造成渗透性腹泻,可用于术前肠道准备

毒扁豆碱

适应证:抗胆碱药中毒

常规用量:成人:0.5～1 mg 静注或肌注(最大速率 1 mg/min,最大剂量 2 mg)。儿童:0.02 mg/kg(最大速率 0.5 mg/min,最大剂量 2 mg)。可每隔 5～10 min 重复给药

药理机制:延长中枢及外周胆碱能作用,抑制胆碱酯酶活性

消除:血浆酯酶清除

注意事项:可通过血脑屏障,因此可用于中枢神经系统的抗胆碱药中毒(症状包括谵妄、困倦、口干、瞳孔散大、发热,常于使用阿托品、东莨菪碱、镇静药物及抗组胺药后发生)。可能导致心动过缓、震颤、惊厥、幻觉、神经功能抑制、轻度神经节阻滞、胆碱能危象等。可被阿托品拮抗,含有亚硫酸盐。避免用于哮喘、心脏疾病、肠梗阻或泌尿系统梗阻患者

吡格列酮

见"麻醉实践中涉及的其他药物"章节中"术前应用口服或静注

氯化钾溶液(KCl)

适应证:低钾血症

常规用量:成人:20~40 mEq 静注或口服,每 6~12 h 一次,补至正常血钾水平。儿童: 0.5~2 mEq/kg 口服,每 12 h 一次,或以 0.5 mEq/(kg·d)的速度持续给药 1~2 h(严密监护下)

药理机制:在体内各种生理反应,如神经电位传导、心肌收缩中扮演极为重要的角色

消除:肾脏消除

注意事项:适用于低钾血症地高辛中毒。需极为注意的是:静注可能导致心搏骤停。常规以小于 10 mEq/h 的速率滴注;可在心电图监护的情况下以 20 mEq/h 的速率滴注,紧急情况下(血钾浓度<10 mEq/L 以及心电图出现缺钾性改变)可增至 40 mEq/h。中心静脉给药时以高浓度溶液为宜。注射点可有疼痛及静脉炎。在代谢性/高氯血症酸中毒患者中应改用醋酸钾。口服给药可导致恶心、呕吐、胃排空延迟等。在肾功能减退患者中应用时应注意,因其分泌能力减退,有钾离子潴留致高钾血症的风险

普拉格雷

适应证:急性冠脉综合征,近期发生心血管栓塞事件(包括支架血栓)的患者

常规用量:60 mg 口服后每日 10 mg 与阿司匹林同时服用

药理机制:噻吩并吡啶类衍生物,通过与 ADP 受体结合不可逆地抑制血小板激活/聚集

消除:其前体在小肠中代谢为活性代谢物

注意事项:与氯吡格雷相比其用药对象间个体差异较小。停药可能导致心血管事件,特别是可增大新近发生急性冠脉综合征的风险。建议术前停药 7 日。停药后 7~10 日建议暂缓行区域阻滞麻醉

普鲁氯嗪(甲哌氯丙嗪)

适应证:严重恶心呕吐,也用于精神病

常规用法:成人:2.5~10 mg 静注 q3~4 h 或者 5~10 mg 口服 q6~8 h(极量 40 mg/d)。儿童:2.5 mg 口服(两岁以上儿童,体重 9~14 kg,极量 7.5 mg/d;两岁以上儿童,体重 14~18 kg,极量 10 mg/d;体重 18~39 kg,极量 15 mg/d,体重>39 kg,极量 20 mg/d)

作用机制:吩噻嗪类抗组胺药,阻断多巴胺受体的作用强于异丙嗪

药物清除:经肝脏代谢

注意事项:本品可能导致低血压、过度镇静、锥体外系反应(严重的张力障碍反应,可用苯海拉明处方药治疗);本品很少引起不可逆转的迟发性运动障碍或者神经安定药恶性综合征(表现类似于恶性高热)。年龄小于 2 岁的儿童、帕金森病患者或者痴呆性精神病患者禁用

异丙嗪

适应证:①术后恶心呕吐的补救治疗;②镇静,过敏性反应

常规用法:成人:①6.25~12.5 mg 静注、肌注或口服;②25~50 mg 静注、肌注或口服。儿童:0.25~1 mg/kg 口服、静注或肌注 q4~6 h

作用机制:吩噻嗪类抗组胺药;组胺 H_1 受体拮抗剂,同时拮抗多巴胺、α 肾上腺素能和毒蕈碱受体

药物清除:经肝脏代谢

注意事项:本品可能导致镇静和呼吸抑制,尤其是使用麻醉药品或者巴比妥类药物时(使用治疗术后恶心呕吐的最低有效剂量)。本品禁用于年龄小于 2 岁的儿童(有致命性呼吸抑制的风险)。禁用于帕金森病、青光眼、前列腺肥大患者。慎用于肺部疾病、睡眠呼吸暂停综合征、癫痫、骨髓抑制、亚硫酸盐过敏患者及老年人。本品可能导致锥体外系反应(可用苯海拉明处

方药治疗;很少引起神经安定药恶性综合征(表现类似于恶性高热)。本品缓慢给药以减小低血压发生的风险。本品可延长QT间期

前列腺素 E1

适应证:动脉导管依赖性先天性心脏病(动脉导管未闭手术前的过渡治疗)

常规用法:新生儿:起始速度 $0.05\sim0.1$ $\mu g/(kg \cdot min)$。滴定效价(标准剂量 $0.1\sim0.4$ $\mu g/(kg \cdot min)$,极量 0.6 $\mu g/(kg \cdot min)$)。常用的稀释方法:500 μg 稀释到 99 mL 的生理盐水或者葡萄糖注射液中,浓度为 5 $\mu g/mL$

作用机制:扩张血管,抑制血小板聚集,舒张血管平滑肌、子宫平滑肌和小肠平滑肌

药物清除:快速经肺代谢,经肾脏排泄

注意事项:本品用于肺动脉闭锁或肺动脉瓣狭窄、三尖瓣闭锁、法洛四联症、主动脉弓缩窄或离断,大血管转位。本品可能导致低血压、呼吸暂停($10\%\sim12\%$)、脸面潮红及心动过缓。观察到 PaO_2 增大(肺循环血流不畅)或 pH 值和体循环血压增加(体循环血流不畅)时,降低至最低有效剂量使用

硫酸鱼精蛋白

适应证:①中和肝素;②低分子量肝素过量

常规用法:①根据距离末次肝素使用时间选择鱼精蛋白用量,见表格——鱼精蛋白中和肝素的剂量;基于活化凝血时间,通过活化凝血时间计算肝素用量 1.3 mg/100 U。通过静脉缓慢注射,速度≤5 mg/min。②约 1 mg 鱼精蛋白中和 1 mg 低分子量肝素

作用机制:肝素拮抗剂。碱性基团与强酸性肝素结合,形成稳定的复合物,从而使肝素失去抗凝能力

药物清除:鱼精蛋白-肝素复合体的清除是未知的

注意事项:本品可能导致过敏反应、类过敏反应、严重的肺动脉

高压(尤其是体外循环后快速输注时),心肌抑制和外周血管扩张引起的血压骤降(继发组胺释放)或心动过缓。鱼精蛋白-肝素复合体抗原性强(尤其是对于普鲁卡因和鱼类过敏的患者)。短暂的肝素中和可能会引起随之而来的肝素化反弹。如使用剂量超过循环肝素剂量,可导致抗凝(存在争议)。使用后 5~15 min 监测活化部分凝血活酶时间或者活化凝血时间。仅部分中和肝素

鱼精蛋白中和肝素的剂量	
间隔时间(距离末次肝素使用)	中和 100 U 肝素所需的鱼精蛋白/mg
<30 min	1~1.5
30~60 min	0.5~0.75
60~120 min	0.375~0.5
>2 h	0.25~0.375

重组凝血因子Ⅶa

见凝血因子Ⅶa相关内容

瑞格列奈

见"麻醉实践中涉及的其他药物"章节中"术前应用口服或静注的降糖药(非胰岛素)使用规范"

利伐沙班

适应证:①髋关节或膝关节置换术后预防深静脉血栓形成;②房颤患者预防卒中;③治疗深静脉血栓形成或肺栓塞

常规用法:①口服 10 mg,每日一次;②口服 20 mg,每日一次;③前 21 天口服 15 mg,每日两次,之后 6 个月口服 20 mg,每日一次

作用机制：凝血因子 Xa 抑制剂，且不需要辅因子（如抗凝血酶Ⅲ）

药物清除：经肝脏代谢（CYP3A4/5），经肾脏代谢

注意事项：肾脏疾病患者需调整用量。末次给药 18 h 后才能取出硬膜外导管，取出硬膜外导管 6 h 后才能服用本品；创伤性穿刺后本品给药需延迟 24 h。本品不能被透析。利伐沙班逆转剂 Andexanet alfa 尚待美国食品药品监督管理局（FDA）审查

罗格列酮

见"麻醉实践中涉及的其他药物"章节中"术前应用口服或静注的降糖药（非胰岛素）使用规范"

东莨菪碱贴片（东莨菪碱透皮吸收贴剂）

适应证：预防术后恶心呕吐

常规用法：成人，每 72 h 使用 1.5 mg。儿童，无法使用。贴片不能被切割。将本品贴在一侧耳后没有头发的干燥皮肤上

作用机制：抗胆碱药物，中枢和外周毒蕈碱受体拮抗剂。阻断前庭核与中枢神经系统更高位中枢之间的胆碱能传递，以及阻断网状结构向呕吐中枢的胆碱能传递

注意事项：预防性使用疗效较好（指导患者在手术前一天晚上使用，术后 24 h 移除）。小心使用贴剂：接触到眼睛时可能引起持久的扩瞳和睫状肌麻痹。本品常见副作用包括视物模糊、眩晕、口干；可能导致镇静、尿潴留、意识模糊。禁用于青光眼、癫痫、肠梗阻；老年患者需谨慎使用

东莨菪碱注射液

适应证：麻醉前镇静、抑制腺体分泌、麻醉辅助药物

注意事项：以前用于严重低血压的手术（如失血性休克患者的探索性创伤外科手术），提供遗忘作用。唯一的制造商于 2015 年停止了生产，没有再补给的计划

西地那非

适应证:肺动脉高压,也用于阴茎勃起功能障碍

常规用法:20 mg 口服,1 日 3 次;10 mg 静脉推注,1 日 3 次

作用机制:抑制 5 型磷酸二酯酶,提高 cGMP 水平,松弛平滑肌(肺血管舒张)

药物清除:经肝脏代谢(CYP3A4),83％经胆汁排泄,13％经肾脏排泄

注意事项:本品用于围手术期严重肺动脉高压和右心室功能不全。本品有肺循环和体循环血管扩张作用。禁用于低血压、血容量不足、自主神经功能障碍、肺静脉闭塞性疾病患者。使用有机硝酸盐(硝酸甘油、硝普钠、异山梨醇)的患者,使用本品可致严重的难治性低血压

西他列汀

见"麻醉实践中涉及的其他药物"章节中"术前应用口服或静注的降糖药(非胰岛素)使用规范"

安体舒通

见"麻醉实践中涉及的其他药物"章节中"常用利尿剂的临床特点"

三羟甲基氨基甲烷

见氨丁三醇相关内容

组织纤维蛋白溶酶原激活剂(阿替普酶)

适应证:①急性心肌梗死患者血流动力学不稳定时,用于冠状动脉血栓溶解;②成年人急性大面积肺栓塞;③急性缺血性卒

中;④中心静脉导管阻塞。常规用法:①负荷剂量:15 mg(30 mL 液体)在 1 min 内经静脉推注完,然后以 0.75 mg/kg(不超过 50 mg)的剂量持续静滴 30 min。维持剂量:负荷剂量给予后,以 0.5 mg/kg 的剂量持续静滴 1 h,滴注速度为 35 mg/h。总剂量不超过 100 mg。②100 mg 的剂量持续静脉输注 2 h。③总剂量为 0.9 mg/kg 静注(极量 90 mg),总剂量的 10% 先从静脉推入,剩余剂量在随后 60 min 持续静滴。④2 mg(2 mL 液体)缓缓滴入闭塞的导管,允许 30～120 min 的停留时间,且可以在 120 min 时再次注射。通过抽吸可移除

作用机制:组织纤维蛋白溶酶原激活剂,生成纤溶酶,使纤维蛋白溶解

药物清除:经肝脏代谢,肾脏排泄

注意事项:剂量超过 150 mg 时,会增加颅内出血的危险性。本品禁用于活动性内出血、出血性卒中病史患者、颅内肿瘤、脑动脉瘤或者近期(2 个月内)遭受颅内或脊柱创伤、近期(2 个月内)接受颅内或脊柱手术患者。谨慎用于接受过心肺复苏、使用其他抗凝药物、高血压、脑血管疾病、严重的神经功能缺陷、严重的肝/肾功能不全的患者。近期接受本品治疗的患者,禁止肌注及有创动脉穿刺(如果可能的话)、颈内静脉穿刺置管、锁骨下静脉穿刺置管

氨甲环酸

适应证:①血友病,也用于体外循环、脊柱外科手术、肝脏移植术;②外伤

常规用法:①10 mg/kg q6～8 h(直至术后第 8 日);②10 min 内先使用 1 g,然后在 8 h 内再使用 1 g

作用机制:赖氨酸类似物。抑制纤维蛋白溶解,竞争性抑制纤溶酶原活化物,大剂量时发挥抗纤溶活性

药物清除:经肾排泄(>90% 为原型)

注意事项:本品机制与氨基己酸类似。可能导致头痛、视力改变,快速注射可导致低血压。肾功能不全患者宜减量。对于出血的外伤患者,外伤后 3 h 内给予本品,可降低死亡率

氨丁三醇(氨丁三醇醋酸盐)

适应证:心脏搭桥手术和心搏骤停相关性代谢性酸中毒

常规用法:溶液量(mL,浓度为 0.3 mol/L)=体重(kg)×碱剩余(mEq/L)×1.1,静脉输注

作用机制:本品为缓冲碱(pH 8.6)。与氢离子结合,不仅结合固定酸或代谢酸的阳离子,也结合碳酸的氢离子,从而使碳酸氢根的含量增加

药物清除:经肾排泄

注意事项:与碳酸氢盐不同,本品不升高 PCO_2。与辅助通气共同使用,本品可用于混合性呼吸性酸中毒和代谢性酸中毒。本品也可用作渗透性利尿剂,增加尿量和尿 pH 值,排泄不挥发的酸类物质、二氧化碳和电解质。禁用于尿毒症、无尿患者(排泄减少,可致高钾血症)。大剂量使用可能抑制通气(pH 值升高,二氧化碳减少)。本品如果外渗可能导致严重的组织损伤,也可导致低血糖

维生素 K(植物甲萘醌)

适应证:本品适用于维生素 K 依赖性凝血因子缺乏,逆转华法林抗凝作用

常规用法:见下表——口服抗凝药的治疗指南,静脉输注时,不超过 1 mg/min

作用机制:维生素 K 是凝血因子 II、VII、IX、X 合成所必需的

药物清除:经肝脏代谢

注意事项:国际标准化比值(international normalized ratio,INR)可能在 4 h 内降低,效应峰值出现在 24~48 h;大剂量使用可导致进一步口服抗凝治疗的难治性(使用 10 mg 后抗凝治疗长达 7 天),但是可迅速逆转。对于肝癌患者,本品可能无效。快速静推本品可导致血压过低、发热、发汗、支气管痉挛、致死性过敏反应以及注射痛。储备本品的静脉药,供紧急情况

麻醉实践中涉及的其他药物

下(严重或危及生命的出血,INR>20)使用

口服抗凝药的治疗指南	
INR<5,且无明显出血	小剂量使用或者不使用
INR 5~9,且无明显出血	如果是紧急手术需要快速逆转,口服≤5 mg 的维生素 K,期待 INR 在 24 h 内下降。如果需要的话,可再次口服 1~2 mg 的维生素 K
INR>9,且无明显出血	口服 2.5~5 mg 的维生素 K,期待 INR 在 24~48 h 内显著下降
严重出血,INR 增高	缓慢静脉输注 10 mg 的维生素 K,根据情况同时补充新鲜冰冻血浆、凝血酶原复合物或重组凝血因子 Ⅶa,维生素 K 可以每 12 h 重复给予
危及生命的大出血	输注新鲜冰冻血浆、凝血酶原复合物或重组凝血因子 Ⅶa,以及缓慢静脉输注 10 mg 的维生素 K。必要时,每 6~8 h 重复给予

来源:改编自 Ansell J,Hirsh J,Hylek E,et al. Pharmacology and management of the vitamin K antagonists:American College of Chest Physicians Evidence-Based Clinical Practice Guidelines. 8th ed. Chest 2008;133(6 Suppl):160S-198S

华法林(香豆素)

适应证:本品用于深静脉血栓形成、肺栓塞、房颤、瓣膜置换术的长期抗凝治疗

常规用法:一日 2~15 mg(通常从口服 5 mg 开始,除非已经获得基因型),监测 INR 以指导个体化治疗(目标值随适应证变化而不同)

作用机制:抑制肝脏对维生素 K 的利用,抑制凝血因子 Ⅱ、Ⅶ、Ⅸ、Ⅹ 以及蛋白 C、蛋白 S 和凝血酶原的合成

药物清除:经肝脏代谢(受细胞色素 P450 基因位点突变的影响,可使用基因检测);经肾脏排泄

注意事项:本品治疗窗窄但是个体差异较大,受许多因素(饮食、多种药物的相互作用)影响。本品可能导致致命的出血、皮肤坏死。禁用于严重肝/肾疾病患者、胃肠道溃疡患者,神经外科手术、恶性高血压患者及孕妇(致畸)。本品仅抑制新的血栓形成,没有溶栓的作用

气体供应

氧分子从医院管路输送至患者的途径

医院供给手术室→氧气管路供给入口→机器→氧气压力调控器→流量计→挥发罐→检测阀门(部分机器)→气体通用出口→新鲜气体入口→吸入单向阀门→呼吸回路吸入支→Y 形接口→气管插管→患者

医疗气体供应——氧气(Oxygen, O_2)、笑气(Nitrous Oxide, N_2O)、空气
中央管路 (墙壁来源)	与多个高容量 G 形或 H 形气罐相连 直径匹配安全系统(diameter index safety system, DISS):降低容器-管路连接错误发生率
E 形气罐	转运便携来源;管路出现问题时的备用方案 针指引安全系统(pin index safety system, PISS):降低 E 形气罐-机器连接错误发生率

E 形气罐压缩气体颜色编码(美国)			
气体种类	氧气	笑气	空气
气筒罐颜色	绿色	蓝色	黄色
物理状态(室温)	**气体**	**液气及气体**	**气体**
容量,满罐(L)	**660**	**1590**	625
压力,满罐(psi)	**2200**	**750**	1800
挥发温度(℃)	−118	36.5	

1 psi≈6895 Pa

计算 E 形气罐中剩余体积(玻意耳定律,恒温时 $P_1V_1 = P_2V_2$)

- 氧气及空气:压力计读数反映 E 形气罐中的气体容量

  Boyle's:氧气读数=300 psi→氧气剩余体积=660 L×(300 psi/2200 psi)=90 L

"Fudge"[psi×0.3]：氧气读数＝300 psi→氧气剩余体积＝(300 psi×0.3)＝90 L

- 笑气：如果还有液态笑气，压力＝750 psi→称重容器以评估笑气体积

  容器中笑气体积～（以克为单位的液态笑气重量/44 g）×0.5 L

  只有气态笑气存在（＜25％笑气剩余）→压力降至＜750 psi→使用玻意耳定律计算

麻醉机
([1]见附录 B 推荐)

麻醉机的流量控制

压力调节
- 第一级：限制管路氧(50 psi)及罐装氧(45 psi)的压力；当两者都可获得时，管路氧的压力梯度优于罐装氧，首选管路氧
- 第二级：维持流速计的气流压力恒定（通常约 14 psi）

气流阀门
- 检查阀门：某些机器的单向阀门可以阻断气体反流至挥发罐
  - 如果存在单向阀门，进行负压检查以发现低压回路漏气
- 氧充气阀门绕过流量计与挥发罐输送高流量(35～75 L/min)氧至气体通用出口，取决于机器设计，可能导致气压伤

流量计
- 空心玻璃管，内径逐渐增加，包含一个"漂浮物"（如球）
- 根据气体黏度及密度的特异性，每种分别校准以控制气体流量
  - 氧气流量计应置于其他气流的下游（与患者最近）以使由于上游流量计泄漏导致的低氧输入的风险降至最低
- 低流量时，层流气体流速＝3.14×（半径）^{4}/(8×长度×黏度)
- 高流量时，湍流气体流速 α(半径)^2 α 长度 α 1 / $\sqrt{密度}$

麻醉机的流量控制

新鲜气体通用出口
· 从麻醉机输出气流:混合气体与挥发性麻醉药

防止输入低氧气体混合物的方法

氧气供应压力报警	如果氧气供应压力低于 30 psi 则报警
"低氧-安全"阀门	当氧气供应降低时(<20 psi)停止或减少笑气气流
氧气与笑气流量计机械性关联	允许最高比例为 3∶1 的笑气/氧气输送 维持最低吸入氧浓度为 25%
下游氧流量计	即使上游流量计泄漏仍可维持氧气输送
氧气分析仪	最重要,因为这是机器中监测流量计下游低压系统完整性的唯一方法

挥发罐

一般原则
· 不同挥发罐的气压(vapor pressure,VP),由特定温度和热传导性不同的麻醉剂的特性而定
  · VP取决于温度以及液体的物理特性
· 不同的旁路——气体总流量分为载气量和旁路气流量
  · 浓度刻度控制进入与不进入挥发罐室的气体比例
  · 载气:通过挥发罐室内的液态麻醉剂以混合饱和的麻醉剂;将麻醉剂"携带"至挥发罐出口
  · 旁路气体:通过挥发罐出口无变化
  · 两部分气流在挥发罐出口混合,在气体通用出口输出到麻醉机

挥发罐

挥发罐的潜在风险

- 将高气压药物置于低气压设计的挥发罐中 → 过量
- 挥发罐倾倒：液体药物进入旁路通路 → 输出量↑↑ → 过量
- 过低流量（未携带药物）或过高流量（未达到饱和）：输出低于刻度设置
- "泵效应"：正压通气或使用氧充气阀门 → 气体被后方压力压缩 → 压力在旁路通路释放 → 输出量↑↑

地氟烷挥发罐（Tec 6）——气体/蒸汽混合，没有气体旁路

- 地氟烷 VP 很高（约 660 mmHg），在室温中几乎就可以沸腾
- Tec 6 维持恒定容器压力在 2 atm（1 atm＝101325 Pa），无论周围环境压力如何
- 断流阀仅当挥发罐预热且浓度刻度打开时才开放
- 高海拔：局部压力降低，因此与海平面产生相同效果所需浓度增加

呼吸机

一般原则

- 大部分风箱呼吸机是氧气气动的（双环路呼吸机）
  - 驱动气体环路：为呼吸机风箱及机器提供驱动力
  - 患者气体环路：为患者供应气体
- 吸入：驱动环路中加压的氧气填充了可压缩风箱的坚硬容器内部的空间 → 风箱排空
  - 吸气时间：取决于设置的潮气量、吸入气流速度以及呼吸频率
  - 吸气终止：时间周期限制和/或压力控制
- 呼出：
  - 上升风箱：呼出时上升；若环路未连接或泄露则不会升高
  - 下降风箱：呼出时悬挂；及时泄漏或未连接也会在重力驱动下填充
- 新鲜气体流量（fresh gas flow，FGF）退耦（除了老机器外，大部分呼吸机都有）
  - 吸入：新鲜气体→储气囊；呼出：储气囊→风箱，以及新鲜气体重新填充
  - FGF 不影响输入的潮气量

麻醉设备

呼吸机

呼吸机潜在危害

- 泄漏与未连接:连接处(如患者 Y 形接头处)松懈或风箱破裂,系统元件(如废气排泄系统、溢气阀门)损坏
  - 发现:呼气末 CO_2 浓度($ETCO_2$)监测最敏感(下降或无 $ETCO_2$);人为观察
  - 合适的压力以及潮气量监测:调整合适的高/低数值
- 气道正压过高:提高气压伤的发生风险
  - 吸气相使用氧充气阀门:溢气阀门关闭
  - 溢气系统阻塞:管路打结或溢气阀门卡住
  - 风箱破损:向患者输送高驱动压气体
  - 吸入模式中呼吸机卡住
- 过高的负压:
  - 溢气系统过多的负压吸引
  - 经鼻或经口胃管误插入气管
  - 快速下降的悬挂风箱
- 机器设置及输送的潮气量偏差
  - 泄漏,呼吸环路顺应性,气体压缩,呼吸机——新鲜气体流量耦联(高新鲜气体流量可以使潮气量高于设置值,增加最小通气量,提高吸气峰压(peak inspiratory pressure,PIP))
- 无气流状态:
  - 连接断开(见上),气管插管或回路管路堵塞
  - 管路氧或氧气罐气源断开
  - 错误将呼吸机管路连接至非气体源处
  - 球囊在吸入支产生呼气末正压(positive end-expiratory pressure,PEEP)

呼吸机报警

- "连接脱落"报警:低 PIP,低潮气量,低 $ETCO_2$
- 高 PIP,高 PEEP,持续高气道压、负压,以及低氧

呼吸环路:连接麻醉机与患者

环路系统——最常用;防止呼出 CO_2 被重复吸入(图 1)

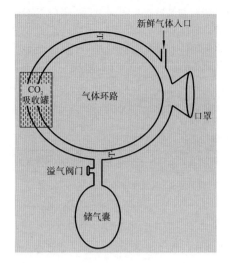

图 1 环路系统

储气囊：
·储存气体
氧气分析仪：
·测量吸入/呼出氧
溢气阀门，又称压力限制调节阀门(adjustable pressure limiting valve，APL 或 pop-off valve)：
·可以调整，来帮助控制手动气囊压力，以协助为患者肺部通气
·允许多余的气体进入废气排泄系统
球囊/呼吸机转换阀门：
·从系统中排除/包含储气囊及溢气阀门
吸入单向阀门：
·吸入相开放，呼出相关闭
·防止呼出气体与新鲜气体在吸入支混合
呼出单向阀门：
·呼出相开放，吸入相关闭
·此后气体或者从溢气阀门排出或者进入 CO_2 吸收器
CO_2 吸收器：将呼吸环路中的 CO_2 清除(化学中和)

- 最常用的吸收剂是钠石灰:$Ca(OH)_2$、H_2O、$NaOH$、KOH

$$CO_2 + H_2O \longrightarrow H_2CO_3$$

$$H_2CO_3 + 2NaOH \longrightarrow Na_2CO_3 + 2H_2O + 热量$$

$$Na_2CO_3 + Ca(OH)_2 \longrightarrow CaCO_3 + 2NaOH$$

流量计:

- 测量呼出潮气量以及呼吸频率

环路压力测量仪:

- 测量环路气道压,单位为 cmH_2O

废气排泄系统——防止手术室被麻醉气体污染	
废气收集、传输装置,以及气体排出管路	
废气清除交界面	与房间隔离——需要溢气阀门
	打开:不需要溢气阀门
排出装置	被动——排出管路 → 呼吸机外
	主动——排出管路 → 医院真空系统

美国国家职业安全卫生研究所	
(National Institute of Occupational Safety and Health, NIOSH)推荐	
气体	占周围空气的百万分率(parts per million, ppm)
仅有笑气	25 ppm
卤化物无笑气	2 ppm
卤化物含笑气	0.5 ppm

麻醉机泄漏检测
正压检测
检查从流量计到患者环路之间的完整性,除非存在检测阀门
(1)将所有气体流量调至零(或最小)
(2)关闭溢气阀门,堵塞 Y 形连接器
(3)用氧充气阀门为呼吸环路加压至大约 30 cmH_2O
(4)确保储气囊膨胀以及压力维持恒定至少 10 s。如果存在泄漏,检查风箱,连接管路等(见上文呼吸机潜在风险部分)
(5)打开溢气阀门,确保压力下降

麻醉机泄漏检测

负压检测

如果机器中有检测阀门,使用适当的方法检查流量计是否有泄漏

(1)确认机器总开关以及气流控制阀门关闭

(2)将吸球连接至新鲜气体通用出口

(3)挤压吸球直至其完全压瘪;确认吸球持续压瘪超过 10 s

(4)每次打开一个挥发罐,重复步骤 3

(5)移去吸球,重新连接新鲜气体管路;关闭打开的挥发罐

封闭环路麻醉

- 设定的新鲜气体流量准确等于氧气与麻醉剂的消耗量
- 需要:①非常低的新鲜气体流量;②所有重复呼吸的呼出气体均经过 CO_2 吸收器进行 CO_2 的吸收;③溢气阀门或呼吸机释放阀门关闭
- 优点:提高气体热度及湿度;减少药物使用量及污染;降低成本
- 缺点:降低药物浓度的变化速度;可能导致低氧/高碳酸血症;有药物浓度过高的风险

气道压

- 气道压=气道阻力+肺泡压(如胸廓及肺顺应性)
- PIP=吸气相环路中的最高压力
- 平台压=吸气暂停时的压力(测量静态顺应性)

一些导致 PIP 及平台压升高的因素

↑ PIP 以及 ↑ 平台压	↑ PIP 以及不变的平台压
1. ↑ 潮气量	1. ↑ 吸入气体流速
2. ↓ 胸廓/肺顺应性(↑ 静态顺应性)	2. ↑ 气道阻力(↓ 动态顺应性)

麻醉设备

一些导致 PIP 及平台压升高的因素	
·膈肌以上： 　·肺水肿 　·胸腔积液 　·张力性气胸 　·气管插管 　·肺炎	·机械性原因： 　·气道装备打折（如气管插管） 　·气道挤压 　·异物误吸 　·声门麻痹 　·气管或支气管内肿物
·膈肌以下： 　·腹腔内填充/充气 　·头低足高位 　·腹腔积液	·生理性原因： 　·支气管痉挛 　·分泌物

气道压升高的处理

· 吸气压力高于约 40 cmH_2O 应被视为不正常
· 检查麻醉设备、气道装置及患者（原因见上）

处理气道压升高的系统方法
麻醉设备 ·检查氧气供应以及所有连接处，包括呼吸环路以及 Y 形连接器 ·为患者使用自动充气急救球囊进行手动通气 　·如果存在困难，说明堵塞处位于气道装备和/或患者
气道装备 ·检查气道装备是否打折或堵塞 ·放置软吸痰管进入气道装备以清除分泌物 ·使用带有吸引功能的纤维支气管镜进入气管插管，清除分泌物
患者 ·肺：观察双侧胸廓起伏，听诊双肺呼吸音 　·单侧呼吸音可能源于单肺通气或气胸 　·啰音或呼吸音消失：支气管痉挛、误吸、肺水肿 ·可以使用纤维支气管镜检查气道是否有梗阻受压（即肿物） ·检查腹腔内的气腹压力；与外科医生沟通

开放呼吸系统(历史上用过,现代医学中已基本不使用)

· 吸入:通过患者的面部吹入麻醉气体

· 空投麻醉:挥发性麻醉剂滴到患者面部的纱布面罩上

Mapleson 呼吸环路 A 到 E:19 世纪 50 年代描述的 5 种系统

· 5 种系统在新鲜气体管路、面罩、储气囊及管路,以及呼气阀门位置方面有所不同

· 特征①气体流向或离开患者的通路中没有阀门;②没有 CO_2 吸收装置

· Mapleson A 环路为自主通气中最有效的通路(见图 2)

  · FGF 足以防止 CO_2 重复吸入

· Mapleson D 环路为控制通气中最有效的通路,最常用

  · FGF 促使肺泡气体离开患者,朝溢气阀门流动

Bain 环路:Mapleson 环路的改良版

· 新鲜气体与呼出螺纹管流动方向同轴

· 优点:密闭、便携、容易清除、呼出气体为吸入气体加温

· 缺点:同轴管路(即新鲜气体入口)打折/断开风险高

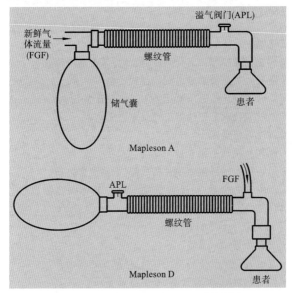

图 2 **Mapleson A 及 Mapleson D 呼吸装置**

患者监护

脉搏血氧饱和度

- 无创，持续评估动脉氧饱和度的方法
- 两个发光二极管发出 660 nm（被血红蛋白吸收）及 940 nm（被氧合血红蛋白吸收）的光波和光感受器
- $SaO_2 = O_2Hb\%$ 与 $Hb\%$ 是由光感受器吸收光波的比例计算得出的
- 准确度不受胎儿血红蛋白、镰刀状血红蛋白以及红细胞增多症的影响

产生不准确脉搏氧饱和度读数的因素	
假性偏高	周围光线，羧基血红蛋白血症，贫血，高铁血红蛋白血症（如果 $SaO_2 < 85\%$）
假性偏低	搏动减弱，组织肥厚，色素，移动，高铁血红蛋白血症（如果 $SaO_2 > 85\%$）

二氧化碳图

- 持续显示的呼气二氧化碳波形监测；基于两个假设：
  - 所有二氧化碳都是组织代谢的产物
  - 动脉二氧化碳分压都比肺泡二氧化碳分压高约 5 mmHg，肺泡二氧化碳分压约等于呼气末二氧化碳
- 提供以下信息：
  - 通气及换气是否充足
  - 是否存在气道阻塞或设备故障（根据波形分析）
  - 双腔管的位置（每个腔分别进行二氧化碳监测以进行分析）
- $ETCO_2$ 突然下降的原因：
  - 气管导管误入食管
  - 气道装备或气体采样线打折、堵塞或连接断开
  - 低心输出量（如肺栓塞、心搏骤停等）
- $ETCO_2$ 突然升高的原因：

- 通气不足
- 体温过高(包含恶性高热)
- 重吸入(如单向阀门功能不全、CO_2 吸收剂耗竭等)

典型二氧化碳曲线的 4 个相(图 3)	
第一相(最低点)	从解剖无效腔呼出的气体
第二相(上升支)	含有高二氧化碳的肺泡及无效腔气体导致呼出 CO_2 ↑↑
第三相(平台)	含有稳定 CO_2 浓度的气体从整个肺部呼出
第四相(平台终止)	呼气末期真实的"呼气末"二氧化碳分压

同时见二氧化碳图("呼吸管理"章节图 2 及图 3,通气技术)

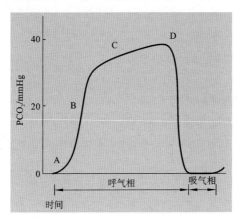

图 3 典型二氧化碳曲线的四个相

A.最低点;B.上升支;C.平台;D.平台终止

手术室用电安全

电外科手术

- 外科电热疗法:高频交流电用于剪切/灼烧血管
  - 电外科手术单元(electrosurgical units,ESUs)产生高频交

159

麻醉设备

流电;小电极尖端 → 通过患者 → 输出大电极(电极板)
- 电极板的错误:接触不充分/传导凝胶/连接断开
  - 电流将通过旁路(如心电图电极片、手术台等)从患者输出,可能烧伤患者
- 双极电极将传导电流限制在数毫米之间
- ESU 可以干扰起搏器及心电图记录

电切的风险
- 不同电压的两种导电材料接触可能导致短路,造成电休克
- 所有电设备都存在电流泄漏
  - 皮肤纤颤的阈值是 100 mA
  - 低至 100 mA 的电流直接作用于心脏都可能是致命的

宏电击——皮肤提供的电流	微电击——体内提供的电流
100 mA 导致室颤	**100 μA 导致室颤**
10 mA 可致疼痛,令人厌恶的刺激	10 μA 为最大的泄漏电流
1 mA 感知到电击	

不接地电力以及电休克的防护
- 隔离变压器:地电与手术室电力系统分离(即手术室电力系统不接地)
  - 如果电线接触接地的患者,隔离变压器可以防止电流通过患者
  - 建筑层面的调控可能不再需要手术室拥有独立的电力系统
- 线路独立监测(line isolation monitors,LIMs):监测电线与地面之间分离的程度
  - 如果可能出现不可接受的电流(≥5 mA)流向地面则报警音响 → 拔下最近接通的设备
  - 除非地面泄漏电流断路器激活,否则报警不会中断电力
  - **LIMs 能保护宏电击但不能保护微电击**(微电击的风险通过接地设备即地线降低)

气 道 管 理

概述

气道解剖	
咽部	分为鼻咽部、口咽部及喉咽部
会厌	将喉咽部分为下咽部(至食管)及喉部(至气管)
喉部	(C4～C6);喉部骨架包含 9 块软骨:3 对成对软骨(角状软骨、杓状软骨、楔状软骨),以及 3 个不成对软骨(会厌软骨、甲状软骨、环状软骨);保护呼吸道入口,协助发声
甲状软骨	构成侧壁及前壁最大且最重要的软骨
环甲膜	连接甲状软骨和环状软骨;位置在喉凸起下方 1～1.5 指;任何切开/穿刺都需要在下 1/3 的正后方进行(因为需避开环甲动脉及声带)
环状软骨	(C5～C6)形状类似戒指,在甲状软骨下方,喉气管树中唯一完整的软骨就是环状软骨
杓状软骨	起始于喉后部,与声带后方连接;是声门高的患者中唯一能见到的结构
喉部肌肉	侧面环杓肌(内收),后方环杓肌(外展),横向杓状软骨 → 开放/关闭声门,环甲肌,甲杓肌,声带肌 → 支配声门韧带张力

气道神经支配——感觉	
舌咽神经(颅神经Ⅸ)	舌后 1/3,口咽部从鼻咽部表面至咽部与会厌软骨连接,包含会厌谷;扁桃体区域;呕吐反射
喉上神经,内支(颅神经 Ⅹ/迷走神经)	会厌软骨至声带黏膜(感觉神经支配声门上的喉部),包含舌基底部、声门上黏膜、环甲关节
喉上神经,外支(颅神经 Ⅹ/迷走神经)	声门下前方黏膜

气道神经支配——感觉	
喉返神经(颅神经 X/迷走神经)	声门下黏膜、肌梭
三叉神经(颅神经 V)	鼻孔以及鼻咽部

气道神经支配——运动	
喉上神经,外支(颅神经 X/迷走神经)	环甲肌 → 声带张力,下喉部收缩肌
喉返神经(颅神经 X/迷走神经)	所有其他咽部内在肌肉:甲杓肌、侧面环杓肌、杓间肌、后部环杓肌
舌咽神经(颅神经 IX)及喉上神经,内支(颅神经 X/迷走神经)	对运动神经支配没有作用

所有喉部神经支配都是由迷走神经两个分支组成的:喉上神经和喉返神经。

- 喉上神经(superior laryngeal nerve,SLN)损伤 → 声音嘶哑
- 喉返神经(recurrent laryngeal nerve,RLN)损伤 → 单侧麻痹 → 同侧声带麻痹 → 声音嘶哑;双侧麻痹 → 喘鸣以及呼吸衰竭

气道评估

- 病史
  - 既往气道管理中的不良事件
  - 放疗/手术史
  - 烧伤/水肿/肿瘤/肿物
  - 阻塞性睡眠呼吸暂停综合征(打鼾)
  - 颞下颌关节功能障碍
  - 吞咽困难
  - 发声问题

- 颈椎病(颈椎间盘疾病、骨关节炎、类风湿性关节炎、唐氏综合征)
- **体格检查**
  - Mallampati 分级(同时见"术前患者评估")
  - 张口对称性
  - 松动/缺少/破损/种植牙齿
  - 巨舌(可能存在喉镜暴露困难)
  - 高拱形腭(可能存在喉头暴露困难)
  - 下颌大小
    - 甲颏距小于 3 指提示喉头暴露困难
  - 颈部检查
    - 既往手术史/气管切开瘢痕
    - 异常肿物(血肿、脓肿、甲状腺肿、肿瘤)或气管偏斜
    - 颈围及颈部长度
    - 颈部活动范围(前屈/后仰/旋转)

潜在困难气道的体征	
• 异常脸形	• 口腔狭窄
• 双颊凹陷	• 肥胖
• 无牙	• 小下颌
• "突出牙"	• 面部/颈部病变
• 张口度<3 指 • 舌颏距<3 指	• 甲状软骨至口底部距离<2 指
• Mallampati 分级 Ⅲ～Ⅳ 级 • 上气道病变(扁桃体周围脓肿) • 活动度受限	

困难气道患者区域阻滞麻醉与全身麻醉的选择	
考虑区域阻滞麻醉	不考虑区域阻滞麻醉
浅表手术	深部手术
需要很浅的镇静	需要很深的镇静

气道管理

困难气道患者区域阻滞麻醉与全身麻醉的选择	
考虑区域阻滞麻醉	**不考虑区域阻滞麻醉**
可以使用局部麻醉药物	需要麻醉范围大，或血管内注射风险高
容易接近气道	很难接近气道
手术随时可以停止	手术开始后不可停止

来源：Barash PG，Cullen BF，Stoelting RK，et al. Clinical Anesthesia. 5th ed. Philadelphia，PA：Lippincott Williams & Wilkins；2005，经授权

气道设备

- 经口和经鼻通气道
  - 通常在患者上气道肌力丧失的麻醉状态下使用→通常由于患者舌体及会厌下坠至咽后壁引起
  - 经鼻通气道长度可以通过测量鼻孔至外耳道的距离来估算
  - 使用抗凝药物或颅底骨折的患者使用时需格外谨慎
- 面罩通气
  - 帮助氧气输送（去氮）同时可用密闭面罩输送麻醉气体
  - 用左手扶住面罩，右手协助正压通气→（使用<20 cmH$_2$O的压力来防止胃内容物反流）
  - 单手操作技术
    - 紧贴鼻梁至下唇下部
    - 左手拇指及食指向下压，中指及无名指抓住患者下颌骨，小拇指放置于患者下颌角以向前施力
  - 双手操作技术
    - 在困难通气时使用
    - 双手拇指扶住面罩向下压，同时指尖将下颌向前提
    - 无牙患者可能存在困难通气（无法实现面罩密闭）→考虑不摘除假牙，放置口咽通气道，颊腔填塞纱布
- **困难通气：保持气道通畅的方法**

- 呼叫其他帮助(让其他人帮助挤压气囊)
- 插入口咽和/或鼻咽通气道
- 伸长颈部以及旋转头部
- 使用双手托下颌法

面罩通气困难的独立危险因素
· 有胡须
· BMI>26
· 缺少牙齿
· 年龄>55 岁
· 打鼾病史

来源:Langeron, O. Prediction of difficult mask ventilation. Anesthesiology. 2000;92:1229

- 声门上气道(喉罩气道)
  - 插入技术
    - 将患者头部摆成嗅物位
    - LMA 喉罩气囊放气,润滑,将喉罩盲插入下咽部
    - 给气囊充气在喉部周围形成一个密闭空间
    - (喉罩尖端置于上食管括约肌,气囊上缘抵住舌根,边缘位于梨状窝)
  - 指征
    - 可替代气管插管(不是完全取代)或面罩通气
    - 已预料或未预料困难气道的抢救设备
    - 插管导丝、可弯曲纤支镜或小号气管插管的引导通道
  - 禁忌证:喉部病变、梗阻,高误吸风险,肺顺应性差(需要吸气峰压>20 cmH$_2$O),手术时间长
  - 缺点:不能保护气道,可能移位

喉罩气道类型		
类型	描述	优点
一次性喉罩	最常用 成人:3~5 号	替代气管插管,在未预料困难气道时很有价值
可弯喉罩	壁薄,直径小,加强管,可以偏离中线放置	抗打结

气道管理

喉罩气道类型		
类型	描述	优点
Proseal 喉罩	包括一个胃引流管,有后方气囊,允许 40 cmH₂O 的正压通气	允许正压通气,防止反流误吸
Fastrach 喉罩	有气囊、会厌提升杆、通气管、扶手,可在弯曲气管插管	允许困难气道时盲插或使用纤维支气管镜插管

- 气管插管(Endotracheal tubes,ETTs)
  - 用于输送麻醉气体直接进入气管内,提供控制通气
  - 根据各种特殊需求进行改良:可弯曲、螺旋形、钢丝加强(加强管)、橡胶、小喉、口腔/鼻腔 RAE(Ring-Adair-Elwyn)异型管、双腔管
  - 气流阻力取决于管腔直径、曲率和长度
  - 所有气管插管都有一个放射显影的压印线

经口气管插管型号		
年龄	内径/mm	到嘴唇的插管深度/cm
足月婴儿	3.5	12
儿童	4＋年龄/4	14＋年龄/2

成人
  女性
  男性
	
	7.0～7.5
	7.5～8.5
		
		20
		22

- 硬质喉镜,用于检查喉部并进行再次插管
  - Macintosh 喉镜片(弯曲的):尖端插入会厌谷;大部分成人使用 3 号喉镜片
  - Miller 喉镜片(直的):尖端插到会厌喉面下方;大部分成人使用 2 号喉镜片
  - 改良喉镜:Wu、Bullard 及 Glidescope,用于困难气道
- 可弯曲纤维支气管镜
  - 指征:潜在喉镜插管或面罩通气困难,颈椎结构不稳定,

颈部活动度受限,颞下颌关节功能异常,先天性/获得性上气道结构异常

- 光棒
  - 可塑形的导丝,远端尖部可发光,可放置气管导管
  - 手术室灯光调暗,盲法放入光棒
    - 光斑位于颈部侧面→尖端位于梨状窝
    - 光斑位于颈部前方→位于气管内正确位置
    - 光斑明显减弱→尖端可能插入食管
- 逆行气管插管
  - 用于清醒保留自主呼吸的患者
  - 用 18 号针进行环甲膜穿刺
  - 置入导丝并向头侧前进[使用 80 cm、0.025 英寸(约等于 0.0635 cm)导丝]
  - 在直接喉镜下看到导丝,将气管插管顺着导丝置入声门
- 气道探条
  - 实体或空心,有一定的可塑形性,通常盲插进入气管
  - 气管插管顺着探条进入气管;可以感觉到通过气管环的"咔哒"声
  - 可能有内部空腔,可以从中吹入氧气以及检测二氧化碳
- 视频喉镜(Glidescope® 、Storz® V-Mac™以及 McGrath®)
  - 通常是一个远端尖部有摄像头的 Macintosh 类型喉镜片,摄像头与移动视频屏幕相连
  - 辅助声门高患者的插管,在肥胖患者插管中很有帮助;通常能够帮助更好地暴露声门;但有时气管导管不易通过,除非使用弯曲的导丝

插管所需设备
氧气、正压通气源(呼吸机)以及备用通气设备(气囊-阀门-面罩/E 形气筒)
面罩
口咽/鼻咽通气道
气管导管/导丝

插管所需设备
注射器(10 mL)用于为气管导管套囊充气
吸引器
喉镜柄
喉镜片(Macintosh 与 Miller)
枕头、毛巾、毯子用于患者体位摆放
听诊器
二氧化碳监测仪或呼气末二氧化碳探测器

气道管理:经口气管插管

- 调整床高度至插管者剑突位置
- 将患者置于嗅物位:颈部弯曲,头部伸展;将口腔、咽部、喉部置于同一直线轴上,以提供从嘴唇至声门最直的视野
- 用 100%氧气进行预氧合
- 麻醉诱导
- 用胶带粘住患者眼皮使眼睛闭合,防止角膜损伤
- 左手持喉镜,右手拇指及食指以剪刀手方式打开患者嘴巴
  → 从患者右侧口角置入喉镜,将舌体拨至左侧
  → 前进直到声门出现在视野中
  → 永远不要将喉镜用作杠杆进行绕轴旋转动作(而应该是向"前上方"提起)
- 用右手在直视下将气管导管尖端放入声门
- 用最低有效容积的空气为气管导管气囊充气以保证正压通气过程中的密闭性
- 确认气管导管位置正确:①胸部听诊;②ETCO$_2$;③PVC 气管插管(ETT)表面有白雾;④在胸骨颈静脉切迹处触诊 ETT 套囊
- 最早期气管插管的表现是气道压升高(右主支气管最常见)
- **快速顺序插管**
  - 指征:患者误吸风险很高(如饱胃、怀孕、胃食管反流、病理

麻醉口袋书

性肥胖、肠梗阻、胃排空延迟、疼痛、糖尿病胃痉挛等时)
- 使用快速起效的肌松药:氯化琥珀酸胆碱($1\sim1.5$ mg/kg)或罗库溴铵($0.6\sim1.2$ mg/kg)
- 从诱导开始进行环状软骨加压(Selick 手法)
  - 防止胃内容物反流至口咽部
  - 插管时帮助更好地暴露声门
- 一旦肌松药起效($30\sim60$ s)立即插管;此过程中**不要**给患者进行通气
- 合适的环状软骨按压应使用"BURP"技术:
  - 将喉部向后(Backward),向上(Upward),向右(Right),加压(Pressure)
- **"改良的"快速顺序插管**
  - 不同于标准快速顺序插管技术之处在于,在使用肌松药之**前**已经行面罩通气
- 可能需要使用非去极化药物(如对于血钾升高的患者)

引自 Ehrenfeld JM, Cassedy EA, Forbes VE, et al. Modified rapid sequence induction and intubation: a survey of United States current practice. *Anesth Analg*. 2012 Jul;115(1):95-101

气道管理:经鼻气管插管

- 指征:口腔内,面部/下颌骨手术
- 禁忌证:颅底骨折,鼻骨折或息肉,正在使用抗凝药物
- 准备:使用利多卡因/去氧肾上腺素混合液或可卡因进行鼻黏膜麻醉及收缩血管→选择患者通气状况好的一侧鼻孔
- 润滑的气管导管通过选择的鼻孔垂直于面部置入下鼻甲下方→斜面置于横向位置远离鼻甲
- 推进气管导管直到通过直接喉镜可以在口咽部看到导管尖端→右手使用 Magill 钳钳住导管放入声门

气道管理:清醒可弯曲纤维支气管镜插管

- 设备:Ovassapian/Williams/Luomanen 通气道,局麻药、血管收缩剂、抗涎药,吸引器,纤维支气管镜(简称纤支镜)外套上

已经润滑好的气管导管

- 指征：颈椎病变、肥胖、头颈部肿瘤、困难气道病史
- 术前用药：镇静药(咪达唑仑、芬太尼、右旋美托咪定、氯胺酮)
- 技术：
  - **充分进行气道表面麻醉**(成功的关键；见表格——气道的神经阻滞麻醉)
  - 放置特制的口腔通气道或用纱布抓住舌头
  - 保持纤支镜位于中线位置前进直到看到会厌
  - 将纤支镜绕过会厌下方，必要时使用前向或后向弯曲功能
  - 一旦看到声门，将纤支镜前进以进入气管
  - 气管导管向前置入气管时保持纤支镜稳固
    - → 如果遇到阻力，旋转气管导管 90°
  - 插管后纤支镜看到隆突以避免单侧支气管插管

气道神经阻滞麻醉
舌头/口咽部局部麻醉
· 丁卡因喷洒(丁卡因/苯佐卡因混合液) →苯佐卡因毒性约在用 100 mg 时出现；可能导致高铁血红蛋白血症(可用亚甲蓝治疗)
· 利多卡因胶浆：2~4 mL，吞咽
· 利多卡因喷雾：4%，4 mL，作用 5~10 min(或使用雾化器)
· 利多卡因凝胶：2%涂抹在压舌板上，5~10 min 达峰值
上喉部神经阻滞(感觉神经支配会厌软骨、杓状软骨以及声带)
· 从舌骨开始向阻滞侧移动，使用 22 号针穿刺至舌骨侧面部分
· 缓慢退针，绕到骨头下方(在舌骨大角下方)
· 通过甲状舌骨膜前进(可能会感到突破感)
· 回抽并注射 2 mL 2%利多卡因在膜表面及深部
经气管组织(喉返神经)局部麻醉
· 使用 22 号套管针及 10 mL 注射器穿刺环甲膜
· 直到可以回抽空气，将针芯去掉，连接注射器，其中含有 4 mL 4%利多卡因
· 在呼气末注射以麻醉声门及气管上部
喉返神经阻滞
· 目标为同侧气管食管沟的甲状软骨小角
· 垂直患者进针，朝向内侧，碰到甲状软骨小角

气道神经阻滞麻醉
• 一旦到达,轻轻回抽并注射 舌咽神经(舌后 1/3)阻滞 • 在舌咽弓注射 2 mL 1%～2%利多卡因

	未预料困难气道的处理方法
计划 A	• 标准喉镜和不同型号的镜片 • 如果不能插管→使用不同镜片做第二次尝试 • 不要进行两次以上尝试(避免增加口腔出血、分泌物增多及水肿的风险)
计划 B	• 使用直接喉镜置入气道探条或插管导管 • 通过以下方法确认位置:①用手放置在颈前部来触诊导管经声门;②此后,导管进入 40 cm 应该可以达到隆突产生阻力(无阻力可能因进入食管);③如果使用插管导管,可以连接 $ETCO_2$ 监护仪
计划 C	• 插入喉罩(一次性、Fastrach™、Proseal™) • 5.0 或 6.0 号气管导管可以通过一次性喉罩(使用或不使用纤支镜辅助)
计划 D	• 结束麻醉,唤醒患者 • 实行清醒纤支镜插管 • 实行外科气道(即气管切开)

来源:Morgan GE, Mikhail MS, Murray MM. Clinical Anesthesiology. 4th ed. Publishing；2005；Chapter 19

经气管操作技术

• 指征:当无法经鼻/经口建立可靠气道时采用的紧急气道方式
• **经皮经气管喷射通气**
  • 紧急情况下的抢救方法,简单并且相对安全
  • 使用 12 号、14 号或 16 号静脉穿刺针,连接 10 mL 注射器,注射器中含有部分生理盐水
• 经环甲膜进针,边进针边持续回抽,直到回抽见到空气

气道管理

- 继续进针,取下注射器,连接氧气源
  - 高压氧(25~30 psi),充气 1~2 s,12 次/min,使用 16 号针→可以输送 400~700 mL 氧气
  - 低压氧(气囊-阀门-面罩 6 psi,普通气体出口 20 psi)
- **环甲膜切开术**
  - 禁忌证:患者<6 岁(气道上部未完全发育)→经环甲膜切开提高声门下狭窄风险
  - 消毒皮肤
  - 定位环甲膜
  - 使用 11 号刀片在中线左右侧各横向切开约 1 cm
  - 刀片旋转 90°以为气管插管通过制造空间
  - 向尾侧插入气管插管,充气套囊,确认呼吸音

拔管技术

- 拔管应在患者处于深麻醉(3 级)或清醒状态时进行(1 级)
  - 浅麻醉(2 级)状态下拔管可能导致喉痉挛/气道损伤
- 拔管前应对患者气道进行充分吸引并吸入纯氧
- 拔管前,患者应清醒,能够遵医嘱,神经肌肉阻滞作用消失
- 撕开气管导管固定胶带,套囊放气,拔除气管导管时提供少量正压
  - 吸出气管导管远端的分泌物
- 将面罩置于患者面部吸入纯氧,确认自主呼吸恢复且通气充足
- 在气道操作及拔管前可以考虑使用 1.5 mg/kg 利多卡因静脉注射 1~2 min(可以抑制气道反射)
- 深拔管
  - 指征为防止血压、颅内压、眼内压升高或支气管痉挛(哮喘患者)
  - 禁忌证为患者误吸风险高或可能存在困难气道

困难气道处理流程

最初发表于 1993 年 3 月,于 2013 年修改,ASA 困难气道处理流程(图 1)用于帮助处理困难气道以及降低不良后果发生率

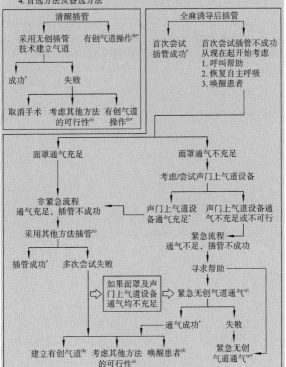

美国麻醉医师协会
困难气道处理流程

1. 评估基本处理方法的可能性以及对临床的影响
   · 患者合作及知情同意困难
   · 面罩通气困难
   · 声门上气道设备置入困难
   · 插管困难
   · 外科气道建立困难
2. 积极创造机会在整个困难气道处理过程中输送足够的氧气
3. 考虑各种基本处理方法的相对优点与可行性
   · 全麻时清醒插管与诱导后插管的选择
   · 初次尝试插管时无创方法与有创方法的选择
   · 初次插管时是否直接选择视频喉镜
   · 是否维持自主呼吸
4. 首选方法及备选方法

清醒插管

采用无创插管   有创气道操作[b]*
技术建立气道

成功*   失败

取消手术   考虑其他方法   有创气道
            的可行性[a]   操作[b]*

全麻诱导后插管

首次尝试   首次尝试插管不成功
插管成功*   从现在起开始考虑
            1. 呼叫帮助
            2. 恢复自主呼吸
            3. 唤醒患者

面罩通气充足   面罩通气不充足

                        考虑/尝试声门上气道设备

非紧急流程
通气充足，插管不成功   声门上气道设   声门上气道设备通
                      备通气充足*   气不充足或不可行

采用其他方法插管[c]   紧急流程
                                通气不足，插管不成功

插管成功*   多次尝试失败   寻求帮助

            如果面罩及声
            门上气道设备   ⇒ 紧急无创气道通气[e]
            通气均不充足

                        通气成功*   失败

建立有创气道[b] 考虑其他方法   唤醒患者[d]   紧急无创
              的可行性[a]   气道通气[e]

图 1   ASA 困难气道处理流程

气
道
管
理

*采用呼出气CO$_2$来确认通气、气管插管或声门上气道设备的位置

a. 其他选择包括(但不限于):使用面罩或声门上气道设备(如喉罩、插管型喉罩、喉管等)麻醉、局部浸润麻醉或区域神经阻滞麻醉的手术。使用这些方法通常提示面罩通气没有问题。因此,如果已经进入紧急流程则这些方法的价值有限。

b. 有创气道包括外科气道或经皮气道、喷射通气,以及逆行插管。

c. 其他困难插管方法包括(但不限于):视频喉镜、其他型号喉镜片、声门上气道设备(如喉罩或插管型喉罩)作为引导插管的通路,用纤支镜、插管导丝或换管器、光棒辅助插管,以及经口或经鼻盲插。

d. 考虑为患者重新准备清醒插管或取消手术。

e. 紧急无创气道通气包括使用声门上气道设备进行通气。

续图 1

注:30%麻醉相关死亡源于气道管理因素。

引自 Practice guidelines for management of the difficult airway: an updated report by the American Society of Anesthesiologists Task Force on Management of the Difficult Airway. *Anesthesiology* 2013;118(2):251-270 doi:10.1097/ALN.0b013e31827773b2. 转载获得美国麻醉医师协会许可

介绍

- 麻醉技术的选择应当基于手术和患者情况,如手术时长、患者体位、预期的术后状态、伴随疾病、个人意愿以及心理状态等
- 若想取得理想麻醉方案,与患者及外科团队的沟通是非常必要的

患者访视及评估

- 与患者讨论适当的麻醉选择方案,对患者所关心的问题进行评估
- 对患者进行宣教可以减少不必要的误解。询问患者从前可能有过的麻醉经历,并解释与此次麻醉的不同之处
- 回答患者所有的问题:建立融洽的医患关系可减少患者围手术期焦虑

预先给药

- 目标:减少焦虑,镇痛(如区域阻滞麻醉、建立有创监测或静脉通路时),减少分泌物(如行口腔手术或纤维支气管镜插管时),降低误吸风险,控制心率或血压
- 口服药物通常在到达手术室前 60~90 min 给予,肌内注射药物则为到达手术室前 30~60 min 给予

分类/药物	成人剂量/mg	起效时间/达峰时间/min	备注
苯二氮䓬类——抗焦虑、镇静、遗忘(仍可能会回想起,无镇痛效应)			

分类/药物	成人剂量/mg	起效时间/ 达峰时间/min	备注
地西泮（口服）	5～20 mg	成人 30～60，儿童 5～30	可通过胎盘，高蛋白结合率（白蛋白降低的患者更为显著）
劳拉西泮（口服、静注）	0.5～4 mg	30～40	在苯二氮䓬类药物中，劳拉西泮起效最慢，药效最长（可能导致苏醒延迟）
咪达唑仑（肌内注射）	0.1～0.2 mg/kg	3～5；10～20	快速起效，药效持续时间短，可在手术前 1 h 内给予
咪达唑仑（静注）	1～2.5 mg 滴定	即刻；3～5	
阿片类——在术前进行必要的镇痛（如在操作区域阻滞麻醉或中心静脉穿刺时），有轻微抗焦虑作用，可能导致患者烦躁，使用时应考虑使用氧气支持			
吗啡（肌内注射、静注）	1～2.5 mg	15～30；45～90	持续 4 h
芬太尼（静注）	25～50 μg 递增滴定		
抗组胺药物			

分类/药物	成人剂量/mg	起效时间/ 达峰时间/min	备注
苯海拉明(口服、肌内注射)	25~75 mg		镇静;可与西咪替丁及类固醇类药物联用,防范过敏反应导致的组胺释放
抗胆碱能药物——减少口腔分泌物(如行口腔手术或纤维支气管镜插管时)			
阿托品(静注)	0.2~0.4 mg		
东莨菪碱(静注)	0.1~0.4 mg		镇静作用最强,无遗忘效应
格隆溴铵(静注)	0.1~0.2 mg		镇静作用最弱(不能通过血脑屏障)
H₂受体拮抗剂			
西咪替丁(口服、肌内注射、静注)	300 mg		
雷尼替丁(口服)	50~200 mg		
法莫替丁(口服)	20~40 mg		
抑酸药			

麻醉技术

分类/药物	成人剂量/mg	起效时间/达峰时间/min	备注
枸橼酸钠（口服）	10~20 mL		
胃动力刺激类药物			
胃复安（口服、肌内注射、静脉）	5~20 mg		
止吐药			
昂丹司琼（静脉）	4~8 μg/kg		
格拉司琼（静脉）	3 μg/kg		

引自 Hata TM，Hata JS. Chapter 22. Preoperative patient assessment and management. In：Barash PG，Cullen BF，Stoelting RK，eds. *Clinical Anesthesia*. 7th ed. Philadelphia，PA：Lippincott Williams & Wilkins；2013：602-607

儿童用药剂量				
药物	给药方式	剂量（如无特别标明，则为 mg/kg）	起效/持续时间/min	备注
咪达唑仑	口服/经肛门给药	0.25~0.75/0.5~1	20~30；90	
	滴鼻/喷雾	0.2~0.5	10~20	婴儿更推荐此种给药方式
	静脉	0.5~5 岁：0.05~0.1＞5 岁：0.025~0.5	2~3；45~60	

儿童用药剂量				
药物	给药方式	剂量（如无特别标明，则为 mg/kg）	起效/持续时间/min	备注
地西泮	口服/经肛门给药	0.1～0.5/1	60～90	胃肠道吸收可靠；药效可能延长
氯胺酮	口服/经肛门给药	3～6/6～10	20～25	
	经鼻给药	3	5；45	
	肌内注射	2～10（建议使用 100 mg/mL 的高浓度来减少注射容积）		可能延长苏醒时间
可乐定	口服	2～4 μg/kg	>90 min	
芬太尼	口服/经黏膜给药	(10～15 μg/kg)/(1～2 μg/kg)		不像咪达唑仑一样有效；可能导致面部瘙痒、呼吸抑制、术后恶心呕吐

引自 Ghazal EA, Mason LJ, Cote CJ. Chapter 4. Preoperative evaluation, premedication, and induction of anesthesia. In: Cote CJ, Lerman J, Anderson BJ, eds. A Practice of Anesthesia for Infants and Children. 5th ed. Philadelphia, PA: Saunders; 2013:39-48

麻醉技术

麻醉技术：(目标)

· **监护下的麻醉管理(monitored anesthesia care, MAC)**：麻醉团

队使用抗焦虑、镇静、镇痛及监护手段,以应对患者状态、麻醉状态的改变及手术需求

- **全身麻醉**:患者对显著刺激无反应;通常需要建立气道、通气和(或)血管活性药物支持
- **椎管内阻滞技术**:单纯蛛网膜下腔/硬膜外麻醉或联合麻醉,为胸部、腹部、下肢提供术中及术后镇痛
- **外周神经阻滞**:因对生理状态影响小而非常实用,尤其对于合并症较为严重的患者

监护下麻醉与全身麻醉:ASA 定义

- **MAC**:给予合适深度的镇静、镇痛及抗焦虑药,"最重要的是在必要时能够随时转为全身麻醉"
- **全身麻醉**:当患者处于"失去意识及有意做出反应的能力"时的状态,不论是否需要建立人工气道都应行全身麻醉

不同镇静深度下的患者状态(ASA 定义)			
	最浅镇静	中度镇静/镇痛	深度镇静/镇痛	全身麻醉
反应	对言语刺激做出正常反应	对言语或触觉刺激做出有意反应[a]	对重复刺激或疼痛刺激能够做出有意反应[a]	疼痛刺激也不能唤醒
气道	不受影响	无须干预	可能需要干预	通常需要干预
自主呼吸	不受影响	足够支持	可能不足	通常不足
心血管功能	不受影响	通常可以维持	通常可以维持	可能受影响

[a] 对疼痛刺激做出的躲避**不能**算作"有意反应"

常用的清醒镇静药物			
药物名称	诱导剂量	维持输注速度	维持单次给药量
苯二氮䓬类			
咪达唑仑	1~5 mg		1~2 mg
快速起效,药效时间短;通常单次给药或辅助阿片类药物或丙泊酚作为抗焦虑药物使用			
阿片类镇痛药			
阿芬太尼	5~20 $\mu g/kg$	0.25~1 $\mu g/$ (kg·min)	3~5 $\mu g/kg$ q5~20 min
芬太尼	25~50 μg		25~50 μg
瑞芬太尼		0.025~0.1 $\mu g/$ (kg·min)	25 μg
避免大剂量单次使用(有胸壁僵直的风险);与咪达唑仑或丙泊酚合用时需减少剂量			
催眠类药物			
丙泊酚	0.25~0.5 mg/kg	2~4 mg/(kg·h) (30~70 $\mu g/$ (kg·min))	0.3~0.5 mg/kg (300~500 $\mu g/kg$)
容易滴定,快速苏醒,有止吐效应;有注射痛			
右美托咪定	1 $\mu g/kg$ 泵注 10 min 以上	0.2~1 $\mu g/$(kg·h)	—
可有一些镇痛作用,轻度抑制呼吸;窦性心动过缓和低血压是常见副作用;可能导致苏醒延迟;若与小剂量咪达唑仑和芬太尼联用可减小起始剂量,并可能导致苏醒延迟			
氯胺酮	0.1 mg/kg	2~4 $\mu g/$(kg·min)	—
对呼吸和心血管系统影响小;冠心病、控制不佳的高血压、慢性心力衰竭、惊厥病史、动脉瘤患者应避免使用			

引自 Hillier SC. Chapter 29. Monitored anesthesia care. In:Barash PG,Cullen BF,Stoelting RK,eds. *Clinical Anesthesia*. 7th ed. Philadelphia,PA:Lippincott Williams & Wilkins;2013:840

麻醉技术

氟马西尼(苯二氮䓬类药物拮抗剂)

- 推荐起始剂量:0.2 mg
- 如 45 s 后意识恢复不满意,重复给予 0.2 mg
- 每 60 s 可重复给予 0.2 mg,直到总量达到 1 mg
- 注意:由于半衰期短,需警惕发生再度镇静的可能

吸入诱导

- 吸入诱导可在无静脉通路时进行,避免了建立静脉通路导致的患者焦虑
- 儿童较成人起效更快(肺泡通气量/功能残气量比值与身材成反比,即婴儿和儿童的肺泡通气量/功能残气量比值更大)

儿童诱导技巧

- 对于可耐受面罩的婴儿及儿童:
  - 起始用 70% N_2O 充满面罩
  - 吸入 3~5 min N_2O/O_2 后,开始使用挥发性麻醉药物进行诱导
  - 随着挥发性麻醉药物逐渐加量,减少 N_2O 并增加 O_2
- 对于焦虑的儿童——快速诱导(在 4 个呼吸内):
  - 通常需要多个人员参与(可包括父母)
  - 用 70% N_2O、O_2 和 8% 七氟烷预充管路
  - 扣紧面罩,需始终关注气道
  - 意识消失后,增加 O_2 比例,减少 N_2O
  - 经数分钟达到平衡后,降低七氟烷浓度
  - 按需进行呼吸支持
  - 建立静脉通路(此时通常另需一人关注气道)

注意:七氟烷诱导可能导致窦性心动过缓,特别对于唐氏综合征的患者(*J Clin Anesth*. 2010;22:592-597)

成人吸入诱导

- 对于极度焦虑、建立静脉通路困难的患者可以考虑
- 劣势:可能导致咳嗽、呃逆,可能增加恶心、呕吐的发生率

麻醉口袋书

- 用 8% 七氟烷及 70% N_2O 预充管路(通常需要对封闭的麻醉管路预充 3 个循环)
- 指导患者充分呼气,然后从面罩充分吸气、屏住呼吸
- 如仍存在意识或不能屏住呼吸,指导患者继续深呼吸

肌内注射诱导

- 以下情况可能适用:
  - 患者不能配合建立静脉通路或进行吸入诱导
  - 在吸入诱导过程中患者或气道失去控制
  - 预先给药时发生躁动
  - 在无静脉通路的情况下需要进行快速顺序诱导
- 经典的肌内注射剂量:
  - 10% 氯胺酮溶液 3～12 mg/kg
  - 阿托品 0.02 mg/kg,用于减少分泌物
  - 琥珀胆碱 3～4 mg/kg,快速顺序诱导时使用

注意:阿托品和琥珀胆碱可作为合剂;建立静脉通路后给予咪达唑仑可预防氯胺酮导致的谵妄

经肛门诱导

特点
- 对于有分离焦虑并且不能配合的健康儿童(8 个月至 5 周岁)应用方便
- 父母及儿童有经肛门用药(如对乙酰氨基酚)的经验
- 避免经注射器注射诱导,且可避免吸入诱导时的挣扎

技巧
- 将 14 号的吸引器管剪裁为 10 cm 长并润滑
- 将此导管置于患者肛门,经注射器给药
- 给药完毕后注射一定量空气,将导管内残余药物排尽
- 指导父母/照料者用臀部夹紧肛门的方法,至少夹紧 2 min
- 通常情况下会排便,应提供给照料者防水护理垫
- 可能会出现呃逆,并无大碍

- 全程需要麻醉人员的不间断监护
- 一旦达到有效镇静深度,患者应被立即带到手术区域
- 关注患者气道,必要时给予支持

经肛门诱导的经典药物和剂量			
药物	剂量 /(mg/kg)	起效时间 /min	备注
咪达唑仑	1		
美索比妥 (1%~10%)	25~30	5~15	常发生呃逆;有惊厥风险的患者禁用
氯胺酮(5%)	4~8	7~15	导致儿茶酚胺释放、眼内压及颅内压增高;口腔分泌物增加可使用阿托品;躁动可使用苯二氮䓬类药物

引自 Ghazal EA, Mason LJ, Cote CJ. Chapter 4. Preoperative evaluation, premedication,and induction of anesthesia. In: Cote CJ,Lerman J,Anderson BJ, eds. *A Practice of Anesthesia for Infants and Children.* 5th ed. Philadelphia, PA: Saunders; 2013;48-53

麻醉阶段		
阶段 I	遗忘	从开始诱导到失去意识
阶段 II	兴奋期	呼吸不规律、喉痉挛发生风险增加、呕吐、心律失常
阶段 III	手术麻醉	瞳孔缩小、呼吸规律、无体动反应
阶段 IV	过量	低血压、窒息、瞳孔放大/无反应

麻醉的构成

- 一种麻醉药物包括下列一种或几种作用:**抗焦虑、镇痛、催眠、遗忘、麻痹**
- 吸入或静脉麻醉药物提供抗焦虑、催眠作用,镇痛效应小或无(除氯胺酮和 N_2O 外)(*Anesthesiology* 2008;109(4):707-722)

麻醉口袋书

"平衡麻醉"技巧

- 全身麻醉的技巧,基于使用多种药物可将其各自的优势集中的理念
- 利用不同药物各自的优势达到"平衡",从而减少药量
- 苏醒更加快速,心血管风险更小
- 使用肌肉松弛药可能增加患者术中知晓的风险

肌肉松弛药物的监测

技术

周围神经刺激器(peripheral nerve stimulator,PNS)可用电流刺激神经拇内收肌(尺神经)、眼轮匝肌(面神经)、胫后神经、腓神经

四个成串刺激(train of four,TOF)

每 5 s 以 2 Hz 的频率给予 4 个刺激

→可能引出 4 个抽搐(T1~T4)

→T4:T1(TOF 比值)可提示神经肌肉阻滞程度

→非去极化肌肉松弛药物:

  T1~T4 程度渐退,T4 先消失;引出的抽搐数目表明阻滞恢复的程度,抽搐以相反的顺序恢复(T1 先恢复)

→去极化肌肉松弛药物(琥珀胆碱):

  诱发出的是强度均等(非逐渐消退)但幅度更小的抽搐

强直刺激

强直刺激:乙酰胆碱被有效刺激消耗殆尽;50 Hz 连续刺激 5 s 可见显著的肌肉收缩消退

→消退程度与神经肌肉阻滞程度有关

→无衰减=无神经肌肉阻滞

→当 TOF 比值>0.7 时,会出现对强制刺激的持续反应

双短强直刺激

- 两个短强直刺激频率为 50 Hz,3 个刺激以 750 ms 间隔开
- 第 2 个刺激减弱表明阻滞残余

- 比值与 TOF 比值相关,但解读更加容易可靠

强直后计数

- 50 Hz 强直刺激 5 s,3 s 后以 1 Hz 的频率刺激
- 检测到的反应数量可预测自主恢复的时间
- 错误响应出现在阶段Ⅳ之前
- 深度肌肉松弛时可应用,评估恢复时间以及使用拮抗药物的必要性

使用琥珀胆碱时的Ⅱ相阻滞

- 突触后膜再极化,但仍不能对乙酰胆碱做出反应
- 与非去极化肌松药物阻滞类似(出现 TOF 衰减、强直刺激)
- 机制不明,当静脉使用琥珀胆碱剂量超过 3 mg/kg 时出现
- 拮抗药物(新斯的明)可能(也可能不会)拮抗Ⅱ相阻滞

临床评估阻滞深度	
抽搐反应	对应的临床状态
0.15~0.1 Hz 的单一抽搐 95% 抑制	可进行气管插管
单一抽搐 90% 抑制;TOF 计数 1 个抽搐	N_2O-阿片类药物麻醉可达到的手术松弛效果
单一抽搐 75% 抑制;TOF 计数 3 个抽搐	吸入药物能够达到的松弛效果
单一抽搐 25% 抑制	潮气量下降
TOF 比值>75%;50 Hz 持续强直刺激 5 s	抬头 5 s,潮气量为 15~20 mL/kg,吸气力量为 $-25\ cmH_2O$,有效咳嗽
TOF 比值>0.9	不用帮助可坐起,颈动脉体反应可导致低氧,咽喉功能正常
TOF 比值=1.0	正常呼气速率、吸气力量、潮气量。复视消退

来源:Levine W, Allain RM, Alston TA, et al. *Clinical Procedures of the Massachusetts General Hospital*. 8th ed. Philadelphia, PA: Lippincott Williams & Wilkins; 2010

知晓

- 指全身麻醉中患者重新获得意识并且事后可以回想起。全身麻醉的目的与 MAC 不同
- 患者可经历良性体验（如回想起周围人对话）或创伤后应激障碍，如睡眠惊扰、梦魇、闪回、焦虑等
- 此后负面心理创伤可持续数年
- 如果发生知晓，通常需要向患者充分解释、道歉、确保他们知道自己并不是疯了。如患者同意，应当尽早进行心理咨询

知晓的发生率（来自 11785 例全身麻醉前瞻性研究）

- 所有病例的 0.15%
- 使用肌松药物的 0.18%
- 不使用肌松药物的 0.10%

知晓风险较高的人群
· 创伤史：11%~43%
· 心脏手术：1.1%~1.5%
· 全身麻醉下的产科病例：0.4%
· 药物滥用史
· 术中知晓史
· 困难插管史或可预料的困难气道
· 使用大剂量阿片类药物、抗焦虑药物或神经兴奋药物的慢性疼痛患者
· ASA 分级 IV 或 V 级的患者
· 心血管系统储备受限的患者

引自 Sandin RH，Enlund G，Samuelsson P，et al. Awareness during anaesthesia：a prospective case study. *The Lancet*. 2000；355；707-711

麻醉技术

预防及管理术中知晓的指南	
预防	**管理**
· 检查给药通路	· 与患者细致沟通
· 考虑预先给药	确认患者描述
· 充分给予诱导药物	理解并道歉
· 除非必需,避免完全肌松	解释发生了什么
· 当吸入维持 MAC$\geqslant$0.6 时,补	反复承诺将来不会再发生
充 N_2O 及阿片类药物	提供精神科治疗支持
· 单独使用吸入麻醉药物维持	· 在病历中记录沟通过程
时,MAC$\geqslant$0.8	· 通知患者的手术医师、护士、
· 浅麻醉状态时应用遗忘类	医院风险管理办公室
药物	· 患者住院期间每日访视,出院
· 告知患者知晓的风险	后电话随访
· 考虑使用脑功能监测手段	· 不要延误,转诊给精神科或心
(BIS)	理科医师

引自 Ghoneim MM, Weiskopf RB. Awareness during anesthesia. *Anesthesiology*. 2000;92;597-602, with permission

脑功能监测、麻醉深度、知晓

· 脑功能监测分析 EEG 信号并转换成与麻醉深度相关的 0~100 的数字
· 监测手段包括 BIS、Sedline、Entropy、Narcotrend。ASA 的观点:脑功能监测不常规应用,是否应用应取决于具体病例的麻醉实施者
· 相较于常规临床信号,使用 BIS 监测麻醉深度可以减少术中知晓的风险(*Cochrane Database Syst. Rev.* 2014JUN;17;6;CD003843)

全身麻醉下的脑功能监测数值意义	
>60	全身麻醉下知晓的风险增加
40~60	合适的麻醉深度
<40	麻醉过深

脑功能监测及镇痛

- 数值与苯二氮䓬类、丙泊酚及强效吸入麻醉药物提供的催眠效果相关度最佳
- N_2O、小剂量阿片类药物、椎管内麻醉、外周神经阻滞对数值的影响甚微(患者暴露在有害刺激下时,这些药物在保持数值稳定的同时减少催眠类药物的使用量)
- 氯胺酮可混淆数值,因此使用氯胺酮维持麻醉时需要注意。(单独)使用 N_2O 可能导致 BIS 数值与镇静深度相关度不准

(A&A *August* 2006 vol. 103 no. 2 385-389)

脑功能监测的优劣	
优势	**劣势**
• 可能降低知晓风险 • 预防麻醉过深 　→苏醒更快、恢复更快 　→药物花费减少 　→可能降低长期死亡率	• 仪器成本高 • 提供不真实的安全感

来自 Sigl JC, Chamoun NG. An introduction to bispectral analysis for the electroencephalogram, *J Clin Mon Comput*. 1994;392-404

全静脉麻醉

- 全静脉麻醉(total intravenous anesthesia,TIVA)通常包括催眠药物(丙泊酚)+镇痛药物(瑞芬太尼)
- 静脉持续输注药物应当连接在离患者最近的管路位置(减少无效腔,防止药物积存在管路内)
- 使用 TIVA 更易犯剂量设置错误
- 必须时刻监测:静脉通路是否堵塞、打折、脱落、剂量设置错误

麻醉技术

<table>
<tr><th colspan="2">相较吸入诱导与维持,TIVA 的优势</th></tr>
</table>

- 诱导过程更平顺,咳嗽、呃逆少见
- 麻醉深度容易控制
- 苏醒更快、更容易预测
- 术后恶心呕吐更少
- 减少脑血流量及降低脑代谢率,更适宜神经外科手术;适合术中神经监测
- 减少器官毒性、减少大气污染
- 避免 N_2O 的副作用(向周围气体腔扩散、骨髓抑制)

<table>
<tr><th>TIVA 的常用指征</th></tr>
</table>

- 气道内镜、咽喉及气管手术的麻醉
- 手术室外(如胃肠镜室)或运送患者途中的麻醉
- 可疑恶性高热的患者
- 术后恶心呕吐史明确的患者

<table>
<tr><th>持续输注相较于间断单次给药的优势</th></tr>
</table>

- 避免血药浓度的波动
- 相对减少给药不足或过量的情况
- 提供合适的麻醉深度
- 降低副作用的发生率(维持血流动力学稳定)
- 缩短麻醉恢复时间
- 减少 25%～30% 药物使用量

全身麻醉下经典的静脉给药方案			
药物	单次诱导剂量	持续输注的 维持剂量	间断单次给药的 维持剂量
依托咪酯	0.2～0.3 mg/kg	—	—
丙泊酚	2～3 mg/kg	6～10 mg/(kg·h) (100～180 μg /(kg·min))	—

麻醉口袋书

全身麻醉下经典的静脉给药方案			
药物	单次诱导剂量	持续输注的维持剂量	间断单次给药的维持剂量
芬太尼	$50\sim100~\mu g$	$0.5\sim4~\mu g/(kg \cdot h)$	$25\sim50~\mu g$
阿芬太尼	$0.5\sim1.5~mg$	$1\sim3~mg/h$	$0.2\sim0.5~mg$
瑞芬太尼	$1\sim2~\mu g/kg$	$0.1\sim0.25~\mu g/(kg \cdot min)$	—
舒芬太尼	$0.2~\mu g/kg$	$0.2\sim0.4~\mu g/(kg \cdot h)$	
氯胺酮	$0.1\sim0.2$ mg/kg	$5\sim10~\mu g/(kg \cdot min)$	—

引自 Urman RD，Shapiro FE. Chapter 9. Anesthetic agents. Which one? In: *Manual of Office-Based Anesthesia Procedures*. Philadelphia，PA：Lippincott Williams & Wilkins；2007：63

维持输注滴定
· 滴定到预期的能够观察到对手术刺激反应的麻醉深度
· 气管插管时药物需求最高
· 手术准备及铺巾时药物需求下降
· 输注速率应当在切皮前数分钟调高
· 患者体动及血流动力学改变应作为调整滴定的依据
· 手术开始后：如果 $10\sim15~min$ 内无反应，降低输注速率的 20%，如果有反应，单次给药并增加输注速率
· 应给予阿片类药物，以达到镇痛目的
· 催眠药物应当根据个人需求及手术刺激进行滴定
· 手术结束时需要降低输注速率，为恢复自主呼吸做准备

丙泊酚的使用指南

全身麻醉的诱导

· $2\sim3~mg/kg$ 静脉给予（术前给予阿片类药物或其他药物的

患者、年龄>50 岁的患者减量)

全身麻醉的维持

· 80~150 $\mu g/(kg \cdot min)$静脉联合 N_2O 或一种阿片类药物

· 如单独使用,速率为 120~200 $\mu g/(kg \cdot min)$

· 2 h 后考虑减量(丙泊酚蓄积)

· 在预期结束时间前 5~10 min 停药(可给予 1~2 mL 单次剂量保持患者的麻醉状态)

镇静

· 10~50 $\mu g/(kg \cdot min)$静脉给予

拔管 & 苏醒

拔管的常规分类标准
· 呼吸频率规律
· SpO_2 稳定
· 肌松恢复(持续抬头/抬腿 5 s);可以自主保护气道
· 潮气量>4 mL/kg
· 意识恢复(可遵从嘱咐)
· 呼气末 CO_2 稳定在生理范围内

术后持续带管的指征
· 会厌炎
· 继发于手术或者创伤的局部上呼吸道水肿
· 手术造成的喉返神经损伤
· 术中大量液体输注(特别是长时间的头低足高位或俯卧位)导致的上呼吸道水肿
· 血流动力学不稳定或持续出血
· 神经系统功能障碍(格拉斯哥昏迷评分小于 8)

深拔管

指征	哮喘、颅内出血风险、易损的美容缝线、眼科疾病、眼内气体
禁忌	饱胃、阻塞性睡眠呼吸暂停综合征(相对的)、困难气道
优势	减少呛咳 减小切口风险张力 减小颅内/眼内压力增高的风险
劣势	无刺激,可能导致窒息 喉痉挛 误吸

麻醉技术

区域阻滞麻醉

周围神经阻滞

概述

- 周围神经阻滞通过将局麻药注射于神经/神经束周围,阻滞其冲动传导而发挥作用
- 神经纤维阻滞的先后顺序:细交感神经纤维→细感觉($A\delta$)纤维(痛温觉)→粗感觉($A\beta$)纤维(本体觉和触觉)→粗运动($A\alpha$)纤维
- 用于术中麻醉(包括全麻)、术后镇痛或急慢性疼痛管理

器材和操作前准备

1. 患者监护标准设备(SpO_2检测仪、ECG、血压计)
2. 镇静药物和吸氧设备
3. 无菌物品:帽子、口罩、无菌手套、无菌衣
4. 阻滞针——短、B-bevel(钝)、超声显影针或带绝缘鞘穿刺针
5. 阻滞导管(用于连续神经阻滞)
6. 局麻药(local anesthetic,LA)
7. 神经定位(神经刺激仪、超声等)
8. 脂肪乳剂:用于治疗局麻药全身毒性(local anesthetic systemic toxicity,LAST),备紧急气道工具,插管用药

神经定位技术	
超声引导	以超声探头定位目标神经、阻滞针,观察局麻药扩散情况
神经刺激仪	以带绝缘鞘穿刺针连接刺激仪诱发目标神经所支配肌肉颤抽来定位;以将刺激电流从>1 mA 缓减至<0.5 mA 而仍能观察到肌肉颤抽为宜
异感	以阻滞针接触神经时引起异感定位;注射可引起一过性异感增强;如有剧烈灼痛表示神经内注射(应立即停止,拔针,重新评估)
浸润麻醉/局部阻滞	据解剖标志定位,在目标神经附近注射局麻药

禁忌证——类似椎管内麻醉

- **绝对禁忌证**

  患者拒绝、穿刺部位感染、对酰胺和酯类局麻药明确过敏

- **相对禁忌证**

  严重解剖异常、患者不合作、神经系统疾病或神经损伤、菌血症、凝血异常（内源性或医源性）、麻醉后患者（儿科除外）

常见并发症

- 神经损伤、LAST、感染、血肿
- 为降低感染风险应注意严格无菌操作
- 为避免血管内/鞘内注射局麻药应每注射 5～10 mL 回抽，观察有无血液/脑脊液

非超声引导的安全注意事项

- 掌握相关解剖和超声机基础知识
- 注意患者体位和患者监测
- 使用神经刺激仪确定目标神经，同时防止神经内注射
- 应用 raj test 确保阻滞针不在神经内（即在适当水平电流刺激观察到相应肌肉颤抽反应后，缓慢注射 1 mL 局麻药后刺激反应应当消失，否则阻滞针在神经内）
- 应缓慢注射局麻药，并注意回抽，分次给药（通常每次 5 mL），注意观察有无入血反应
- 局麻药中加入肾上腺素以观察有无入血［如 1∶400000（2.5 μg/mL）］
- 仅进行低压力注射（<138 kPa），避免神经内注射

超声基础知识

- 超声成像的基础是压电晶体将声波射入组织，而接收器接收相应反射或散射声波而获得显像
- 超声波是指频率大于 20 kHz 的声波
- 区域阻滞中常用的声波频率为 4～17 MHz
- 具有不同声阻抗的组织与入射声波相互作用，继而产生衰减、反射、折射和散射
- 组织回声越大，声像图越亮
- 超声波透射而没有反射的无回声结构（如血管）表现为黑色
- 超声波透射而几乎不反射的低回声结构（如近端神经、脂肪

组织)表现为黑色

- 超声波被直接反射的高回声结构(如骨骼、肌腱)因能够阻挡并反射声波至换能器而表现为白色

超声探头选择

- 探头频率决定图像分辨率和组织穿透力
- 低频探头(2～7 MHz)适用于观察深部结构(4 cm):分辨率低、穿透力高
- 高频探头(10～15 MHz)适用于观察浅表结构(0.5～4 cm):分辨率高、穿透力低

超声图像平面

- 短轴平面(横向/轴向):柱形结构在其横截面表现为圆形图像
- 长轴平面:柱形结构在其纵截面表现为线形图像
- 平面内进针技术(in-plane, IP)(最常见):在成像平面内进针,针显示为回声线,只有位于扫描薄层内部分针体可见;当针尖从扫描平面偏离时,针的前进距离可能比预期深
- 平面外进针技术(out-of-plane, OOP):垂直成像平面进针,穿过扫描层面,针体或针干显示为回声点

超声下的神经显像

- 神经束呈低回声,周围有高回声神经外膜及结缔组织
- 随其走行神经形状和回声结构而发生改变[例如,近端神经如臂丛的根和干呈单支低回声,但在远端为多束高回声(蜂窝状外观)]
- 可呈现为圆形、椭圆形或三角形,且和其他结构(如血管、肌腱、筋膜、肌肉)类似

改善操作质量和安全的建议

- 充分熟悉解剖结构和设备
- 适合操作的患者体位和超声机放置位置合适
- 避免超声探头和无菌保护膜之间产生气泡,气泡会导致阴影
- 注意排除注射器内空气,以免意外注射后降低图像质量
- 放置探头可类似传统非可视操作中利用表面解剖标志,之后可根据超声图像调节
- 实时监测下进针,并保持针尖可见
- 可利用 Doppler 功能区分动、静脉

- 小心地接近神经并沿神经周围切线方向进针,不要穿入神经实质
- 神经刺激仪可用于确认目标神经、防止神经内注药,但不能提高阻滞成功率
- 局麻药应分次、多点注入,并持续观察局麻药扩散
- 如注入 1～2 mL 局麻药后无法观察到扩散,应停止注射,回抽并再次寻找针尖以避免血管内注射
- 包绕神经注药可获得迅速、完全的阻滞效果
- 注药应缓慢并反复回抽,保持低压力(<138 kPa)注射以避免血管内和神经内注射

颈浅丛神经阻滞及颈深丛神经阻滞

- 适应证
  - 颈部手术如淋巴结切除、气管切开、颈动脉内膜剥脱、甲状腺手术
- 注意事项
  - 颈深丛神经(deep cervical plexus,DCP)阻滞可致膈神经麻痹,一般应避免双侧 DCP 阻滞
  - 尤其注意避免误入鞘内或硬膜外注药;避免高压力注射大量局麻药
  - 椎动脉或颈动脉内注射小剂量药物即可导致惊厥
  - DCP 阻滞可覆盖颈浅丛神经(superficial cervical plexus,SCP)阻滞范围(无须联合阻滞)
- 重要解剖标志和结构
  - 乳突、C6 横突(transverse process,TP)(Chassaignac 结节)
  - C2～C4 前支(分支为浅丛和深丛)
    - 浅丛→下颌到 T2 颈部皮肤感觉
    - 深丛→颈襻;前颈部及膈肌(膈神经)运动功能
- 颈浅丛神经阻滞
  - 胸锁乳突肌(sternocleidomastoid muscle,SCM)后缘中点进针
  - 沿 SCM 后缘向头侧和尾侧 2～3 cm 注射局麻药 10～

15 mL
- 并发症：CN Ⅺ神经阻滞可致斜方肌麻痹
- **颈深丛神经阻滞**
  - 乳突至 C6 横突（Chassaignac 结节）连线
  - 自乳突起第 2、4、6 cm 处分别为 C2、C3、C4 横突位置
  - 每点进针至遇到横突，退针 2 mm，注射局麻药 5 mL
  - 并发症：霍纳（Horner）综合征、膈神经和喉上神经麻痹、惊厥、误入鞘内或硬膜外注药

臂丛神经阻滞

- 臂丛：发自 C5～C8 以及 T1 神经根；干→股→束→支（图 1）

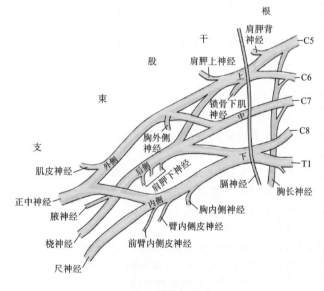

图 1　臂丛解剖

- 通过在其走行路径上（肌间沟、锁骨上、锁骨下、腋窝）注入 25～40 mL 局麻药，可阻滞臂丛神经
- 亦可在远端选择性阻滞单支神经或作为补救性阻滞（注入 3～5 mL 局麻药）

- 神经刺激仪刺激臂丛的表现：
  - 肌皮神经→肘关节屈曲
  - 正中神经→指/腕屈曲
  - 桡神经→指/腕伸展
  - 尺神经→指/腕尺屈

臂间沟臂丛神经阻滞

在臂丛根/干水平阻滞 C5～C7(图 2)

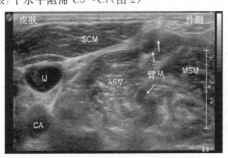

图 2　臂间沟臂丛神经阻滞

注：IJ，颈内静脉；CA，颈动脉；SCM，胸锁乳突肌；ASM，前斜角肌；MSM，中斜角肌

适应证

- 肩部、锁骨远端和肱骨近端手术
- 不适用于前臂/手部手术；不覆盖 C8 和 T1 皮节
- 注意事项
  - 不同程度 100％阻滞膈神经
  - 严重呼吸系统疾病、同侧膈神经或喉返神经受损患者忌用
  - 星状神经节阻滞或颈交感神经节链阻滞可致 Horner 综合征(上睑下垂、瞳孔缩小、面部无汗)
- 重要标志/解剖结构
  - 胸锁乳突肌、环状软骨、前斜角肌(anterior scalene muscle，ASM)和中斜角肌(middle scalene muscle，MSM)之间的肌间沟
- 超声引导下操作
  - 体位：仰头 30°并偏向对侧
  - 小型高频探头最佳

- 平行于锁骨上缘扫描,识别锁骨下动脉及其外侧臂丛(锁骨上入路视图)
- 向近端追溯至可见 ASM 和 MSM 之间垂直线状排列的神经根/干
- IP 法由外向内进针穿过 MSM,至最浅表的低回声目标结构(C5 及 C6 神经根)之间
- 回抽无误后,以 5 mL 增幅分次注入局麻药共 15~25 mL;观察局麻药扩散,将 MSM 推向后。可在臂丛前方注药但可致其扩散至膈神经(位于 ASM 浅面)
- 可用 IP 或 OOP 法由内向外进针
- 非超声引导下操作
  - 在 SCM 后方触诊肌间沟,在环状软骨水平垂直进针
  - 刺激目标肌肉包括胸肌、三角肌、肱三头肌、肱二头肌
  - 如果膈神经受刺激(膈肌抽搐)则表明针尖位于臂丛前;如果副神经受刺激(斜方肌抽搐)则提示针尖过于靠后

锁骨上入路臂丛神经阻滞

"臂丛";在神经股/束水平阻滞

- 适应证
  - 肩远侧上肢手术
- 注意事项
  - 气胸风险
  - 50%阻滞膈神经(神经兴奋研究)
  - 严重呼吸系统疾病、同侧膈神经或喉返神经受损患者忌用
  - 星状神经节阻滞或颈交感神经节链阻滞可致 Horner 综合征(上睑下垂、瞳孔缩小、面部无汗)
- 重要标志/解剖结构
  - 锁骨、胸锁乳突肌(sternocleidomastoid muscle,SCM)、锁骨下动脉(subclavian artery,SA)、第一肋、胸膜
  - 超声引导下操作
  - 体位:半坐位(头上偏 30°)、沉肩、头偏向对侧
  - 小型高频探头最佳
  - 平行于锁骨上缘扫描,识别 SA 及其外侧臂丛;此水平臂丛形似"葡萄串"——多个由高回声结缔组织包绕的圆形

低回声结构

- 识别胸膜及第一肋;最佳图像为臂丛(葡萄串)位于第一肋(保护胸膜)上方
- 通常采用 IP 法由外向内进针,穿过臂丛鞘膜,分次注入 20~30 mL 局麻药;如不能在 SA 旁臂丛的最内、深处注药,可能无法阻滞下干(尺神经)

- 非超声引导下操作

  - 在 SCM 锁骨头外侧缘向外旁开 2.5 cm、锁骨上 1 指处,向尾侧锁骨下方平行于中线进针;观察目标肌肉抽搐;如未诱发,进针深度不可超过 2.5 cm
  - 刺激反应为手部运动(桡/正中/尺神经)

锁骨下入路臂丛神经阻滞

为神经束水平阻滞

- 适应证

  - 从肘部到指尖的上肢手术

- 注意事项

  - 可致气胸,但风险低于锁骨上入路
  - 深部阻滞,肥胖患者可能难以可视化
  - 阻滞置管的理想部位

- 重要标志/解剖结构

  - 锁骨、喙突、腋动脉(axillary artery,AA)、三角胸肌间沟、胸大肌和胸小肌

- 超声引导下操作

  - 仰卧、半坐位,头偏向对侧
  - 小型高频或中频探头
  - 将探头置于三角胸肌间沟,识别胸大肌、胸小肌深面的 AA;区分神经束(高回声、蜂窝状)
  - 可能需要 4 英寸(约 10 cm)穿刺针;采用 IP 法由外向内(上向下)进针至 AA 6 点钟方向,进针轨迹可能位于外侧束浅面或深面
  - 通常在注射过程中保持针位置在 AA 6 点钟方向不变,分次注射 30 mL 局麻药并观察其在动脉壁周围 U 形扩散

- 非超声引导下操作

- 喙突入路:喙突向下、向内 2 cm 处垂直皮肤向后进针
- 改良的 RAJ 法:锁骨中点下方 3 cm 处向外侧 AA 方向进针;腋窝内可触 AA 搏动
- 刺激反应为手部运动

腋路臂丛神经阻滞

为臂丛末梢分支(外周神经)水平的阻滞,阻滞正中神经、桡神经、尺神经、肌皮神经(图 3)

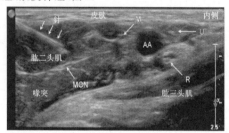

图 3　腋路臂丛神经阻滞

注:AA,腋动脉;M,正中神经;U,尺神经;R,桡神经;MCN,肌皮神经

- 适应证
  - 上肢从肘部到指尖的手术(同锁骨下)
- 注意事项
  - 无气胸或膈神经阻滞风险
  - 神经位置非常浅表
  - 可阻滞单支神经
  - 患者**必须**能外展手臂,但在外伤或术后难以遵嘱
  - 分别阻滞单支神经,需要多次穿刺(用移动针)
- 重要标志/解剖结构
  - 腋窝、肱二头肌、肱三头肌、肱二头肌内侧沟、腋动脉
- 超声引导下操作
  - 体位:仰卧、手臂外展 90°、+/−肘屈
  - 小型高频探头
    - 探头置于上臂近端矢状面,以肱二头肌和肱三头肌之间的沟为中心(肱二头肌内侧沟),识别 AA
    - 向近端追溯 AA 至胸大肌水平,再沿 AA 走行向远端扫描,识别正中神经、桡神经、尺神经和肌皮神经(高回声、蜂窝状)

- 在近端正中神经、桡神经和尺神经与 AA 毗邻,追溯至神经血管束(neurovascular bundle,NVB)远端,桡神经将走行于肱骨深面,正中神经仍与 AA 伴行,尺神经仍在浅表走行但会向内侧偏离 AA
- 肌皮神经通常从 NVB 分出,穿行于肱二头肌和喙肱肌间
- 采用 IP 法由外向内进针;分别注射 5~10 mL 局麻药阻滞单支神经(共需 30~40 mL);采用间断阻滞法

- 非超声引导下操作
  - 血管旁法:肱二头肌内侧沟触诊 AA,用两指固定 AA;用短针带负压从前向后穿过 AA,直到无回血,提示此时针尖紧邻 AA 后方;再次回抽无误后以 5 mL 增幅分次注入局麻药 20 mL;保持负压缓慢退针直到无回血,提示此时针尖紧邻 AA 前方,再次回抽无误后以 5 mL 增幅分次注入局麻药 20 mL;或可将全部局麻药注射于 AA 后方;需单独阻滞肌皮神经
  - 神经刺激仪引导:单次注药 vs 多次注药;依赖于 AA 周围的典型结构。单次注药法:选择手术部位主要支配神经,获得相应神经刺激征后分次注入全部局麻药。多次注药法(更先进):分别获得相应神经刺激征后在单支神经周围分别注入小剂量局麻药(5~10 mL)。正中神经位于 AA 外侧,桡神经位于 AA 后内侧,尺神经位于 AA 内侧且较桡神经更为浅表。肌皮神经比正中神经更深

上肢外周神经远端阻滞

- **桡神经**
  - 肘:肱二头肌肌腱外侧进针至与侧上髁接触,退针 0.5 cm 后注射局麻药(LA)
  - 腕:桡骨茎突近端皮下呈环状向内侧及外侧注射局麻药共 10 mL
  - 超声引导:患者取坐位,屈肘,前臂置于大腿上,扫描肱骨中段至远端,桡神经为逐渐远离肱骨的高回声结构,在其周围注射局麻药 5~8 mL

- **正中神经**
  - 肘:在肱动脉搏动内侧 1~2 cm 处近肘窝处进针
  - 腕:在掌长肌和桡侧腕屈肌肌腱之间进针,至穿破深层筋膜
  - 超声引导腕部阻滞:识别腕管内神经并向近端追溯,注意

区分筋膜;在腕管近端注射局麻药 5 mL

- 超声引导肘部阻滞:识别肘部肱动脉,神经为高回声且紧邻动脉,神经周围注射局麻药 5~8 mL

- **尺神经**

  - 肘:尺神经沟近内上髁 1 cm 处进针,屈肘,向手远端侧进针,观察目标刺激症状

  - 腕:尺侧腕屈肌肌腱后内侧进针 1 cm 后,注射局麻药 3~5 mL;复合肌腱上皮下注射可阻滞浅筋膜至小鱼际区域

  - 超声引导肘部阻滞:手臂外展、屈肘;自内上髁向近端扫描 5 cm,识别高回声尺神经,注射局麻药 5~8 mL

  - 超声引导腕部阻滞:识别尺动脉及周围伴行尺神经;自肘部向近端扫描约 4 cm,神经周围注射局麻药 5 mL

- **肌皮神经**

  - 上臂近端:收缩肱二头肌,在其外侧喙肱肌内注入 LA10 mL

  - 超声引导:参见上文腋路臂丛神经阻滞

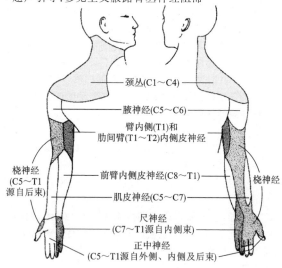

图 4　上肢皮肤神经支配

(参考:Dunn PD,Alston tA,Baker KH,et al. *Clinical Anesthesia Procedures of the MGH*. 7th ed. Philadelphia,PA: Lippincott Williams & Wilkins;2007:79-280,with permission)

指根神经阻滞（上肢）

- 解剖：正中神经/尺神经→指总神经（位于手指双侧腹外侧）
- 适应证：手指手术（如外伤、远端截肢）
- 注意事项
  - 局麻药（lacal anesthetics，LA）：使用单纯局麻药（**不加肾上腺素**）
  - 并发症：血肿、肢端缺血、神经损伤、感染、血管内注药
- 操作：
  - 手平伸，掌心朝下，从指根部背外侧向掌部进针
  - 可见掌侧皮肤隆起时回抽，并注入局麻药 2～3 mL，回退至背侧并注入部分局麻药以阻滞背侧神经
  - 双侧指根部同样操作

下肢神经阻滞

- 腰丛（L1～L4）和腰骶丛（L4～S3）神经负责支配下肢神经
- **腰丛分支**包括股神经、闭孔神经和股外侧皮（lateral femoral cutaneous，LFC）神经，还包括髂腹下神经、髂腹股沟神经以及生殖骨神经（被躯干覆盖）
  - 除股外侧皮神经外，单支神经阻滞通常在无神经刺激仪辅助下进行
  - **腰大肌/腰丛阻滞**可阻滞整个腰丛。其并发症包括意外硬膜外麻醉，硬膜下、蛛网膜下腔注药，腹膜后血肿和（或）内脏损伤
- **腰骶丛分支**包括坐骨神经和股后皮神经
  - 坐骨神经在腘窝内分叉为胫神经和腓总神经
  - 胫神经发出胫后神经并分支入腓肠神经
  - 腓总神经发出腓浅神经和腓深神经，并分支入腓肠神经
- **复合阻滞**
  - 可在股神经阻滞位点尝试三合一阻滞，即压住远端向近端进针，尝试增加局麻药的近端扩散，以求阻滞股神经、LFC

神经及闭孔神经,但并不能完全阻滞 3 条神经(有效率小于 50%)

- 唯一可靠的三合一阻滞为腰丛阻滞
- 腰丛+坐骨神经阻滞可完全阻滞整个下肢
- 膝关节由多个神经支配[如股神经(前)、闭孔神经(内)、股外侧皮神经(外)和坐骨神经(后)]→膝关节手术中需要联合阻滞来实现完全麻醉
- 相对于椎管内麻醉的优势:单侧肢体阻滞、交感神经阻断风险降低(低血压、尿潴留风险降低)、避免抗凝治疗的患者发生椎管内血肿风险
- 劣势:要实现整个肢体阻滞常需要多部位复合阻滞,必要时或可考虑椎管内阻滞

腰丛神经阻滞

- 适应证
  - 涉及大腿前、内、外侧的膝、髋部手术
- 注意事项
  - 深部阻滞
  - 存在硬膜外扩散可能
  - 可致腹膜后血肿,需按 ASRA 椎管内/深部阻滞抗凝指南进行操作
  - 在髂嵴水平注射局麻药至腰大肌,可阻滞股神经、闭孔神经、LFC 神经
  - 如复合坐骨神经阻滞可阻滞整个下肢
- 重要标志/解剖结构
  - 中线和髂嵴;嵴间线(双侧髂嵴间线)
- 超声引导下操作
  - 难度在于目标结构位置较深,同非超声方法一样需要依靠解剖标志
  - 体位:侧卧位,髋、膝微屈
  - 使用低频曲阵探头
  - 在嵴间线头侧识别棘突(spinous process,SP),向外侧扫查定位 TPs,腰大肌位于其深面中线旁开 4 cm 左右的位置
  - 探头可平行或垂直放置,采用 IP 或 OOP 法进针

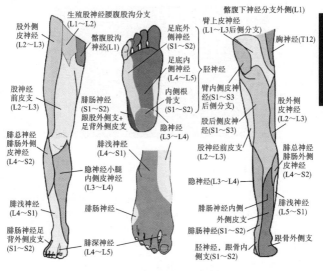

图 5　下肢皮肤神经支配

（参考 gray H. *anatomy of the Human Body*. Philadelphia, PA：Lea & Febiger；1918）

- 回抽无误后分次缓慢注入 10～20 mL 局麻药，应加入肾上腺素
- 非超声引导
  - 侧卧位，髋、膝微屈；保证髌骨可见
  - A 线：腰椎中线，B 线：嵴间线，中线向阻滞侧旁开 4 cm，垂直平面沿嵴间线进针
  - 观察股神经刺激征（髌骨跳动）
  - 如进针 4～6 cm 遇骨质（TP），向头侧或尾侧微调方向；腘绳肌刺激征提示进针太靠尾侧刺激腰骶丛（坐骨神经）；如进针 8 cm 尚无神经刺激征则需退针重新调整方向

股神经阻滞

- 适应证
  - 股骨、膝关节、大腿前部和膝下内侧腿部手术
- 注意事项
  - 为腹股沟皱褶处浅部阻滞，如患者肥胖需收紧腹部

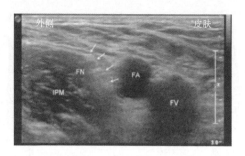

图 6　股神经阻滞

FA,股动脉；FV,股静脉；FN,股神经；IPM,髂腰肌

- 股动脉在此水平有 2 个主要分支；前支供应缝匠肌和耻骨肌；后支较深，位于髂筋膜下并供应股前肌、股四头肌、膝关节、小腿内侧（隐神经）
- 重要标志/解剖结构
  - 腹股沟皱褶、股动脉、髂筋膜、阔筋膜
  - 神经位于动静脉外侧（NAVL）
- 超声引导下操作
  - 仰卧位
  - 高频或中频探头
  - 探头置于腹股沟皱褶处，获取股动脉长轴图像，股神经为股动脉旁高回声结构，位于髂腰肌浅面，上覆髂筋膜
  - IP 或 OOP 法进针穿过髂筋膜，分次注射局麻药 20～30 mL，观察其扩散至髂筋膜、股动脉深面
- 非超声引导下操作
  - 仰卧位
  - 在腹股沟皱褶中触诊股动脉，在皱褶下方动脉外侧 1 cm 微向头侧进针，直至获得股四头肌刺激征
  - 观察髌骨跳动确保为股四头肌受刺激，如为大腿前侧肌肉抽搐但无髌骨跳动（股神经前支支配的缝匠肌受刺激），向外侧、深部调整进针方向

闭孔神经阻滞

- 适应证
  - 髋和膝关节手术（部分覆盖），涉及大腿内侧/膝关节的

切口

- 抑制闭孔反射:在 TURBT 术中大腿突然大力内收可导致膀胱壁穿孔(椎管内麻醉不能消除反射)

- 注意事项
  - 闭孔神经分前、后支;关节支支配髋关节(前侧分支)和膝关节(后侧分支);支配内收肌(前侧和后侧分支);偶尔支配下内侧大腿/膝关节(前侧分支)
  - 通常与其他阻滞联合使用实现膝关节镇痛
  - 闭孔深面为膀胱
- 重要标志/解剖结构
  - 耻骨结节
- 超声引导下操作(不能阻滞髋关节关节支)
  - 阻滞后支,用于膝关节手术
  - 仰卧位,腿外旋
  - 中频探头,高频最佳
  - 探头与腹股沟皱褶平行向尾部扫查;识别股动脉内侧的耻骨肌;耻骨肌内侧边界呈"鱼嘴"状位于内收肌上(3 个内收肌,浅至深为长收肌、短收肌、大收肌)
  - 神经呈高度回声,内收肌和短收肌为前支,短收肌和大收肌之间为后支;IP 或 OOP 法进针,包绕每根神经注射 5～10 mL 局麻药即可
- 非超声引导下操作(可用于髋部手术)
  - 仰卧位,腿外展 30°
  - 耻骨结节旁开并向下 1.5 cm 处进针,向上进针至遇耻骨支,紧贴耻骨支下缘向外侧 45°缓慢进针 2～3 cm 至可见内收肌群收缩
  - 可设置初始较高刺激电流(2～3 mA)

股外侧皮神经阻滞

- 适应证
  - 涉及髋和侧/前大腿切口、皮肤移植物的手术
- 注意事项
  - 仅阻滞皮神经
  - 传统为盲探操作

- 可使用较高刺激电流诱发异常感觉
- 重要标志/解剖结构
  - 髂前上棘(anterior superior iliac spine,ASIS)、阔筋膜
- 超声引导下操作
  - 仰卧位
  - 高频探头
  - 从腹股沟皱褶开始扫查,确定髂筋膜和阔筋膜;在 ASIS 下内侧浅表结构内扫查阔筋膜深面和缝匠肌浅面高回声结构,在其周围注射局麻药 5～10 mL
  - 如未能识别神经,在阔筋膜深面和浅面注射局麻药
- 非超声引导下操作
  - 仰卧位
  - ASIS 内、下各 2 cm 处向后进针,寻找阔筋膜"突破"感,阔筋膜深面和浅面注射局麻药 10 mL

收肌管阻滞

- 适应证
  - 膝关节镇痛
  - 可充分阻滞隐神经,用于小腿内侧的镇痛
- 注意事项
  - 在膝关节手术中,镇痛效果相当于股神经阻滞,显著降低股四头肌肌力减弱概率
  - 仅阻滞股神经至股四头肌的部分分支;阻滞膝关节分支和隐神经
- 重要标志/解剖结构
  - 大腿、股骨、股动脉、缝匠肌
- 超声引导下操作
  - 仰卧位,腿部微外旋
  - 高频或中频探头
  - 探头置于大腿中部,横切面上识别股骨,向内侧扫查,定位股动脉,向近端追踪股动脉,至其位于缝匠肌下的浅表部位
  - 神经为股动脉外侧和内侧的高回声结构;当阻滞发生在大腿中部近端时,股神经隐支位于股动脉外侧

- IP 或 OOP 法进针穿过缝匠肌,回抽无误后分次注射局麻药 10～20 mL,观察其在缝匠肌深面动脉周围扩散(收肌管内)

坐骨神经阻滞(经典、前路、臀下入路)

- 适应证
  - 下肢手术
- 注意事项
  - 阻滞部位深,更具挑战性(需 4 或 6 英尺(约 122 或 183 cm)穿刺针)
  - 可在不同水平阻滞
  - 大腿的后部皮肤并非坐骨神经分支分布范围,但近端坐骨神经阻滞可覆盖(经典入路);切口涉及大腿后部时有效
- 重要标志/解剖结构
  - 大转子、髂后上棘(posterior superior iliac spine,PSIS)、骶骨裂孔、坐骨结节、髂前上棘、耻骨结节
- 超声引导下操作(臀下入路)
  - 侧卧位,髋、膝略屈
  - 中低频探头
  - 放置探头于大转子与坐骨结节之间,在臀肌下寻找高回声、蜂窝状结构的坐骨神经,向远端追踪神经 4～7 cm 以获得最佳图像
  - IP 或 OOP 法进针穿破筋膜,分次注入局麻药 20～30 mL,观察其在筋膜层和坐骨神经之间扩散将神经推向下
- 非超声引导下操作
  - 经典入路坐骨神经阻滞:侧卧位,髋、膝略屈;解剖标志是 PSIS 和大转子;PSIS 和大转子之间为 A 线(图 7),A 线中点向下做垂线 4 cm 为 B 线;垂直平面进针,刺激坐骨神经时出现足的跖屈或背屈
  - 改良坐骨神经阻滞:同经典入路,加入第三线 C 线,为大转子与骶骨裂孔连线,B 线和 C 线交汇处为进针点
  - 前路坐骨神经阻滞:需 6 英尺(约 183 cm)穿刺针;仰卧位;连接 ASIS 和耻骨结节为 A 线,其内 1/3 处做垂线 B 线,通过大转子与 A 线平行做 C 线,B、C 线交汇处向后进

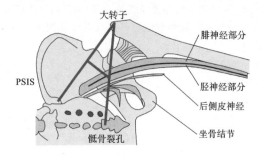

图7　坐骨神经阻滞

　　针,至遇股骨骨质贴其内侧向后进针4～5 cm,至可见足的
　　跖屈或背屈
- 臀下入路坐骨神经阻滞:侧卧位,髋、膝略屈,连接大转子
　　和坐骨结节为 A 线,A 线中点向远端4 cm 为 B 线,垂直平
　　面进针至可见足的跖屈或背屈;或无法阻滞股后侧皮神经

腘窝坐骨神经阻滞
- 适应证
　- 下肢膝以下手术
- 注意事项
　- 需抬腿暴露腘窝或俯卧位
　- 阻滞坐骨神经向胫神经和腓总神经分叉点
　- 复合隐神经阻滞可获得完全的小腿阻滞
- 重要标志/解剖结构
　- 腘窝皱褶、股二头肌肌腱、半膜肌(semi-membranous
　　muscle,SM)和半腱肌(semi-tendinosus muscle,ST)肌腱、
　　腘动脉、股骨
- 超声引导下操作
　- 俯卧位腿伸展或仰卧位腿微屈曲
　- 高中频探头
　- 横向放置探头于腘窝皱褶,识别腘动脉,寻找其浅表的高
　　回声、蜂窝状结构(胫神经)
　- 向近端追溯至可见其外侧向内走行的腓总神经,汇合处形
　　状类似花生壳,外有鞘膜包绕

- 两神经间以 IP 或 OOP 法进针,鞘膜内分次注射 20～30 mL 局麻药,将两神经束分开
- 非超声引导下操作
  - 神经刺激仪引导:足的跖屈或背屈(胫神经)
  - 肌腱间入路:俯卧位;2 英寸(约 5 cm)穿刺针;A 线为腘窝皱褶;从腘窝皱褶沿股二头肌 SM 和 ST 肌腱做 B、C 线各 7 cm,D 线连接 B 线和 C 线 7 cm 处的腘窝皱褶,其中点由后向前进针,如无神经刺激征,向外调整进针方向
  - 外侧入路:仰卧位腿伸直;4 英寸(约 10 cm)穿刺针;A 线为腘窝皱褶,B 线为股二头肌前缘;B 线上腘窝皱褶近端 7 cm 处穿刺向内侧进针至遇股骨骨质;推针后向后调整 30° 进针,神经通常位于股骨深面 1～2 cm

隐神经阻滞

- 适应证
  - 内侧小腿和足部切口
- 注意事项
  - 皮神经阻滞,通常复合坐骨神经阻滞用于小腿部位的完全阻滞
  - 可在多个水平阻滞,包括内收肌管(膝上)和内踝踝周阻滞(膝下)
  - 对于足部手术,踝部阻滞最可靠
- 重要标志/解剖结构
  - 缝匠肌、胫骨结节、隐静脉
- 超声引导下操作
  - 参见上文收肌管阻滞(成功率最高)
  - 识别缝匠肌和隐神经有助于横穿缝匠肌入路阻滞(见下文)
  - 识别大隐静脉有助于静脉周入路阻滞(见下文)
- 非超声引导下操作(仰卧位下肢略外展)
  - 胫骨结节入路:胫骨内踝处向小腿后外侧方向皮下注射局麻药 5～10 mL
  - 静脉周入路:利用下肢止血带协助辨认大隐静脉髌下段,静脉周注射局麻药 5～10 mL

- 横穿缝匠肌入路：膝上触诊缝匠肌；髌骨上方进针穿过缝匠肌,利用 LOR 法,有落空感后,回抽无误,注射局麻药 10 mL

踝关节阻滞

- 适应证
  - 足部手术
- 注意事项
  - 2 支深层神经(胫后和腓深神经,图 8)
  - 3 支浅层神经(腓肠神经、隐神经、腓浅神经)
  - 阻断深部第一神经；浅表神经皮下注射可改变表面解剖结构
- 重要标志/解剖结构
  - 外侧和内侧踝、拇长伸肌(extensor hallucis longus,EHL)、跟腱
- 超声引导下操作
  - 用于深层神经
  - 仰卧位,下肢垫物,足部悬空
  - 高频探头
  - 腓深神经：外踝水平或略靠下水平横切面放置探头；识别足背动脉；在动脉周围组织平面注射局麻药 5～8 mL,神经较难识别
  - 胫后神经：内踝水平或略靠下水平横切面放置探头；识别胫后动脉；胫神经通常为动脉后方的蜂窝状结构；向近端追溯至内踝上方；IP 或 OOP 法进针在神经周围注射局麻药 5～8 mL
- 非超声引导下操作(必须阻滞 5 支神经)
  - 3 支浅层神经(腓肠神经、隐神经、腓浅神经)阻滞：踝关节近端皮下环状注射局麻药 15～20 mL；从前表面(腓浅神经)开始,跨过外踝向内(隐神经),而后向前或外侧(腓肠神经)至跟腱逐步阻滞
  - 腓深神经阻滞：嘱患者伸展大拇指,触诊踝关节近端 EHL 肌腱；从 EHL 肌腱的外侧向胫骨方向进针；退针 2 mm,注射局麻药 5～8 mL

- 胫后神经(使用神经刺激仪定位更佳)阻滞:内踝后触诊胫后动脉,其后侧深面进针,回抽无误后注射局麻药5～8 mL;或在跟腱和内踝中点进针至遇骨质,退针2 mm,回抽无误后注射局麻药

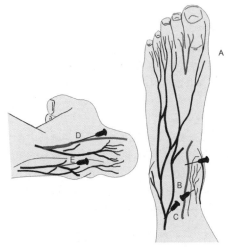

图8 踝周阻滞中足/踝的神经支配

A,腓深神经;B,隐神经;C,腓浅神经;D,胫后神经;E,腓肠神经

image courtesy of J. Ehernfeld

静脉局部麻醉(Bier 阻滞)

- 适应证
  - 肢端不超过1.5 h 的短小手术(如腕管松解术)
- 设备
  - 双止血带
  - 弹力绷带
  - 手臂细输液通路(22～24 G)阻滞(阻滞拔除后)
  - 在非阻滞的另一侧手建立另一条输液通路(给药用)
  - 0.5%利多卡因40～50 mL
- 操作
  - 抬高阻滞侧手臂高于身体平面,使用弹力绷带排血(远端

→近端）

- 远端止血带充气至高于 100 mmHg（或约 300 mmHg），后近端止血带同样充气
- 远端止血带放气
- 解开绷带，通过细输液通路注射 40~50 mL 0.5% 利多卡因，然后拔除
- 建议外科医生尽快手术
- 如出现止血带疼痛，先后将远端止血带充气、近端止血带放气，可延长麻醉时间 20~30 min，同时告知外科医生抓紧时间

- 并发症/问题
  - 如止血带充放错误或放气过早可致局麻药中毒
  - 如 20 min 内完成手术，需再维持止血带充气 10 min；或放气 10 s 后充气
  - 如手术时间延长或阻滞不足，需改全麻或 MAC 麻醉

躯干外周神经阻滞

肋间神经阻滞

- 适应证
  - 为肋骨骨折、胸部手术、乳房切除术、上腹部手术提供辅助镇痛
- 解剖
  - 肋间神经起源于 T1~T11 的腹侧支
  - 每个神经发出 5 个分支，包括灰质、白质交通支，背侧、外侧和前皮支
  - 神经在肋骨下缘与肋间动脉和静脉并行（从上到下为肋间静脉、动脉、神经），沿肋骨下侧延伸
  - 在棘旁肌外侧肋骨后角处容易阻滞前皮支和外侧皮支
  - 在腋中线进行阻滞可能无法阻滞外侧皮支
- 操作
  - 体位：俯卧、坐位或侧卧位
  - 触诊肋骨下缘，在其后角（6~8 cm，中线外侧）处阻滞；以

向头侧 20°方向进针至肋骨下部,调整进针方向向下滑过下肋缘;进针 3 mm(可出现筋膜回弹),再注药 3~5 mL

- 并发症
  - 气胸——肺储备受限的患者为相对禁忌证
  - 局麻药中毒——多平面阻滞者风险增加

腹横肌平面 (transversus abdominis plane,TAP) 阻滞

- 适应证
  - 腹壁切口或疼痛;可阻断皮肤、肌肉和壁层腹膜疼痛,对内脏痛无效
  - 中线切口需要双侧阻滞(不超过推荐 LA 安全剂量)
  - 单次 TAP 注药是否能向上阻滞到 T10 水平尚存在争议,但靠头侧的注药点(肋下)有助于提高阻滞平面至 T7
- 解剖
  - 前腹壁神经支配源自 T7~L1 脊神经(肋间神经 T7~T11、肋下神经 T12、髂腹下神经及髂腹股沟神经 L1)
  - T7~L1 的前侧分支在腹内斜肌(internal oblique muscle,IO)和腹横肌(transversus abdominis muscle,TA)之间前行,而后穿行并支配至腹直肌并终止为前皮支
  - T12 的前支与髂腹下神经相交通
  - 髂腹下神经(L1)在髂嵴附近的 IO 和 TA 之间分为外侧和前皮支,前皮支支配腹下区
  - 髂腹股沟神经(L1)支配大腿的上、内侧部分和生殖器部分皮肤
- 操作
  - 进针穿过腹外斜肌(external oblique muscle,EO)和 IO,在 IO 和 TA 肌肉层之间的 TAP 平面注射局麻药
  - 传统方法/非超声引导下操作:穿刺点为下肋缘与髂嵴之间的 Petit 三角,其前界为 EO,后界为背阔肌,下界为髂嵴。依靠穿过 IO 上下两层横筋膜的双重突破感定位
    - 由于穿刺结构靠近腹膜,且操作者需主观判断双重突破感,如有超声设备,则不推荐用主观判断。使用钝头针可能提高敏感性
  - 超声引导下操作:患者取仰卧位,将高频探头置于下肋缘

和髂嵴之间的腹侧壁上的横切面上,并识别 3 个不同的肌层(EO、IO 和 TA)

- 进针(IP 或 OOP 法)穿过 EO 及 IO,达到 IO、TA 之间,回抽并注入 20～30 mL 局麻药,注意观察局麻药在 TAP 内而非 IO 或 TA 肌层内扩散
- 肋下 TAP:将探头置于肋缘下平行位置,然后采用类似方法在 IP 外侧进针,注射 10 mL 局麻药以扩展麻醉平面至脐上水平

- 并发症
  - 局麻药中毒(双侧阻滞)、腹腔注射、血管内注射、肠道血肿、肝内注射、短暂性股神经麻痹

胸椎旁神经阻滞(thoracic paravertebral block,PVB 图 9)

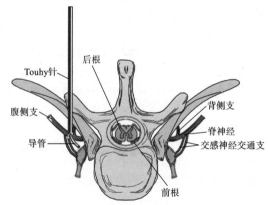

图 9　胸椎旁神经阻滞

- 解剖
  - 内侧的椎体、后侧的肋横突上韧带(costotransverse ligament,CTL)和前外侧的壁层胸膜围成的三角形间隙即为胸椎旁间隙。其内穿出脊神经的背侧支和腹侧支、交通支和交感神经链(腹侧支延续为肋间神经)
- 适应证
  - 肋骨骨折、胸部手术、乳腺手术的镇痛
  - 乳腺手术或浅表胸壁手术的麻醉
  - 提供单侧脊神经阻滞,避免交感神经阻断

- 可单点大容量(10～15 mL)给药实现多平面阻滞(相邻上一及下一平面)
- 可置管实现连续阻滞
- 操作
  - 确认所需阻滞平面,定位相应胸椎棘突,穿刺进入胸膜浅面的椎旁间隙并注射局麻药
  - 传统方法/非超声引导:患者取坐位,定位相应棘突,旁开 2.5 cm,垂直于横突进针直到遇到横突骨质,通常深度为 3～4 cm;注意进针轨迹(太靠内侧容易误入硬膜外或蛛网膜下腔,太靠外侧容易穿破胸膜)
  - 遇到横突后向下进针 1～1.25 cm,穿破 CTL 时可有"突破"感;LOR 可在穿过 CTL 后用于确认到达椎旁间隙
  - 超声引导:患者取坐位,高频探头垂直或平行于横突放置,确认胸膜和 CTL 位置,IP 或 OOP 法进针穿过位于胸膜浅面的 CTL;回抽无误后分次注入局麻药 5～15 mL
- 并发症
  - 误入硬膜外腔或蛛网膜下腔(高位脊麻)、交感神经阻断、气胸

腰麻/硬膜外麻醉

椎管内解剖

- 脊髓:起自颅底,止于成人 L1～L2/婴儿 L3 水平
- 硬膜囊:起自颅底,止于成人 S2/婴儿 S3～S4 水平
- 解剖标志:肩胛下角 (T7/T8),髂骨棘 (L4 或 L4/L5),骶骨角 (S5)
- 胸段棘突-尾椎角度(与椎体相关)
- 腰段棘突-水平角度
- "脊柱呈 S 形":胸部脊柱后凸于 T4;腰部脊柱前凹于 L3
- **正中入路**穿刺组织层次:皮肤→皮下组织→棘上/棘间韧带 →黄韧带→硬膜外腔→硬膜→硬膜下腔→蛛网膜→含脑脊液的蛛网膜下腔(=鞘内间隙)
- **旁正中入路**(中线旁开 1 cm 穿刺):绕过棘上/棘间韧带及棘

突,向上跨越椎板;适用于椎间隙狭窄、韧带钙化、胸段硬膜外穿刺(棘突倾角大、距离近且重叠度高)

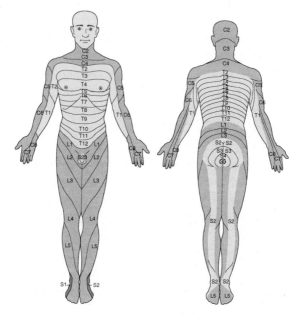

图 10　皮节分布图

引自 Barash PG，Cullen BF，Stoelting RK. *Clinical Anesthesia*. 4th ed. Philadelphia，PA：Lippincott Williams & Wilkins；2001：692，with permission

生理效应

- **自主神经系统**：阻断交感节前纤维的平面高于感觉神经(腰麻＞硬膜外)，通常为 2 个皮节，阻滞的程度取决于阻滞高度
- **心血管系统**

交感阻断(腰麻＞硬膜外) → 血管张力下降 →低血压、反射性心动过速

高于 T4 平面心交感纤维阻断 (T1～T4)→反常性心动过缓 →CO 降低、进一步血压下降

大剂量硬膜外局麻药→ 系统吸收增多→直接心血管抑制效应

- **呼吸系统**

呛咳反射受抑,高位阻滞减少辅助呼吸肌参与(肋间肌、腹肌)→肺储备功能受限患者慎用

不改变:吸气功能(除非呼吸中枢水平(C3~C5)阻断)、潮气量、生理无效腔等

PFT 改变:肺活量下降或不变、补呼气量下降、呼气流速下降

- **消化系统**

交感神经阻断→胃肠道蠕动亢进(副交感神经无对抗)→ N/V[可通过治疗低血压预防(如进行补液、给予血管收缩剂等)如高位胸段阻滞可予阿托品拮抗]

- **泌尿系统**

骶部阻滞→膀胱无张力(必要时插导尿管);肾血流量可维持不变

- **神经内分泌反应**

可避免手术应激反应(致儿茶酚胺、血管开压素、生长激素、肾素、血管紧张素、皮质醇、葡萄糖、ADH、TSH 分泌增加)、脐平面以下手术可保证充分、几近完全的感觉阻滞(胸段硬膜外麻醉/镇痛对心脑血管疾病合并症患者可能存在心脏保护作用)

椎管内麻醉禁忌证

- **绝对禁忌证**(据 NYSORA)

患者拒绝、穿刺部位感染、有出血倾向、严重低血容量(未纠正的)、颅内压增高、确认对酰胺类或酯类局麻药过敏

- **相对禁忌证**(据 NYSORA)

严重的解剖异常、背部手术史、患者不合作、神经系统疾病(多发性硬化)、穿刺部位远端感染、菌血症(考虑预防性使用抗生素)、严重心脏病(主动脉/二尖瓣狭窄)、凝血异常(内生性或医源性)、麻醉后(颈、胸段麻醉)患者

ASRA 区域阻滞麻醉与抗凝指南(摘要)	
药物种类	建议
抗血小板药	
阿司匹林或其他 NSAIDs	除有潜在凝血疾病患者或使用抗凝药物患者外,无禁忌证

麻醉口袋书

ASRA 区域阻滞麻醉与抗凝指南(摘要)	
药物种类	**建议**
氯吡格雷	穿刺前停用 7 天
噻氯匹定	穿刺前停用 14 天
GP Ⅱb/Ⅲa 受体拮抗剂	血小板功能恢复前避免椎管内麻醉
阿昔单抗	穿刺前停用 24～48 h
*替卡格雷	穿刺前停用 5～7 天
*普拉格雷	穿刺前停用 7～10 天
依替巴肽,替罗非班	穿刺前停用 4～8 h
低分子量肝素	
小剂量(预防性)	穿刺前停用 10～12 h(小剂量)或 24 h(大剂量)
大剂量(治疗性) 依诺肝素 1 mg/kg q12 h 或 1.5 mg/kg qd 达替肝素 120 U/kg q12 h 或 200 U/kg qd 丁唑巴林 175/U/(kg·d)	术后 bid 以及大剂量 qd 用药:不建议进行区域阻滞 如需拔除导管,建议为术后首次给药前 2 h(术后 24 h 后才可予首次肝素) 如术后 qd 用药:最后一次给药 10～12 h 后,或下次给药 4 h 前可拔除导管
肝素及其他药物	
肝素	如使用肝素超过 4 天,穿刺及拔除导管前查血小板计数
皮下注射	Bid 用药且每天总剂量＜10000 U 者无禁忌 穿刺前停用 4 天,24 h 后再予下次剂量(如 tid 用药或每天总剂量＞10000 U 则不建议)
术中肝素(涉及血管的操作)	穿刺后推迟 1 h 使用肝素,给药后 4 h 或下次给药前 1 h 前拔除导管;导管拔除后约 1 h 可行再次肝素化

ASRA 区域阻滞麻醉与抗凝指南(摘要)	
药物种类	建议
肝素及其他药物	
术中完全肝素化（心脏/搭桥手术）	穿刺后 1 h 可完全肝素化(如果采取血补片技术，则推迟手术 24 h)
操作前经静脉肝素	穿刺前 2～4 h 停止，并评估凝血状态
华法林	穿刺前 5 天停止 穿刺前记录正常 INR，拔除导管前＜1.5
溶栓治疗（尿激酶、链激酶、阿替普酶、瑞替普酶）	绝对禁忌
直接凝血酶抑制剂（地西卢定、利巴肽、比伐卢定、阿加曲班）	避免椎管内操作的证据不足
口服直接凝血酶和 Xa 因子抑制剂	证据不足且药物半衰期长，建议避免椎管内操作
* 达比加群	穿刺前停用 5 天
* 利伐沙班	穿刺前停用 3 天
* 阿哌沙班	穿刺前停用 5 天
磺达肝素	风险未知；避免长时间留置导管 (半衰期长，有 21 h)
中药	无证据表明穿刺前必须停用；注意药物相互作用，风险未知
请注意，据最新版指南，以上建议同样适用于神经丛和周围神经阻滞	

参考 *Reg Anesth Pain Med.* 2010;35;64-101.

* 以上推荐来自 ASRA(ASRA 第四版抗血栓或溶栓治疗患者的区域阻滞麻醉操作指南)

患者体位

- 摆放最佳体位：扩大椎间隙
  →屈膝贴腹部，屈头部面贴前胸，肩部舒展
- 坐位——便于辨认中线，如使用中比重麻药可产生鞍区麻醉效果
- 侧卧位——适用于不能取坐位的患者
  →可单侧阻滞（使用轻比重或重比重麻药）
- 俯卧折刀位——适用于肛周手术（使用轻比重麻药）

椎管内麻醉并发症

常见于腰麻和硬膜外麻醉：

- 背痛
- 瘙痒
- 低血压
- 尿潴留
- 神经损伤
- 感染
- 血肿
- 通气不足

其他腰麻并发症

- **短暂性神经综合征（transient neurologic symptoms，TNS）**——多见于门诊、截石位手术、利多卡因腰麻。症状：下背部、臀部、后大腿延迟疼痛和（或）感觉迟钝（可持续 7 天）
- **马尾综合征**——与反复注射高浓度局麻药相关。症状：肠/膀胱功能障碍和（或）神经系统损害。应立即请求神经外科会诊
- **腰麻后头痛**（见下文硬膜穿破后头痛）
- **高位脊麻/全脊麻**——颈段脊髓以上麻醉可致心血管抑制、呼吸暂停、意识丧失；需对症支持治疗/必要时插管

其他硬膜外麻醉并发生

- **硬膜穿破后头痛（postdural puncture headache，PDPH）**——意外穿破硬膜；通常为自限性（<7 天）。治疗：充分补液，可予咖啡因（500 mg）、NSAIDs、腹带。持续性或难以忍受的 PDPH（<24 h）：硬膜外血补丁，有效率 90%
- **脊髓损伤**——可发生于在脊髓结束节段以上穿破硬膜的情况下
- **局麻药中毒**——可因全身吸收或局部血管内注射局麻药而发生眩晕、耳鸣、CNS 兴奋、癫痫发作、心搏骤停。治疗是有帮助的。对症支持治疗，出现顽固性心搏骤停时考虑使用 20% 脂肪乳剂

腰麻

- 通过将局麻药注射入鞘内，获得快速、可靠的下半身麻醉效果
  - 阻断脊柱神经纤维及神经根
  - 通常单次给药，但也可使用连续阻滞导管
- 操作前增加容量（500~1000 mL 液体）以减轻交感神经阻滞副作用
- 腰麻针：
  - 细管径（>24G），笔尖式针（Sprotte、Whitacre）可减低 PDPH 风险
    → 通常需要引导针（19G）穿破浅表组织
  - 粗管径（<22G），切割型针（Quincke、Greene）
    → 在困难穿刺中可穿透纤维化、钙化的韧带
- 在 L2~L5 椎间隙穿刺（正中或旁正中入路）直到感到硬膜"回弹"或拔出针芯后脑脊液（CSF）自由流出

鞘内局麻药扩散的影响因素	
局麻药比重	相对于 CSF 的局麻药比重；分别用葡萄糖液或无菌注射用水混合药物可获得重比重或轻比重溶液 • 等比重（密度＝CSF）——注射平面阻滞 • 重比重（密度＞CSF）——鞘内局麻药随重力向下扩散 • 轻比重（密度＜CSF）——鞘内局麻药反重力向上扩散
患者体位	使用轻比重或重比重局麻药可利用重力协助局麻药扩散
脊柱曲度	T4 胸椎后凸，患者仰卧时可阻止药物向颈部扩散
其他：剂量、体积、所注射药物温度、年龄、腹压、妊娠、针斜面方向	
无影响：体重、身高、性别、反复吸注	

- 腰麻作用时间：
  - 取决于局麻药类型及剂量
  - 加入血管收缩剂（去氧肾上腺素/肾上腺素）可使麻醉时间延长

腰麻中局麻药的作用特点

局麻药	浓度/(%)	阻滞时间/min 普通	加入血管收缩剂
普鲁卡因	10	30~50	50~75
利多卡因	1~2.5	45~60	75~90
甲哌卡因	2	50~70	80~120
丁哌卡因	0.5~0.75	90~120	140
丁卡因	0.5	90~150	180~300
罗哌卡因	0.5~0.75	60~90	80~120
氯普鲁卡因	2~3	30~60	

不同手术所需感觉阻滞平面及用药剂量

感觉平面	手术类型	局麻药及剂量
T4（乳头）	上腹部手术 剖宫产	丁卡因、丁哌卡因或罗哌卡因 **剂量**：8~16 mg
T6~T7（剑突）	下腹部手术 阑尾切除术 疝修补术	**剂量**：利多卡因 75~100 mg，丁哌卡因或罗哌卡因 10~14 mg
T10（脐）	髋部手术 TURP 经阴道分娩	**剂量**：利多卡因 50~75 mg，丁哌卡因 6~10 mg，丁哌卡因或罗哌卡因 8~12 mg
L1（腹股沟）	下肢手术	**剂量**：丁卡因、丁哌卡因或罗哌卡因 6 mg
L2~L3（膝）	足部手术	**剂量**：丁卡因、丁哌卡因或罗哌卡因 6 mg
S2~S5	痔切除术	**剂量**：利多卡因 30~50 mg

上表参考：Stoelting RK, Miller RD. *Basics of Anesthesia*. 5th ed. New York, NY; Churchill Livingstone; 2006.

连续腰麻（continuous spinal anesthesia, CSA）

• "可滴定腰麻"：综合了单次腰麻（快速起效）和硬膜外麻醉

226

(连续给药)的优点(术中可根据患者反应调节阻滞的水平和作用时间)

- 连续腰麻可使用小剂量局麻药
- 适用于患严重系统性疾病(如严重主动脉瓣/二尖瓣狭窄)的患者
- 操作方法同单次硬膜外麻醉,但特意穿破硬膜并将硬膜外导管置入鞘内(常使用细管径 22G 导管以降低 PDPH 风险,<24G 微导管已撤市)
- 关于马尾综合征风险增加存在争议(大多数与使用微导管同时使用轻比重利多卡因相关)
- 通过回抽有 CSF 确认鞘内置管后,注入常规剂量的腰麻药
- 明确标记导管为鞘内导管避免错误给药
- 连续给药可通过间断单次给药滴定或小剂量持续泵入进行
- 鞘内导管通常不保留至术后

硬膜外麻醉

- 麻醉起效较慢,使用更大剂量的药物(约 10 倍于腰麻剂量)注射于硬膜外腔,可控制分节段麻醉
- 常采用硬膜外置管连续麻醉,可选择特定目标节段麻醉(与腰麻不同)
- 胸段硬膜外麻醉→胸部、上腹部手术
- 腰段硬膜外麻醉→分娩镇痛,下腹部、盆腔、下肢手术

硬膜外腔识别	
LOR 法	• 将硬膜外针固定于韧带上 • 接低阻力注射器(充满空气/生理盐水) • 缓慢进针同时向注射器施加恒定/间歇压力 • 当针尖穿过黄韧带(到达硬膜外腔)时,活塞将很容易被推进(即失去阻力)
悬滴法	• 硬膜外针接头处滴一滴液体(到达黄韧带时) • 推进针直到液体被吸入(表示到达硬膜外腔)

- 验证导管位置和硬膜外间隙:
  - 将硬膜外导管置入硬膜外间隙 3~5 cm

- 导管远端回抽排除误入血管内或鞘内的情况（观察有无血液/脑脊液）
- 予硬膜外导管试验剂量（1.5% 利多卡因 3 mL，1：200000加入肾上腺素）
  → 观察是否误入鞘内（全脊麻）或血管内（有心动过速、耳鸣）
- 药物
  - 手术麻醉：高浓度局麻药（2%利多卡因、0.5%丁哌卡因）
  - 术后/分娩镇痛：低浓度局麻药＋阿片类药物（0.1%丁哌卡因＋0.005% 芬太尼）（联合用药有协同作用，并能减少副作用，如运动障碍、瘙痒症等）
  - 加入佐剂（可乐定、肾上腺素、去氧肾上腺素）可以延长作用时间

硬膜外麻醉局麻药特点				
局麻药	浓度/(%)	起效时间/min	作用时间/min	作用时间(加入肾上腺素)/min
普鲁卡因	2～3	3～10	30～90	60～90
利多卡因	1～2	5～15	60～120	90～180
丁哌卡因	0.25～0.5	10～20	120～240	150～240
罗哌卡因	0.2～0.5	10～20	120～240	150～200

参考：Stoelting RK，Miller RD. *Basics of Anesthesia*. 5th ed. New York，NY；Churchill Livingstone；2006

- 硬膜外麻醉效果的影响因素
  - 药量、血管收缩剂、注射部位和是否为产妇
  - 碳酸氢钠可以缩短起效时间（非解离局麻药增多→更容易扩散）
      每 10 mL 利多卡因/普鲁卡因加入 1 mEq
      每 10 mL 丁哌卡因加入 0.1 mEq（避免沉淀）
  - 与患者体位无关（不同于腰麻）
- 管理
  - 可连续、单次给药或使用患者自控硬膜外镇痛（patient-

controlled epidural analgesia,PCEA)技术

- 连续输注速率取决于患者特殊性及配置溶液的类型（连续输注速率通常为 4～10 mL/h,间隔 5～15 min 予单次剂量）
- 硬膜外麻醉疑难处理
  - 单侧阻滞——单次给药、回退或更换导管
  - 部分阻滞——评估有无硬膜下阻滞可能,必要时更换导管
  - 无法置入导管——LOR 法确认硬膜外间隙,进针 1 mm 后再尝试置入
  - 无法拔出导管——改变患者体位（弯曲、伸展、旋转脊柱）,然后再小心尝试拔除,绝不要用力过大！

硬膜外麻醉阿片类药物剂量			
药物	剂量/mg	起效时间/min	作用时间/h
阿芬太尼	2	5	1
舒芬太尼	0.005～0.010	3～5	2～4
芬太尼	0.05～0.10	5～20	3～5
美沙酮	5～8	10～20	6～8
盐酸二氢吗啡酮	1	15～20	7～15
哌替啶	30～100	5～10	4～20
吗啡	3～5	30～60	12～24

腰硬联合阻滞

- 优点
  - 既能快速起效（腰麻）又能提供持续阻滞（硬膜外麻醉）
- 设备
  - 含特制 Tuohy 针的硬膜外麻醉包（后有针孔可置入腰麻针）；或使用带有相应型号的腰麻针的常规 Tuohy 针
- 腰麻药物剂量
  - 手术麻醉：正常剂量（见上表）
  - 分娩镇痛：小剂量阿片类药物＋局麻药（芬太尼 25 μg＋丁哌卡因 2.5 mg）

- 操作技巧
  - 置管技巧同硬膜外置管
  - 将腰麻针以硬膜外针为通道穿过硬膜(确定硬膜外间隙后)
  - 见脑脊液流出,即注射药物,拔除腰麻针后,行硬膜外导管置入
- 缺点
  - 无法进行硬膜外导管试验剂量判断(无法保证腰麻剂量失效后硬膜外麻醉能提供持续阻滞)
  - 轻微瘙痒、呼吸抑制或一过性胎儿心动过缓发生率增高

骶管阻滞

- 在硬膜囊结束的骶部进行硬膜外麻醉
- 适应证
  - 常用于儿童浅表腹部、会阴或骶部手术的麻醉
  - 可用于第 2 产程镇痛或成人会阴或骶部手术麻醉
  - 由于成人解剖标志难以定位,操作较为困难
- 解剖结构
  - 骶骨裂孔——位于 S5 水平的骶管开口(骶骨角为入口)
  - 骶尾部膜——相当于黄韧带(位于骶骨裂孔入口,成人常见钙化)
- 体位:侧卧或俯卧位
- 操作技巧
  - 在骶骨角处 45°方向进针直至阻力降低(即穿破骶尾部膜)
  - 调整方向与骶骨平行,再进针 1~1.5 cm
  - 做回抽试验,无血液/无脑脊液,注入试验剂量
  - 可继续置入导管(同硬膜外置管)
- 药物
  - 儿童剂量:予 0.125%~0.25%丁哌卡因/肾上腺素,0.5~1 mL/kg
  - 成人剂量:15~20 mL 局麻药
- 并发症:同硬膜外麻醉

脉氧饱和度

原理：Hb 与 Hb-O_2 对两种波长的光吸收率不同。小动脉血流搏动，而静脉血流不搏动，因此可利用动脉测量饱和度。

Hb-O_2 解离曲线：Hb 饱和度的百分数与 PaO_2 相关（图 1）

右移：外周 O_2 消耗增加。原因如下：

• 温度升高、H^+ 增多（波尔效应）、CO_2 升高、2,3-二磷酸甘油酸（2,3-DPG）升高

左移：Hb-O_2 亲和力增加，O_2 消耗减少。原因：

• 温度下降、碱中毒、CO_2 下降、2,3-二磷酸甘油酸（2,3-DPG）下降、胎儿血红蛋白、一氧化碳、高铁血红蛋白血症

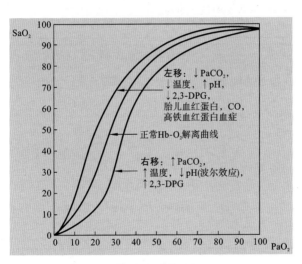

图 1　Hb-O_2 解离曲线

引自 S. Shah，MD，with permission

脉氧曲线的相关信息

• 脉氧波形与心率匹配

• 重搏切迹＝动脉瓣闭合（寒冷、动脉粥样硬化、血管加压药物

231

会使阻力增加)

- 低血容量时振幅会发生变化
- 90% 的 SpO_2 = PaO_2 60 mmHg；98% 的 SpO_2 = PaO_2 90 mmHg(小于 90% 的 SpO_2 解读不准)

脉氧监测指征
· 行内镜、ECT、经食管超声心动图(transesophageal echocardiography，TEE)镇静时
· 从使用低流量 O_2 的呼吸机脱机时
· 全身麻醉期间以及在 PACU 停留期间
· 神经阻滞后使用阿片类药物时
· 呼吸暂停患者进行睡眠监测时
· 阻塞性通气功能障碍患者术后回到病房观察时
· 肺动脉高压或慢性心力衰竭患者运送途中进行监测

使用脉氧监测的风险		
风险	危险因素	
手指或耳朵坏死	低体温	箍得过紧
	缺血	水肿
	心输出量下降	监测时间过长
	使用血管活性药物	幼儿
	接地故障/电气故障	早产儿
	MRI 导致的电流	感染性休克

脉氧监测的干扰因素及处理		
干扰因素	SpO_2 显示	处理方法/备注
低灌注(低体温、使用血管活性药、动脉硬化)	偏低	需要增加灌注、搏动血流；可以不积极升温(过于积极升温可能会导致烫伤)

脉氧监测的干扰因素及处理		
干扰因素	SpO$_2$显示	处理方法/备注
体动	偏低/无法读数	将探头由手指转移到耳朵
指甲油	偏低	洗掉指甲油或旋转探头90°,黑色、紫色、蓝色的指甲油影响最大
血管升压素	偏低	考虑多巴酚丁胺(增加末梢血流)或在掌骨间行阻滞术
碳氧血红蛋白(暴露在 CO 下)	偏高	增加 FiO$_2$;高压氧
高铁血红蛋白(苯佐卡因)	偏低	使用亚甲蓝染色
血红蛋白病	偏低	支持治疗,输血
贫血(重度)	偏高	考虑输血;贫血的患者100%SpO$_2$可能仍然意味着 O$_2$运送能力显著降低;额外使用 O$_2$
酸中毒	偏低	纠正;使 Hb-O$_2$解离曲线右移
碱中毒	偏低	纠正;使 Hb-O$_2$解离曲线左移
心肺转流术(cardiopulmonary bypass,CPB)	偏低/无法读数	CPB 后恢复搏动血流

围手术期监护手段

无创、分光光度法血红蛋白监测

原理:脉搏一氧化碳氧测定仪利用不同波长 LED 光照在动脉床;通过 Hb 的衰减系数测量[Hb]。SpO$_2$、SpHb、metHb、

COHb、血氧容积描记波指数、O_2含量均可测量。

- 一项前瞻性 RCT 研究表明 SpHb 测量可将输血频率从 4.5%减少到 0.6%（降低了 90%）
- SpHb 测定减少 47%的输血量；减少 56%的多单位 TF（一项前瞻性队列研究）。同时可将 Hb 输入加快 9 min
- 与床旁检测血红蛋白相比，SpHb 测量数值略偏低

无创血压监测
（动脉搏动描记血压测量法）

原理：气囊围绕肢端充气，换能器通过收缩搏动的振动读数

- 充气压力升高高于收缩压，然后放气，直到搏动出现
- 最大振幅＝收缩压；最小振幅＝舒张压
- 软件分析波形，不显示在外（每种装置都有自己的算法）

无创血压（noninvasive blood pressure，NIBP）监测的干扰因素

- 体动、肥胖、低灌注、低血压、极度高血压、心动过缓
- 袖带大小不合适：过小的袖带造成读数升高
- *不规则的脉搏：房颤、室性期前收缩、肥厚型心肌病、心包积液、心包填塞、主动脉硬化*

并发症

- 皮肤坏死、软组织损伤、静脉炎、神经（腓神经、桡神经）损伤、筋膜室综合征（二头肌）、出血点、淤青、静脉通路堵塞、脉氧监测

体温监测

原理：热敏电阻（电阻与体温成反比，由电阻器读出）测量体温

术中体温丢失的原因	
麻醉因素	下丘脑体温调定点下降（34.5 ℃左右）
	产热减少（麻醉导致代谢下降）
	肌肉松弛后产热减少
	呼吸机导致热量及水分流失

术中体温丢失的原因	
手术室热量丢失	对流、辐射、蒸发导致的体温丢失
	传导丢失(患者接触湿冷的表面)
	体腔及内脏(如腹膜或膀胱)冲洗

体温过高导致的并发症

- 药物代谢加快,更难预测清除率
- 细胞代谢错乱(高碳酸血症、酸中毒)
- 相对于低温,中枢神经系统更易受到损伤

体温过低导致的并发症(低于 36 ℃)

- 出院时间延长,伤口感染风险增加,凝血问题,寒战,心律失常,心脏事件风险增加,术中出血风险增加,异体输血需求增加,更多血管活性药物需求增加,患者不适,PACU 停留时间延长

干扰因素

与探头放置位置有关(核心温度与外周温度)

风险

造成创伤(来自探头放置方式)、感染、休克(来自接地装置)

放置

"核心温度"(食管、PA)比"表面温度"(直肠、腋下)更有意义

恶性高热

- 体温在 15 min 内显著升高 0.5 ℃,ETCO$_2$ 产生也增加
- 早期给予丹曲林输注是唯一有效治疗手段

有创动脉血压(arterial blood pressure,ABP)监测

原理:体循环—动脉内血压导管—液体—换能器电机械系统

- 建模公式各不相同:包括固有频率及阻尼系数(damping factor,DF):
  - DF<0.7 时,阻尼不足,出现"振铃周期",收缩压读数偏高
  - DF=0.7 时,精度理想;DF=1 时为临界阻尼,无振铃,收敛过慢,精度下降
  - DF>1 时,过阻尼,精度不佳,高频波形信息丢失(出现重

脉切迹)

- 导管过短/过硬,血液黏度下降:均会导致阻尼下降和超调量
- 动脉波形具有的高频信息与主动脉相近(末梢动脉阻尼增加)
  - 近端(如股动脉)A-line 传送高频信号较桡动脉更佳
- A-line 的换能器系统原理(理想系统的频率响应 >25~40 Hz):
  - 通常使用短硬管路与不可压缩流速的液体(如盐水),来降低阻尼效应
  - 随着张力(压力)改变,膜的电阻发生改变,膜上附着应变计
  - 惠斯通电桥"放大"改变电阻并校准
  - 高频机械系统使得测量更为准确
  - 高密度液体增加系统频率,使得测量更为准确(盐水较空气更佳,血液较盐水更佳)
- 信号衰减原因:
  - 导管过长或过细(频率反应快,阻尼比降低,响铃);或导管过宽过软,内有气泡(过阻尼)
  - 换能器高度可导致 A-line 读数升高或降低:换能器降低 12 个单位可导致显示压力升高 22.4 mmHg(必须行避免无创血压监测和脑灌注压降低的坐位手术时,SBP 换能器应当放置于 Willis 环的高度)

安全冲洗有创动脉血压测量管路

- 旋转开关(通常向上),将换能器与空气连通
- 冲洗鲁尔旋塞中的血液(开关处垫纱布,防止漏血)
- 旋转开关到水平处(开始的位置)
- 脉冲冲洗 2 s 或更短时间,拉橡胶头或挤阀门,将液体冲洗回患者方向
- 确保整条管路不再有血液(无气泡)
  - 如果持续冲洗(不是以 2 s 速度脉冲冲洗),动脉可能会冲进盐水或出现盐水/空气回流到主动脉弓并出现颈总动脉或大脑栓塞(换能器压力头压力有 300 mmHg)

有创动脉血压监测的危害

- 栓塞:冲洗不当导致,限制冲洗时间<2 s,预防回流
- 血栓形成:与留置时间相关,如肢端动脉(如肱动脉)形成血栓后果严重
- 神经损伤:神经与动脉解剖伴行
- 血管损伤:动静脉瘘、血肿、夹层、假性动脉瘤、导管或导丝残留、股动脉损伤导致低血压及其他严重并发症
- 截肢:药物注射错误(如硫喷妥钠、异丙嗪),可导致严重血管损伤,最后导致截肢或慢性疼痛综合征

有创动脉血压监测的指征

- 需要严密监测血压的手术(神经外科或血管手术)
- 因脑灌注压或冠脉灌注压(coronary perfusion pressure,CPP)需要监测平均动脉压的手术(神经外科手术、心脏手术、半坐卧位的耳鼻喉科手术)
- 需要密切监测氧合的情况(如需行肺隔离的肺部手术、心脏手术、严重的 ARDS 患者)
- 严重或不稳定的高血压,特别是紧急情况时(颅内动脉瘤、颈动脉手术时)
- 可预计出现低血压情况(感染性休克、心源性休克、低血容量、耳鼻喉科手术、头颈部手术)
- 大量失血并可能输血(脊柱、头面部、大型骨科手术)
- 需要频繁动脉血取样
  - 诊断/治疗酸中毒或碱中毒(感染性休克、器官移植)
  - 需频繁实验室化验(血糖、K^+、血红蛋白、ACT、PTH)
- NIBP 无效/无法测量
  - 肥胖患者 NIBP 测量数值不准
  - 手术时间过长,NIBP 袖带可能会造成损伤、淤青,或血小板数量下降,INR 延长
  - 手术体位导致手臂袖带易损伤正中神经(如肺叶切除术时)
  - NIBP 因压迫/体动而结果不准(手术时患者手臂裹得过紧)

动脉置管位置	隐患
颞浅动脉	脑动脉逆行栓塞可能
桡动脉	可能偏小、弯曲或与尺动脉相交通
尺动脉	可能偏小、弯曲或与桡动脉相交通
肱动脉	终末大动脉：有肢端血栓形成风险，需尽快拔除
股动脉	动脉粥样硬化可能，较深，可能导致大量失血、腹膜后血肿、截肢、感染、动静脉瘘、动脉瘤形成
足背动脉	血管细小，穿刺角度困难；波形通常阻尼较大
胫后动脉	血管弯曲，穿刺角度困难；波形通常阻尼较大

中心静脉、中心静脉压监测

作用：监测中心静脉压（central venous pressure，CVP）及中心血液 O_2 饱和度——可替代 SvO_2。用于中心药物/液体/血液制品输注（输注血管活性药物更为安全）。用于肾脏替代治疗（CVVH/HD）与临时起搏器放置

中心静脉通路放置的风险
- 气胸、血胸、栓塞、血栓栓子形成
- 误伤动脉、血肿、动静脉瘘形成
- 臂丛或神经损伤
- 感染，包括败血症、脓毒性血栓、心内膜炎
- 导管打结或断裂、滞留、穿破血管及心内膜、心肌
- 损伤胸导管、乳糜胸
- 心律失常

干扰因素
- 体位：（如折刀位）可能影响 CVP
- 腹部受压、收缩可能阻碍血液回流，导致 CVP 误差
- 腹部充入 CO_2 气体（腹腔镜）可能人为导致 CVP 升高
- 快速输注 IVF 可能人为导致 CVP 升高
- 手臂动静脉瘘可能人为导致 CVP 升高

CVP 监测的指征
· 监测中心压力（RA 及 CVP） · 监测 RV 负荷 · 治疗 RV 梗死 · 输注血管活性药物或化疗药物（避免静脉及软组织缺血或损伤） · 快速输注液体、输血 · 使用经静脉起搏电极或作为 PA 导管通路

正常 CVP 及相对应的 ECG 波形（图 2）

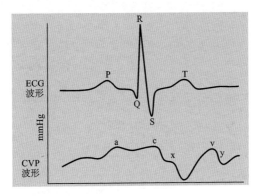

图 2　正常 CVP 及相对应的 ECG 波形

CVP 波形的特征		
波形特征	原因	说明
"a"波	RA 收缩导致的静脉扩张	可见的最大搏动，特别是吸气时
"c"波	RV 等容收缩期时三尖瓣突入 RA	因与颈动脉搏动同步（且同时被加重）而称为"c"波
"x"降峡	动脉舒张、RV 收缩时三尖瓣尾部发生位移	收缩时发生，缩窄性心包炎时加重

CVP 波形的特征		
波形特征	原因	说明
"v"波	心室收缩时三尖瓣关闭,RA血容量增加	收缩后期,三尖瓣反流时加重
"y"降峡	三尖瓣打开、血流快速充入 RV	TR 时变快变深;TS 或心房黏液瘤时变慢,均导致 RA 流出变慢

CVP 异常波形					
异常	缺乏 "a" 波	大"a"波	大 炮 型 "a"波(间隔不规律的偶发大搏动)	室性"c"~"v"波(类似大炮型"a"波但更频繁,间隔规律)	"M"或"W"波(缩小的"x"和突出的"y"降峡)
原因	无动脉收缩	动脉收缩协同失调或三尖瓣阻塞	三尖瓣关闭时动脉收缩	收缩期血液反流入右心房	舒张期血流快速流出心房
相关因素	房颤	一度房室传导阻滞,严重三尖瓣狭窄	PVC,起搏心律,交界区心律	三尖瓣反流	缩窄性心包炎

动态反应血管内容量监测——脉压变异度
（pulse pressure variation，PPV）、
每搏容量变异度（SVV）
（使用外周动脉置管，可能用到中心静脉置管）

原理：PP 与 SV 成正比。低血容量患者吸气时发生一过性右心室搏出量（RVSV）下降，几个心动周期后导致左心室搏出量（LVSV）下降。SVV 和 PPV 监测仪器通过测量动脉压力波形变化将这些呼吸变异度转换成百分数

- PPV≥13% 与低血容量相关；<13% 意味着不缺乏血容量
- （PPV 可能需要热稀释法校准）
- SVV≥13% 与低血容量相关；<10% 意味着不缺乏血容量
- （SVV 仅适用于使用呼吸机的无心律失常的患者，无须校准）
- SVV 升高或 PPV 升高表明需要容量补充；如果 SVV 下降，PPV 下降，则使用强心药物提升心输出量

心输出量的测量
（见附录 A）

- 菲克方程：$CO = VO_2/(CaO_2 - CvO_2)$，其中
  - VO_2 ＝氧耗＝从吸入气体中摄取的 O_2，以 L/min 为单位
  - CaO_2 ＝每升动脉血中的 O_2 含量
  - CvO_2 ＝每升静脉血中的 O_2 含量
- 混合静脉血氧饱和度（SvO_2）：
  - 组织氧合指标
  - 正常 SvO_2 为 75%（范围在 60%～80% 之间）；麻醉状态下稍高，可达 90%
  - CaO_2（mL/L 血）＝[13.4×Hb（mg/dL）×SaO_2/100]＋[0.031×PaO_2（mmHg）]
  - CvO_2（mL/L 血）＝[13.4×Hb（mg/dL）×SvO_2/100]＋[0.031×PvO_2（mmHg）]

混合静脉血降低的原因		混合静脉血升高的原因	
氧运输降低	氧耗增加	低氧耗	其他
· 低氧血症 · 贫血 · 心输出量降低 · 碱中毒 · 高铁血红蛋白血症	· 发热 · 高代谢状态 · 寒战	· CN 中毒 · 低体温	· 氧组织输送受损(感染性休克、烧伤时) · 二尖瓣反流

如果 PA 导管楔嵌(与动脉血接触),混合静脉血会升高

- 热稀释法技术通过 Stewart-Hamilton 方程利用 PA 导管测量 CO
  - 确保导管的尖端在主肺动脉
  - 快速注射 10 mL 冰盐水或 5%D5W 进入 CVP 三通管
  - 热敏电阻监测温度改变,实时测量并输出曲线下面积

心输出量假性偏低	心输出量假性偏高
· 注射容量过大 · 右向左分流 · 导管尖端过于靠近近端	· 注射容量过小 · 左向右分流 · 导管楔嵌 · 三尖瓣反流

热稀释法 PA 导管放置与监测的要点

- 放置指征:一些临床医师质疑 PA 测量的必要性,认为 TEE 或 TTE 在反应心功能方面可能更胜一筹,而 PA 感染的风险较高
- 风险收益分析非常重要:必须清楚你想测量的是什么
  - **术中充盈压力**:决定前负荷的具体需要量
    1. 对于 COPD(对液体过负荷敏感)、第三间隙丢失严重、肺动脉高压、RV 或 LV 衰竭的患者较为实用
    2. 通过 PA 获得 LV 充盈压力(还可通过 CVP 来了解 RV 充盈压力)
- **SVR**
    1. 肝移植手术者,由于肝病导致慢性分流,SVR 下降

2. 感染性休克者,SVR 可能太低,以至于无充足的全身灌注
3. 行游离皮瓣/整形外科手术者,外周温度下降可能导致 SVR 升高
4. 输注血管升压药物导致 SVR 升高
5. CHF 可能导致 SVR 相对升高

- **心输出量**(心脏手术、CHF 或液体出入量大的手术)
  1. Frank-Starling 曲线(CO 作为前负荷)可显示患者有 CHF 或血容量低
     - 在坐标纸上绘制 PA 舒张期压力(x 轴)与 CO(y 轴)
  2. 滴定多巴胺、多巴酚丁胺、氨力农改善 CO
  3. 采集混合静脉血氧样本评估血氧饱和度及血氧运输情况
- **穿刺点**(见表——放置 CVP 或 PA 导管的皮肤穿刺点)
  - 考虑放置漂浮导管鞘管,此鞘管带闭孔或带可以后期放置中心静脉的一个管腔
    - 如果需要,可在任意时间选择性使用 PA 导管(如少尿、低血压)

放置 CVP 或 PA 导管的皮肤穿刺点					
静脉位置	外周手臂(肱静脉或头静脉)	颈外静脉(external jugular vein, EJV)	颈内静脉(internal jugular vein, IJV)	锁骨下静脉	股静脉
优点	容易穿刺;可长期留置(PICC)	容易穿刺	容易穿刺	最舒适,长期留置最佳,患者活动方便	无气胸风险,CPR 时容易穿刺
劣势	导管可能无法穿过小血管;可能无法获得理想的 CVP 波形	由于 EJV 汇入 SCV 时存在角度,导管可能无法通过;EJV 穿刺困难;可能无法获得理想 CVP 波形,可能损伤臂丛	靠近气管和颈动脉;难以包扎,长期留置不舒服、不卫生	锁骨可能阻碍穿刺;靠近锁骨下动脉;有发生气胸或血胸的可能	感染风险及血栓风险升高,可能导致患者无法活动

		放置 CVP 或 PA 导管的皮肤穿刺点			
静脉位置	外周手臂（肱静脉或头静脉）	颈外静脉（external jugular vein, EJV）	颈内静脉（internal jugular vein, IJV）	锁骨下静脉	股静脉
感染率	NA	NA	↑（1.5%～1.8%）	↓（0.45%～0.61%）	↑（1.3%～1.8%）
气胸发生率	不可能	低(0.3%)	低(0.3%)	可能(1.4%)；留置后拍摄 CXR	不可能
淋巴管损伤可能	无	无	无	有；如使用左锁骨下静脉，胸导管可能受损	无
血栓风险	NA	NA	↑(5.4%～7.0%)	↓(2.0%～2.1%)	↑(5.2%～5.4%)

- PA 导管放置技巧（见麻醉操作）

  - 仔细校准（"调零"）：几个 mmHg 的差别可能决定着 LV 功能！

  - 检查球囊及瓣膜，确保当瓣膜关闭时球囊可充盈空气（1 mL）

  - 当 PA 导管放入 20 cm 深时，注意 CVP 波形，再充气，只充 1 mL

  - 当"漂浮"PA 导管时，确保患者平躺，非头低位

  - 知道导管远端位于不同位置时的波形应当如何

    - ≈20 cm 是 CVP，可向球囊充入 1 mL 空气

    - ≈30 cm 是 RV，压力增大，无重搏切迹

    - ≈40 cm 是 PA，舒张期压力略上升，出现切迹

    - ≈45 cm（接近 PCWP）出现阻力，压力略升高：

- 在导管非常缓慢地前进的过程中,让球囊尖端封住血管
- 当楔形波出现(图 3),断开呼吸回路
- 读出平均 PCWP(与 LVEDP 大致相等;4～15 mmHg 为正常)
- 再连呼吸回路,球囊放气,观察 PA 波形重新出现
- 为安全起见,后退导管 1～2 cm,不要在原地充气
- 如果想重新测量 PCWP,最安全的方法是撤回到 20 cm 并重新充气

- **PA 穿孔:**如果已经放置很深仍没有楔形波出现,考虑 PA 穿孔
  - 以下情况可能导致 PA 穿孔:乳头肌缺血、二尖瓣狭窄或反流、肺动脉高压或肺内分流、LV 衰竭。注意:如果观察不到楔形波,反复尝试前进导管可能会导致 PA 穿孔
  - 很多时候 PA 导管的楔形波都很好(尽管导管已经到了 PA 且已嵌入,波形仍看起来像 PA)。注意:可能会出现假阴性或螺旋嵌入,考虑 PA 撕裂

PA 置管的常见原因
· 评估 RV 压力
· 诊断、治疗肺动脉高压
· 评估低血压:基于 CO 与 SVR 判断是感染性休克还是心源性休克
· 管理严重器官功能障碍/严重感染
· 更好地管理液体出入(COPD/肺动脉高压/烧伤/肾衰竭)
· 诊断、治疗术中少尿
· 管理 MI 合并休克的患者
· 获得 CO 与前负荷的 Starling 曲线
· 调整前负荷与后负荷,管理瓣膜性心脏病
· 通过测量 CO 与 SVR 评估血管活性药物的应用效果
· 管理 SAH 后脑血管痉挛的患者(使用 PA 导管监测者可能出现继发性高血压、血液稀释、低血容量)
· 管理心脏手术后的心脏病患者

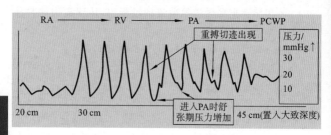

图 3　PA 导管漂浮到各心腔时的典型波形

PA 置管的相对禁忌证	
既往/择期肺切除术（PA 撕裂将会是致命打击）	患者使用起搏器
三尖瓣假体、肺动脉假体、三尖瓣狭窄、肺动脉狭窄	使用华法林、肝素、Ⅹa 因子抑制剂、抗血小板药物（如氯吡格雷、Ⅱb/Ⅲa 抑制剂或大剂量阿司匹林）、凝血酶抑制剂、溶栓药物
右心房或心室占位；附壁血栓或瓣膜赘生物	房性心律失常（如怀疑心房血栓，考虑使用超声检查）
发绀型心脏病或右向左分流	CPB 期间进行漂浮
乳胶过敏（如果 PA 导管含有乳胶成分）	严重的主动脉瓣狭窄（胸腔开放前最危险，漂浮导管可能导致房颤，从而导致心房收缩障碍、循环衰竭）
近期发生双束支传导阻滞或 LBBB 严重室性心律失常	二尖瓣反流、狭窄，可能导致无法楔嵌（可能导致撕裂）
对 HIT+ 的患者使用肝素覆膜的导管	感染性休克或其他可能导致感染心内膜炎的因素

导管从 CVP(RA) 到 RV 到 PA 再到 PCWP 的正常 PA 波形

PA 导管通路基准	PA 导管尖端距离(cm)与血流动力学及波形改变				
	0	20 及以上	30 及以上	40 及以上	45 及以上
典型波形	CVP 衰减	经典波形，未衰减，CVP 有 a、c、x、v、y 波	RV 波无重搏切迹；舒张期较低与 RA 相等	PA 波有重搏切迹，舒张期升高高过 RVD 值	衰减，降低的"楔形"波
典型压力值/mmHg	0（导管需在左心房高度校零）	CVPm=RAM=2~6	RVS=15~25，RVD=0~8，RVM=5~14	PAS=15~25，PAD=8~15，PAM=10~20	PAOP=PCWP≈LAM=6~12
最可能遇到的困难和问题	尖端打折、缠绕，导致压力异常升高接近最高值（300 mmHg）	尖端可能穿过 RA 进入下腔静脉（inferior vena cava, IVC），导致 CVP 波形大于 20 cm	导管可能在 RV 发生卷曲；导致 RV 波形大于 40 cm，注意可能在这里出现打结	警惕肺动脉撕裂！二尖瓣功能不全或肺内分流可能导致无法楔嵌	警惕肺梗死！导管不应长期楔嵌；放气后可重新获得 PA 波形
处理建议	放气，后退，重新漂浮	放气，后退，重新漂浮；考虑使用透视引导	放气，后退，重新漂浮；考虑使用透视引导	如果考虑导管已经置于一定深度，将导管留在安全的 PA 位置；使用肺动脉舒张压代替肺动脉阻塞压	放气，如果波形仍然存在或变成楔形波，后退几厘米；确保 PA 波形重现

楔嵌过程中的"v"波

通常作为严重二尖瓣反流的征象出现（从 LV 传来的高压波，通过功能不全的二尖瓣进入 LA 及肺血管）

PA 置管的并发症		
并发症	考量	处理措施
室性心律失常	PA 导管放置过程中可能导致心律失常，通常为自限性	放置过程中使用利多卡因 50～100 mg IV，检查 Mg^{2+}、K^+ 水平及 pH 值
肺栓塞	使用 PA 导管风险增加	不需要的时候拔除 PA 导管；如果必要，可应用肝素、阿司匹林和其他抗凝药物
导管无法楔嵌；插入 45～50 cm 后 PA 波形仍不变	考虑导管是否在 RV 内打折；确保患者处于仰卧位，考虑肺内分流、淤血或 MR 可能（以上原因均可能导致楔形波无法出现，尽管导管可能已经置于理想位置）	放气，重新放置，考虑拍摄胸片或者使用透视；考虑他人协助
放置过程中，压力异常升高超过刻度	导管可能勾在中心静脉或自己打结，堵住了心腔或血管	考虑放气，重新放置，考虑胸片或透视
置入足够深（30 cm），CVP 波形好，但导管显示无 RV 波形	导管可能穿过 RA 进入了 IVC；导管可能穿不过狭窄的三尖瓣，缠绕在 RA 中	考虑放气，重新放置；考虑胸片或透视，确保球囊中气体不多于 1 mL（可防止通过瓣膜）

PA 置管的并发症		
并发症	**考量**	**处理措施**
20～25 cm 后导管无法前行，感觉被卡住；CVP 波形衰减，偏离刻度	导管可能进入手臂静脉或进入颅内静脉系统	放气，轻轻撤出，重新摆放体位，置入，或者使用其他静脉
RV 波形很好，但无法进入 PA(40～45 cm)	RV 可能异常大，导管可能到达肺动脉瓣；肺动脉瓣可能小或狭窄	小心前进几厘米；球囊不要充气过多；考虑使用透视引导
导管已经嵌入，波形形态改变但不典型	RV 可能增大，PA 导管可能在 RV 中缠绕；考虑术前未诊断的右向左分流。考虑肺内分流、MS 或 MR；在系统性分流的患者中并不少见(慢性肝衰竭)	不要反复尝试楔嵌，考虑使用 PAD 代替 PCWP。考虑使用透视引导
导管在楔嵌及放气前、后很正常，但一段时间后好像又自动楔嵌(未经人为处理)	导管可能受热漂浮到远端(球囊放气状态)，尖端进入更小的肺动脉(可能会导致 PA 撕裂！)	**不要**仅仅重新给球囊充气！首先撤出导管到 20 cm，如果 CVP 波形好，重新漂浮导管，避免 PA 撕裂
PA 波形周期性改变或随 PEEP/呼吸周期改变	可能是容量缺乏；气道压力增加、PA 受压可导致波形改变、振幅改变	液体治疗，参考 PAD，并观察波形。如果可行，参考动态指标(SVV/PPV)

围手术期监护手段

麻醉口袋书

PA 置管的并发症		
并发症	考量	处理措施
大量咯血或突然出现严重休克	**PA 撕裂**	不要操作导管;组织抢救;呼叫帮助(胸科/心外科医师);拔除单腔管,插入双腔管;利用封堵器止血;观察顺应性改变,如果发生休克但不咯血,拍摄 X 线片;PA 修复期间可能需要 CPB
PA 导管固定,无法撤出	导管打结或勾住,或被缝线缝住	不要用力拽——可能导致严重后果。请放射科或外科医师会诊及治疗
楔嵌时 PCWP 衰减正常,但 ECG 显示下后壁缺血,楔嵌部位可见巨型波	考虑二尖瓣后壁乳头肌缺血;这时可能出现大"v"波,原因是缺血心肌导致原本正常的瓣膜突然出现反流	治疗心肌缺血或心肌梗死;减少后负荷、应用主动脉内球囊反搏术、使用强心药物、使用利尿剂可能是必要的

血流动力学变化的正常范围		
指标	正常值	单位
HR	$60\sim100$	beats/min
SBP	$90\sim140$	mmHg
DBP	$60\sim90$	mmHg
MAP	$70\sim105$	mmHg
RAP(=CVP)	$2\sim6$	mmHg

血流动力学变化的正常范围		
指标	正常值	单位
RVSP	15～25	mmHg
RVDP	0～8	mmHg
RVMP	5～14	mmHg
PASP	15～25	mmHg
PADP	8～15	mmHg
PAMP	10～20	mmHg
PAOP=PCWP	6～12	mmHg
PCWP≈LAP		

围手术期监护手段

血流动力学衍算值变化总结			
指标	公式	大致数值	单位
CO	$CO=SV\times HR$	4.0～8.0	L/min
SV	$SV=CO\div HR$	60～100	mL/次
SVI	$SVI=CI\div HR$	33～47	mL/(m^2·次)
BSA	$BSA=W^{0.425}\times H^{0.725}\times$ 0.007184(Dubois and Dubois 公式)	1.73	BSA(m^2), W(kg),H(cm)
CI	$CI=CO\div BSA$	2.31～4.62	L/min
SVR	$SVR=[80\times(MAP-CVP)]\div CO$	900～1500	dyne-s/cm^5
SVRI	$SVRI=[80\times(MAP-CVP)]\div CI$	1600～2400	dyne-s/cm^5-m^2

血流动力学衍算值变化总结			
指标	公式	大致数值	单位
PVR	$PVR=80\times(MPAP-PAWP)\div CO$	<250	$dyne\text{-}s/cm^5$
PVRI	$PVRI=80\times(MPAP-PAWP)\div CI$	$255\sim285$	$dyne\text{-}s/cm^5\text{-}m^2$

高级衍算值变化总结			
指标	公式	大致数值	单位
LV 搏功功=LVSW	$SV\times(MAP-PAWP)\times0.0136$	$58\sim104$	$g\cdot m/$次
LV 搏出功指数=LVSWI	$SVI\times(MAP-PAWP)\times0.0136$	$50\sim62$	$g\cdot m/(m^2\cdot$次$)$
RVSW	$SV\times(MPAP-RAP)\times0.0136$	$8\sim16$	$g\cdot m/$次
RCSWI	$SVI\times(MPAP-RAP)\times0.0136$	$5\sim10$	$g\cdot m/(m^2\cdot$次$)$
CPP	$DBP-PAWP$	$60\sim80$	mmHg
RVEDV	SV/EF	$100\sim160$	mL
RVESV	$EDV-SV$	$50\sim100$	mL
RVER	SV/EDV	$40\sim60$	%

呼吸管理

介绍和概览

常用通气模式:持续强制通气

容量控制(volume control,VC):每个呼吸周期给患者按预先设定的容量输送气体

压力控制(pressure control,PC):每个呼吸周期给患者按预先设定的压力输送气体

持续强制通气(continuous mandatory ventilation,CMV)的主要问题是膈肌萎缩、膈肌运动不协调以及需要配合镇静

自主呼吸 VS 正压通气的优点

- 患者在插管镇静的状态下不会发生呛咳。双侧肺部有发生肺不张的风险
  - 短时间内即可发生,分泌物会堆积,V/Q 比失调和出现低氧
  - 气管插管或者气管造瘘的存在使得内源性呼气末正压(positive end-expiratory pressure,PEEP)消失(患者不能有效咳嗽→容易诱发肺不张,使气道分泌物潴留)
  - 呼吸机相关性肺炎(ventilator-associated pneumonia,VAP)在气管插管的患者中每天的累计发生率为 $1\%\sim3\%$;大约 15% 插管上机的患者会发生 VAP;约 35% 的ICU 患者会接受机械通气
  - CMV 状态下膈肌在 $24\sim48$ h 之内就会发生萎缩。蛋白质分解加速,合成减速
  - 脱机目标:减少镇静和呼吸支持,保证氧合和换气(CO_2),加强呼吸锻炼,明确上呼吸道呛咳能力和协调性,加强患者的抵抗力来对抗各种功能失调
- PEEP、适当吸引、良好体位、肺复张手法都可以减少肺不张的发生
- 尽早拔管能让患者自主咳痰并且恢复正常的呼吸
- 提供吸氧支持:

- $FiO_2 \leqslant 50\%$ → 通常无副作用；吸入纯氧超过 16 h 会表现出毒性
- 术后提供吸氧支持有助于减少伤口感染和气胸的发生 COPD 患者也可以接受吸氧支持，且不会发生呼吸暂停

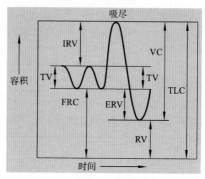

图 1　肺容量

功能残气量（functional reserve capacity，FRC）；补吸气量（inspiratory reserve volume，IRV）；潮气量（tidal volume，TV）；补呼气量（expiratory reserve volume，ERV）；残气量（residual volume，RV）；肺活量（vital capacity，VC）；肺总量（total lung capacity，TLC）

二氧化碳监测仪

通过光谱特性来测量呼出气体中的 CO_2（利用 IR、Raman 或质谱）

使用二氧化碳监测仪的指征
· 发现气管插管误入食管：每次插管后都需要记录呼出气体中的 CO_2
· 发现呼吸回路断开，气管插管意外脱出或者通气不足
· 发现过度通气（低二氧化碳血症，脑电图监测体现缺血性改变）
· 发现高代谢状态（例如，恶性高热或者感染性休克）
· 发现低代谢状态（例如，低体温或者低心输出量状态）
· 发现肺栓塞（例如，呼气末二氧化碳（ETCO$_2$）含量突然降低）
· 发现气道痉挛或者小气道阻塞（ETCO$_2$ 曲线平台上斜改变）
· 计算 VD/VT 或者无效腔通气（结合 $PaCO_2$ 和 $ETCO_2$）
$V_D/V_T = [(PaCO_2 - P_{ET}CO_2)/PaCO_2]$；正常 $V_D/V_T = 0.30$

二氧化碳监测仪的问题

- 老旧的光谱探测装置会发热导致患者颜面部烧伤
- 如果机器被分泌物堵塞或者警报装置发生故障,可能会无法发现呼吸回路断开
- 转换头会导致产生额外的无效腔(导致度数不准)或者重量(导致脱管)
- 抽检气体过于频繁会触发自动通气,影响潮气量(新生儿)

二氧化碳监测仪

容量-体积环

机械通气:保护措施

避免发生容量性损伤、压力损伤、肺不张性损伤、气道缺血以及氧毒性损伤的措施

- 肺泡过度扩张(容量损伤),而非气道压力过高(压力损伤)是导致肺损伤的原因
- 推荐使用小潮气量(6 mL/kg),适当增加呼吸频率
- 较高的 $PaCO_2$(可允许的高碳酸血症)可以增加 ALI 以及 ARDS 患者的生存率
- 成比例辅助通气(proportional assist ventilation,PAV)、神经调节辅助通气(neutrally adjusted ventilator assistance,NAVA)(见下)、压力控制(pressure control,PC)或压力支持(pressure support,PS)可以帮助减少肺不张性损伤

具体设置

- 潮气量 6 mL/kg(避免发生容量性损伤:肺泡过度扩张引起)
- 平台压力<30 cmH_2O(防止发生压力损伤:压力过高导致的损伤)
- PEEP>6 $cm\ H_2O$(避免发生肺不张性损伤:反复呼气末肺泡关闭)

· $FiO_2 < 50\%$ 避免发生氧毒性损伤

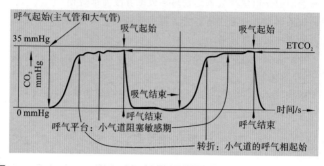

图 2 正常和异常的流量-容量环

（由澳大利亚阿德莱德大学 David Sainsbury 教授提供）

低流量供氧：典型用法							
给氧方式	设备	O_2流量/(L/min)	FiO_2	二氧化碳监测可行性	加湿	并发症	注释
鼻导管	接标准流量仪的鼻导管	0 1 2 3 4 5 6 7	0.21 0.25 0.29 0.33 0.37 0.41 0.45 0.49	可以：特殊设计的鼻导管可以连接二氧化碳采样管	没有	鼻咽干燥；吞入气体；出血，鼻窦炎	患者有可能会用嘴呼吸或者合并鼻腔狭窄、鼻窦炎、鼻胃管、鼻部填充物等（氧气每增加1L，吸入氧气浓度增加4%）

		低流量供氧：典型用法					
给氧方式	设备	O₂流量/(L/min)	FiO₂	二氧化碳监测可行性	加湿	并发症	注释
文丘里面罩	文丘里吸湿器和管路相连	10+	0.30~0.50	不可以：流量过高	有	最高 FiO₂ 为 0.5	固定的文丘里吸湿器会夹带空气
普通面罩		10+	0.55	可以：连接采样管	没有	黏膜干燥	
有储气囊的无复吸面罩		10+	0.80	不可以：流量过高	没有	黏膜干燥	
Ambu (简易呼吸器)	可以通过 15 mm 转换头连接面罩或者气管插管	10+	1.0	不可以：如果打算正压通气，则需要严格密封	没有	Ambu 球囊有一定硬度，很难观察到自主呼吸	可以实现人工通气或者自主呼吸；可以实现 PEEP
氧气帐篷		10~15	0.50	可以	可以	可燃风险	使用于儿科患者

呼吸管理

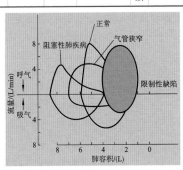

图 8-3　正常二氧化碳图（正常呼出二氧化碳曲线）

（经 Barash PG 许可转载。*Clinical Anesthesia*. 6th ed. Philadelphia,
PA：Lippincott Williams & Wilkins；2009)

呼气末正压通气(positive end-expiratory pressure, PEEP)的作用	
呼吸系统	
优点	**备注**
改善低氧血症	ARDS、肺炎、肺水肿、溺水、肺不张导致的低氧血症
在呼吸循环中保持气道开放	复张肺泡和大的肺段
增加 FRC	进一步改善氧合
增加肺顺应性	减少气道压力损伤和低血压的发生风险
减少吸气做功	进一步改善氧合,对于有(内源性 PEEP)的患者更有效
避免肺塌陷	避免发生肺不张性损伤,尤其是在长时间手术过程中
治疗内源性 PEEP(继发于 COPD 或者哮喘的呼气相气体残余)	通过呼吸机上的流量-时间曲线诊断(吸气前流量未回归零点 = 内源性 PEEP)
避免发生肺不张性损伤(呼气末肺泡反复闭合)	肺不张性损伤伴随血清细胞因子水平的增高和肺损伤标记物的增高
允许使用更低的 FiO_2	减少氧毒性损伤
缺点	**备注**
可能导致气压伤	气压伤的种类包括:气腹、纵隔气肿、心包气肿、气胸、皮下气肿、张力性气胸等。以上都可以导致休克
可能会加重气胸	PEEP 在有气胸且未放置胸腔引流管的情况下是禁止使用的
可能会加重 V/Q 比失调	尤其增大了 west 分区 1 区(肺尖),该区肺泡压力>动脉压力>静脉压力

呼气末正压通气(positive end-expiratory pressure, PEEP)的作用	
无效腔通气量增加(V_D/V_T)	无效供氧
可能会加重支气管胸膜瘘	支气管胸膜瘘的患者禁止使用 PEEP
可能会导致气道/肺部手术术后漏气(肺切除术)	近期行气道手术、肺叶切除、肺移植或者全肺切除的患者禁止使用 PEEP,除非有胸腔引流管
可能会导致静脉输液增加	在容量不足的患者中应用 PEEP 会导致低血压

心血管系统

优点	备注
成功使用时可增加肺泡氧供和外周组织、心肌的氧供	氧合改善可减少无氧呼吸产生的乳酸,减少酸中毒的发生
治疗气道梗阻	OSA 和低氧血症、心律失常、心肌梗死、对阿片类药物极度敏感以及死亡都相关
左心室后负荷降低	对于右心室后负荷的作用相反

缺点	备注
左心室、右心室前负荷下降	心输出量降低的主要原因
静脉回流减少	心输出量降低的主要原因
CVP 增加	难以用 CVP 评估前负荷状态和容量状态
右心室后负荷增加	使个别患者的右心衰竭恶化
心室顺应性下降	导致室间隔向左心室膨出(心输出量下降)

呼吸管理

呼气末正压通气(positive end-expiratory pressure, PEEP)的作用	
在低血容量的情况下加重低血压	如出血、脱水、感染性休克

中枢神经系统(central nervous system, CNS)	
优点	**备注**
增加 CNS 氧供	如果 PEEP 治疗低氧血症确实有效
治疗 OSA	OSA 会显著增加卒中、心梗、心律失常、死亡的风险
缺点	**备注**
颅内压增高	增加 CVP 以及直接增加脑脊液压力
降低脑灌注压力	减少平均动脉压,增加 CVP
左循环发生栓塞概率增加	潜在的未闭合卵圆孔开放风险增加(导致右向左分流、低氧血症、栓塞)

肝、肾、神经-内分泌系统	
优点	**备注**
肾、肝血流量下降(心输出量下降)	可能影响药物清除率或者导致肾缺血性损伤
缺点	**备注**
抗利尿激素释放增加	各种因素导致水钠潴留,(前负荷)使得利尿更为困难

麻醉口袋书

严重 ARDS 患者的俯卧位通气

- 压力控制模式,潮气量 6 mL/kg
- 尽早使用肌肉松弛药,注意交替用药
- 保证使用体位垫来缓冲以保护眼睛
- 堵管、呼吸回路断开的概率增加,软组织压疮风险增加
- 可改善大多数患者的 PaO_2/FiO_2(P/F 比例,也就是氧合)

- 在不影响体循环的情况下改善肺循环
- 在插管 36 h 内实施：起始 P/F 比例＜150，要求 PEEP≥5，$FiO_2≥0.6$
- 增加肺复张效果
- 在情况允许下，每天最好使用 18～23 h，直到患者病情改善或者患者死亡

来源：Guerin C，Reignier J，Richard J-C，et al. Prone positioning in severe acute respiratory distress syndrome. *N Engl J*. 2013；368；2159-68

无创通气(noninvasive ventilation，NIV)：持续气道正压通气 vs 双水平正压通气 vs 高流量鼻导管

呼 吸 管 理

- 帮助避免(二次)插管，治疗心力衰竭，作为拔管后低流量吸氧的中间过渡
- 风险：误吸、不耐受、面罩带来的损伤、面罩泄露空气、吸入氧浓度降低

  双水平正压(bilevel positive airway pressure，BiPAP)通气 vs 持续气道正压通气 (continuous positive airway pressure，CPAP)(都需要通过特殊面罩实现：面、口、鼻垫共同封闭呼吸回路并且实现正压。同等有效)
- CPAP＝整个呼吸周期持续气道压力(6～14 cmH_2O)

呼吸模式概览						
通气模式	优点	缺点	肌肉松弛药是否需要/可行？	呼吸触发？	呼吸同步？	允许自主呼吸？
手术室应用的简单模式或者短期过渡插管(急诊、麻醉恢复室)						
容量控制(VC)	简单，提供固定的潮气量和呼吸频率	如果肺顺应性降低，可能导致压力过高	可行	否：由呼吸机控制呼吸	否	可行，但是可能导致过度通气

呼吸模式概览						
通气模式	优点	缺点	肌肉松弛药是否需要/可行？	呼吸触发？	呼吸同步？	允许自主呼吸？
压力控制（pressure control，PC）	简单，提供固定的平台压力和呼吸频率	如果肺顺应性过高，可能导致容量不足	如果使用时间控制触发，则可行	否	否	可以，但是可能导致过度通气
ICU 长期呼吸支持应用的模式						
辅助控制（assist control，AC）	给予触发的每次吸气固定的最小潮气量或者压力	每一次触发意味着一次机器控制的吸气过程	可行，有助于人机协调	是	是	可行，但是由于每次通气都有机器协助，可能导致过度通气
间歇指令通气（intermittent mandatory ventilation，IMV）	和 AC 类似，但是允许间歇性的自主呼吸	自主呼吸期间如果没有压力支持，则很难被患者耐受	如果想要保持自主呼吸，最好不要采用	否	否	可行，但是呼吸过于频繁会导致过度通气
ICU 或者麻醉后恢复室使用的脱机模式（经常联合应用）						
压力支持（pressure support，PS）	增强自主呼吸，适用于脱机模式	如果没有足够的自主呼吸则不适用，且潮气量随着肺顺应性改变而改变	不需要也不可行	是	是	必须有自主呼吸（与 SIMV 共同使用）

麻醉口袋书

呼吸模式概览						
通气模式	优点	缺点	肌肉松弛药是否需要/可行?	呼吸触发?	呼吸同步?	允许自主呼吸?
同步间歇指令通气 (synchronized mandatory ventilation, SIMV)	和患者的呼吸同步	无	可行,但是在患者无自主呼吸的情况下就相当于简单的AC	否	是	可行(和PS共同使用)
用于治疗严重的低氧血症、肺损伤或者脱机失败的呼吸模式						
反比通气,I∶E≥1	对于严重低氧血症患者,可以在PC或者VC模式下使用	清醒患者很难耐受,且患者呛咳容易导致压力损伤	如果深度镇静无法满足则可能需要	否	否	否
压力调节容量控制 (pressure-regulated volume control, PRVC),也称为VC+	可以调节最小呼吸频率、目标潮气量、吸气压力上限,呼吸机会自动根据肺顺应性调整压力,压力损伤可能性小	吸气时间更长,可能导致内源性PEEP	可行,但是如果患者没有自主呼吸则无益	是	是	可行,应用于高二氧化碳水平的呼吸衰竭

呼吸管理

呼吸模式概览						
通气模式	优点	缺点	肌肉松弛药是否需要/可行?	呼吸触发?	呼吸同步?	允许自主呼吸?
气道压力释放通气（airway pressure-release ventilation, APRV）	允许自主呼吸,减少气压损伤	和 PC 类似,会受到肺顺应性的影响	不需要也不可行	否	否	可行。和 CPAP 的高压水平类似,允许间歇性的自主呼吸
持续气道正压通气（continuous positive airway pressure, CPAP）或 PEEP	在不给予主动支持的情况下提高氧合	需要患者有呼吸驱动和一定的呼吸力量	不需要也不可行	否	否	可行。PEEP 和 CPAP 类似,CPAP 应用于自主呼吸过程中,PEEP 应用于正压通气过程中
双水平正压（bilevel positive airway pressure, BiPAP）通气或 BIVENT	使低氧患者实现了自主呼吸	和 APR 相比,降低了气道压力	不需要也不可行	否	是	可行:和 APRV 类似,但是呼气相更长。在低氧血症情况下适用

呼吸模式概览						
通气模式	优点	缺点	肌肉松弛药是否需要/可行?	呼吸触发?	呼吸同步?	允许自主呼吸?
增加呼吸变异,补偿气管插管,减少肺损伤和呼吸不协调的呼吸模式						
成比例辅助通气(proportional assist ventilation,PAV,PAV+)	减少人机对抗,不用频繁改变呼吸机设置或者镇静深度	睡眠质量更佳,但是患者生存率和脱机成功率没有差别	不需要也不可行	是	是	可行:患者吸气动作越强,呼吸机支持越强
神经调节辅助通气(neurally adjusted ventilatory assist,NAVA)	协同呼吸机和患者自主呼吸,减少人机对抗,提高脱机成功率	需要放置食管监测器来监测电流脉冲	不需要也不可行	是	是	和PAV类似,减少不协调呼吸,减少调整呼吸参数和镇静深度的次数
多样性通气(PSV结合高斯分布或者其他分布的压力)	使塌陷的肺泡复张,减少气道塌陷	不劣于普通PS模式	不需要也不可行	是	否,但是多样性通气比单纯PS的人机协调更好	可行,减少肺不张性损伤

呼吸管理

呼吸模式概览						
通气模式	优点	缺点	肌肉松弛药是否需要/可行?	呼吸触发?	呼吸同步?	允许自主呼吸?
自动导管补偿(automatic tube compensation,ATC)	根据气管插管阻力调整,可以结合PS、PAV使用	并不普及,相关研究有限,需联合其他通气模式使用	不需要也不可行	是	是	可行
高频通气(high-frequency ventilation,HFV)1～2 mL/kg的潮气量,呼吸频率最高可达12 Hz	升高平均AW压力降低PAW压力	普适性有限;在ARDS的患者中不能改善生存率	可行,也许必须	否	否	不可行。通常都需要深度镇静或配合肌肉松弛药

PRVC、HFV、APRV 和 BiPAP 的呼吸模式,允许平均气道压力增高(能开放更多肺泡和改善 AaDO2),允许自主呼吸;优点＝需要较少的镇静和肌肉松弛药

- BiPAP＝两种水平的正压通气,分别是吸气(由吸气气流激发)和呼气(持续存在于呼吸周期剩下的时间里)。通常表达为吸气/呼气 cmH_2O,例如,10/6 cmH_2O

高流量鼻导管可作为面罩无创通气的替代疗法。在非高二氧化碳低氧血症的患者中使用。应用加温加湿的高流量鼻导管吸氧可以达到 50 L/min,FiO_2 初始为 1.0,以保持 SpO_2 为 90%～92%,并以其为目标进行调整。会导致轻微的正压(类似 PEEP)并且减少呼吸做功。当患者症状有所改善之后,可以逐渐减到低流量吸氧或者应用低流量面罩

麻醉口袋书

停止机械通气(又称脱机)

SIMV 以及 PS 是 ICU 常用的脱机模式

- 从全支持(IMV≈10),以及 PS 10～15 cm H_2O,PEEP 5～10,FiO_2≤60 开始

- 每分钟减少 1～2 次呼吸,在数个小时或者数日的时间里减到 IMV=0

- 每次减少 PS 1～2 cmH_2O,直到 PS/PEEP 达到 10/5 cmH_2O或者 5/5 cmH_2O 或者更低(对于状态不佳的患者,可能需要将 PS/PEEP 降到 2/5 cmH_2O)

- 同时根据 SaO_2 或 PaO_2(对氧合变化更敏感)而逐渐降低 FiO_2。评估 P/F 比例(PaO_2/FiO_2),应大于 120

- 应用浅快呼吸指数(rapid shallow breathing index,RSBI)来评估拔管的可能性。RSBI 值等于呼吸频率(每分钟呼吸次数)/潮气量(L)。拔管标准是 RSBI 的值小于 100,例如 25 次/分的呼吸频率除以 0.25 L 的潮气量得出 RSBI 值为 100。其他标准见下文

- 做好拔管后计划:拔管后续接 CPAP 或者 NC 或者 FM。记录 P/F、RR 以及呼吸费力程度。对拔管后出现的哮鸣音或者呼吸衰竭要有所预期和准备,要在附近,不要走远

ICU 常用拔管标准	
标准	**备注**(患者应满足每一项)
5 s 抬头实验(和 NIP 50 cmH_2O 相关);对于上呼吸道强度的最好预测指标	最好是遵指令后有意识地抬头,而非因咳嗽而抬头。患者不能处于半坐位(太容易)
PaO_2/FiO_2>120 或者 FiO_2 为 0.50 时 PaO_2>60	吸氧浓度要小于 50% 才能考虑拔管,最好 FiO_2 可降至 40%
在有效供氧的情况下 PEEP <6 cm	突然撤掉 PEEP 可能会导致 PaO_2 降低以及呼吸做功增加,从而导致二次插管

呼吸管理

ICU 常用拔管标准	
标准	**备注**(患者应满足每一项)
中枢神经系统功能完好(GCS≥12)	参见 GCS 评分
可以保持 PaCO$_2$<50 mmHg 以及 7.30<pH 值<7.50	原因可能为脓毒血症、低体温、静脉高营养、CO$_2$ 生成过多等;GI 丢失或利尿导致的代谢性碱中毒可能引起 CO$_2$ 潴留;可通过静脉注射 NaCl 和 KCl 或其他方法来治疗碱中毒
不会出现呼吸疲劳、窘迫、大汗、呼吸急促、心动过速、心动过缓、焦虑。RSBI 的值小于 100	对于长期接受 PS≥5 cmH$_2$O 的患者,拔管可能会导致呼吸肌疲劳。考虑用 NIV 过渡。RSBI 值等于呼吸频率(每分钟呼吸次数)/潮气量(升),见上述计算实例
具有自主排痰能力,不会堵塞气管	拔管前评估痰液的多少,考虑阿片类药物的抗胆碱能副作用。考虑应用化痰药物或者支气管镜
没有明确误吸的风险(没有肠梗阻或者大量的胃管引流量),GCS≥12	在严重肠梗阻或者上消化道出血的情况下,即使气道的保护性反射完好,也有误吸的风险
血红蛋白水平充足,心输出量和循环稳定	血红蛋白浓度≥8~10 g/dL,以保证充分的携氧能力和血液黏稠度(保证一定的外周阻力和血压)
镇痛良好,患者可以自主呼吸而动作不受限制	考虑神经阻滞,考虑在硬膜外或者胸膜内使用局麻药或者蛛网膜下腔阻滞,保证患者可以自主用力咳嗽,避免发生肺不张

麻醉口袋书

液体管理

液体分布

- 体液总量（total body water，TBW）≈体重的 60%（男性）或 50%（女性）（TBW 与体内脂肪组织量成反比）
  - 细胞内液（intracellular fluid，ICF）≈2/3 TBW
  - 细胞外液（extracellular fluid，ECF）≈1/3 TBW
    - 组织间液（interstitial fluid，ISF）≈2/3 ECF
    - 血浆（plasma）≈1/3 ECF

容量状态评估

- 对容量状态的准确评估具有挑战性；需考虑到临床整体情况
- 估计容量状态的系统性方法如图 1 所示

容量不足

- 细胞内液不足（游离水丢失）：皮肤和呼吸系统的不显性失液，经肾脏的游离水丢失（中枢性或肾源性尿崩症）
  - 以细胞脱水为特征，血浆渗透压升高，钠离子浓度升高
  - 不出现急性循环衰竭；使用游离水逐步纠正
- 细胞外液不足：血液丢失、胃肠道液体丢失（呕吐、腹泻）、分布改变（腹腔积液、烧伤、"第三间隙"）——围手术期更值得关注的问题
  - 实验室检查：尿素氮/肌酐比值升高，代偿性尿钠排泄减少（<20 mEq/L，钠排泄分数（fractional excretion of sodium，FENa）<1%），尿液浓缩
  - 可以导致急性循环不稳定；迅速使用等张晶体液、胶体液或血液进行治疗

容量补充

- 容量补充的传统方法（使用等张晶体液）：

  容量补充＝维持量＋丢失量＋不显性失液＋外科丢失量

  - 维持量（mL/h）：4—2—1 准则（第一个 10 kg 体重 4 mL/(kg·h)，第二个 10 kg 体重 2 mL/(kg·h)，之后每 10 kg 体重 1 mL/(kg·h)）

- 丢失量(mL):生理需要量×禁食禁饮时间(h);第1h补充50%,第2h和第3h分别补充25%
- 不显性失液(mL/h):取决于手术创伤的大小——4 mL/(kg·h)(小手术),6 mL/(kg·h)(中等手术),8 mL/(kg·h)(大手术)
- 外科丢失量:血液丢失,使用晶体液1:3补充或者胶体液1:1补充;其他丢失(如腹腔积液),根据估算的电解质组成补充
- 传统方法的不足
  - 数据显示,即使在围手术期禁食的情况下,血容量仍保持正常,存在大量液体丢失需要补充的假设可能是不正确的(*Acta Anaes Scand.* 2008;52(4):522)
  - 液体不是无害的。输注过量的液体可以导致并发症的产生和死亡率的增加。有一项行动提倡将静脉输注的液体当作药物,需审慎使用并结合患者整体情况(*Curr Opin Crit Care.* 2013;19:290)
  - 给予液体已被证实可以破坏内皮的多糖-蛋白复合物的完整性,导致血管通透性增加和渗出(*Best Pract Res Clin Anaes.* 2014;28:227)
  - 目标导向的液体治疗(goal-directed therapy,GDT)推荐通过血流动力学参数和评估患者对单剂量液体治疗的反应来指导液体输注,反对进行经验性补液。目前尚未证明GDT可以降低死亡率,但其可能减少并发症、缩短住院时间(*Brit J Anaes.* 2013;111:535)
  - 围手术期液体管理方法(Chappell D, Matthias J, Klaus H-K, et al. *Anesthesiology.* 2008;109(4):723-740)
    - 常规禁食过夜后的细胞外液丢失量低
    - 应鼓励患者口服清液体直至术前2 h
    - 排汗/蒸发引起的不显性失液最多为1 mL/(kg·h),即便是腹部大手术也是如此
    - 不存在消耗液体的第三间隙
    - 推荐使用低速(2~3 mL/(kg·h))维持性静脉输液加目标导向的单剂注输以优化心输出量或补充急性丢失的液体

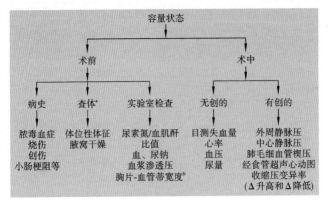

图1 容量状态评估

[a]只有体位性体征(Δ 直立引起的心率变化大于 30 次/分,直立性头晕)和腋窝
干燥能预测失血引起的血容量过低(*JAMA*. 1999;281;1022)。皮肤肿胀、毛
细血管充盈时间、少尿无用

[b]胸片中血管蒂宽度与容量状态有良好的相关性(*Chest*. 2002;121;942)

SBO,小肠梗阻;PVP,外周静脉压;TEE,经食道超声心动图;SVP,机械通气
患者经动脉导管描记的收缩压变异性

晶体液 & 胶体液

- 晶体液主要是指添加了电解质的无菌水溶液。胶体液也含
有水、电解质,此外还加入了一类不能自由通过半透膜的胶
体物质(如白蛋白、羟乙基淀粉、右旋糖酐、明胶)

- 胶体液理论上的优势是能够维持或提高血浆胶体渗透压。
然而,没有证据表明胶体液或晶体液的优越性(也许应用于
某些特定亚组的患者中各有一些优势)

  - SAFE 试验:比较 4% 白蛋白溶液和生理盐水在 7000 例危
重患者中的应用。两者在死亡率、住院时间、机械通气需
求无显著差异。亚组分析显示创伤(主要为头部外伤)患
者使用白蛋白的死亡率较高

  - 羟乙基淀粉溶液对血管内容量的恢复更有效,尤其能改善
脓毒血症患者的微循环。然而,VISEP、6S、CHEST 试验
提示其增加肾损伤和死亡的风险,因此收到 FDA 黑匣子
警告

	Na⁺/ (mEq /L)	Cl⁻/ (mEq /L)	K⁺/ (mEq /L)	Ca²⁺/ (mEq /L)	Mg²⁺/ (mEq /L)	缓冲成分/其他	pH 值	渗透压/ (mOsm /L)
正常细胞外液	140	103	4	5	2	碳酸氢盐 (25)	7.4	290
勃脉力	140	98	5	—	3	醋酸盐 (27) 葡萄糖酸盐 (23)	7.4	295
乳酸林格液	130	109	4	3	—	乳酸盐 (28)	6.4	273
生理盐水	154	154	—	—	—	—	5.7	308
1/2 生理盐水	77	77	—	—	—	—	4.5	143
3%盐溶液	513	513	—	—	—	—	5.6	1025
5%白蛋白溶液	145	145	<2			50 g/L 白蛋白	7.4	310
6%羟乙基淀粉溶液	154	154				60 g/L 淀粉	5.9	310

特定液体的要点

· 5%葡萄糖——用于补充游离水；与血浆等张但迅速变成游离水（葡萄糖被代谢）；用于治疗脱水；术中使用受限

· 0.9%盐溶液或"生理"盐水——氯离子含量显著高于血浆（分别为 152 mEq vs. 102 mEq）。大量输注会导致高氯性代

谢性酸中毒。应该被限制使用

- 勃脉力——主要优点是其具有缓冲能力,能提供与血浆相同的 pH 值,含镁,注意是否导致肾功能不全
- 乳酸林格液(LR)——含有近似血浆浓度的钙和钾;添加乳酸以缓冲代谢性酸中毒
  - 不适用于终末期肝病患者:乳酸需要在肝脏中代谢为 CO_2 和水。在大型肝脏切除手术中,使用勃脉力可能更好(*Acta Anaesth Scand*. 2011;55(5);558-564)
  - 禁止作为输血的稀释液:钙与血液制品中的枸橼酸钠抗凝剂螯合
- 高渗盐溶液(3%、7.5% 和 23.4%)——较高的渗透压用于减轻脑水肿和降低颅内压。尽管缺乏高质量的数据,目前有证据表明高渗盐水比甘露醇能更有效地降低创伤性颅脑损伤患者的颅内压(*Crit Care Med*. 2011;39;554-559)
- 白蛋白——有 5% 和 25% 浓度;5% 白蛋白溶液与血浆等张;循环半衰期通常为 16 小时(病理生理状态下缩短至 2~3 小时);由混合的人类血液制成;很少/没有输血相关感染的风险。尽管生理学原理尚不清楚,但在重型颅脑外伤患者中应避免应用白蛋白(见上述 SAFE 试验的评论)。有部分数据支持 25% 白蛋白溶液推注和呋塞米输注联合治疗合并肺损伤的低蛋白血症患者,以增加渗透压和改善氧合(*Crit Care Med*. 2005;33;1681-1687)
- 羟乙基淀粉——相对分子质量高的合成胶体,增加血浆胶体渗透压长达两天;以 6% 浓度溶解于生理盐水或 LR 中;通过肾脏排出;可能增加脓毒血症患者发生肾功能不全的风险,应避免用于这类患者(*N Engl J Med*. 2008;358; 125-139)
  - 副作用→升高血清淀粉酶,导致过敏反应、凝血功能障碍(抑制血小板、减少 Ⅷ 因子和血管性血友病因子),限制输注量不超过 20 mL/kg 以减轻血小板抑制
- 右旋糖酐——右旋糖酐 40 和右旋糖酐 70(数字指溶液中的平均相对分子质量);副作用包括导致过敏反应、延长出血时间、干扰交叉配血,罕见的不良反应包括非心源性肺水肿、肾堵塞/急性肾衰竭
  - 右旋糖酐 40→用于血管外科手术以预防血栓形成/卒中;

然而没有证据支持这一点，并且可能因为增加围手术期心肌梗死/充血性心力衰竭的发生率而对患者有害（*J Vasc Surg*. 2013；57（3）：635-641）

- 右旋糖酐 70→适应证与 5％白蛋白溶液相同
- 万汶（HES 130/0.5）——万汶是一种相对较新的羟乙基淀粉溶液，相对分子质量低、取代度低，与较老的淀粉相比，理论上万汶导致出血的风险较小。然而，事实可能并非如此，因为一些报道了较低出血风险的研究由于学术不端而被撤回，最近的体外研究没有发现其显著降低出血风险（*Intensive Care Med*. 2011；37：1725-1737）。鉴于最近的羟乙基淀粉溶液在脓毒血症和脓毒血症休克患者中应用的多中心 Scandinavian 试验（6S 试验），以及之前的 VISEP 试验，应禁忌将羟乙基淀粉溶液用于脓毒血症患者（*N Engl J Med*. 2012. DOI：10.1056/neJmoa1204242）。因此，万汶不能被当作复苏的重大进展

酸碱分析

检查动脉血 pH 值

pH 值＜7.40（酸性）

- $PaCO_2$＞40 mmHg 呼吸性酸中毒

  通气不足（如药物过量）

  阻塞（慢性阻塞性肺疾病）

  呼吸驱动受抑（酒精、药物）

  神经肌肉疾病

- $PaCO_2$＜40 mmHg 代谢性酸中毒

  →检查阴离子间隙：Na^+（碳酸氢根＋氯离子）

  - 阴离子间隙正常（12±2）

    碳酸氢根减少

    腹泻

    肾小管性酸中毒

- 阴离子间隙增加（＞12）

  甲醇

  尿毒症

糖尿病酮症酸中毒

三聚乙醛

异烟肼

乳酸酸中毒

乙二醇(防冻剂)

水杨酸盐

pH 值＞7.40(碱性)

- $PaCO_2 < 40$ mmHg 呼吸性碱中毒

  过度通气

- $PaCO_2 > 40$ mmHg 代谢性碱中毒

  呕吐

  利尿剂

  抗酸药滥用

  醛固酮增多

原发性酸碱失衡				
原发失衡	存在的问题	pH	PaCO₂	HCO₃⁻
代谢性酸中毒	H^+ 增加或 HCO_3^- 减少	↓	↓	↓
代谢性碱中毒	HCO_3^- 增加或 H^+ 减少	↑	↑	↑
呼吸性酸中毒	通气不足	↓	↑	↑
呼吸性碱中毒	过度通气	↑	↓	↓

酸碱代偿	
首要疾病	公式
代谢性酸中毒	↓ $PaCO_2 = 1.25 \times \Delta HCO_3^-$ (或,$PaCO_2 = pH$ 值最后两位)
代谢性碱中毒	↑ $PaCO_2 = 0.75 \times \Delta HCO_3^-$
急性呼吸性酸中毒	↑ $HCO_3^- = 0.1 \times \Delta PaCO_2$ (或,↓ $pH = 0.008 \times \Delta PaCO_2$)

酸碱代偿	
首要疾病	公式
慢性呼吸性酸中毒	$\uparrow HCO_3^- = 0.4 \times \Delta PaCO_2$ (或，$\downarrow pH = 0.003 \times \Delta PaCO_2$)
急性呼吸性碱中毒	$\downarrow HCO_3^- = 0.2 \times \Delta PaCO_2$
慢性呼吸性碱中毒	$\downarrow HCO_3^- = 0.4 \times \Delta PaCO_2$

摘自：Sabatine M S, ed. *Pocket Medicine*. 3rd ed. Philadelphia, PA：Lippincott williams&wilkins；2008：Chapters 1-4

电解质

低钠血症($Na^+ < 135\ mEq/L$)

· 病因：如图 2 所示

· 症状：恶心、呕吐、虚弱、肌肉抽搐、视力模糊、意识水平↓、易激惹、癫痫、昏迷

  · 脑水肿→Na^+ 浓度$< 123\ mEq/L$

  · 心脏症状→Na^+ 浓度$< 100\ mEq/L$

· 治疗

  · 轻度低钠血症：限制自由水摄入±袢利尿剂

  · 有神经系统症状的严重低钠血症：3% 高张盐水

  · 发生癫痫或即将发生脑疝时应紧急干预：100 mL 3% 高张盐水静脉输入，输注时间超过 10 min，连续三次。增加钠离子浓度 1.5 mEq/L(男)，或 2 mEq/L(女)

  · 嗜睡、头晕、步态失调等的干预：3% NaCl 溶液以 0.5～2 mL/(kg·h)速度输注(纠正过快→脑桥中央髓鞘溶解，头 24 h 内最多纠正 10 mmol/L, 48 h 内最多纠正 18 mmol/L)

· 抗利尿激素分泌失调综合征(SIADH)的治疗

  · 限制游离水的摄入，慢性患者可用地美环素治疗

  · 袢利尿剂＋高张盐水补液

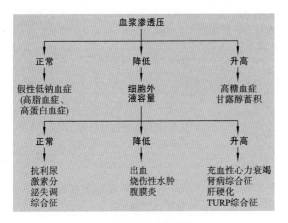

图 2　低钠血症的病因

（引自 BraunwaldE,FauciAS,Kasper DL. et al.,eds. *Harrison's Principles of Internal Medicine*. 15th ed. New York,ny: mcGraw-hill,2001）

高张盐水使用指导

1. 计算需补充的缺钠量

　　缺钠量＝体重×0.6×（理想的血钠浓度－实际的血钠浓度）

2. 计算输注速度使血清钠增加 1～2 mEq/(L·h)

　　3%NaCl 输注速度＝缺钠量/12.312＝mL/h 泵速超过 24 h

高钠血症(Na⁺ 浓度>145 mEq/L)

- 病因：如图 3 所示
- 症状：口渴、昏睡、神志改变、昏迷/惊厥
  - 缓慢形成的高钠血症通常能耐受
  - 急性重型高钠血症→细胞脱水→脑萎缩→脑膜血管撕裂
    →颅内出血
- 治疗：纠正缺水，恢复正常的渗透压和容量；可以口服补液
  （最安全）或静脉注射游离水或者低张晶体液

  游离水缺失(L)＝[([Na⁺]－140)/140]×TBW(L)

  以 0.5 mEq/(L·h)的速度降低血钠浓度,24 h 内不超过 12
  mEq/L(纠正过快→急性脑水肿)

  - 中枢性尿崩症——经鼻给予人去氨加压素
  - 肾性尿崩症——明确病因后可能可逆

277

· 症状性多尿——限制钠的摄入和使用噻嗪类利尿剂

低钾血症(K^+浓度<3.5 mEq/L)

低钾血症的主要原因	
机制	原因
摄入减少	嗜酒、醛固酮增多症、饥饿、神经性厌食
经肾脏丢失	利尿剂、慢性代谢性碱中毒、↓Mg^{2+}、肾小管性酸中毒
经胃肠道丢失	呕吐、腹泻、绒毛状腺瘤
K^+从细胞外向细胞内转移	β_2受体激动剂、胰岛素、急性碱中毒、维生素B_{12}治疗、锂过量

摘自：Kaye AD，Kucera IJ. Intravascular fluid & electrolyte physiology. In Miller Rd，ed. *Miller's Anesthesia*. 6th ed. Philadelphia，PA：Elsevier；2005

· 症状：乏力、肌肉痉挛、进行性虚弱导致瘫痪；增加心律失常风险；增加洋地黄毒性；导致肝性脑病

· ECG：U波，心室异位节律±QT间期延长

· 治疗：静脉注射K^+（$\leqslant 40$ mEq/L经外周静脉，100 mEq/L经中心静脉），除非存在瘫痪或者室性心律失常，一般输注速度为20 mEq/h；手术室和ICU中口服给药少见

病因治疗，避免应用含糖溶液（↑胰岛素反应→进一步降低K^+浓度）

高钾血症(K^+浓度>5.5 mEq/L)

· 病因（见表——高钾血症的病因）

高钾血症的病因	
机制	原因
假性高钾血症	样本溶解、严重的白细胞增多症、巨噬细胞增多症
内源性钾失衡	酸中毒、醛固酮减少、恶性高热
外源性钾失衡	肾衰竭、药物（ACEI、ARB、NSAIDs、保钾利尿剂）
复杂医源性	琥珀胆碱导致的高钾血症、缺血-再灌注

摘自 Kaye AD，Kucera IJ. Intravascular fluid & electrolyte physiology. In Miller rd，ed. *Miller's Anesthesia*. 6th ed. Philadelphia，PA；Elsevier；2005

- 症状:最严重的表现为心脏毒性
  - ECG 改变:T 波高尖、PR 间期 &QRS 延长→P 波消失→QRS 增宽→正弦波(QRS&T 波融合)→心室颤动/室性停搏
- 治疗(见表——高钾血症的治疗):对肾衰竭或生命受到威胁的高钾血症患者进行血液透析

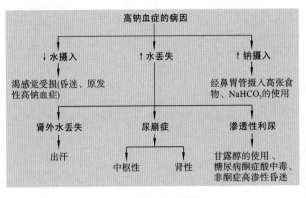

图 3　高钠血症的病因

高钾血症的治疗			
干预	剂量	起效时间	评价
葡萄糖酸钙氯化钙	1～2 支静注	数秒甚至数分钟	稳定细胞膜效果短暂
过度通气	增加每分通气量>3 倍基础值	数秒甚至数分钟	效果短暂促 K^+ 进入细胞内
胰岛素	普通胰岛素 10 U 与 1～2 支 50% 葡萄糖静注	15～30 min	效果短暂促 K^+ 进入细胞内

高钾血症的治疗			
干预	剂量	起效时间	评价
碳酸氢钠（NaHCO₃）	1～3 支静注	15～30 min	效果短暂，H^+-K^+ 交换促 K^+ 进入细胞内
β_2受体激动剂	沙丁胺醇 10～20 mg 吸入，或 0.5 mg 静注	30～90 min	效果短暂 促 K^+ 进入细胞内
降钾树脂	30～90 g 经口或者直肠给药	1～2 h	↓ 体内总 K^+ 浓度 肠道内的 Na^+-K^+ 交换
利尿剂	呋塞米≥40 mg 静注	30 min	↓ 体内总 K^+ 浓度
血液透析	肾衰竭/威胁生命的血钾↑		↓ 体内总 K^+ 浓度

引自 Sabatinem S, ed. *Pocket Medicine*. 3rd ed. Philadelphia, PA: Lippincott williams & wilkins; 2008

低钙血症（Ca^{2+} 浓度＜8.4 mg/dL）

- 钙离子水平需要用血浆白蛋白浓度纠正（或用离子钙）
  纠正后的$[Ca^{2+}]=[Ca^{2+}]+\{0.8\times(4.0-[白蛋白])\}$
- 病因：甲状旁腺功能减退症、假性甲状旁腺功能减退症、低镁血症、维生素 D 缺乏、高磷血症（见于肿瘤溶解综合征或横纹肌溶解）、钙离子螯合剂的存在
  - 手术室中常见的原因：① 过度通气；② 输血＞1.5 mL/(kg·min)
- 症状：急性低钙血症→↑神经/肌肉兴奋性→麻木/手足抽搐（Chvostek 征和 Trousseau 征），喉痉挛，低血压，心律失常
- 治疗：先治疗低镁血症（如有）
  - 葡萄糖酸钙注射（2 g 加入 50～100 mL 盐水），输注时间超过 10 min

→继续氯化钙或者葡萄糖酸钙输注(0.5～1.5 mg/(kg·h)元素钙)

- 1 g 葡萄糖酸钙＝93 mg 元素钙；

  1 g 氯化钙＝272 mg 元素钙

高钙血症(Ca^{2+} 浓度＞10.3 mg/dL)

- 病因:主要由原发性甲状旁腺功能亢进、恶性肿瘤、维生素 D 或维生素 A 中毒、制动、药物(噻嗪类利尿剂)等导致
- 症状:轻、中度的高钙血症通常无症状;骨质疏松合并病理性骨折、肾结石、胃肠道及神经系统症状(虚弱、意识混乱、昏睡、昏迷),如存在虚弱症状,应减少肌松药的用量

    "石头,骨头,腹部的呻吟,精神的暗示"

- 治疗:一线治疗＝生理盐水纠正低血容量。也可以使用二膦酸盐、降钙素以及降低 Ca^{2+} 浓度的物质(光神霉素、糖皮质激素)

低镁血症(Mg^{2+} 浓度＜1.3 mEq/L)

- 病因:营养性(摄入不足、全肠外营养、慢性酒精中毒)、肾排出量增加(高钙血症、渗透性利尿)、药物(利尿剂、氨基糖苷类、两性霉素 B),常见于危重患者
- 症状:呼吸肌无力,心律失常(尖端扭转型室性心动过速)
- 治疗:15 min 内 1～2 g $MgSO_4$,此后持续输注 24 h(6 g 稀释至 1 L)。必须监护接受镁剂治疗的患者是否出现急性高镁血症的表现,如呼吸抑制、膝跳反射消失。肾功能不全的患者需减量

高镁血症(Mg^{2+} 浓度＞2.5 mEq/L)

- 病因:通常是医源性的,见于在子痫的治疗过程中,患者使用含 Mg^{2+} 的抑酸剂和缓泻剂;肾功能不全增加其风险
- 症状
  - 心电图异常(PR 间期延长、↑QRS)(5～10 mEq/L)
  - 膝跳反射减弱(10 mEq/L)
  - 嗜睡、虚弱、呼吸衰竭(10～15 mEq/L)
  - 低血压、心动过缓、心搏骤停(＞20～25 mEq/L)
- 治疗:静脉注射钙剂(1～2 g 葡萄糖酸钙,超过 10 min);呼吸衰竭者使用机械通气;严重的心动过缓者需使用临时起搏

器;如果患者存在肾功能不全则可透析

低磷血症(PO₄³⁻浓度<2.8 mg / dL)

- 病因:吸收障碍(维生素 D 缺乏症 、慢性酒精中毒)、肾排出量增加(甲状旁腺功能亢进、渗透性利尿、肾移植后)、跨细胞转移(胰岛素的使用、呼吸性碱中毒、营养不良的治疗)
- 症状:肌肉异常(肌无力、膈反射受损、横纹肌溶解)、神经系统异常(麻木、构音障碍、意识混乱、癫痫、昏迷)、血液系统异常(溶血和血小板功能障碍)
- 治疗:对严重/急性患者静脉注射磷酸盐
  - 磷酸钠盐或磷酸钾盐 $0.08\sim0.16$ mmol/kg 加入 500 mL 0.45%生理盐水,输注时间超过 6 h
  - 每 8 h 监测血清磷、钙、钾离子浓度
  - 可口服时避免静脉补充
  - 必须避免高磷血症(可能导致低钙血症)

高磷血症 (PO₄³⁻浓度>4.5 mg/dL)

- 病因:常继发于肾排出量减少(肾衰竭、甲状旁腺功能减退、二膦酸盐治疗)、跨细胞转移(横纹肌溶解、溶血、肿瘤溶解综合征),以及摄入量增加(维生素 D 中毒、排磷药物的应用)
- 症状:可由于低钙血症(见上文)和软组织转移性钙化(钙-磷产物>70)而导致
- 治疗:纠正肾功能不全,肾衰竭时透析,应用磷结合抗酸剂

输血治疗

血型鉴定

- ABO 血型不相合:输血反应最常见原因(>99%)
- ABO 血型、Rh 分型
  - Rh 阴性的患者只有在接触了 Rh 抗原后才产生抗 Rh 抗体
  - 经过此项测试后发生输血反应的概率为 0.2%
- 血型和抗体筛查:
  - 受血者的血浆(可能含有抗体)+储存的红细胞溶液(已知的抗原)→观察反应(测试受血者是否存在抗体)

- 经过此项测试后发生输血反应的概率为 0.06%
- 血型和交叉配血：
  - 受血者的血浆(可能包含抗体)＋供血者的红细胞→观察凝集反应(提示不相容)
  - 可以检测出 M、N、P、Lewis、Rh、Kell、Kidd 和 Duffy 抗体
  - 经过此项测试后发生输血反应的概率为 0.05%

紧急输血

- 使用**特定血型**或 **O 型血**
- 若 Rh 阴性患者输注了 Rh 阳性者的血液,则需要接受抗 Rh 球蛋白的治疗
- 在接受 8～10 单位 O 型血全血输注后,**不要更换为特定血型** (A、B 或 AB)血液,可能会导致溶血反应(由于输注的 O 型血中存在抗 A 和抗 B 抗体)

受血者血型			与供血者 RBC 的反应			
ABO "血型"	RBC 抗原	血浆抗体	供血者为 O 型血	供血者为 A 型血	供血者为 B 型血	供血者为 AB 型血
O	—	抗 A;抗 B	C	I	I	I
A	A	抗 B	C	C	I	I
B	B	抗 A	C	I	C	I
AB	A 和 B	—	C	C	C	C

C,相容;I,不相容

常见血液制品

红细胞(red blood cells,RBC)

1 单位≈ 300 mL;180 mL RBC,130 mL 储存液(Hct≈55%),每单位可使患者的 Hct 增加 3%

适应证(实践指南,少量随机对照研究)

美国麻醉医师协会指出,"红细胞输注的启动不应单一依赖于血红蛋白值,而是应当根据患者是否有因缺氧而导致的并发症的风险来判定"(*Anesthesiology*.1996;84(3):732)

- 要根据间断重新评估的结果，一单位一单位地输注 RBC (*Anesthesiology*. 2015;122:241-275)
- 除了活动性出血或正发作心肌缺血的患者外，其他患者在 Hct＞21％时通常都不需要输血(*The TRICC Study*, *NEJM*. 1999; 340:409-417)

浓缩红细胞(packed red blood cells, PRBC)
- PRBC 必须 ABO 和 Rh 血型相合
- 用来提高血液的携氧能力
- 1 单位 PRBC 可提升 2％～3％的血细胞比容
- PRBC 的 Hct 为 55％～60％
- 少白红细胞→用以减少非溶血性输血相关发热反应
  - 适用于移植患者
  - 预防巨细胞病毒(CMV)的传播(CMV 存在于白细胞中)
- 洗涤红细胞→为了预防受血者抗体所介导的输血相关过敏反应，可去除 RBC 制品中的血浆，显著改变了 RBC 的完整性
  - 适用于 IgA 缺乏的患者
  - 如患者既往有严重的输血相关过敏反应，即便无明确的过敏原/抗原，也应考虑使用洗涤红细胞
- 辐照红细胞→用于预防输血相关移植物抗宿主病，输注的淋巴细胞会攻击宿主组织不相容的人类白细胞抗原(HLA)
  - 适用于有严重免疫缺陷的患者(非 HIV 患者)
  - ＜1200 g 的早产儿
  - 干细胞/骨髓移植患者

动脉血氧含量的公式

$$CaO_2 = (1.36 \times 血红蛋白 \times SpO_2) + (PaO_2 \times 0.003)$$

成人血红蛋白浓度的正常范围:男性 = 13～18 g/dL;女 = 12～16 g/dL

正常的 PaO_2(吸入室内空气状态下的动脉氧分压) = 80～100 mmHg

意义:

1. 血红蛋白浓度下降,氧含量随之下降
2. 血红蛋白对血液中氧含量的贡献最大

→对于慢性缺氧的患者,输血可能比轻微提高 PaO_2 更有益处

计算允许失血量

估计允许失血量＝估计血容量×(Hct$_{起始值}$－Hct$_{低值}$)／Hct$_{起始值}$

估计血容量(EBV)＝体重(kg)×平均血容量

平均血容量	
早产儿	95 mL/kg
足月新生儿	85 mL/kg
婴儿	80 mL/kg
成年男性	75 mL/kg
成年女性	65 mL/kg

外科纱布的失血量估计	
纱布类型	液体容量
4 cm×4 cm 纱布	10 mL
显影纱布	10～20 mL
手术巾	100 mL

可用的血液制品成分				
成分	内容物	适应证	容量	保存期限
全血	RBC 和 WBC、血小板碎片、血浆、纤维蛋白原	补充红细胞和血浆容量	(450±50) mL	肝素48 h ADSOL 保存液 42 天 枸橼酸-葡萄糖液 21 天 枸橼酸磷酸盐葡萄糖液 28 天 柠檬酸磷酸葡萄糖腺嘌呤-1 35 天

可用的血液制品成分				
成分	内容物	适应证	容量	保存期限
浓缩 RBC	RBC、WBC、血浆、血小板碎片	补充红细胞容量	200 mL	与全血相同
冰冻 RBC	无血浆，有极少量 WBC 和血小板碎片	特定情况下补充红细胞容量	160～190 mL	冰冻：3 年 解冻：24 h
血小板	血小板、少量 WBC、若干血浆	血小板计数低于（50000～100000）/μL；适用于有稀释性血小板减少的临床表现，和（或）血小板功能障碍的患者	30～50 mL/单位	单采血小板：24 h 室温：5 天 二甲基亚砜（DMSO）冰冻：3 年
新鲜冰冻血浆	血浆蛋白、所有凝血因子	凝血因子缺乏导致的出血、抗凝血酶Ⅲ缺乏、大量输血、逆转华法林作用	200～250 mL	解冻：6～24 h 冰冻：1 年

可用的血液制品成分				
成分	内容物	适应证	容量	保存期限
冷沉淀	凝血因子Ⅷ、凝血因子ⅩⅢ、纤维蛋白原、纤维结合蛋白、血管性血友病因子(vWF)	血友病A、血管性血友病(vWD)、纤维蛋白原缺乏	25 mL/单位	解冻:4~6天 冰冻:1年
浓缩凝血因子Ⅷ	凝血因子Ⅷ、纤维蛋白原、vWF	血友病A(经典血友病)	冻干(需要重构)	2~8℃:1年 室温:3个月
凝血因子Ⅸ浓缩制剂(Konyne、Proplex)	凝血因子Ⅱ、Ⅶ、Ⅸ、Ⅹ	血友病B(Christmas disease)	冻干(需要重构)	2~8℃:1年 室温:1个月
25%白蛋白溶液(5%)	白蛋白	扩容,维持血管内胶体渗透压	250~500 mL,(50 mL)	3~5年
血浆蛋白组分	白蛋白、α球蛋白、β球蛋白	扩容,维持血管内胶体渗透压	250 mL	3~5年

液体、电解质和输血治疗

引自 Ritter DF, Sarsnic MA. Transfusion therapy, part i. *Prog Anesthesiol.* 1989;3:1-14

全血

· 大多被成分输血所替代(使用效率更高)

- 复杂的儿童心脏手术患者和战地军队医院仍使用全血(*J Trauma.* 2006;60(6);S59)

血小板

- 一份 6 袋血小板≈300 mL;通常提高血小板计数约 30000
- 混合和单一捐助者的血小板具有同等的止血效果
- 在室内温度下可储存 5 天(5 天之后细菌感染的风险增加)
- 包含所有血浆凝血因子(除了 FFP 中的 V 因子和 VIII 因子)
- 不需要检测 ABO 相容性
  - Rh 阴性的育龄妇女应接受 Rh 阴性血小板
- 禁忌证:血栓性血小板减少性紫癜/溶血性尿毒综合征、肝素诱发的血小板减少症

输注血小板的建议阈值	
<10000/μL	预防性输注(基于癌症患者的研究结果;*N Engl J Med.* 337(26);1870-1875)
<20000/μL	任何出血情况或术前使用;合并凝血功能紊乱或感染的患者
<50000/μL	大出血或术中使用;在中枢神经系统或眼科大手术前使用;创伤出血;气管前出血;长时间的体外循环之后
特发性血小板减少性紫癜的患者在发生胃肠道/泌尿生殖道或中枢神经系统的危及生命的出血时,需输注血小板;黏膜出血通常发生在致命性出血之前	

血小板输注无效:

- 定义:患者输注 2 次血小板后 15~60 min 检测血小板,计数增加少于 7000 / μL
- 原因:非免疫性(药物、感染、脾大)、抗 HLA 抗体或抗血小板抗体
- 治疗:要求应用与患者 ABO 血型匹配的血小板,检查输血后的血小板增量,检查 HLA 反应性抗体百分比(PRA),完善 HLA 定型,并且咨询输血专家,如果有弥漫性黏膜出血考虑使用氨基己酸

新鲜冰冻血浆(fresh frozen plasma,FFP)

- 包含血浆中所有凝血因子(凝血因子Ⅷ在解冻时减少40%)
- FFP 的 INR 约为 1.6
- 效果的持续时间<7 h(凝血因子Ⅶ的半衰期≈7 h)
- 以下情况适合输入 FFP:
  - 当 INR>2.0 时,纠正微血管出血
  - 大量输血(24 h 内>1 倍血容量)
  - 紧急逆转华法林的抗凝作用(5~8 mL/kg)
- FFP 必须与患者的 ABO 血型相合;扩容并不是使用 FFP 的适应证
- 与输注红细胞和血小板相比,输注 FFP 发生输血相关性急性肺损伤(TRALI)的风险较高
- 禁忌证:已知对血浆制品有过敏反应者(携带 IgA 抗体的患者)

输注 FFP 的适应证	
INR>2.0	侵入性操作前或活动性出血患者的预防性输注
INR 1.5~2.0	对于活动性出血的患者,FFP 输注可能很有价值;术前预防性输注的效果不确定;除非大量输注 FFP,否则 INR 值难以纠正(*Transfusion* 2006;46;1279)
INR<1.5	不适合输注 FFP

右侧竖排: 液体、电解质和输血治疗

冷沉淀

- 包含 vWF、凝血因子Ⅷ、纤维蛋白原、凝血因子ⅩⅢ;常规剂量为 8~10 单位
- 6 袋(1 治疗量)冷沉淀提升纤维蛋白原 45 mg/dL
- 首选 ABO 血型相合者,但并非必须
- 适应证:
  - 低纤维蛋白原血症(出血者<80~100 mg/dL)
  - vWF(对去氨加压素无反应)
- 禁忌证:有低纤维蛋白原血症(<100 mg/dL)的广义凝血功能障碍患者,除缺乏纤维蛋白原外,可能存在其他缺陷,应该输注 FFP

凝血因子Ⅶ(诺其、依他凝血素)

- 应用于出血无法控制的外科手术患者或血友病患者
- 只能在组织因子存在的位点启动凝血(受损血管的组织因子暴露于血液中)
- 可能增加深静脉血栓形成、肺栓塞、心肌梗死(DVT、PE、MI)的风险
- 可能改善急性颅内出血的预后

去氨加压素(DDAVP)

- 释放内皮储存的凝血因子Ⅷ、增加凝血因子Ⅷ与 vWF 比值
- 对血管性血友病(1 型和 2a 型)和某些血友病 A 患者有效

输血并发症

大量输血的并发症
$\uparrow K^+$,$\downarrow Ca^{2+}$(枸橼酸盐保存液结合 Ca^{2+})
稀释性血小板减少引起凝血功能障碍
代谢性碱中毒(由于枸橼酸盐可形成 HCO_3^-)
低体温

输血并发症:预估风险			
非感染性	风险(每单位)	感染性	风险(每单位)
发热	1:100	巨细胞病毒	常见
过敏反应	1:100	乙肝病毒	1:220000
延迟性溶血	1:1000	丙肝病毒	1:1600000
急性溶血	<1:100000	HIV	1:1800000
致命性溶血	<1:250000	细菌(PRBC)	1:500000
输血相关性急性肺损伤	1:5000	细菌(血小板)	1:12000

引自 Goodnough LT,Brecher ME,Kanter MH,et al. *N Engl J Med*. 1999;340:438;Busch MP,Kleinman SH,Nemo GJ. *JAMA*. 2003；289;959-962

麻醉口袋书

感染并发症

- 乙型肝炎：≈35％的感染者表现为急性起病，≈(1％～10％)为慢性感染
- 丙型肝炎：高达85％的感染者为慢性感染→20％发展为肝硬化，1％～5％发展为肝细胞癌
- 细菌感染：输血相关死亡的最常见原因(1/2000血小板输注者感染→其中10％～25％发生严重脓毒血症；输血相关脓毒血症的死亡率≈60％)
- 其他感染：病毒性(巨细胞病毒感染、西尼罗河病毒感染)、原虫性(疟疾、弓形虫病)、细菌性(莱姆病)和朊病毒病(Creutz-Jakob病)

凝血障碍性并发症

通常见于大量输血

- 稀释性血小板减少→如果发生微血管出血，则使用血小板治疗
- 弥散性血管内凝血(DIC)(见下文)
- 因子Ⅴ和Ⅷ水平降低→在库存血中分别降低至正常值的15％和30％；导致大输血后不易止血；如出血患者APTT延长并血小板计数正常，给予新鲜冰冻血浆治疗

输血反应

- 急性溶血性输血反应
  - 由于ABO血型或主要抗原不相容
  - 通常由于文书错误造成，发生率为1：250000
  - 症状：寒战、发热、胸痛、侧腹疼痛→经常被麻醉掩盖，可能只表现为低血压、不明原因的出血和血红蛋白尿

对疑似溶血性输血反应的治疗

1. 停止输血
2. 输液和(或)应用升压药治疗低血压
3. 输液、给予甘露醇和呋塞米以维持尿量(75～100 mL / h)
4. 碱化尿液(每70 kg体重给予40～70 mEq碳酸氢盐)以防止血红蛋白结晶形成
5. 将未使用的血液和新鲜患者血样送到血库(用于重新交叉配型)
6. 将血液样本送到实验室检测游离血红蛋白、触珠蛋白、做Coombs试验和DIC筛查
7. 考虑使用糖皮质激素

- 非溶血性输血反应
  - 病因:通常为发热或过敏反应;由抗献血者白细胞或血浆蛋白的抗体引起
  - 体征:发热、荨麻疹、心动过速和轻度低血压
  - 治疗:排除溶血性输血反应和细菌污染,采用对症支持治疗
  - 预防:使用少白浓缩红细胞和洗涤浓缩红细胞可能降低发病率
- 输血相关性急性肺损伤(transfusion-related acute lung injury,TRALI)
  - 输注血液制品4 h内发生非心源性肺水肿(最常见于输注新鲜冰冻血浆后)
  - 机制:供体的抗HLA抗体或抗白细胞抗体与受体的白细胞之间发生反应
  - 治疗:停止输血,支持治疗
  - 结果:死亡率为5%～10%,大多数患者在96 h内恢复
- 输血相关性循环超负荷(transfusion-associated circulatory overload,TACO)
  - 输注血液制品使循环系统超负荷
  - 症状:输血6 h内出现心动过速、高血压、呼吸困难、肺水肿或水肿
  - 治疗:降低输血速度、利尿、给氧

代谢并发症

- 枸橼酸盐中毒:不常见,除非输血量>150 mL/(70 kg · min)
  - 低体温、肝病、肝移植和过度通气增加发病风险
  - 在快速输血过程中监测钙离子浓度
  - 用葡萄糖酸钙(30 mg/kg)或碳酸钙(10 mg/kg)治疗低钙血症
- 高钾血症:输血速度<120 mL/min时很少发生
  - 很少有临床意义
  - 用葡萄糖酸钙治疗以稳定心脏细胞膜,也可使用β受体激动剂、胰岛素加葡萄糖以及呋塞米

免疫并发症——输血相关性免疫调节(transfusion-related immunomodulation,TRIM)

- 免疫抑制,可能表现为有益的作用(增加肾移植后移植肾的存活率)或有害的作用(肿瘤复发率增加)

输血反应的诊断和治疗				
类型	要点	症状	病因	治疗
非溶血性发热性输血反应	· 最常见(1:(200~500)) · 15%的患者将发生二次反应	发热(较输血前体温升高超过1℃),输血后1~6 h内发生寒战±轻度呼吸困难	红细胞:抗供体白细胞的Ⅰ型HLA抗体血小板:保存依赖性的细胞因子	· 停止输血,排除溶血反应和严重感染 · 对寒战患者给予退热药物,肌注哌替啶 · 将来使用少白细胞的血液制品
单纯过敏反应	· 1:(333~500)	荨麻疹±瘙痒	血浆内输入的过敏原导致肥大细胞脱颗粒	· 暂停输血 · 如果仅有荨麻疹±瘙痒,可继续输注同一袋血液制品 · 如果症状明显,给予抗组胺药 · 将来不太可能复发,可考虑预防性地使用抗组胺药,如果反复发生过敏反应则使用洗涤细胞

液体、电解质和输血治疗

输血反应的诊断和治疗				
类型	要点	症状	病因	治疗
输血相关性急性肺损伤	· 1∶5000 · 输血后1~6 h发病 · 中心静脉压正常 · 表现与ARDS类似 · 死亡率≈10%	急性呼吸窘迫、低氧血症、低血压、发热、肺水肿	由供体主体细胞引起宿主中性粒细胞引起肺损伤	· 停止输血 · 保持呼吸通畅、维持血液循环、吸氧、机械通气、利尿、应用糖皮质激素 · 如果恢复,患者接受来自其他供者的血液后再次发生该并发症的风险并不增加

麻醉口袋书

输血反应的诊断和治疗				
类型	要点	症状	病因	治疗
急性溶血性输血反应	· 1：15000，死亡率1：（250000～600000） · 导致 DIC、休克和急性肾衰竭	发热、寒战、恶心、呕吐、血浆呈粉红色、侧腹痛、红色或棕色尿液，或者以上症状的任意组合	受血者体内已存在的抗体破坏供体的红细胞通常继发于 ABO 血型不合	· 停止输血，留置静脉通路 · 以 100～200 mL/h 的速度开始输注生理盐水 · 呋塞米静脉注射，起始量 40～80 mg，然后滴定至尿量＞100 mL/h，持续 24 h · 从其他手臂抽血进行直接抗人球蛋白试验（结果将为阳性）、全血细胞计数、血电解质检测，重抽血样送血库 · 可能需要应用升压药；注意是否出现高钾血症

液体、电解质和输血治疗

输血反应的诊断和治疗				
类型	要点	症状	病因	治疗
过敏性输血反应	· 1：(20000～50000) · 急性起病	急性过敏反应，包括低血压血管性水肿、呼吸窘迫	小部分 IgA 缺陷患者是由于存在特异性抗 IgA 抗体	· 立即停止输血 · 保持呼吸通畅，维持血液循环，可能需要使用升压药 · 肾上腺素 1：1000 溶液 0.3 mL 皮下注射 · 应用甲泼尼龙 · 使用 IgA 缺乏的血液、洗涤红细胞或去甘油红细胞预防
脓毒血症	· 输注浓缩红细胞者发生率为 1：500000 · 输注血小板者发生率为 1：12000	高热、寒战、恶心不伴腹泻、低血压	由于细菌污染血液制品（长期保存将增加污染风险）	· 停止输血 · 将输血袋、管道和剩余产品送到输血科 · 抽血培养 · 开始使用广谱抗生素

输血反应的诊断和治疗				
类型	要点	症状	病因	治疗
迟发性溶血性输血反应	· 1∶2000 · 见于多次输血、移植、怀孕者 · 输血后2～10天发生	Hct缓慢下降、轻度发热、游离胆红素增加、出现球状红细胞	再次暴露于异体红细胞抗原（包括Rh抗原）后导致的抗体回忆反应	· 如未发生急性溶血，无须治疗 · 告知患者和输血科，以便将来输血时避免输入涉病的抗原
输血后紫癜	· 不常见 · 最常见于多胎妇女 · 输注含血小板的血液制品后5～10天发生	持续数天数周甚至严重的血小板减少症	再次暴露于PlA-1抗原后导致的抗体回忆反应	· 首选疗法为静脉注射大剂量免疫球蛋白，1.0 g/(kg·d)×2天 · 将来在咨询输血科后只输注洗涤血细胞或PlA-1阴性细胞

输血反应的诊断和治疗				
类型	要点	症状	病因	治疗
输血相关性移植物抗宿主病（graft-versus-host disease, GVHD)	• 罕见但多致命 • 发生于免疫缺陷患者或纯合子受血者与杂合子供血者之间 • 输血后4天至1个月发生 • 输注新鲜冰冻血浆、冷沉淀或去甘油红细胞不会导致GVHD	发热、皮疹（斑丘状）、右上腹疼痛、肝功能异常，腹泻、厌食、全血细胞减少 诊断： 1. 活检 2. 确定循环淋巴细胞的HLA分型	供血者活化的淋巴细胞攻击受血者组织与骨髓移植后GVHD的不同之处为全血细胞减少的发生率高，大多数患者死于感染	• 没有确切的疗法 • 对大多数病例（＞90％）是致命的 • 有少数使用多种药物治疗成功的报道(Br J Haematol. 117 (2);275) • 使用射线照射后的血液制品来预防

• 机制尚不清楚,但可能包括同种异体淋巴细胞的克隆缺失,诱导产生无反应性和抗获得性免疫的可溶性 HLA 肽(*Blood Rev.* 2007;21;327-348)

凝血

凝血障碍

血液暴露于受损内皮细胞,导致血小板活化,并通过凝血级联反应同步产生纤维蛋白

初期止血	二期止血
· 受伤血管收缩 · 内皮下胶原暴露 · 血小板黏附和聚集于受损内皮细胞表面 · 形成早期血凝块	· 由活化的血小板表面催化形成凝血酶 · 组织因子活化凝血因子Ⅶ,形成凝血酶 · 凝血酶催化纤维蛋白原转化为纤维蛋白 · 纤维蛋白凝块的形成及稳定

外源性与内源性凝血途径:
· 内源性途径:因子Ⅷ、Ⅸ、Ⅺ、Ⅻ
· 外源性途径:因子Ⅲ(组织因子)、Ⅶ
· 共同途径:因子Ⅴ、Ⅹ、凝血酶(Ⅱ)、纤维蛋白(Ⅰ)

凝血功能检查

详询病史＝发现凝血障碍的最佳方法

· 凝血酶原时间(prothrombin time,PT):检测外源性凝血途径和共同途径(因子Ⅰ、Ⅱ、Ⅴ、Ⅶ、Ⅹ)
  · 对因子Ⅶ缺乏敏感
  · 国际标准化比值(INR)使PT值标准化,因而不同实验室之间的检测结果具有可比性
  · 正常PT值≈11.0～13.2 s
· 部分凝血酶原时间(partial thromboplastin time,PTT):检测内源性凝血途径和共同途径(因子Ⅰ、Ⅱ、Ⅴ、Ⅷ、Ⅸ、Ⅹ、Ⅺ和Ⅻ)
  · 值得注意的是,不能检测因子Ⅶ缺乏或因子Ⅻ缺乏
  · 使用肝素和存在其他循环抗凝物质(Ⅷ因子抗体、狼疮抗凝物)的患者PTT延长
  · 正常PTT为25～37 s
· 活化凝血时间(activated clotting time,ACT)——改良的全血凝固时间
  · 加入高岭土或硅藻土活化的辅助(内在)途径
  · 正常ACT为110～130 s
  · 手术室内可进行检测(床旁即时检测)

- 出血时间:粗略测定血小板功能,重复性差,很少使用
- 纤维蛋白原:正常值≈170～410 mg/dL
  - 可能在大量出血或 DIC 中消耗
  - 急性期反应物,可在创伤或炎症后升高
  - 严重出血/大量输血患者的目标纤维蛋白原水平为>100 mg/dL
- 纤维蛋白降解产物(fibrin degradation products,FDP):纤溶酶作用于纤维蛋白原产生
  - DIC、原发性纤溶、严重肝病(清除能力下降)时上升
  - 通过干扰纤维蛋白单体聚合及削弱血小板功能而影响凝血过程
- D-二聚体:当纤溶酶消化交联的纤维蛋白时产生的特异性片段
  - 其增加见于 DIC、肺栓塞时,且于术后即刻上升
- 血栓弹力图
  - 评估凝血系统、血小板功能和纤溶功能

遗传性和获得性凝血功能障碍的异常筛查指标			
PT	PTT	遗传性	获得性
↑	↔	凝血因子Ⅶ功能不全	维生素 K 缺乏、肝病、凝血因子Ⅶ抑制剂
↔	↑	血友病、血管性血友病	凝血因子抑制剂、抗磷脂抗体
↑	↑	功能不全:纤维蛋白原、凝血因子Ⅱ、凝血因子Ⅴ	DIC、肝病、纤维蛋白原抑制剂,凝血因子Ⅱ、Ⅴ或Ⅹ

修改自 Sabatine mS,ed. *Pocket Medicine*. 3rd ed. Philadelphia,Pa:Lippincott williams & wilkins;2008

药物	出血时间	PT	PTT	ACT	效应峰时间	治疗后凝血功能恢复正常的时间	说明
阿司匹林	↑↑↑	—	—	—	数小时	1 周	出血时间不能准确预测血小板功能
其他非甾体抗炎药物	↑↑↑	—	—	—	数小时	3～5 天	出血时间不能准确预测血小板功能
普通肝素静注	↑	↑	↑↑↑	↑↑↑	数分钟	4～6 h	监测 ACT 或活化凝血活酶时间
普通肝素皮下注射	↑	↑	↑↑	↑↑	1 h	4～6 h	活化凝血活酶原时间可能保持正常;监测抗Ⅹa因子活性
低分子量肝素皮下注射	—	—	—/↑	/↑	12 h	1～2 天	活化凝血活酶时间保持正常;监测抗Ⅹa因子活性
溶栓剂	↑↑↑	↑	↑	—	数分钟	1～2 天	常与静脉注射肝素合用

表头：一些常用药物对凝血参数的影响

↑,无意义临床的上升;↑↑,可能有临床意义的上升;↑↑↑,有临床意义

常用抗凝药物的特点

	华法林	普通肝素	低分子量肝素	直接凝血酶抑制剂
凝血级联反应靶标数量	多	多	少	少
反应特异性	非特异	非特异	特异	特异
每日用药次数	1	2~3	1~2	1~2
途径	口服	静注,皮下注射	皮下注射	静注、口服、皮下注射
监测	INR	aPTT、血小板计数	血小板计数、抗 Xa 因子	aPTT、肝功能
反应变异度	高	高	低	低
HIT 风险	无	2%~5%	1%~2%	无
其他要点	抑制 II、VII、IX、X 因子及蛋白 C	与抗凝血酶 III 结合	抑制 Xa 因子	

引自 Nutescu EA, Shapiro NL, Chevalier A, et al. *Cleve Clin J Med*. 2005;72 (suppl 1):S2-S6

抗凝及纤溶药物特性及拮抗方法

抗凝药物	$t_{1/2}$	实验室检查	用药过量和(或)严重出血治疗方案[a]
普通肝素	60 ～ 90 min RES	↑ PTT	鱼精蛋白静注 1 mg/100 U 普通肝素(最大量 50 mg)。持续输注时,逆转剂量=2×每小时普通肝素剂量
比伐卢定	25 min, K	↑ PTT	透析

抗凝及纤溶药物特性及拮抗方法			
抗凝药物	$t_{1/2}$	实验室检查	用药过量和(或)严重出血治疗方案[a]
重组水蛭素	80 min,K	↑ PTT	透析
阿加曲班	45 min,L	↑ PTT	透析?
依诺肝素	8 h,K	抗 Ⅹa 检测	鱼精蛋白(不完全逆转)?
磺达肝癸钠	24 h,K	抗 Ⅹa 检测	透析?
华法林	36 h,L	↑ PT	无出血的情况下: INR>5:口服维生素 K 1~2.5 mg INR>10:口服维生素 K 2.5~5.0 mg 出血:维生素 K 10 mg 静注＋FFP 2~4 单位 每6~8 h 静注1次
纤溶剂	20～90 min,LK	↓纤维蛋白原 ↑ FDP	冷沉淀、FFP、±氨甲环酸

[a] 首先应立即停用抗凝药物。决定是否透析时应考虑透析和非透析情况下抗凝药物代谢时间(注意肝肾功能不全)。在等待期间有出血风险。K,肾; L,肝; RES,网状内皮细胞系统

血小板抑制剂

阿司匹林

· 不可逆地使环氧合酶(cyclooxygenase,COX)失活
· 抑制前列腺素及血栓素的生成
· 阿司匹林的抑制作用持续血小板的整个生存期,7~10 天

布洛芬

· 非甾体抗炎药物,可逆性抑制环氧合酶

氯吡格雷

- 不可逆阻断血小板细胞膜表面的二磷酸腺苷（adenosine diphosphate，ADP）受体

阿昔单抗

- 抗血小板聚集（抑制糖蛋白Ⅱb/Ⅲa）

双嘧达莫

- 防止磷酸二酯酶（phosphodiesterase enzymes，PDE）降解 cAMP（cAMP可阻断ADP引起的血小板聚集），从而抑制血小板黏附
- 抑制PDE而引起血管扩张

出血性疾病（凝血障碍）

- 经典血友病（甲型血友病，缺乏Ⅷ因子）
  - X染色体隐性遗传，活产男性发病率为1：5000
  - PTT延长，PT及血小板功能正常
  - 与Ⅷ因子活性相关的发作性出血
    - Ⅷ因子活性<1%：自发出血
    - Ⅷ因子活性1%～5%：小创伤引起出血
    - Ⅷ因子活性>5%：偶尔出血
  - 治疗：Ⅷ因子补充治疗（冷沉淀、冻干或重组Ⅷ因子）
    - 建议术前维持Ⅷ因子活性在20%～40%之间
    - Ⅷ因子半衰期≈(8～12) h
    - 20%患者最终产生Ⅷ因子抗体
  - 患者患肝炎和HIV概率高（由于患者经常接触血液制品）
- 圣诞病（乙型血友病，缺乏Ⅸ因子）
  - 伴性遗传，几乎仅在男性发病，发病率为1：100000
  - 临床表现类似于甲型血友病
  - 治疗：输注浓缩Ⅸ因子、rFⅨa或FFP
  - 达到外科止血要求：维持Ⅸ因子活性在50%～80%
  - Ⅸ因子半衰期≈24 h
- 血管性血友病（vWD）
  - 血管性血友病因子（vWF）异常
    - 由巨核细胞及内皮细胞产生的一种糖蛋白
    - vWF稳定Ⅷ因子，并使血小板及内皮细胞交联

- vWD 分型
  - 1 型(经典型)、2 型(变异型)、3 型(重型)
  - 1 型 vWD:最常见,占发病总数 75%。为常染色体显性遗传病。vWF 水平下降
  - 2 型 vWD:占发病总数 25%。因 vWF 质量缺陷而分为许多亚型
  - 3 型 vWD:vWF 完全缺乏
- 最常见遗传性出血性疾病,发病率=1%
- 患者表现为各种出血倾向;常表现为鼻衄
- 最常见实验室检查异常=出血时间延长
- 治疗:去氨加压素(0.2 μg/kg 加入 50 mL 生理盐水超过 30 min 输完)或冷沉淀;去氨加压素半衰期为 8~12 h

肝素诱导的血小板减少症(heparin-induced thrombocytopenia, HIT)

肝素诱导的血小板减少症		
特点	I 型	II 型
机制	肝素直接作用	免疫(抗体)介导
发病率	20%	1%~3%
起病	应用肝素 1~4 天后	应用肝素 4~10 天后;如果 100 天内应用过肝素,也可在早期发生(<24 h);停用肝素后可发生
血小板计数最低点	>100000/μL	(30~70000)/μL 或低于 50%基值
后遗症	无	30%~50%发生血栓相关事件(HITT)
处理	继续应用肝素;观察	**停用肝素**;采用另一种抗凝药物治疗

引自 Sabatine MS, ed. *Pocket Medicine*. 3rd ed. Philadelphia,PA: Lippincott Williams &Wilkins; 2008

- II 型 HIT=抗肝素血小板因子 4(heparin platelet factor 4, PF4)复合物的 IgG 抗体(PF4 抗体)引起的免疫介导血小板减少症

- 抗体结合→刺激血小板激活→血小板减少、血小板聚集及血栓形成
- 许多患者虽然体内产生抗体但并无临床症状
  - 50%接受心脏手术的患者在应用肝素后可产生 PF4 抗体，但仅有 1%发展成为 HIT
- 应用低分子量肝素可降低发病率
- 应用磺达肝癸钠或直接凝血酶抑制剂(重组水蛭素或阿加曲班)可避免发病
- 治疗：
  - 停用所有肝素，包括肝素冲管液
  - 应用直接凝血酶抑制剂替代抗凝药物
    - 阿加曲班($1\sim2\ \mu g/(kg \cdot min)$)
    - 重组水蛭素($0.4\ mg/kg$ 单次给药后以 $0.15\ mg/kg$ 持续输注)
  - 口服抗凝药物：血小板计数$>100000/\mu L$ 前不应用
    - 华法林应与直接凝血酶抑制剂合用(降低凝血酶原前，华法林首先降低蛋白 C，可引起短暂高凝状态)
    - 最佳疗程不明确，一般认为>6 周

弥散性血管内凝血(disseminated intravascular coagulation, DIC)

DIC：异常、弥散性凝血及纤溶系统激活引起的一系列反应

DIC 病因	
急性	**慢性**
脓毒血症、ARDS	恶性肿瘤
休克	肝病
创伤	稽留死胎
产科(如羊水栓塞)	主动脉内球囊反搏
溶血性输血反应	腹腔静脉分流
大面积烧伤	主动脉夹层/动脉瘤

- 病理过程
  - 微血管内纤维蛋白过度沉积，以及凝血因子消耗
  - 广泛性血小板激活及纤维蛋白溶解

- 临床表现
  - 术野及静脉穿刺点出现淤点、淤斑、渗血
  - 弥散性血栓形成→重要器官致命性缺血
- 实验室检查
  - D-二聚体升高，PT、PTT 延长
  - 一系列检查显示纤维蛋白原及血小板减少
  - FDPs 升高（非特异性）
  - 外周血涂片→裂体细胞（微血管内红细胞损伤导致）
- 治疗
  - 识别并治疗 DIC 潜在病因
  - 输注 FFP 或冷沉淀，保持纤维蛋白原>50 mg/dL，补充凝血因子
  - 血小板应维持在>(25000~50000)/μL
  - 以血栓形成为主的 DIC 患者考虑应用肝素治疗
  - 纤溶抑制剂（氨基己酸、抑肽酶）**不推荐**使用

维生素 K 缺乏
- 维生素 K 是肝脏合成凝血酶原（II 因子）、VII 因子、IX 因子、X 因子、蛋白 C 及蛋白 S 等凝血物质的必要维生素。缺乏维生素 K 可导致凝血异常及 PT/INR 比值增加
- 治疗：维生素 K 2.5~10 mg 皮下注射/肌注/口服 或 1~10 mg 静注，速度≤1 mg/min
- **镰状细胞贫血（详见"慢性疼痛治疗"）**
- 不正常的血红蛋白（HbS）引起红细胞镰状化→慢性溶血、血管闭塞危象
- 终器官作用：肾梗死、肺梗死、肝硬化、脑血管意外、骨缺血

镰状细胞贫血围手术期处理
保证充分水化
避免引起镰状细胞形成的因素（缺氧、低温、脱水、酸中毒、红细胞增多、感染）
考虑术前简单输血使 Hct≈30%
考虑换血疗法维持 HbS<40%（也可以降低血液黏度）

缺氧

不能解释的氧合下降

处理

- 呼叫帮助并准备抢救车
  - 问："谁负责危机处理?"
- 调大氧流量并将氧浓度调至 100%
  - 确定气体分析上显示氧浓度 $=100\%$
  - 确定呼气末二氧化碳的存在及二氧化碳描记波形的变化
- 手控通气评估肺顺应性
  - 听诊呼吸音
- 检查
  - 血压、气道峰压、脉搏
  - 插管位置
  - 血氧探头位置
  - 管道完整性:是否有脱落、扭转及漏洞
- 考虑检查可能发生的呼吸问题
  - 抽取血气
  - 抽吸(清理分泌物及痰栓)
  - 松开呼吸回路,用呼吸囊通气
  - 用纤维支气管镜检查
- 思考病因
  - 是否有可疑的呼吸道/通气问题
- 无气道问题
  - 循环
    - 栓塞
      - 肺动脉栓塞
      - 空气栓塞——静脉
      - 其他栓塞(脂肪、感染物、CO_2、羊水)
    - 心脏疾病
      - 充血性心衰

- 冠心病
- 心肌缺血
- 心包填塞
- 先天性心脏病
  - 严重菌血症
  - 低氧合并低血压
- 药物过敏
  - 近期用药史
  - 药物用量错误/过敏反应/全身性过敏反应
  - 染料或者异常血红蛋白(如高铁血红蛋白)
- 考虑气道来源诱因
  - 误吸
  - 肺不张
  - 支气管痉挛
  - 通气不足
  - 肥胖/体位
  - 气胸
  - 肺水肿
  - 右支气管插管
  - 呼吸机设置导致内源性 PEEP

辅助化验检查
- 纤维支气管镜
- 胸部 X 线
- 心电图
- 经食管超声心动图

支气管痉挛

诱因
- 已经存在的气道高反应(哮喘)
- 上呼吸道外界刺激(口内镜)
- 气管插管镇静深度不足
- 气管插管导致气管隆突或者支气管受到刺激(支气管插管)

- 过多组胺释放(吗啡、阿曲库铵)或者 β 受体阻滞剂
- 全身性过敏反应
- 肺水肿

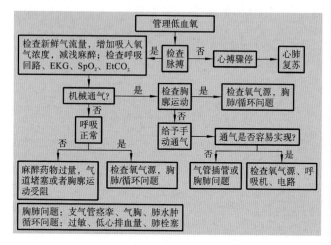

图 1　处理低氧血症的建议流程

(摘自 Murphy PG，Fale A. *A Pocket Reference to Anaesthesia*，2nd ed.，Science Press，2002)

明确原因

- 检查气管插管是否完好(打折/堵塞)以及位置是否合适
- 检查患者有没有喘息、空气是否流动
- 二氧化碳监测曲线→显示呼气段上升
- 气道峰压高，低氧血症以及高二氧化碳血症
- **除外**:气胸、肺栓塞、肺水肿

处理

- 提高 FiO_2
- 加深麻醉(吸入麻醉药有支气管扩张作用)
- 延长呼气时间，减少呼吸频率，减少气体存留
- 经气管插管给予沙丁胺醇(严重痉挛/气道控制不能者无效)
- 肾上腺素 IV/SC(尤其适用于过敏反应者)→逐渐滴定至达到治疗效果的浓度

- 氨茶碱(二线用药—— 6 mg/kg 推注,然后 0.5 mg/(kg·h))
- 氢化可的松(长效)

低血压

平均动脉压<60 mmHg 或者低于基线水平 20%～25%

鉴别诊断

- 前负荷降低
  - 血容量下降(出血、补液不足、第三间隙)
  - 静脉回流减少(体位变动,如 Trendelenburg 体位)
  - 心包填塞、气胸、外科压迫回流静脉、腹腔镜气腹、PEEP 过高
- 后负荷减少
  - 感染性休克、扩血管药(麻醉药物)、过敏反应、中枢神经系统损伤
- 心肌收缩力下降
  - 心肌梗死、心律失常、CHF、麻醉药物的作用、电解质紊乱

明确原因

- 检查血压袖带大小是否合适
- 检查术前血压趋势
- 计算液体出入量(包括失血)
- 确保静脉输液通路的有效性且无渗出
- 检查动脉波形和呼吸变异率

治疗选择

- 补液
- 减少麻醉药物用量
- 使用血管活性药物(去氧肾上腺素 40～100 μg/ 麻黄碱 5～10 mg)
- 使用其他升压药或强心药物(去甲肾上腺素、多巴胺、米力农、多巴酚丁胺)
- 考虑有创监测(CVP、肺动脉导管、超声心动图)

高血压

血压＞140/90 mmHg 或者平均动脉压超过基线的 20%～25%

鉴别诊断

- 原发性高血压
  - 没有明确原因（占所有高血压的 70%～95%）
- 继发性高血压
  - 疼痛/外科刺激（麻醉深度不够、止血带疼痛）、气管插管刺激、膀胱充盈
  - 高碳酸血症、缺氧、容量过负荷、体温过高
  - 中枢神经系统病理性改变（颅内压升高、脑疝、出血）
  - 内分泌疾病（嗜铬细胞瘤、库欣综合征、甲状腺功能亢进、甲状旁腺功能亢进）
  - 酒精戒断综合征
  - 恶性高热
  - 误用血管活性药物
  - 停用降压药物
- 考虑高血压出现的时间节点
  → 诱导前高血压
- 停用降压药物、原发性高血压、疼痛
  → 诱导后高血压
  - 插管刺激、气管插管位置不良、气管插管进入食管导致高碳酸血症、胃管误入气管、疼痛、缺氧
  → 术中
  - 镇痛不足、高碳酸血症、气腹、液体过多、药物（血管活性药物）、膀胱充盈、止血带

明确原因/治疗选择

- 检查无创血压袖带的位置和大小、动脉波形
- 回顾麻醉用药和外科操作
- 检查有无缺氧/高碳酸血症
- 检查挥发罐水平
- 使用降压药物（β受体阻滞剂/扩血管药物）

高碳酸血症

CO_2水平升高(血气分析或者呼气末二氧化碳浓度监测)(正常值 38~42 mmHg)

鉴别诊断

- 二氧化碳生成过多
  - 恶性高热
  - 感染性休克
  - 发热/寒战
  - 甲状腺功能亢进
- 二氧化碳排出过少
  - 每分通气量不足
  肺顺应性改变(肺不张、CO_2气胸、外科牵拉使得肺膨胀受限)
  气道阻塞(分泌物、黏液)
  呼吸机设置(潮气量不足、新鲜气体不足)
  过度镇静
- 无效腔增加
  ETT 问题(打折、支气管插管)
  CO_2 吸收剂用尽
- 药物作用(肌肉松弛药/镇静剂/苯二氮䓬类)
- 考虑 CO_2 升高的时间节点
  →在手术开始时
- ETT 位置不良、通气设置不足、在保留自主呼吸的患者中镇静过度
  →在诱导后,手术过程中
- 恶性高热、抗精神病药物导致的恶性综合征、呼吸机设置不当、甲状腺功能亢进、松止血带后反应、CO_2吸收剂用尽
  →在麻醉苏醒期
- 肌肉松弛药拮抗不足、麻醉/镇静药物残余作用、神经系统诱因、电解质紊乱、低血糖

明确原因/治疗选择

- 检查手指血氧饱和度

313

- 检查呼吸机设置参数是否合适
- 检查 CO_2 吸收罐
- 考虑查动脉血气
- 如果患者保留自主呼吸：辅助呼吸，减少镇静
- 如果采用机械通气：增加每分通气量

低碳酸血症

CO_2 水平降低（血气分析或者呼气末二氧化碳浓度监测）

鉴别诊断

- 通气过度
- 代谢率下降（低体温、甲状腺功能减退）
- 肺栓塞
- 空气栓塞
- 心搏骤停（低灌注）
- ETT 脱位/回路断开

明确原因/治疗选择

- 检查呼吸回路
- 检查血压、心率、SpO_2
- 检查/调整呼吸参数
- 治疗基础疾病

气道峰压增高

鉴别诊断

- 回路问题（呼吸阀卡顿、PEEP 阀错误开放、管路打折）
- ETT 问题（打折、咬管、痰液堵塞、位置不佳）
- 药物原因（阿片类药物导致的胸壁僵硬、麻醉深度和肌松不足、恶性高热）
- 肺顺应性下降（哮喘、肺气肿、气胸、误吸）

治疗

- 检查管路，手动通气，FiO_2 为 100%
- 听诊双肺，气管导管内吸痰，使用牙垫，考虑增加肌肉松弛药

少尿

尿量＜0.5 mL/(kg·h)(参考"泌尿系统手术肾生理及麻醉")

鉴别诊断

· 肾前性:血管内液体不足

· 肾性:肾灌注不足(低血压、血管夹闭、肾动脉狭窄)、肾内在损伤(肾毒性药物/血管炎)

· 肾后:尿路梗阻/导尿管堵塞

明确原因/治疗选择

· 检查生命体征,确保循环平稳

· 检查导尿管放置得是否合适,是否有堵塞

· 检查是否使用肾毒性药物并且停用

· 检查液体用量/出血量/外科操作影响

· 考虑补液试验治疗肾前性少尿

· 治疗诱因

心肌缺血/心肌梗死

心肌因为氧供、氧耗不平衡而受损

病因

· 动脉粥样硬化(占心肌梗死90%)

· 冠状动脉瘤

· 冠状动脉痉挛

· 氧耗超过氧供(如主动脉瓣狭窄)

· 血液黏稠度改变(红细胞增多症)

· 栓塞来源(心内膜炎赘生物)

处理

· II 导联——发现心律失常最佳(RCA 相关,反映心脏传导系统)

· V₅导联——发现心肌缺血最佳(LAD 相关,反映心脏的前/外侧情况)

· 联合 II、V₅导联可以发现90%以上的心肌缺血

- ST 段压低≥0.1 mV(通常是心内膜下缺血→由于冠状动脉部分阻塞)
- ST 段抬高≥0.2 mV(通常是跨壁缺血→由于冠状动脉栓塞)
- T 波倒置以及 Q 波
- 心律失常
- 低血压
- TEE(对早期心肌缺血最敏感)
- CK、CK-MB、肌钙蛋白,请心内科医师会诊(根据有无介入需求)

治疗选择

目标:维持心肌的氧供、氧耗平衡(注意:如果心脏后负荷、前负荷增加,心肌收缩力增强,心率加快,心肌氧耗会增加)
- 维持血压在术前水平的 20% 内
- 确认 ECG 导联放置正确,考虑做 5 导联或者 12 导联心电图
- 通知外科医师患者有心肌缺血,让他们考虑调整手术
- 吸入 100% 氧气,保证良好通气
- 考虑减少麻醉药物用量
- 如果患者出现心动过速考虑使用 β 受体阻滞剂
- 评估血压稳定性,考虑有创监测(CVP/PA/动脉)
- 如果患者有低血压且有 ECG 改变提示心肌缺血,考虑用血管活性药物升高血压,提高心肌灌注
- 考虑补液以及使用强心药物来支持心肌收缩
- 考虑抗凝治疗(阿司匹林、肝素)
- 术中请心内科医师会诊

恶性高热

在有诱发因素的存在下:未预计的无法解释的呼气末二氧化碳浓度升高、心动过速、呼吸频率过高,以及使用琥珀胆碱后出现的长时间的咬肌痉挛。体温升高是后期才会出现的体征

措施
- 呼救,发出警报

- 询问"谁是危机管理负责人？"
- 取恶性高热抢救包
- 拨打恶性高热热线电话
- 指派专人开始溶解丹曲林
- 需要冰盐水静脉输液
- 将吸入麻醉药物换为无诱发风险的麻醉剂
  - 不要延迟治疗，更换呼吸回路和 CO_2 吸收罐
- 把 FiO_2 提高到 100%
- 过度通气，流量设置为 10 L/min 或更高
- 如果可能，停止手术
- 给丹曲林
- 如果怀疑患者酸中毒就给予碳酸氢盐（维持 pH 值＞7.2）
- 如果怀疑有高钾血症，治疗
- 如果有心律失常，治疗
  - 常规抗心律失常药物就可以，不要使用钙通道阻滞剂
- 抽血化验（ABG、电解质、心肌酶、凝血功能、肌酐）
- 开始支持治疗
  - 体温＞38.5℃，考虑物理降温
  - 体温＜38℃，停止降温
  - 开放体腔灌洗
  - 鼻胃管用冷盐水冲洗
  - 外部冰敷
  - 静脉输注冷盐水
    - 插导尿管，监测尿量
    - 联系 ICU

丹曲林

- 新配方：丹曲林钠
  - 混合安瓿中的 250 mg 药物和 5 mL 无菌注射用水（不是盐水）
  - 静脉推注 2.5 mg/kg
  - 可以追加（如果需要），累计上限为 10 mg/kg
- 口服配方：丹曲林钠
  - 混合安瓿内 20 mg 药物于 60 mL 无菌注射用水中（不是盐

水)
- 静脉推注，2.5 mg/kg，每 5 min 一次，直到症状缓解
- 持续追加，累计上限为 10 mg/kg

诱发药物
- （挥发性）吸入麻醉药物
- 琥珀胆碱

心动过缓

心率＜60 次/分

鉴别诊断
- 传导冲动改变（迷走神经张力增加，窦房结自动节律性降低）
- 药物作用（β 受体阻滞剂、钙通道阻滞剂、胆碱能药物、阿片类药物、抗胆碱酯酶剂、α_2 受体激动剂）
- 病理原因（低体温、甲状腺功能亢进、病态窦房结综合征、低氧血症）
- 心肌缺血
- 外科手术/麻醉刺激（眼睛牵拉、椎管内麻醉、喉镜操作）
- 反射性心率减慢

明确原因/治疗
- 确认 ECG 导联位置正确
- 检查生命体征和循环状态
  → 如果平稳，考虑抗胆碱药/麻黄碱
  → 如果不平稳，提高吸入氧浓度到 100%，不再使用麻醉药物，使用肾上腺素/阿托品/心肺复苏，考虑使用起搏装置
- 治疗诱因

心动过速

心率＞100 次/分

鉴别诊断

心动过速＋高血压
- 疼痛/麻醉过浅/焦虑

- 低循环血容量、高碳酸血症、缺氧、酸中毒
- 药物:抗迷走神经药物(泮库溴铵、哌替啶)、氯胺酮、麻黄碱、肾上腺素、抗胆碱药(阿托品/格隆溴铵)、地氟醚、异氟醚、β受体激动剂、血管扩张药→反射性心动过速(肼屈嗪)、咖啡因
- 电解质异常:低镁血症、低钾血症、低血糖
- 心肌缺血
- 内分泌异常:嗜铬细胞瘤、甲状腺功能亢进、类癌、肾上腺危象
- 膀胱膨胀

心动过速＋低血压

- 贫血
- 充血性心力衰竭
- 心脏瓣膜疾病
- 气胸
- 免疫介导的问题(过敏反应、输血反应)
- 心肌缺血
- 脓毒血症
- 肺栓塞

治疗选择

- 确保充足的氧合和通气
- 验证心电图导联的位置
- 评估血压并准备根据情况进行治疗
- 考虑有创动脉压监测
- 如果存在低血压,则评估容量状态并进行相应处理
- 评估麻醉深度
- 治疗诱因

苏醒延迟

鉴别诊断

- 残留药物效应(挥发性药物、阿片类药物、肌肉松弛药)
- 神经系统并发症(癫痫发作状态、CVA、感染、肿瘤效应)
- 代谢(电解质紊乱、低血糖、高血糖、肾上腺功能衰竭)

- 呼吸衰竭(由于高碳酸血症/缺氧)
- 心力衰竭
- 体温过低
- 脓毒血症

明确原因/治疗选择

- 用 TOF 检查肌肉松弛药残留量并确保其已被拮抗
- 确保不存在缺氧和高碳酸血症(检查动脉血气)
- 检查葡萄糖/电解质并根据情况补充(排除低血糖和低/高钠血症)
- 考虑用纳洛酮 40 μg IV 进行拮抗,每 2 min 重复一次,累计剂量上限为 0.2 mg
- 考虑使用氟马西尼拮抗苯二氮䓬类药物,每分钟 0.2 mg IV,累计剂量上限为 1 mg
- 如果体温低于 34 ℃,考虑主动加温
- 如果需要检查神经系统,考虑进行影像学检查
- 支持治疗

全身性过敏反应

严重的 I 型超敏反应(IgE)伴肥大细胞/嗜碱性粒细胞脱颗粒

鉴别诊断

- 类过敏反应:不是 IgE 介导的,没有提前对抗原致敏
- 血管迷走神经反应、全身性荨麻疹/血管神经性水肿、哮喘急性发作
- 心肌梗死、卒中

临床表现

- 心力衰竭、心动过速、心律失常
- 支气管痉挛、肺水肿和喉水肿、低氧血症
- 皮疹、皮肤潮红、周围/面部水肿

处理

- 去除刺激(如果已知)
- 吸氧,考虑插管
- 如果低血压则给予扩容

- 氢化可的松 250 mg 至 1.0 g IV 或甲泼尼龙 1~2 mg / kg IV
- 对于快速失代偿的情况,给予肾上腺素 20~100 μg 静脉推注,必要时持续泵注(如果休克状态可给予 0.5~1.0 mg)
- 苯海拉明 50 mg IV /雷尼替丁 50 mg IV
- 去甲肾上腺素 4~8 μg / min
- 碳酸氢钠 0.5~1 mEq / kg 治疗持续性酸中毒
- 考虑插管(如果患者未插管)
- 在拔管前评估气道是否有水肿

预防
- 提前用药:苯海拉明(H_1受体阻滞剂)、雷尼替丁(H_2受体阻滞剂)、泼尼松

乳胶过敏

发病率/危险因素
- 患有脊柱裂和先天性泌尿生殖系统异常的患者
- 医护人员(家政工作者、实验室工作人员、护士、医生)
- 橡胶行业工人
- 特应性患者(哮喘、鼻炎、湿疹)
- 有多次手术史的患者

机制
- IgE 介导的免疫反应

术前评估
- 没有常规诊断性测试证据(偶尔使用 RAST 和皮肤测试)

设备/药物注意事项
- 通常**不建议**术前常规给予 H_1受体阻滞剂和 H_2受体阻滞剂

麻醉的考虑因素
- 避免使用含有乳胶的产品(手套、止血带、血压袖带、面罩、ETT 管、PA 导管、带乳胶注射口的静脉输液管、药瓶中的橡胶塞)
- 告知整个 OR 团队(护士、外科医师)并在 OR 门上放置大号标志

治疗

- 乳胶反应可能表现为全身性过敏反应(暴露后>20 min)
- 症状包括低血压、支气管痉挛、皮疹
- 治疗类似于针对过敏反应的治疗(见上文)(去除可疑药物,给予100%氧气、液体复苏、肾上腺素、糖皮质激素、苯海拉明、氨茶碱)

麻醉诱导时胃酸吸入或呕吐

- 可引起化学性肺炎

临床表现

- 早期征兆:咳嗽、呼吸短促、喘息、缺氧和发绀
- 晚期征兆:发热、代谢性酸中毒、CXR上可看到RML和RLL浸润

管理

- 如果可能,将患者置于头低位
- 如果患者在无意识情况下主动呕吐,将患者头转向一侧,积极吸引
- 吸入纯氧
- 考虑将抽吸导管放入气管中以移除大颗粒物质
- 进行硬性支气管镜检查(但不进行灌洗)
- 胸部X线检查
- 通常不建议使用抗生素(覆盖葡萄球菌、假单胞菌)或糖皮质激素

喉镜检查和插管的并发症

原因

- 没有经验的人员使用喉镜
- 放置ETT困难
- 现有牙列不良

一般并发症

- 生理刺激、高碳酸血症、缺氧、牙齿损伤(医疗事故索赔的第

一原因)

- 气道损伤、声带麻痹、杓状软骨脱位、声门黏膜溃疡/水肿
- 导管故障和(或)错位

具体并发症

- 气管/喉头水肿继发儿童的插管后喘鸣
- ETT 气囊压迫导致的喉返神经损伤→声带麻痹
- 来自喉上神经刺激的喉痉挛
- 喉头的非自主/不受控制的肌肉收缩
- 由拔管期间咽部分泌物或 ETT 直接刺激引起
- 治疗:①温和的正压通气;②琥珀胆碱(0.25～1 mg / kg 放松喉部肌肉)
- 负压肺水肿
- 在强烈吸气过程中,由声带闭合而产生的胸腔内巨大负压引起
- 预防:在拔管前放置牙垫
- 治疗:维持气道开放,吸氧,考虑 PEEP /再次插管

外周静脉通路

指征

- 静脉输注药物和液体

技术

- 止血带绑于肢体(输液部位的近心端)
  - 或者可以使用血压计袖带——充气使压力处于收缩期与舒张期压力之间
- 静脉的选择
  - 比较直的静脉,静脉分岔处为理想穿刺位置
  - 肘前静脉比周围静脉提供更好的流速
    - 注射刺激性药物(如异丙酚)疼痛感不强
    - 如果手臂弯曲(摆体位/苏醒期),流速可能中断
    - 由于动脉、静脉邻近,可能意外穿刺到肱动脉
  - 应该从远心端到近心端尝试穿刺置管
    - 避免在近心端前次穿刺失败处做浸润麻醉
- 皮肤消毒:酒精(有血管舒张效应,可以提高静脉的可见度)
- 局部麻醉:用利多卡因做皮肤浸润麻醉,儿童使用局部麻醉药膏/胶带
- 固定静脉:非惯用手在皮肤上施加张力
- 静脉穿刺:以 $20°\sim30°$ 角穿透皮肤,以 $0°\sim10°$ 角推进导管
- 在静脉穿刺针尾见到回血,提示针尖在血管内(静脉套管进入血管前出现)
  - 继续进针 $2\sim3$ mm,然后只推进塑料套管进入血管内
- 移除及妥善处理金属穿刺针
- 用透明胶带固定塑料套管,标记穿刺位置、日期和时间
- 利用快速输液评估导管位置,测试是否有潜在渗液

并发症

- 渗液/药物渗漏(症状包括肿胀、感觉异常或疼痛)
  - 立即断开静脉通路
  - 评估可能的组织坏死/筋膜室综合征

- 动脉内注射
  - 立即断开静脉通路
  - 目标:增强血管舒张和防止血管收缩
    - 注入 10 mL 0.9％生理盐水和 10 mL 含 5000 U 肝素的 1％利多卡因
    - 如果考虑可能阻滞星状神经节,可使用扩张动脉的药物 (钙通道阻滞剂)

有创动脉压监测(参见"围手术期监护手段")

指征

- 需要连续监测血压(blood pressure,BP)
- 有严重合并症(ASA Ⅲ～Ⅴ)的患者接受手术
- 手术失血量大
- 需要频繁采动脉血气标本

技术:桡动脉

- 用来评估尺动脉侧支循环的 Allen 测试并不可靠
- 除非手术禁忌,否则选择患者的非惯用手
- 将手固定在手腕板上
- 皮肤消毒:酒精或氯己定
- 脉搏定位:触诊(桡骨头和桡侧腕屈肌腱之间的腕横纹上 1～ 2 cm 处);也可以用超声定位动脉
- 局部麻醉:在动脉内侧和外侧用利多卡因浸润麻醉
- 动脉固定:向皮肤施加张力
- 动脉穿刺:以 30°～45°角穿透皮肤
- 针尾有回血提示针尖在动脉内
  - 穿透法:
    - 整个针再进 2～3 mm
    - 移除并妥善处置针芯
    - 以低角度缓慢撤出塑料套管至皮肤,直到出现搏动性回 血
    - 插入导丝,通过导丝推进套管(Seldinger 技术)
  - 针芯引导直入法:

- 只推进套管，获得回血
- 移除并妥善处置针芯
- 用透明胶带在穿刺点处固定塑料套管
- 连接传感器评估是否是动脉血流
- 注意：如果置管不成功，**不要**尝试同侧尺动脉置管，而是找其他肢体进行尝试（手坏死风险）

技术：肱动脉

- 在上臂腹侧触诊肱二头肌和肱三头肌之间的肱动脉（接近肘窝）
- 置管技术与上面描述的桡动脉技术相同
- 并发症包括上肢缺血和臂丛损伤

技术：腋动脉

- 在胸小肌外侧触诊肱二头肌和肱三头肌之间的腋动脉
- 置管技术与上面描述的桡动脉技术相同
- 并发症包括上肢缺血和臂丛损伤

禁忌证

- 局部感染
- 外周血流减少
- 同侧血流不足

并发症

- 出血、血凝块形成、动脉痉挛或撕裂、外周血管缺血或手坏死

中心静脉通路（参见"围手术期监护手段"）

指征

- 全肠外营养（total parenteral nutrition，TPN）
- 输注高渗透性或刺激性药物
- 输注血管活性药物
- 需要测量中心静脉压、肺动脉压、混合静脉血氧饱和度和心输出量
- 外周血管条件差
- 血液透析
- 需要经静脉起搏

禁忌证

- 颈内静脉
  - 感染、颈动脉狭窄、颅内压（intracranial pressure, ICP）升高、穿刺部位在手术区域
- 锁骨下静脉
  - 感染、对侧的气胸或血胸、对侧行胸腔介入术
  - 对侧尝试了锁骨下静脉置管、对侧肺肺功能降低
  - 凝血障碍、肺气肿（相对）

技术：颈内静脉（internal jugular vein, IJ）

- 体位：Trendelenburg 位（头低足高位，可以使静脉扩张并防止空气栓塞）
- 无菌技术：无菌衣、口罩、手套、皮肤消毒和覆盖患者全身的无菌单
- 定位：超声定位颈动脉及 IJ（如果超声不可用，可用触诊法）
- 局麻：如果患者清醒，使用局麻药（如利多卡因）给皮肤做浸润麻醉
- 置管
  - 超声技术：直视下用 18G 穿刺针穿刺
  - 触诊技术（图 1）
  - 在颈动脉搏动外侧 8～10 mm 胸锁乳突肌内侧头和外侧头分岔处，用 24G 探针穿刺，针尖指向同侧乳头并与皮肤成 30°～45°角
  - 一旦抽出静脉血，用 18G 针以同一穿刺位点、角度和深度穿刺 IJ
- 回抽为静脉血，断开注射器，并评估为非动脉的静脉血流
  - 一些操作者会连接转换器，确保为非动脉置管
- 通过 18G 穿刺针，置入导丝（永远不要失去对导丝的控制）
- 保持导丝位置不变，撤回 18G 穿刺针
  - 一些操作者会用经食管超声或普通超声确认导丝位置
- 与导丝平行，做 8～10 mm 的皮肤切口
  - 刀刃向上，刀尖指向 2 点钟（右 IJ）或 10 点钟（左 IJ）方向
- 顺着导丝置入扩皮器，然后移除
- 顺着导丝将套管插入静脉（Seldinger 技术）

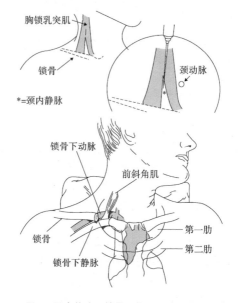

图 1　颈内静脉和锁骨下静脉穿刺解剖标志

引自 Wachter RM, Goldman L, Hollander H. *Hospital Medicine*. Philadelphia, PA: Lippincott Williams & Wilkins, 2005: Figures 27.16&27.18. 获得许可并重新制作

· 回抽 & 冲洗所有套管腔

· 连接到传感器评估静脉血流

· 如有可能,则拍摄胸部 X 线片(chest X ray,CXR),以排除相关并发症(如气胸)

技术:锁骨下静脉(subclavian vein,SC)

· 锁骨下静脉在血容量减少的状态下也不会塌陷(悬于锁骨 & 胸肌)

· 体位:Trendelenburg 位(头低足高位,可以使静脉扩张并防止空气栓塞)

· 无菌技术:无菌衣、口罩、手套、皮肤消毒和覆盖患者全身的无菌单

· 局麻:如果患者清醒,使用局麻药(如利多卡因)给皮肤做浸润麻醉

- 穿刺:在锁骨中线用 18G 穿刺针穿刺(与皮肤成 30°~45°角),直到碰到锁骨(图 1)
  - 一旦碰到锁骨,在锁骨下方朝胸锁关节方向进针
  - 回抽为静脉血,送导丝
- 按照上面 IJ 所述,继续插入中心静脉导管

技术:股静脉(femoral vein,Fem)

- 无菌技术:无菌衣、口罩、手套、皮肤消毒和覆盖患者全身的无菌单
- 局麻:如果患者清醒,使用局麻药(如利多卡因)给皮肤做浸润麻醉
- 定位:摸到股动脉(静脉在动脉内侧)
- 穿刺:在腹股沟韧带下方 1~2 cm,使用 24G 探针穿刺(与皮肤成 30°~45°角)
  - 回抽为静脉血,以相同的位置和角度插入 18G 穿刺针
  - 送导丝
- 按照上面 IJ 所述,继续插入中心静脉导管

并发症

- 动脉置管、血肿、气胸(SC>IJ)、乳糜胸(左侧 IJ 或左侧 SC)
- 血胸、感染、脓毒血症(FEM>SC>IJ)、血栓性静脉炎(Fem>SC>IJ)
- 神经损伤(霍纳综合征、臂丛损伤)、空气栓塞

超声引导下中心静脉置管

超声引导下中心静脉置管已被证明可以提高安全性:

- 穿刺更少,成功率增加
- 置管时间更短
- 并发症更少
- 与 SC 或 FEM 相比,以及对于没有经验的操作者,IJ 获益证据最充分

"看一眼"技术

- 多普勒超声定位动脉和静脉
- 确认血管位置和通畅性,在皮肤上做标记,然后以平常的方法置管

实时可视化 IJ

- 使用无菌保护套保护的 7.5~10 MHz 探头行二维超声引导

穿刺 IJ

- 非惯用手拿超声探头,获得目标血管图像
- 通过解剖位置和可压缩性识别静脉;而轻微搏动的为动脉
- 可以用横向(短轴)成像,也可以用纵向(长轴)成像引导
- **横向成像:**易于学习,同时看到动脉和静脉
- **纵向成像:**可以一直看到穿刺针的针尖,可能会降低穿破静脉后壁的风险
- 无菌保护套保护的探头垂直于皮肤表面,静脉置于超声屏幕的中心
- 在直视下,将 18G 穿刺针放置在探头的中心(横向视图),即静脉的正上方,穿刺静脉(穿刺皮肤之前,超声屏幕可见针尖处的皮肤压痕,然后可以看到穿刺针进入静脉)
- 在儿科患者中,先使用 20G～24G 针进行第一次穿刺,然后更换一个更大管径的穿刺针以引导导丝
- 继续进行如上所述的标准解剖标志穿刺技术,但需要在扩张血管前用纵向图像确认导丝在静脉内

实时可视化 SC

- 探头放置在锁骨中线或外侧 1/3 的锁骨下沟处
- 透过由锁骨和第一肋骨围成的骨性通道时,可见腋静脉和动脉
- 动脉最常位于静脉头侧,不可压缩,并且不随呼吸改变直径
- 可以横向或纵向显像,如上所述引导穿刺针穿刺
- 确认导丝在静脉内的位置后,继续进行如上所述的解剖标志穿刺技术

插入肺动脉导管(pulmonary artery catheter,PAC)(参见"围手术期监护手段")

指征

- 管理复杂的心肌梗死(心力衰竭、心源性休克)
- 评估呼吸窘迫(心源性和非心源性水肿,1° 和 2° 肺动脉高压)
- 评估休克状况
- 评估危重(出血、脓毒血症、急性肾衰竭、烧伤)患者的液体需

要量

- 心脏病患者的术后管理
- 需要心脏起搏的患者

禁忌证

- 三尖瓣或肺动脉瓣为机械瓣
- 右心肿物(血栓和(或)肿瘤)
- 三尖瓣或肺动脉瓣心内膜炎

技术

- 如上所述建立中心静脉通路
- 体位:与中心静脉穿刺时头低足高位(Trendelenburg 位)不同,肺动脉(pulmonary artery,PA)漂浮导管容易在平躺或略头高脚低位(反向 Trendelenburg 位)实施
- 无菌技术:无菌衣、口罩、手套、皮肤消毒和覆盖患者全身的无菌单
- 设置 PAC
- 校准("校零")PAC,检查 PAC 是否完好,测试球囊可以充气/放气
  - 连接所有管腔至三通旋塞,冲洗去除气泡
  - 通过触摸尖端,检查 PAC 尖端的响应频率
  - 置管前,PAC 在无菌保护套内
- 通过引导鞘管,PAC 经皮进入主要静脉(SC、IJ、股静脉)
  - 右侧 IJ:最直、最短路径
  - 左侧 SC:直角进入上腔静脉(与右侧 SC 或左侧 IJ 相比)
  - 股静脉:遥远的穿刺部位,如果右心腔扩大则置入困难(通常需要透视下引导置入)
- 插入引导鞘以保持操作路线(右侧 IJ 入路:凹向头侧)
- 一旦 PAC 进入右心室,顺时针旋转 1/4 周使尖端朝前(更容易进入 PA)
- 插入 PAC 至 20 cm 标记处(如果是股静脉,则在 30 cm 标记处),用空气(1~1.5 mL)将球囊充气
- **置入推进时始终保持球囊充气及退出时始终保持球囊放气**
- 推进过程中,观察波形(远端腔压力监测):
  - 右心房 ≈ 25 cm(右侧 IJ)

- 左心室≈30 cm(比右心房的收缩压高,没有重搏切迹)
- PA≈40 cm(舒张压升高,收缩压降低)
- 肺毛细血管楔压(pulmonary capillary wedge pressure, PCWP)≈45 cm(出现一些阻力及 PA 阻塞,压力降低)
- 获得肺毛细血管楔压
  - 断开呼吸回路
  - 确定获得 PCWP 波形所需气囊中的空气体积(体积<最大气囊的一半可能表明尖端太远)
  - 读取 PCWP(与左心室舒张末压为 4~15 mmHg 一致是正常的)
  - 重新连接呼吸回路,将气囊放气,观察恢复的 PA 波形
  - PA 舒张压通常和 PCWP 有较好的相关性(应该作为评估左心室充盈性的参数指标)
  - 略撤回 PAC(1~2 cm),以防止其远端游移导致 PA 破裂
  - 一旦获得 PCWP,则固定导管保护套(在无菌区域撤走前,确保 PCWP 波形可重复测量)
- 导管盘曲/打结的解决方法:
  - 预防:慢慢撤出 PAC 以降低导管本身打结的风险
  - 必要时使用透视检查去除打结
  - 如果还不能打开,退出 PAC 并作为整体重新置入
  - 做 CXR,检查 PAC 的位置

并发症:PA 穿孔
- **插入很深之后仍没有楔形的波形**,倾向考虑 PA 穿孔
- 容易导致 PA 穿孔的情况:乳头肌缺血、二尖瓣狭窄或反流、肺动脉高压、肺内分流、左心室衰竭
- 如果没有观察到明确的楔压波形,应警惕(重复尝试推进 PAC 可能导致 PA 穿孔)
- 可能发生卷曲或实际是假阴性楔压且容易出现 PA 破裂

气胸减压术(胸腔穿刺术)

指征
- 张力性气胸(症状:低血压、血氧饱和度降低、呼吸音减弱、受

累区域叩诊鼓音;CXR 显示气管及纵隔移位)

技术(图2)

- 在锁骨中线第二肋间插入大孔径套管或穿刺针(14G)
- 释放胸膜腔内压力(将张力性气胸转化为简单气胸)
- 通常需要随后插入胸腔引流管治疗气胸

并发症

- 肺裂伤(尤其是在并不存在张力性气胸时)
- 胸膜腔内重新积气(如果胸腔穿刺针脱落而未能被发现)

插入鼻胃管(nasogastric tube,NGT)

指征

- 胃的减压和排空(在快速顺序诱导之后、行腹腔镜检查和胃肠道手术之前)
- 吸引胃液(在胃肠道出血时,通过引流液检测胃内的出血情况)
- 鼻饲
- 给予药物

禁忌证

- 颅骨骨折、严重的面部骨折(尤其是鼻骨骨折)
- 食管或气道阻塞

技术

- 测量鼻胃管的长度(从患者的鼻尖到耳朵及向下到剑突)
- 润滑鼻胃管的前端,插进前鼻孔
- 推进鼻胃管,通过鼻腔,进入喉部
- 温柔持续地用力,迅速通过咽喉,进入胃部
  (如果患者清醒,鼓励患者吞咽)
  (如果患者睡着,可以考虑使用喉镜看着鼻胃管进入食管)
- 利用CXR(最安全)、吸引或注入空气(在胃部听诊)确认位置

并发症

- 置管位置错误(气管内或颅内置管)
- 食管穿孔

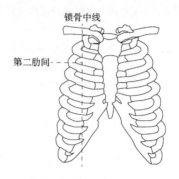

图 2 胸腔穿刺术解剖标志

(图片贡献者:J. Ehrenfeld)

- 误吸、气胸
- 鼻损伤/出血、鼻窦炎、咽喉痛

急性疼痛管理

概述

- 急性疼痛治疗不足(Brennan F,Carr DB,Cousins M. Pain Management: A Fundamental Human Right. *Anesth Analg*. 2007;105;205-221)
- 治疗不足的急性疼痛可以转为慢性疼痛
- 充分控制疼痛是人的权利(Brennan F,Carr DB,Cousins M. Pain Management: A Fundamental Human Right. *Anesth Analg*. 2007;105;205-221)

定义

- 疼痛——"实际存在的或潜在的组织损伤,或者可以用组织损伤描述的一种不愉快的感觉和情绪体验"[国际疼痛研究会(IASP)]
- 急性疼痛——疼痛发生是组织损伤的直接结果,持续时间<3个月
- 感觉异常——非疼痛刺激使人变得痛苦(轻触皮肤引起疼痛)
- 痛觉过敏——疼痛刺激使人变得更痛苦(针刺引起更多疼痛)
  - 原发性痛觉过敏——痛觉由病变区域的神经支配
  - 继发性痛觉过敏——由于机体变得敏感,疼痛的区域扩大
- 阿片耐受——需要增加阿片类药物的剂量才能达到相同的镇痛效果(阿片耐受患者 NIH 的定义=24 h 口服 60 mg 吗啡×7 天)
- 依赖——服用药物时功能状态正常,但停药后出现戒断综合征
- 成瘾——尽管生活受到消极的影响,仍强迫使用药物

335

正常的疼痛机制和疼痛通路

疼痛通路

- 疼痛传输：
  - 一级神经元→脊髓二级神经元→脑干三级神经元→丘脑四级神经元→联络区、额叶和躯体感觉区皮质

神经纤维种类				
Aα	有髓鞘	大	快(～100 m/s)	运动,本体感觉
Aβ	有髓鞘	大	快(～50 m/s)	轻触,压力
Aγ	有髓鞘	大	快(～50 m/s)	肌梭,本体感觉
Aδ	细的有髓鞘	中	快(～20 m/s)	冷觉,超强热痛,压痛（单个刺激）
B	细的有髓鞘	中	中(～14 m/s)	自主神经,交感节前纤维
C	无髓鞘	小	慢(～1 m/s)	温觉,热痛,压痛（反复刺激）,交感节后纤维

疼痛评估 & 测量

病史 & 体格检查

第一步：识别患者的疼痛类型(Woolf CJ. What is this thing called pain? J Clin Investig. 2010;120:3742-3744)

第二步：量化疼痛严重程度

第三步：选择药物/非药物治疗特定的疼痛类型

麻醉口袋书

疼痛类型		
伤害性	一种适应性(保护性)疼痛；疼痛由痛觉(伤害性)感受器感知,感受器可以感知热、机械性或化学性刺激 • 躯体痛：肌肉骨骼疼痛(如骨折、伤口未愈合、手术) • 内脏痛：疼痛来自脏器(如膀胱、肠道、卵巢)	浅表躯体痛：锐痛,容易局限(如烧伤) 深部躯体痛：跳痛、酸痛,活动后加剧,不容易局限(如骨折) 内脏痛：压痛、深在、迟钝、弥散、不容易局限、牵涉痛
炎症性	一种适应性(保护性)疼痛；由于局部炎症而产生(如关节炎、感染、组织损伤)	跳痛 酸痛
病理性	一种非适应性疼痛；神经系统损伤/功能障碍(糖尿病、外科横断、神经损伤) • 神经病理性疼痛：糖尿病神经病变 • 功能异常性疼痛：纤维肌痛综合征、肠易激综合征、紧张性头痛	电击痛、灼痛、火烧痛、刺痛、切割痛、针刺痛、麻刺痛、枪击痛

疼痛测量

使用量表和(或)患者回答问卷测量疼痛严重程度

- 数字分级量表(numeric rating scale,NRS)：患者给出 1～10 最能代表自身疼痛强度的数字(0＝无痛,10＝最痛)
- 视觉模拟量表(visual analog scale,VAS)：画一个连续的代表 100 mm 的线,一端"无痛",另一端"最痛"。要求患者在量表上画一条线表示疼痛所在位置
- 面部表情疼痛量表、FLACC(face、legs、arms、cry、consolability)量表：用于儿科患者的量表
- 多维疼痛量表：评估疼痛对情绪及日常功能的影响；例如简明疼痛评估量表(brief pain inventory,BPI)和麦吉尔疼痛问卷(McGill pain questionnaire,MPQ)

337

- 阿片类药物使用量:24 h 阿片类药物用量通常是作为衡量疼痛控制的指标

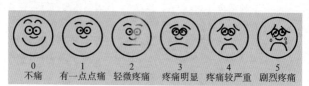

| 0 | 1 | 2 | 3 | 4 | 5 |
| 不痛 | 有一点点痛 | 轻微疼痛 | 疼痛明显 | 疼痛较严重 | 剧烈疼痛 |

图 1　Wong-Baker 面部表情疼痛评分表

（引自 Wong-Baker FACES Foundation. *Wong-Baker FACES® Pain Rating Scale*. 2016. Retrieved May 2016，with permission from http://www. WongBakerFACES. org. Originally published in *Whaley & Wong's Nursing Care of Infants and Childeren*. © Elsevier Inc.）

急性疼痛管理

未控制的急性疼痛产生的不良生理反应	
心血管系统	高血压、心动过速、心律失常、心肌梗死
呼吸系统	肺不张、V/Q 失衡、气胸
内分泌系统	蛋白质分解代谢、高血糖、液体潴留
免疫系统	免疫功能受损
凝血系统	高凝状态、血小板黏附增加
消化系统	肠梗阻
泌尿生殖系统	尿潴留

治疗

常用口服阿片类药物:成人剂量	
药物	**起始剂量**
吗啡即释片	15 mg 口服 q4～6 h 必要时
吗啡控释片	15 mg 口服 q8～12 h

常用口服阿片类药物:成人剂量	
药物	**起始剂量**
可待因/对乙酰氨基酚*	
泰诺 #2 (15 mg/300 mg)	1~2 片 q4~6 h
泰诺 #3 (30 mg/300 mg)	1~2 片 q4~6 h
泰诺 #5 (60 mg/300 mg)	1~2 片 q4~6 h
氢可酮/对乙酰氨基酚*	
诺可(5/325,7.5/325,10/325)	1~2 片 q4~6 h
维柯丁(5/300,7.5/300,10/300)	1~2 片 q4~6 h
美沙酮	2.5~5 mg 口服 q8 h
羟考酮/对乙酰氨基酚*	
泰勒宁(2.5/325,5/325,7.5/325,10/325)	1~2 片 口服 q4~6 h 必要时
羟考酮	5~15 mg 口服 q4~6 h 必要时
羟考酮控释片	10~20 mg 口服 q12 h
曲马多(片剂)	25~50 mg 口服 q4~6 h 必要时

急性疼痛管理

* 对乙酰氨基酚最大剂量＝成人 4 g/d。大多数人缺乏将可待因转换为吗啡的酶(镇痛效果多样性的原因)

成人阿片类药物等效镇痛剂量表				
药物	**口服/mg**	**肌注/静注/mg**	**半衰期/h**	**持续时间/h**
吗啡	30	10	1.5~2	3~6
可待因	200	120	3	4~6
盐酸二氢吗啡酮	7.5	1.5	2~3	4~5
哌替啶	300	75	3~4	2~4

左侧栏：麻醉口袋书

成人阿片类药物等效镇痛剂量表

药物	口服/mg	肌注/静注/mg	半衰期/h	持续时间/h
芬太尼	无	0.1	1.5～6	1～2
羟考酮	20	无	3	4～6
美沙酮(急性)*	10	5	24～36	4～6
羟吗啡酮	10	1	7～9	3～6
左啡诺	1～4	2	11～16	6～8
氢可酮	30 mg	无	4	3～4

* 美沙酮等效镇痛剂量存在非线性关系。使用必须谨慎,尤其是长期阿片类药物使用者。患者使用阿片类药物越多,他们对美沙酮越敏感

芬太尼贴剂(多瑞吉) 12.5/25/50/75/100 μg q72 h	指征:慢性疼痛,需要连续使用阿片类药物的患者;仅用于已经使用阿片类药物治疗的患者 等效剂量:25 μg q72 h=50 mg 口服吗啡 q24 h

成人常用非阿片类辅助镇痛剂量

类别	药物	给药途径	剂量	副作用
COX-1,2 抑制剂	阿司匹林	口服	325～650 mg	荨麻疹、血管性水肿、雷氏综合征(<12 岁儿童避免使用)
	布洛芬	口服,静注	口服:200～800 mg tid 静注:400～800 mg tid	胃肠道疼痛、消化不良、骨折
	酮咯酸	静注/肌注	15～30 mg q6 h(最大 120 mg/d)	胃肠道疼痛、消化不良,老年人和肾功能不全者慎用

成人常用非阿片类辅助镇痛剂量				
类别	药物	给药途径	剂量	副作用
COX-1,2 抑制剂	双氯芬酸钠	静注,肌注,口服,外用	50~100 mg	胃肠道疼痛、消化不良
	美洛昔康	口服	7.5~15 mg q24 h	胃肠道疼痛、消化不良
	萘普生	口服	250～500 mg q6~8 h(最大 1000 mg/d)	胃肠道疼痛、消化不良
	塞来昔布	口服	100~200 mg/d	胃肠道不良反应少(短期使用)
	对乙酰氨基酚(中枢神经系统 COX-1,2)	口服、灌肠、静脉输注	口服:500~1000 mg 静注:500~1000 mg q4~6 h;最大 4 g/d	肝毒性、胃肠道不适
抗惊厥药	加巴喷丁	口服	300 mg 口服,加至 600~1200 mg tid	嗜睡、意识模糊、腹胀、白细胞减少症、血小板减少症
	普瑞巴林	口服	25~150 mg/d 口服,加至 tid 且能耐受	嗜睡、意识模糊、腹胀

急性疼痛管理

成人常用非阿片类辅助镇痛剂量				
类别	药物	给药途径	剂量	副作用
NMDA拮抗剂	氯胺酮	静注、肌注、口服	静注：$0.2\sim0.8$ mg/kg 静脉输注：$3\sim5$ μg/(kg·min) 肌注：$2\sim6$ mg/kg 口服：$6\sim10$ mg/kg	心肌抑制脑血管扩张交感神经系统（↑心率 & 心输出量）
α_2受体激动剂	替扎尼定	口服	$2\sim4$ mg 睡前，加至 $2\sim12$ mg tid 且能耐受	低血压、心动过缓、嗜睡、头晕、恶心、口干、焦虑、视力模糊
	可乐定	口服、静注、硬膜外、外用	口服：$0.3\sim0.4$ mg 硬膜外：$30\sim40$ μg/h	低血压、心动过缓、嗜睡、头晕、恶心、口干、肠道蠕动减弱
TCA's	阿米替林	口服	$10\sim25$ mg 睡前，通过几天的时间加至 $25\sim150$ mg 睡前	嗜睡、口干、心率加快、视力模糊、尿潴留、便秘
	去甲替林	口服	$10\sim25$ mg 睡前，通过几天的时间加至 $25\sim150$ mg 睡前	嗜睡、口干、心率加快、视力模糊、尿潴留、便秘
SNRI	度洛西汀	口服	$30\sim60$ mg/d	恶心、口干、头痛、嗜睡

成人常用非阿片类辅助镇痛剂量				
类别	药物	给药途径	剂量	副作用
SNRI	劳拉西泮	静注,肌注,口服	静注/肌注:0.02~0.08 mg/kg 口服:2~3 mg	呼吸抑制(如果联合阿片类药物)
	昂丹司琼	静注	静注:4 mg 儿童静注:0.05~0.075 mg/kg	头痛、头晕、镇静、寒战,↑肝功能检查
	苯海拉明	静注,口服	静注:10~50 mg q6~8 h 儿童静注:5 mg/(kg·d)分4次(最大300 mg)	心动过速、头晕、癫痫、尿潴留
	利多卡因	静注,外用	静注:0.5~2 mg/(kg·h) 外用贴片:12 h用,12 h不用	快速耐受、全身毒性、局部刺激

TCA,三环类抗抑郁药物;SNRI,选择性5-羟色胺-去甲肾上腺素再摄取抑制剂

急性疼痛管理

镇痛药物给药系统

口服
- 不是术后立即镇痛的最佳方式(延迟达到峰值效应)
- 阿片类药物通常联合COX抑制剂

皮下注射/肌注
- 不那么令人满意的给药途径(注射痛和吸收不稳定)
- 周期性镇静→镇痛→通常镇痛不足

静注
- 需要严密地监测呼吸
- 通常在PACU、ICU,以及专门的治疗单元实施

患者自控镇痛(patient-controlled analgesia,PCA)

· 允许患者自己通过按压按钮输注阿片类药物
· 医师指定:剂量/给药之间的最短时间(锁定时间)/背景量/1 h最大给药剂量(如吗啡 1/10/0/5)

成人 PCA 指南					
阿片类药物	需要量	剂量范围	锁定时间	1 h 限量	背景输注量
吗啡	1 mg	0.5～3 mg	5～20 min	10 mg	0～10 mg/h
芬太尼	15 μg	10～50 μg	3～10 min	100 μg	0～100 μg/h
盐酸二氢吗啡酮	0.2 mg	0.1～0.5 mg	5～15 min	1.5 mg	0～0.5 mg/h
哌替啶	7.5 mg	4～15 mg	5～15 min	75 mg	0～30 mg/h
美沙酮	0.2 mg	0.1～0.4 mg	10～15 min	2 mg	20 μg/kg

儿童持续和 PNCA* 指南				
阿片类药物	初始负荷量	需要量	锁定时间	输注量
吗啡	0.1 mg/kg	0.01～0.02 mg/kg	7～15 min	0.01 mg /(kg · h)
芬太尼	1.5 μg/kg	0.2～1 μg/kg	7～15 min	0.15 μg /(kg · h)
盐酸二氢吗啡酮	15 μg/kg	2～6 μg/kg	7～15 min	3 μg /(kg · h)

*>6 岁的儿童通常可以使用 PCA。另外,<6 岁的儿童可以选择只用背景输注量镇痛或父母/护士控制镇痛(patient-/nurse-controlled analgesia,PNCA)

椎管内镇痛

· 鞘内或硬膜外途径;有效用于腹部、盆腔、胸部和下肢骨科手术的术后镇痛
· 局麻药(丁哌卡因、利多卡因、罗哌卡因)＋/－阿片类药物
· 也可以添加可乐定和丁丙诺啡

硬膜外应用阿片类药物

· 作用部位＝脊髓背角胶状质的突触前受体及突触后受体

- 阿片类药物进入脑脊液的速率取决于其物理、化学性质
  - 相对分子质量
  - pK_a
  - 油:水溶性
- 脂溶性阿片类药物(舒芬太尼和芬太尼)进入脊髓更快,起效更快,血管吸收更快→持续时间短
- 水溶性阿片类药物(吗啡)起效慢,作用时间长

性疼痛管理

硬膜外穿刺水平	
胸腔手术	$T_4 \sim T_6$
上腹部手术	$T_8 \sim T_9$
下腹部手术	$T_{10} \sim T_{12}$
下肢/盆腔	$L_2 \sim L_4$

常用药物 PCEA* (非分娩镇痛)指南				
溶液	需要剂量	锁定时间	输注速率范围	1 h 限量
丁哌卡因: 0.0625%, 0.125%,0.25%＋佐剂	$2 \sim 4$ mL	$10 \sim 20$ min	$3 \sim 12$ mL/h	20 mL
罗哌卡因:0.2%＋佐剂	$2 \sim 4$ mL	$10 \sim 20$ min	$3 \sim 12$ mL/h	20 mL

佐剂:
- 芬太尼 $2 \sim 5$ μg/mL
- 盐酸二氢吗啡酮 $10 \sim 20$ μg/mL
- 可乐定 $0.75 \sim 5$ μg/mL——1 μg/(kg·h)可引起心动过缓
- 肾上腺素 2 μg/mL

* PCEA,患者控制硬膜外镇痛

硬膜外导管输注的相关问题处理

硬膜外镇痛不足的征象

- 在休息和运动时疼痛(疼痛评分＞5)
- 心率加快,呼吸频率加快
- 胸腔及腹部手术的患者:

- 无法深呼吸、咳嗽、使用激励式肺活量计
- 超过硬膜外镇痛所期望的覆盖水平，或不完整的镇痛覆盖

测试硬膜外导管

- 步骤1：评估患者，以确保硬膜外导管的放置应覆盖手术部位
- 步骤2：检查导管，确保它没有移位
- 步骤3：准备含1：200000肾上腺素的2%利多卡因或含1：200000肾上腺素的0.25%丁哌卡因
- 步骤4：获得基础生命体征，确保患者可以耐受一剂负荷量
- 步骤5：通过硬膜外导管给予2~3 mL的局麻药→检查血压、运动阻滞和疼痛缓解的情况
  - 可以3~5 min后再给予3 mL局麻药
  - 如果给予试验剂量8 mL后，超过10~15 min疼痛没有缓解，考虑更换硬膜外导管
- 步骤6：监测患者20~30 min，检查血压、疼痛是否缓解以及有无局麻药中毒的迹象

硬膜外镇痛和静脉 PCA 的"分裂"

- 技术：除了硬膜外输注给药外，加用静脉 PCA（必须同时去除硬膜外注入的阿片类药物）
- 对于以下情况可能是必需的：
  - 患者存在阿片类药物依赖（需要更高剂量的阿片类药物）
  - 硬膜外镇痛不能完全覆盖切口（如膈肌刺激放射到肩膀的牵涉痛）
  - 身体上部和下部的手术（创伤受害者）
  - 手术切口大
  - 低水平放置硬膜外导管

硬膜外镇痛副作用的治疗	
瘙痒	纳布啡 5~10 mg 静注/肌注
	苯海拉明 25~50 mg 静注
	纳洛酮 40~80 µg 静注
恶心/呕吐	胃复安 10 mg 静注
	纳布啡 10 mg 静注
	纳洛酮 40~80 µg 静注

硬膜外镇痛副作用的治疗	
呼吸抑制	纳洛酮 40～100 μg 静注,如果需要可重复给药

鞘内阿片类药物

· 可以添加到椎管内麻醉

· 作用部位在脊髓胶状质

· 副作用由 Mu 受体介导(在大脑和脑干)

鞘内阿片类药物				
阿片类药物	剂量	持续时间	指征	副作用
吗啡	0.2～0.4 mg	24 h	扩散良好,持续时间长	恶心、呕吐、呼吸抑制、镇静、瘙痒、尿潴留
芬太尼	12.5～25 μg	3～4 h	节段性扩散	恶心、呼吸抑制
舒芬太尼	5～10 μg	2～4 h	脂溶性非常好,节段性扩散	恶心、呼吸抑制
哌替啶	10 mg	3～6 h	除阿片类作用外还有局麻作用	低血压

处理不良反应

阿片类药物副作用	阿片受体	治疗
恶心/呕吐	Mu1、Mu2	换药/停药、昂丹司琼、异丙嗪、丙氯拉嗪、氟哌啶醇、胃复安
过敏反应		换药、苯海拉明、肾上腺素
呼吸抑制	Mu2	气道支持,减少剂量,考虑使用纳洛酮

阿片类药物副作用	阿片受体	治疗
瘙痒	Mu（椎管内）	换药，纳洛酮/纳布啡（抗组胺药不是很有效）
谵妄、烦躁不安	Mu1、kappa	换药，减少剂量，氟哌啶醇、奥氮平
便秘	Mu、kappa	泻药（番泻叶、乳果糖）＋大便软化剂（多库酯钠）
镇静	Mu1、kappa	减少剂量，暂停镇静剂，如果持续存在考虑使用中枢神经系统兴奋剂
尿潴留	Mu2	减少剂量，停药，放置导尿管

慢性疼痛急性发作

混合阿片受体激动剂/拮抗剂

- 因为其有封顶效应，较少导致滥用，所以一般用于慢性疼痛的维持治疗
- 这些药物将阻断纯阿片受体激动剂的药效
- 作用于 κ 和（或）δ 阿片受体，产生部分激动剂效应
- 通常在手术前逐渐停药，用纯阿片受体激动剂替代，这样可以更好地控制疼痛发作

混合阿片受体激动剂/拮抗剂			
药物	剂量	效能	副作用
纳洛酮	40～100 μg 静注 q3～5 min 必要时		出汗、恶心、呕吐、紧张
纳布啡	2.5～10 mg 静注 q4 必要时	1∶1 吗啡	嗜睡、头晕、恶心、口腔疼痛

混合阿片受体激动剂/拮抗剂			
丁丙诺啡（赛宝松、丁丙诺啡/纳洛酮）	0.4 mg 静注 q4～6 h	25 × 吗啡	嗜睡、头晕、恶心、口腔疼痛
喷他佐辛（镇痛新、喷他佐辛/纳洛酮）	50 mg 口服 q4～6 h	1/3 吗啡	嗜睡、头晕
布托啡诺	0.5～2 mg 静注 q4 h	5 × 吗啡	嗜睡、头晕、恶心

急性疼痛管理

定义

- 阿片类药物轮替：换成其他不同的阿片类药物可以提供更好的镇痛效果来应对器官疾病，并可避免增加剂量；因不完全交叉耐受原理而发挥作用
- 不完全交叉耐受：阿片类药物与受体的相互作用不同，所以当患者对一种药物耐受后，他们可能对另一种药物不耐受。因此当换药时，使用低于等效镇痛的剂量（通常减少 25%）非常重要

阿片类药物轮替（举例）	
1. 计算 24 h 阿片类药物总量	1. 吗啡 30 mg 口服 q6 h＝24 h 内 120 mg
2. 在表格里找到新阿片类药物的等效镇痛剂量	2. 盐酸二氢吗啡酮 7.5 mg＝30 mg 吗啡
3. 解方程，计算新药总剂量	3. 120 mg/30 mg＝x/7.5→30 mg 盐酸二氢吗啡酮
4. 新的 24 h 总量除以 ♯ 次剂量/天	4. 30 mg/4 次剂量＝7.5 q6 h
5. 减少计算剂量的 25%～50%	5. 减少 33%＝5 mg 盐酸二氢吗啡酮口服 q6 h
6. 滴定至临床有效	

低血压

麻醉后恢复室（post anesthesia care unit，PACU）低血压常见原因	
· 低血容量	
· 出血	
· 脓毒血症/外周血管阻力（systemic vascular resistance，SVR）降低	· 心肌梗死/心肌收缩力下降
	· 心包填塞
	· 充血性心力衰竭
· 心律失常	· 过敏/类过敏反应
· 药物或麻醉导致（椎管内麻醉）	· 气胸
· 测量错误（袖带型号不合适，机器故障）	· 肾上腺功能不足/严重甲状腺功能减退
· 肺栓塞	

摘自 Rose DK，Cohen MM，DeBoer DP. Cardiovascular events in postanesthesia care unit：Contribution of risk factors. *Anesthesiology*. 1996；84：772-781

初步诊断 & 管理

1. 检查与稳定——检查气道（**A**irway）、呼吸（**B**reathing）及循环（**C**irculation）

2. 液体复苏——确保有效的足够的静脉通路

3. 复习病历——患者病史、麻醉记录单、手术术式、估计失血量以及 PACU 记录数据

4. 进一步考虑行实验室检查

 · 动脉血气分析——评估氧饱和度及酸碱平衡状态

 · 全血细胞分析——评估血红蛋白及血小板水平（同时考虑进行凝血功能检验）

 · 心电图——获得心律情况（同时考虑进行心肌酶检验）

 · 胸部 X 线——排除气胸/血胸/心脏肥大

 · 血培养——尤其在怀疑脓毒血症时

 · 经胸/经食管超声心动图（transthoracic/transesophageal echocardiography，TTE/TEE）——获得心肌收缩力、左/

右心功能、左心充盈情况，下腔静脉（inferior vena cava, IVC）塌陷情况以及瓣膜情况

5. 考虑进行有创/无创监护——动脉血压、中心静脉压（central venous pressure, CVP）、肺动脉导管及无创心输出量监测

6. 开始血管活性药物/正性肌力药物支持——去氧肾上腺素、去甲肾上腺素、多巴胺

7. 若需要，请相关科室医师会诊——心血管内科、重症医学科、外科

特殊情况的管理

低血容量

诊断	心动过速、低血压、低 CVP/肺毛细血管楔压（pulmonary capillary wedge pressure, PCWP）、呼吸导致动脉压波形变异、IVC 塌陷/超声见左心室充盈不佳
治疗	液体复苏，评估原因（进行性出血、多尿、胃管引流过多）

出血

诊断	心动过速、贫血、低血容量、引流量过多
治疗	液体复苏、输血、纠正凝血和血小板减少症、治疗低体温、考虑返回手术室再次探查

脓毒血症

诊断	发热、高白细胞血症、心动过速、低血容量、乳酸酸中毒
治疗	液体复苏、获取血培养/其他特殊培养、开始广谱抗生素治疗

心肌梗死/缺血

诊断	12 导联心电图、TTE/TEE、心肌酶、请心血管内科医师会诊
治疗	谨慎行液体复苏、给予阿司匹林、请心血管内科和外科医师会诊探讨是否行肝素化、心脏导管治疗或给予抗血小板药物；考虑正性肌力药物/血管活性药/主动脉内球囊反搏（intra-aortic balloon pump, IABP）支持；一旦血压稳定可能需开始利尿/β受体阻滞剂治疗

心律失常

诊断	12 导联心电图、心肌酶,检查电解质、动脉血气分析
治疗	治疗病因,遵从高级生命支持(advanced cardiovascular life support, ACLS)流程 • 快速心律失常:电/化学心脏转复、纠正电解质紊乱、请心内科医师会诊、予抗心律失常药维持 • 慢性心律失常:阿托品/肾上腺素、多巴胺、经皮/经静脉心脏起搏、请心内科医师会诊

药物相关

治疗	停止用相关药物,予拮抗剂(如纳洛酮拮抗吗啡)

肺栓塞

诊断	心电图→窦性心动过速/$S_1 Q_3 T_3$;下肢血管超声;检测 D-二聚体并无帮助 TTE/TEE→排除中央型肺栓塞/评估右心功能情况 稳定后行胸部平扫/CT/肺血管造影
治疗	谨慎行液体复苏、有创监测,谨慎使用正性肌力药物/血管活性药 考虑取栓/导管溶栓/抗凝/放置 IVC 血栓滤器

充血性心力衰竭

诊断	查体发现双肺基底部啰音,患者有泡沫痰 胸部 X 线→血管向头侧集中、肺水肿、心影增大 有创血流动力学监测显示心输出量↓,充盈压↑
治疗	吸氧、利尿、给予地高辛/正性肌力药物

过敏

诊断	心动过速、血管舒张性休克(SVR↓,心输出量↑)
治疗	立即停止接触过敏原,液体复苏,应用苯海拉明、糖皮质激素、肾上腺素

心包填塞

病因	心脏外科手术后出血、外伤、胸主动脉瘤撕裂、操作相关（如放置 CVP 导管、冠状动脉造影后）	
诊断	· Beck 三联征	低血压、颈动脉怒张、心音遥远
	· 奇脉	吸气相收缩压↓>10 mmHg
	· 心电图	非特异性 ST 段改变，QRS 低电压
	· 胸部 X 线	心影扩大
	· 超声心动图	诊断 & 治疗性心包穿刺可能会有帮助
治疗	液体复苏、心包穿刺、外科手术修补出血部位	

气胸

诊断	呼吸音↓，胸部 X 线肺纹理↓
治疗	针刺减压/放置胸腔引流管，请胸外科医师会诊

测量错误

诊断	血压计袖带大小不合适，传感器高度错误，动脉波形差（过低/过高），机器故障
治疗	换用合适大小的血压计袖带，手动测量，检查动脉波形，在合适位置归零传感器，检测机器

内分泌异常：肾上腺功能不全

诊断	促肾上腺皮质激素（adrenocorticotropic hormone，ACTH）刺激试验；随机皮质醇水平检测不特异或无帮助
治疗	输注液体，予糖皮质激素，请内分泌科医师会诊

内分泌异常：严重甲状腺功能减退

诊断	低体温，心动过缓，高促甲状腺激素（thyroid stimulating hormone，TSH），低游离 T_3、T_4 水平
治疗	液体复苏，左甲状腺素治疗，请内分泌科医师会诊

出血

常见病因
- 手术出血
- 凝血异常
- 血小板减少症

诊断
- 出血可明显或隐匿
- 检查外科引流/手术部位非常重要
- 低血容量症状体征(心动过速、呼吸过快、尿量减少)可能提示出血

管理
- 请外科医师会诊,外周静脉置入粗口径导管,开始液体复苏
- 检查全血细胞分析、PT、PTT、INR 及纤维蛋白原,并交叉配血
- 输血:根据血红蛋白水平输注红细胞,根据患者情况及并存疾病输注新鲜冰冻血浆纠正凝血
- 若有低纤维蛋白原血症证据,输注冷沉淀
- 若血小板＜100000/μL 或曾使用过抗血小板药物,输注血小板
- 若术后出现无法控制的弥漫性出血,考虑输注重组凝血因子Ⅶ
- 评估有无弥散性血管内凝血(diffuse intravenous coagulation,DIC)证据(纤维蛋白原降低,＋ FDP/D-二聚体检测,PT/PTT 增高,血小板减少)

  →输血血型不合、胎盘早剥、胎死宫内、恶性肿瘤或复杂感染时可出现

  →输注新鲜冰冻血浆、冷沉淀以及血小板
- 保持体温正常,若曾大量输血考虑予钙剂
- 告知外科医师可能需返回手术室

高血压

PACU 内高血压常见原因	
· 疼痛	· 单纯高血压/漏服降压药
· 焦虑	· 液体过负荷
· 呼吸功能异常(低氧血症,高碳酸血症)	· 内分泌疾病(甲状腺危象、嗜铬细胞瘤)
· 低体温/寒战	· 测量错误(血压计袖带不合适,机器故障)
· 交感神经活动↑	
· 颅内压(intracranial pressure, ICP)↑	

诊断和管理

· 治疗病因

· 尽快恢复降压药物治疗

· 初步治疗可考虑:

  拉贝洛尔 5~40 mg 每 10 min 静脉输注一次

  或肼屈嗪 2.5~20 mg 每 10~20 min 静脉输注一次

  或美托洛尔 2.5~10 mg 静脉输注

· 严重高血压患者,考虑连续输注扩血管药物

  硝普钠[0.25~10 μg/(kg·min)]

  或硝酸甘油(10~100 μg/min)

  也可考虑连续输注艾司洛尔、尼卡地平或地尔硫䓬

呼吸及气道问题

PACU 呼吸功能不足常见原因		
通气不足	**上气道梗阻**	**低氧血症**
· 麻醉药物残余	· 气道水肿	· 肺不张

PACU 呼吸功能不足常见原因		
· 肌肉松弛药残余 · 术后给予阿片类药物 · 疼痛限制呼吸幅度 · 腹带过紧 · 阻塞性睡眠呼吸暂停/肥胖 · 早产儿/新生儿	· 外伤 · 声带麻痹 · 环杓关节脱位 · 分泌物 · 异物 · 喉痉挛 · 焦虑/Munchausen喘鸣	· 哮喘/慢性阻塞性肺疾病(chronic obstructive pulmonary disease, COPD)加重 · 充血性心力衰竭(congestive heart failure, CHF)/液体过负荷 · 肺栓塞 · 急性肺损伤(acute lung injury, ALI)/急性呼吸窘迫综合征(acute respiratory distress syndrome, ARDS) · 误吸 · 气胸/血胸/胸膜腔渗出 · 膈肌损伤/麻痹 · 肺炎

来源:Rose DK,Cohen MM,Wigglesworth DF,et al. Critical respiratory events in the postanesthesia care unit: patient, surgical, and anesthetic factors. *Anesthesiology*. 1994;81:410-418

呼吸功能不足:诊断 & 管理

1. 评估气道、呼吸、循环

2. 吸入氧浓度↑,气流量↑,并考虑非重复吸入面罩或铲形面罩

3. 考虑下颌前突/抬下颌,放置口咽/鼻咽通气道

4. 考虑用简易呼吸器正压通气

5. 考虑气管插管或无创通气(持续正压通气/BiPAP 通气)

6. 回顾病史、术中及术后情况、容量情况以及用药情况

7. 考虑行动脉血气分析,行胸部 X 线检查(除外气胸/肺水肿)

呼吸功能不足:特殊情况的管理

低通气

诊断	低通气/通气不足导致 $PaCO_2$↑及呼吸性酸中毒以维持充分换气

低通气的治疗	
可疑病因	**治疗**
吸入/静脉麻醉药残余	唤醒患者,支持治疗
肌肉松弛药残余	予抗胆碱酯酶药物(新斯的明)
术后应用阿片类药物	予纳洛酮
疼痛限制呼吸幅度	开始镇痛治疗,考虑应用患者自控镇痛(patient controlled analgesia, PCA)/区域阻滞镇痛
腹带过紧	松腹带,请外科医师会诊
睡眠呼吸暂停/肥胖	摆体位,考虑 BiPAP 通气
早产儿/新生儿	吸氧,考虑对乙酰氨基酚/区域阻滞镇痛代替阿片类药物镇痛

液体过负荷/肺水肿

诊断	动脉血气分析显示低氧血症,CVP/PCWP 高 胸部 X 线:肺血管↑,肺间质/肺泡液↑,胸膜腔渗出,叶间裂积液
治疗	停止静脉输液,予利尿药(呋塞米 20～100 mg 静脉推注) 吸氧;考虑无创呼吸机通气

肺不张

诊断	呼吸音↓,胸部 X 线片透光度下降
治疗	刺激性肺量测定法;吸入 N-乙酰半胱氨酸稀释分泌物;摆体位;CPAP/BiPAP 通气;支气管镜吸出浓稠分泌物;胸部物理治疗;给予呼气末正压通气(positive end expiratory pressure, PEEP)

麻醉后恢复室管理及出室标准

哮喘/COPD 加重

诊断	听诊闻及哮鸣音
治疗	沙丁胺醇/定喘乐;糖皮质激素(甲泼尼龙 125 mg 静脉输注);色甘酸钠;CPAP/BiPAP 通气;严重支气管痉挛可能需气管插管;氨茶碱(负荷量 6 mg/kg 静脉输注,而后持续输注 $0.5\sim1$ mg/(kg·h))

肺栓塞

诊断	心电图→窦性心动过速/$S_1Q_3T_3$;下肢超声;D-二聚体无帮助
	TTE/TEE→除外中央型肺栓塞/评估右心功能
	病情平稳时行胸部 CT/肺血管造影
治疗	谨慎行液体复苏,有创监测,正性肌力药物/血管活性药,考虑取栓/导管溶栓/抗凝/放置 IVC 滤器

ALI(acute lung injury,急性肺损伤)/ARDS(acute respiratory distress syndrome,急性呼吸窘迫综合征)

诊断	ARDS=无左心衰竭证据的急性呼吸衰竭
	胸部 X 线显示双侧渗出,$PaO_2/FiO_2 < 200$ mmHg
	ALI=(ARDS 征象 + $PaO_2/FiO_2 < 300$ mmHg)
治疗	治疗病因并维持保护性肺通气策略
	(见"胸科手术麻醉",ARDS 部分)

误吸

诊断	胸部 X 线可能显示有异物、渗出、肺不张或肺塌陷
治疗	对于轻度误吸予支持治疗(无呼吸功能障碍)
	对于重度误吸:快速诱导插管,胃减压,高 PEEP,行支气管镜移除异物;预防性应用抗生素和糖皮质激素无效;勿行支气管肺泡灌洗和常规吸引
	预防复发:抬高床头,避免镇静,放置鼻胃管

上气道阻塞/喘鸣

诊断	气道水肿/外伤、声带麻痹、环杓关节脱位，有分泌物、异物
治疗	消旋肾上腺素、地塞米松、湿化吸入气体、氦氧混合气 对有分泌物者给予吸引、格隆溴铵（0.2 mg 静脉输注） 严重水肿/外伤可能需再次插管 对声带麻痹/环杓关节脱位/存在异物者请耳鼻喉科医师会诊

气胸/血胸/胸膜腔渗出

诊断	胸部 X 线多数可以确诊
治疗	胸腔穿刺减压（腋中线第二肋间） 放置胸腔引流管减压（见"麻醉中的操作技术"） 对大范围气胸/进行性出血行胸腔镜探查

膈肌损伤/麻痹

诊断	胸部 X 线可见半侧膈肌抬高
治疗	区域阻滞导致的膈肌麻痹多为一过性 吸氧支持治疗、安慰、无创通气 严重膈肌损伤者可能需手术修复

肺炎

诊断	发热、咳嗽、白细胞增高、胸部 X 线可见新发渗出影 获取呼吸道分泌物及血培养
治疗	广谱抗生素

喉痉挛

| 诊断 | 喉痉挛＝声带不自主收缩及关闭
吸气相喘鸣、吸气费力、气体交换不良导致 SpO_2 降低、肺水肿、心搏骤停
危险因素：年轻、上呼吸道感染、反流性食管炎、肥胖、耳鼻喉科手术及睡眠呼吸暂停 |

| 治疗 | 停止刺激,若正压通气无效予纯氧正压通气
考虑丙泊酚麻醉
喉痉挛患者出现负压性肺水肿者可予 4% 琥珀胆碱松弛肌肉,进一步考虑行 PEEP 并予利尿药 |

焦虑/Munchausen 喘鸣

| 诊断 | 间歇性吸气性喘鸣(尤其在试图引起关注时),流量-容量环正常且对于药物无反应
危险因素包括女性、A 型性格、焦虑综合征、反流性食管炎
纤支镜显示声门呈钻石形 |
| 治疗 | 教育患者,言语交流安慰,应用苯二氮䓬类药物(劳拉西泮1~2 mg 静脉输注) |

神经方面问题

常见问题

苏醒延迟、苏醒期谵妄/意识模糊、焦虑/惊恐发作、周围神经病

苏醒延迟(见"常见围手术期问题")

| 定义 | 苏醒延迟是指患者全麻后无法恢复合适的意识水平 |

PACU 内苏醒延迟的原因	
麻醉相关	麻醉药残留 肌肉松弛药残留、假性胆碱酯酶缺陷 阿片类药物过量
代谢相关	低体温 低氧血症 高碳酸血症/高钠血症/低钙血症/低血糖 肾/肝衰竭

麻醉口袋书

	PACU内苏醒延迟的原因
颅内事件	脑梗死/脑血管意外(cerebrovascular accident，CVA) 癫痫 颅内高压

诊断	进行全面神经系统检查(颅神经、运动及感觉神经)
	回顾麻醉记录中用药及剂量
	应用四个成串刺激(train of four，TOF)或强直刺激检查有无肌肉松弛药残余
	进行动脉血气分析、检测血钠/血钙/血糖、测体温
	   →脑电双频指数(bispectral index，BIS)低可能提示麻醉药残余
	   →脑电图可评估有无癫痫
	考虑行神经系统影像学检查评估有无脑梗死(脑CT/MRI平扫)
	考虑存在假性胆碱酯酶缺陷可能(家族史、假性胆碱酯酶水平、地布卡因指数)

治疗	若呼吸频率慢合并针尖样瞳孔，考虑阿片类药物残余 →予纳洛酮(每2 min 0.04 mg静脉输注，最大可予0.2 mg) 考虑予苯二氮䓬类药物拮抗剂氟马西尼(每2 min 0.2 mg静脉输注，最大可予1 mg) 拮抗肌肉松弛药，纠正电解质紊乱，必要时行体温保护

麻醉后恢复室管理及出室标准

脑梗死

诊断	老年患者、短暂性脑缺血/脑梗死病史、心外科手术(高危因素)、主动脉/颈动脉手术、开颅手术、术中低血压、低氧血症、心房颤动
治疗	请神经科医师会诊，维持血氧水平，维持脑灌注压

癫痫

诊断	癫痫病史、术前停用抗癫痫药物、脑梗死、缺氧、低血糖、低血钠、低血钙、低血磷、外伤、低血压、酒精戒断、局麻药过量
治疗	对于持续癫痫状态予苯二氮䓬类药物(劳拉西泮 1~5 mg 静脉输注) 若需要予吸氧及保护气道 请神经科医师会诊

颅内高压

诊断	放置颅内压监测器
治疗	过度通气以降低动脉二氧化碳分压 维持脑灌注压 考虑予甘露醇、呋塞米、3%盐水 对于难治性颅内高压,考虑深度镇静/予肌肉松弛药/降低体温

苏醒期谵妄/意识模糊

高危因素	术前重度焦虑、长期服用苯二氮䓬类药物/氯胺酮、年龄(幼儿及老年人)、缺氧、高碳酸血症、低钠血症、酒精戒断、插管患者、保留导尿管
诊断	监测动脉血气分析、电解质,考虑行脑 CT 检查
治疗	治疗病因 唤醒患者,避免刺激因素 激越型患者予氟哌啶醇(2.5~10 mg 静脉输注)/软性约束带

焦虑/惊恐发作

治疗	安慰,避免环境影响,治疗疼痛 考虑予苯二氮䓬类药物(劳拉西泮 1~2 mg 静脉输注或咪达唑仑 1~2 mg 静脉输注)

周围神经病(见麻醉并发症相关内容)

危险因素	过度牵拉、压迫、直接损伤、手术体位、糖尿病、男性 BMI>37 或<24,长期住院 最常见为尺神经损伤
治疗	感觉神经病:多于1~2周缓解 运动神经病:需请神经科医师会诊,做肌电图,进行物理治疗

术后恶心呕吐(postoperative nausea and vomiting, PONV)

见"门诊麻醉"

PACU 出室标准

- PACU 出室标准一般以改良 Aldrete 评分为基础(*Anesthesiology.*
  2002;96:742)
- 评估内容包括生命体征、意识状态、呼吸状态、活动、手术区域、疼痛、区域阻滞麻醉的消退以及术后恶心或呕吐的情况
- 临床判断应始终比任何评分和标准重要
- 术后恢复分 2 期
- **1 期**:从患者出手术室到恢复室开始,至患者达到可转移至 PACU/病房/ICU 的 2 期标准
  - *患者在 1 期不能出院*
  - *若医院政策允许,部分满足 2 期标准的患者可能会经快速通道直接从手术室进入 2 期恢复,而跳过 1 期恢复*
- **2 期**:自完成 1 期恢复至患者出院的阶段
  (*J Clin Anesth.* 1995;7:89)

2 期后出院指南
- 再次记录生命体征、术后恢复评分
- 手术部位状态满意
- 充分镇痛(<3/10 分或患者可耐受)
- 能够活动
- 区域阻滞麻醉作用消退(排除膈肌阻滞)

- 交给一个负责的照护者
- 术后恢复评分≥9 分
- 出院前予书面及口头指导

常见出院问题

- 排尿**不是**出院必须的要求
- 可自行喝水**不是**出院必须的要求
- PACU 停留时间**无**最短时间限制
- 必须有负责的照护者陪同患者出院

(*Anesthesiology.* 2013;118(2)：291-307)

麻醉口袋书

麻醉并发症

引言

麻醉并发症可来源于人为错误、设备故障及患者基础合并症

周围神经损伤

周围神经病变分类

神经失用：无周围神经变性→快速恢复

轴索断裂：与轴突变性但未完全破坏相关→恢复缓慢但基本上能完全恢复

神经断裂：神经相关部分的离断→较难恢复

麻醉相关原因

缺血导致

- 神经牵张：轴突的张力导致动脉及静脉丛受压
- 直接神经压迫：压力＞平均毛细血管压力（35 mmHg）→血液流动受阻及缺血
- 牵张及压迫可同时作用于神经（尤其是尺神经、臂丛及坐骨神经）

缺血时长

- 周围神经缺血时间未知→永久性损伤
- 合并症导致的血管供应减少可能使导致损伤的时间缩短
- 止血带的应用（如在骨科手术中）可导致可逆性地神经传导异常
    - →止血带应用＜2 h在可耐受范围内
    - →在小手术中，压迫不太可能引起术后神经病变

其他影响周围神经的因素

- 合并症：糖尿病，神经卡压综合征（骨关节炎及类风湿关节炎、创伤史、组织水肿），代谢异常（营养不良、维生素缺乏），药物相关（化疗），遗传性神经病变
- 合并症的存在可导致继发性神经病变发展至"双重挤压综合征"（两种不同的神经损伤诱因加剧损伤的严重程度）

ASA 实践指南总结:预防周围神经病变	
术前评估	· 帮助患者置于能够舒适地耐受预期手术的体位
上肢体位	· 仰卧位时限制上肢外展 90° 以内;俯卧时,上肢可耐受外展＞90° · 选择上肢位置以降低对肱骨髁后窝(尺神经沟)的压迫;当上肢被放置在身侧,推荐采用中正前臂位;当上肢外展在手架上,旋后位及中正前臂位均可采用 · 避免在肱骨桡神经沟位置长时间对桡神经施压 · 肘部超出舒适范围的过伸动作导致正中神经损伤
下肢体位	· 截石位对小腿后侧肌群的过度伸展可损伤坐骨神经 · 避免在腓骨头位置对腓神经过度施压 · 对髋部的伸展和固定均不增加股神经损伤的风险
保护垫	· 手架垫可降低上肢神经损伤风险 · 在侧卧位患者中,胸部圆柱形体位垫可以降低上肢神经损伤风险 · 肘部及腓骨小头处放置保护垫可分别降低上肢及下肢神经损伤风险
设备	· 上肢正确放置自动测量血压袖带不会影响上肢神经损伤风险 · 肩档在头低足高位时可能增加臂丛损伤风险
术后评估	· 术后简单评估周围神经功能以便及早发现周围神经病变
文件记录	· 图表记录术中患者体位情况可以帮助医护人员更关注患者体位及相关方面内容,并在保护患者方面有持续性的帮助

资料来源:美国麻醉医师协会预防围手术期周围神经病变小组。预防围手术期周围神经病变实践指南:美国麻醉医师协会预防围手术期周围神经病变小组更新报告。*Anesthesiology.* 2011;114(4):741-754

气道/牙齿并发症

气道并发症

发生率

- 源于未知的损伤
- 咽喉部的微小损伤较常见,发生率可达 6%
- 在气管插管操作过程中相关损伤增加(可由放置气管导管所致)
- 许多损伤发生在常规的"简单"气管插管术中
- 延迟、慢性并发症多出现在拔管后的数星期甚至数月后,尤其出现在带管时间延长(>5 天)的病例中

气管插管创伤的相关因素

- 困难、创伤性的、多次尝试的气管插管术
- 喉部结构异常(创伤后,炎症状态,感染)
- 移动气管导管(导管异位/手术移动位置,咳嗽/呛咳)
- 分泌物清除不完全
- 胃食管反流

损伤部位		
鼻	鼻翼坏死	可通过小心放置(气管导管)来预防
	鼻窦炎	带管时间延长,发生率增加(鼻插管>5 天,发生率高达 20%)
口咽部	唇部、咽部的压伤/撕裂伤	通常因为喉镜片或气管导管造成继发性损伤;少有严重出血
	牙齿损伤	较常见(见讨论部分)

		损伤部位
喉部及气管损伤	声带/黏膜水肿	拔管后常见早期并发症,表现为气道阻塞 •急性阻塞在小儿患者中更复杂(较小的气管直径) •在小儿患者中,有症状的喉/气管水肿发生率达 4% •继发气管坏死或气管导管创伤→气管食管瘘/气管软化
	肉芽肿形成	成人患者中更常见,尤其是女性患者
	声带功能异常	•可出现继发甚至直接损伤、喉返神经损伤、环杓关节脱位 •表现为部分气道阻塞/发声困难 双侧声带功能异常提示完全性气道阻塞(需要建立紧急气道) •可在全麻下行直接喉镜检查来评估气道状态
	气管、支气管塌陷	•可出现皮下气肿、呼吸窘迫、纵隔气肿及气胸 •可引起纵隔炎症甚至死亡
肺	呼吸功能异常	•发生率达 0.05%,通常出现在气管插管的诱导过程中 •可表现为良性轻度炎症到重度炎症,非感染性肺炎,因气道阻塞而引起窒息或致死性感染性肺炎 •危险因素包括急诊手术、未预料到的困难气道,胃肠道梗阻 •可采用抑酸剂、H_2 受体拮抗剂或胃动力药来预防

麻醉口袋书

损伤部位		
食管	食管/气管穿孔	· 通常延迟出现，并且死亡率为 25%～50% · 与困难的气管插管、老年、女性相关 · 气管插管导丝及食管扩张器的使用增高其发生率

预防

· 应用较小的气管导管及最低的球囊压力(在小儿患者中漏气压<30 cm)
· 限制插管辅助物的使用(如气管插管导丝)
· 缩短气管插管带管时间
· 积极并尽早治疗气道炎症
· 减少呼吸功能异常的风险(当出现危险因素时)
· 详细地评估以预防非预料到的困难气道(以减少及预防气道损伤)
· 备用的气管插管方案以防气管插管失败
· 术前与患者讨论可能存在的气道损伤风险(以减少纠纷)

处理

· 急性气道水肿/喘鸣：吸入肾上腺素；地塞米松效果不确定
· 气管插管带管时间延长(>5 天)：可行喉部检查以评估损伤程度
· 慢性损伤性反复插管/带管时间延长：可能需要手术治疗
· 气管、支气管塌陷：急诊手术治疗

若出现气道损伤需要术后随访

· 若患者为困难气道或需进行非常规气道管理，应告知患者相应情况

牙齿损伤

· 牙齿创伤：最常见的永久性气道损伤，并可导致医疗纠纷(30%～40%)
· 损伤：牙齿断裂，牙齿移位，牙齿半脱位及撕裂(上门齿多见于喉镜片使用时被用作支点撬动)
· 牙齿脱落确实会导致其他恒牙问题

麻醉并发症

- 相关不良事件→牙齿误吸/复位问题

发生率

- 全部发生率:个案报道率为 0.02%～5%(75%损伤在气管插管的诱导过程中出现)
- 在带管期间也可出现损伤(气管导管放置位置不佳,牙垫,苏醒时咬肌痉挛)

危险因素

- 气管插管;牙齿及牙周疾病;困难气道特征;牙齿及牙周治疗史;老年患者;牙釉质较脆;牙齿松动;资历较浅的喉镜检查者

预防

- 详细的术前检查及病史采集:
  →龋齿/松动牙齿,假牙及牙齿治疗史
  →评估张口度
  →评估牙齿及牙周疾病和牙齿活动度
  →记录已存在的牙齿疾病(降低牙齿损伤出现时的医疗纠纷率)
- 牙齿保护
  →保护套(牙医定制的橡胶套)

处理

- 牙齿松动
  恢复到原始位置,应用胶带/缝线固定
- 牙齿移位/撕裂
  固定、恢复全部碎片;采用影像学(胸部、头颈部)检查以评估声门途径是否有碎片残留
- 牙齿撕脱
  立即找到牙齿并评估是否有复位的可能性
  避免擦拭或干燥根部表面
  可暂时应用胶带/缝线进行固定
  若存在误吸可能则不应立即复位
  →将牙齿保存在合适的溶液中(盐水/牛奶)

立即与牙科医师联络,记录损伤情况并告知患者

- 大多数医院需要填写一份事件报告表

· 根据医院政策给予相应的责任赔偿

烧伤

术中烧伤较为少见；但可为摧毁性的/致命性的

手术部位起火

· 美国每年有 600 例病例手术部位起火

· 起火需要氧气、易燃物及火源

　→术间一般都会有氧气（气管内及鼻导管吸氧）

　→易燃物＝手术洞巾、消毒酒精、塑料质地的气管导管

　→火源＝激光、外科电子装置、电烧

· 头及颈部手术的术间起火最为常见

　→高风险病例为鼻导管吸氧＋激光/电烧→燃烧起火

　→富含氧气的气管导管也易燃，导致在正压机械通气期间形成"喷火枪"效果

气道起火

· 预防：在使用激光时降低 FiO_2；使用氦氧混合气；应用阻燃气管导管；用金属胶带缠绕气管导管；用生理盐水而非空气填充气管导管球囊

· 处理：拔除气管导管/停止机械通气，停止供应氧气，用生理盐水/水灭火；面罩通气患者；行支气管镜评估气道损伤情况

电凝器械/外科电子装置（electrosurgical unit, ESU）

· 电流途径：电刀笔→通过患者→接地板

· 电流在较大物体的表面上扩散→降低烧伤风险（因返回电极低阻抗）

· ESU 相关烧伤：

　→不正确地放置返回电极（减少接触面积）

　→液体（血液、灌洗液、皮肤消毒液）导致不恰当地接触电极

　→避免将返回电极覆盖在骨性隆起上

　→ESU 能作为火源（尤其在氧气浓度较高的环境下）

磁共振成像（magnetic resonance imaging, MRI）

· 相关并发症通常由金属物体飞入核磁区域而引起

· 核磁射频消融会引起导电材料温度升高

　→ECG 电缆及电极

　移除多余电缆的同时避免电缆接触皮肤

不要缠绕电缆,确保 ECG 电极被牢靠地固定

→医用补片

某些镀铝的衬垫(在 MRI 中易发热)

避免使用含有睾酮、硝基化合物、尼古丁、莨菪碱及可乐定的补片

围手术期失明

ASA 实践指南总结:围手术期视力损伤与脊柱手术
· 俯卧位脊柱手术患者行长时间手术和(或)有大量失血均增加围手术期视力损伤风险
· 告知高风险患者有不可预知的视力损伤的风险
· 控制性降压技术与视力损伤不相关
· 有显著失血的患者应用晶体、胶体联合补液维持血容量
· 对于继发于贫血的视力损害,尚无明确的输血阈值
· 体位性高风险患者:采用头高位手术;考虑分期手术

资料来源:美国医师协会围手术期视力损伤小组。脊柱手术围手术期视力损伤的实践指南:美国医师协会围手术期视力损伤小组更新报告。*Anesthesiology.* 2012;116:274-285

加速术后康复

加速术后康复路径
· 侧重于围手术期的干预点如下： 　· 目标导向液体治疗（goal-directed fluid therapy，GDFT） 　· 多模式镇痛 　· 预防术后恶心、呕吐 　· 预防肠梗阻，尽早开展肠内营养 　· 早期下床活动 · 以上路径的目的在于改善患者预后及缩短住院时间

三个因素能够明显影响住院时间：**疼痛、术后肠梗阻**及**制动情况**（*Colorectal Dis*. 2006；8（6）：506-513）

许多术后合并症都可能由手术引起的炎症反应及围手术期医疗护理而引发。因此，很多术后并发症都是可以预防的

加速术后康复（enhanced recovery after surgery，ERAS）方案的目的在于尽量减少并发症。其目的可通过应用标准化的非阿片类药物多模式镇痛、目标导向液体治疗、早期下床活动、预防肠梗阻、减少手术部位感染及预防恶心、呕吐来实现

标准术后早期康复路径的组成		
术前	**术中**	**术后**
宣教	应用区域阻滞麻醉	多模式镇痛（非阿片类药物）
药物优化	标准化麻醉技术	预防血栓形成
麻醉评估	标准化手术技术	早期活动
营养情况评估	标准化预防恶心、呕吐	早期经口进食
出院计划	目标导向液体治疗	目标导向出院
液体和碳水化合物的负荷量	不常规放置胃管	早期拔除导尿管
不用或选择性应用肠道准备	不常规放置导尿管	评估依从性及预后
预防血栓形成		

加速术后康复

ERAS 流程已被证实在 30％的术后患者中能够缩短住院时间并减少并发症(Br J Surg. 2014;101(3):172-188)。其最早应用于结直肠手术,而现在其已惠及更多的手术患者如胆囊切除术、减肥手术、胃切除术、胰十二指肠切除术以及全关节置换术的患者

ERAS 路径的组成在大多数手术人群中相似。以下我们给出我们机构关于结直肠手术患者 ERAS 路径的具体组成情况。需要注意的是,需要对每个患者个体化设置多模式镇痛和 GDFT 的用药和剂量

结直肠手术患者术后早期康复路径实例	
术前	・患者术前 2 h 可以进食清饮料 ・术前多模式镇痛 　・加巴喷丁(100～600 mg PO) 　・对乙酰氨基酚(500～1000 mg PO) ・术前行局部麻醉或神经阻滞麻醉 ・应用莨菪碱贴剂预防术后恶心、呕吐的发生 ・预防血栓形成 ・围手术期抗生素
术中	・标准化手术技术 ・标准化麻醉技术 ・多模式镇痛 　・尽量减少阿片类药物的应用 　・泵注氯胺酮[5 μg/(kg・min)] 　・泵注利多卡因(2 mg/min) 　・根据外科医师及麻醉医师判断,酌情给予酮咯酸 30 mg IV ・预防术后恶心、呕吐(根据危险因素的数量给予治疗) ・GDFT ・应用平衡盐溶液,避免使用生理盐水 ・维持正常体温 ・控制血糖 ・避免常规放置胃管 ・避免常规放置导尿管

	结直肠手术患者术后早期康复路径实例
术后	• 早期肠内营养：术后第一天可饮清水 • 术后第一天下地活动 • 多模式镇痛 　• 常规给予对乙酰氨基酚(500～1000 mg PO q8 h) 　• 常规给予加巴喷丁(100～600 mg PO q8 h) 　• 羟考酮(5 mg PO q6h)prn 　• 泵注利多卡因(1～2 mg/min)术后 24 h 　• 在特定患者中使用酮咯酸(15～30 mg IV)q6 h 　• 患者肠道功能恢复后可予硬膜外镇痛 • 加强对术后恶心、呕吐的治疗 • 当患者可以耐受 8 h 内＞300 mL 饮水量时可以停止静脉补液 • 早期拔除导尿管 • 达到目标后可出院 　• 可耐受口服药物 　• 可下地活动 　• 疼痛控制良好 　• 恶心、呕吐控制良好 　• 肠道功能恢复

* 根据范德堡大学医学中心结直肠手术患者术后早期康复路径提供相关内容

加速术后康复

创伤、烧伤及重症管理

引言

参见 Frendl G,Urman RD. *Pocket ICU*. 1 st ed. Philadelphia,PA：Lippincott,Williams & Wilkins；2012

创伤的气道管理

气管插管指征

- 缺氧,高碳酸血症,气道创伤,严重休克,严重意识障碍(无法自主保护气道或难以配合操作),严重头部损伤(GCS<8分),吸入性损伤

气管插管注意事项

- 创伤更易导致困难气道的发生
- 面部及气道损伤
- 可能需要紧急外科气道管理(告知创伤外科医师)
- 在确保颈椎稳定性之后行气管插管
- 行气管插管时必须确保颈椎的稳定性(气道处理之前需用颈托固定)
- 面罩通气:提下颏为相对禁忌,但是可接受外推下颌操作
- 轴线固定颈椎:使用双手将头部牢靠地固定在中立位
- 在肌肉松弛药起效之后立即去除颈托
  - 确保开口度正常以置入喉镜
  - 改善面罩通气
  - 给颈部留出空间(留给外科建立气道管理的空间)
- 没有证据提示哪一种插管方法更优
- 予快速顺序诱导及轻柔的直接喉镜操作,尽量减少颈椎移动→最短时间内得到最好的插管条件
- 当患者只有颈部、面部或气道单一损伤时可考虑采用清醒/镇静纤支镜引导气管插管(fiberoptic intubation,FOI),或采用保留自主呼吸的麻醉诱导后用喉镜进行插管操作,应用光棒,早期行气管切开术(尤其当患者有面部/咽喉部损伤时)

- FOI 在患者有明显气道出血的时候不考虑使用。在这种情况下,外科气道是最快且最安全的方法

诱导注意事项

- 目标:避免出现低血压(受损组织难以耐受缺血)
- 所有创伤患者均按"饱胃"处理(考虑快速顺序诱导)
- 个体化诱导,尽量减少低血压的发生
- 状态极差的患者可需要很小量或不需要镇静药物进行诱导
- 如果患者有琥珀胆碱的相对禁忌证,考虑使用罗库溴铵1.2 mg/kg IV
  - 琥珀胆碱的相对禁忌证包括烧伤后第一个 12 h、制动状态、乙酰胆碱受体上调引起的去神经化患者
  - 24 h 后,高钾血症引起的心搏骤停风险增加

急性脊髓损伤(acute spinal cord injury,ASCI)

主要注意事项

- 大多数由椎体骨折或移位导致
- 脊髓损伤患者的主要致死原因是误吸和休克

麻醉注意事项

- 患者转运:保持颈椎稳定,务必轴向翻身以确保脊柱中立位
- 患者体位:若需俯卧位,确保气管导管固定良好
- 呼吸功能受损:高位脊髓损伤患者可影响呼吸肌功能(可导致肺不张→ FRC 降低→V-Q 失衡)
- 颈髓损伤患者的迷走神经张力增加;患者可在气道吸引或摆放体位时出现心动过缓/心搏骤停

脊髓损伤节段的意义(最常见的损伤节段为 $C_5 \sim C_6$,$T_{12} \sim L_1$)	
C_3	→损伤支配膈肌的神经/需要机械通气支持
C_7	→肺活量/FEV_1(最高可达 70%)降低
T_1	→不完全性四肢麻痹
T_4	→可出现心动过缓
T_7	→呼吸肌力量下降
L_4	→不完全性下肢麻痹

急性脊髓损伤的糖皮质激素治疗

- 经过多年的讨论,大剂量糖皮质激素(甲泼尼龙)治疗已经不作为钝性 ASCI 的常规治疗方法。其被作为治疗的一个选项,美国的很多脊柱外科医师还在持续的使用
  - 若使用该治疗方法,需在损伤后 8 h 以内开始治疗
  - 甲泼尼龙冲击量为 1 h 内应用 30 mg/kg IV,遂后予:
    - 损伤后 0～3 h 内 5.4 mg/(kg·h)IV 持续泵注 23 h
    - 损伤后 3～8 h 内 5.4 mg/(kg·h)IV 持续泵注 47 h
  - 没有证据支持横断性 ASCI 患者使用糖皮质激素治疗
  - 糖皮质激素治疗的同时应预防性治疗应激性溃疡及高血糖

神经源性休克

- 功能性交感神经离断(血管张力缺失)三联征表现为低血压、心动过缓和低体温,和(或)伴有脊髓高位损伤引起的心脏收缩力/变时性的缺失
- 最常见于中胸段或高位脊髓损伤
- 在高位脊髓损伤中,心脏加速功能的缺失及副交感神经功能增强会引起心动过缓(加重心输出量的减少)
- 使用抗胆碱药/β受体激动剂来增加心率
- 使用 α 受体激动剂恢复外周血管张力的同时改善静脉回流

脊髓休克

- 脊髓损伤导致所有脊髓功能被破坏
- 引起弛缓性麻痹/脊髓损伤以下节段的脊髓反射消失

自主神经反射亢进

- 脊髓 T_6 节段以上的损伤较为常见,通常在急性损伤后的数周或数月出现
- 由于下行抑制冲动缺失和自主神经系统过度活跃引起
- 损伤节段以下的刺激(膀胱张力,手术刺激)会引起:
  - 损伤节段以下血管收缩/高血压
  - 反射性心动过缓及心律失常
  - 损伤节段以上血管扩张
- 表现:头痛、视物模糊、癫痫、脑出血、2 度肺水肿导致左心衰

竭、意识障碍、鼻出血、皮肤潮红

- 治疗
  - 去除刺激
  - 严重心动过缓者考虑使用阿托品
  - 应用直接血管扩张药(硝普钠/硝酸甘油)、α受体阻滞剂(哌唑嗪)、神经节阻断剂(咪噻吩)以治疗高血压
  - 应用全身麻醉或腰麻;由于鞍区回避效应可能导致硬膜外麻醉效果较差

创伤患者术中管理

创伤手术间设置
自检通过,麻醉机已由100%氧气预充
手术台摆放于合适的位置
恒温器加温(提前)以保证手术间温暖
气道管理设备(包括吸引器)准备就绪,困难气道车准备就位
常规监护设备、有创血压监护传导器准备就绪
麻醉药物及血管活性药物准备就绪
除颤仪准备就绪
主动加温设备及温毯准备就绪
静脉输液管路准备就绪(并已预充);输液加温设备
加压输液袋或快速输液装置
行大通路静脉输液、有创动脉压监测,建立中心静脉通路所需设备

目标:在不延迟手术止血的前提下尽可能维持患者平稳。即使环境杂乱,仍然要有明确且清晰的交流及沟通

麻醉维持

- 麻醉维持药物需要包括镇静、镇痛和肌肉松弛药
- 不稳定的患者应用常规剂量的吸入麻醉药易引起低血压
- 因患者存在可能的气胸/潜在蓄积气体的腔隙故不考虑使用 N_2O
- 创伤患者是术中知晓的高风险人群[建议行脑电图(electroencephalogram,EEG)监测]

低血压管理

- 保证足够的心脏前负荷(液体复苏治疗)
  - 如果患者有急性失血表现,告知手术医师积极填塞及按压出血区域,直到容量恢复后再进行操作
- 根据不同的休克类型,血管升压素/正性肌力药是必须的:
- 低血容量性休克(出血)
- 心源性休克(心肌损伤/既往心脏病史)
- 梗阻性休克(心包填塞、张力性气胸、肺栓塞)
- 分布性休克
  - 神经源性休克(脊髓损伤)
  - 全身炎症反应综合征(systemic inflammatory response syndrome,SIRS)/脓毒血症
  - 过敏反应
- 与外科团队实时沟通患者的血流动力学状态
  - 如果需要,外科医师可通过钳夹/填塞或对器官进行按压来止血

苏醒和转运

将患者转运至 ICU 的准备工作:
- 工作正常的球囊面罩和充足的氧气筒
- 面罩通气和再插管相关设备
- 抢救药物(肾上腺素、去甲肾上腺素、去氧肾上腺素、阿托品、琥珀胆碱)
- 转运设备(氧饱和度监测仪、心电图监测仪、血压监测仪)
- 协助过床,并确保电梯可用

苏醒阶段相关问题:
- 严重高血压可导致血凝块破裂
- 容量复苏可导致气道水肿
  - 诱导时的"简单气道"可能在大量液体输注后变成困难气道
  - 确保快速再插管设备可用及人手准备

液体复苏

总体目标:在外科医师控制出血时维持灌注压以保持生命体征

稳定

失血性休克的创伤患者早期液体复苏的目标
维持收缩压(systolic pressure，SBP)90～110 mmHg 或平均动脉压 (mean arterial pressure，MAP)60～70 mmHg(若患者有神经源性损伤其目标值要求更高)
维持 Hb 7～9 g/dL
维持 INR<1.8
维持血小板>50000/μL
维持正常的血浆 Ca^{2+} 浓度
维持核心体温>35 ℃
预防酸中毒恶化

保持良好的血管通路

- 外周静脉通路(14G 管路——能提供 500 mL/min 输液量)
- 外周快速输液管路(能提供 850 mL/min 输液量)
- 9-Fr 的中心静脉"引导"导管(能提供 1000 mL/min 输液量) (备注：PICC 和三腔中心静脉导管静脉输液速度远小于 14G 管路)
- 快速输液装置和(或)加压输液袋(加压输液时避免静脉通路内气体进入)

液体复苏

- 液体的选择仍然存在争议；当异体血液可用时，大多数专家使用温乳酸林格液或生理盐水作为补液的首选溶液
- 胶体液更贵，并且没有循证医学证据表明其效果优于晶体液。头部外伤时禁用胶体液
- 避免过量输液(引起血小板/凝血因子稀释，抑制代偿性血管收缩，快速补充液体引起凝血块破裂)

输血治疗(参见"液体、电解质和输血治疗")

- *浓缩红细胞*(packed red blood cells，PRBCs)
- 未配型的血液制品(O 型)——如果患者血流动力学不稳定
- 确定血型的血液制品——尽早替代 O 型血
- 输血速度取决于出血速度
- 目标是维持 Hb 大于 7 g/dL(建议多次复查)

- 新鲜冰冻血浆（fresh frozen plasma，FFP）及血小板
  - 大量出血/输血时，循证医学证据支持使用 1∶1∶1 输血方案：
    - 每输注 1 U PRBCs，输注 1 U FFP
    - 每输注 6 U FFP 和 PRBCs，输注 1 个**治疗量**的血小板（传统献血法来源的"6 U"血小板，或 1 U 的单采血小板）
  - FFP 需要 ABO 血型相合，但不需要 Rh 血型相合
  - INR<1.8 及血小板计数>50000/μL 是总体理想的
- 与大量输血相关的副作用
  - 继发于枸橼酸螯合作用的钙流失
  - 输血反应（流程错误所致）
  - 高钾血症（由库存血溶血导致）
  - 输血相关性急性肺损伤（transfusion-related acute lung injury，TRALI）
  - 容量过负荷/充血性心力衰竭（congestive heart failure，CHF）

手术间内对液体复苏期间的容量监测

- 脉搏压力变异度及收缩压变异度
- 经食管超声心动图
- 尿量
- 组织灌注的血清标志物
  （酸中毒程度、碱剩余、乳酸、中心/混合静脉的血氧饱和度）

横纹肌溶解	
定义	急性横纹肌的分解
原因	创伤、撞击伤、电休克、CPR、缺血、动脉栓塞、筋膜室综合征、DIC、烧伤、低体温、药物及毒品
症状及体征	急性肌痛/色素尿
	血浆 CK、肌红蛋白、血钾、尿素及血磷升高
	心律失常（由高钾血症及低钙血症引起）
后果	游离肌红蛋白对肾小管有毒性→急性肾损伤

	横纹肌溶解
病程	CK 水平在损伤后的 2～5 天达峰
	其水平＞16000 U/L 有肾损伤风险
	可能出现低钙血症(损伤肌肉钙沉积)
治疗	恢复缺血组织的血流量
	静脉输液(维持尿量在 200 mL/h 直到 CK 水平下降)
	无循证医学证据支持使用甘露醇及碳酸氢钠
	若出现严重的手足抽搐及严重的高钾血症,应及时治疗低钙血症
	若筋膜室综合征症状加重需积极治疗
	若液体复苏纠正高钾血症及酸中毒失败则应进行血液透析

营养

肠内营养——优于肠外营养(有助于保护肠道组织)

全肠外营养(total parenteral nutrition,TPN)

- 只有不能应用肠内营养时使用
- 必须经中心静脉输注(由于其具有较高的渗透压)
- 经典 TPN 配方:50%～60%碳水化合物,15%～25%蛋白质,20%～30%脂类
  胰岛素治疗/加强血糖监测以避免高血糖发生→可在 TPN 溶液里加入胰岛素
- 一周至少监测一次实验室相关指标:电解质、转氨酶、碱性磷酸酶、胆红素、甘油三酯、胆固醇、前白蛋白及转铁蛋白
- 并发症
  →感染/脓毒血症、CO_2 生成过多、脂肪肝、高血糖、高脂血症、免疫功能受损、电解质紊乱、肌肉无力
- 术中管理
  →避免在未给予碳水化合物来源的前提下突然停止 TPN 输注(有低血糖风险)

麻醉口袋书

	坏死性筋膜炎/肌坏死
定义	包括筋膜及皮下组织的深层感染;肌坏死还包括肌肉组织的损伤
症状及体征	蜂窝组织炎,体温升高,嗜睡,皮下组织变硬有"木"样感,与检查不相匹配的痛感;气性坏疽＝严重突发的梭状芽胞杆菌性肌坏死(可有捻发音)
病理学	经典致病菌为 A 型链球菌、金黄色葡萄球菌、厌氧性链球菌及肠道菌群
病程	感染会快速播散引起系统性脓毒血症;死亡率高
治疗	尽早外科清创、使用广谱抗生素

ICU 患者控制血糖

· 保守血糖控制(<180 mg/dL)要优于严格的血糖控制(80～110 mg/dL)

→严格控制血糖风险＝低血糖(其风险大于获益)

烧伤管理

病理生理学

· 皮肤损坏→损伤心脏调节功能、液体/电解质平衡及微生物屏障

· 循环介质触发全身性炎症反应

→高代谢,免疫抑制及细胞膜通透性改变

→血管腔隙内大量液体转移到烧伤组织中

→烧伤组织及未受影响的组织均有水肿

→血管内大量液体流失会引起低血容量性休克

早期评估及管理

烧伤深度——1 度、2 度及 3 度分级已经由以下分类取代:

· 部分深层烧伤:表皮及部分真皮破坏(按压后皮肤苍白及疼痛)

· 浅部分深层烧伤→局限在真皮的三分之一

· 中部分深层烧伤→深达真皮的中三分之一

- 深部分深层烧伤→只有一小部分真皮未受损
- 全深层损伤:无真皮残留(按压后无皮肤苍白且对疼痛不敏感)

全身体表面积(total body surface area,TBSA;图 1)

- "九分法"在成人患者中评估烧伤表面积
  →头及上肢=9%TBSA
  →躯干前部、躯干后部及两侧下肢=18%TBSA
  →由于身体比例的不同,在小儿患者中该比例不同

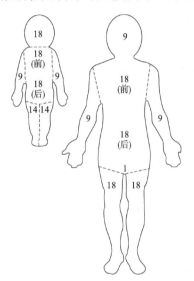

图 1　九分法

(Courtesy of J. Ehrenfeld, MD.)

气道及呼吸功能管理

- 在主要烧伤患者早期复苏时给予最大 FiO_2
- 吸入热气体
  →引起直接气道损伤/水肿导致的气道阻塞
- 大面积烧伤是气管内插管指征→在气道水肿前进行操作
- 当头颈部受累时要考虑呼吸功能损伤
  (烧焦的鼻毛,鼻、口唇及咽喉部的水肿;烟灰引起的咳嗽)
- 在大面积胸部烧伤时胸廓扩张幅度减小→考虑行急诊焦痂

切除术

→所有呼吸功能损伤＝潜在"困难气道"(由于声带水肿);做好紧急外科气道准备

心血管及液体管理

- 帕克兰公式:烧伤后第一个 24 h 每 1% TBSA 烧伤输注 4 mL/kg 的乳酸林格液
  - 在烧伤后的第 1 个 8 h 给予计算量的一半,余下的一半在后 16 h 内输注(举例:70 kg 男性患者有 60% TBSA 烧伤的补液需求量:$4×70×60＝16800$ mL;烧伤后的 0～8 h 给予 8400 mL 的乳酸林格液,第 8～24 h 输注 8400 mL)
  - 同时给予患者每日需求液量
- 烧伤后心输出量减少(循环血容量降低＋直接心肌抑制)
  - 烧伤后 3～5 天,高代谢状态→心输出量增加(正常的 2～3 倍),SVR 下降

术中管理:总论

气道管理	具有挑战性→正常解剖结构发生水肿和变形,应早期放置鼻胃管(烧伤后的患者常发生肠梗阻)
监测	常规 ASA 监测,体温监测,考虑中心静脉置管
复苏	纠正酸中毒及电解质紊乱,纠正凝血异常;手术切除及植皮过程中预计大量出血可能(准备足够的胶体液/血液制品)(开通大流量的静脉通路)
保温装置	良好覆盖患者,升高手术室室温,加温所有液体;患者从手术室转入或转出时经常散失热量

烧伤手术的麻醉

肌肉松弛药	在烧伤后 12 h 内使用去极化肌肉松弛药琥珀胆碱很危险(有高钾血症及继发心搏骤停风险)
	烧伤患者对非去极化肌肉松弛药反应下降,通常需要加大剂量

诱导	对循环/容量状态不明确的患者应用氯胺酮
维持	早期(FiO₂高需求阶段)之后,可加用 N_2O
镇痛	因药物耐受及容量分布增加,阿片类药物需求增加

败血症/全身炎症反应综合征(systemic inflammatory response syndrome, SIRS)

SIRS:常见原因有手术、重大创伤、胰腺炎/输血反应

SIRS 诊断标准(两项或两项以上症状)		
发热>38℃	或	低体温<36℃
呼吸过速>20 次/分		
低碳酸血症,$PaCO_2$<32 mmHg(自主呼吸状态下)	或	需要机械通气维持
心率>90 次/分		
白细胞>12 000	或	白细胞<4 000 或大于 10%形态异常

败血症诊断标准	
败血症	SIRS+感染
严重败血症	败血症+低血压/低灌注及急性器官功能障碍
感染性休克	严重败血症+液体复苏无反应的低血压
顽固性感染性休克	低血压持续>1 h,对液体复苏无反应

急性生理学及慢性健康状态评估(acute physiology and chronic health evaluation, APACHE)Ⅱ评分表

- 在 ICU 最常用来评估病情的系统性评分表:分数越高=疾病严重程度或死亡风险越高
- 作为严重败血症患者的初始评估
- 通过体温、MAP、心率、呼吸频率、$P(A\text{-}a)O_2$ 或 PaO_2(受 FiO_2 影响)、动脉 pH、血钠、血钾、肌酐、血细胞比容、白细胞计数、GCS 评分、HCO_3^-、年龄及慢性身体健康状态计算出数值
- 其他网站相关计算公式可查询(http://www.sfar.org/

scores2/apache22. html)

败血症相关问题

- 休克(血管扩张、血管失张力伴或不伴心肌抑制)
- 呼吸衰竭(内皮细胞损伤→肺泡毛细血管渗透性增加→氧合功能受损)
- 急性肺损伤(acute lung injury，ALI)/急性呼吸窘迫综合征(acute respiratory distress syndrome，ARDS)
- 肾衰竭/代谢性酸中毒
- 弥散性血管内凝血(disseminated intravascular coagulopathy，DIC)
- 多器官功能障碍综合征

早期大量液体复苏

- 总体目标:治疗感染的同时维持器官血流灌注
  - 最重要的存活因素:早期应用抗生素
- 液体复苏的特定目标包括:
  - CVP 8～12 mmHg
  - MAP>65 mmHg
  - 尿量>0.5 mL/(kg·h)

败血症复苏指标

- 乳酸水平及碱剩余的变化趋势
- 持续或间断监测中心/混合静脉的血氧饱和度
  组织灌注不足→氧摄取量增加→CVO_2 或 MVO_2 降低

败血症管理

2012 年败血症治疗指南的推荐总结
以下是基于循证证据的分类,用于对证据的质量和建议的强度进行评分: 证据质量:A(最高)、B、C、D(最低) 推荐强度:1(推荐)、2(建议) 提高医院范围内败血症的治疗应该得到更好的实施(1C),同时应对实施的手段进行监测

2012 年败血症治疗指南的推荐总结

· 早期复苏

一旦感染性休克的患者(组织低灌注:充足液体复苏后持续存在的低血压或血乳酸水平>4 mmol/L)确诊休克应立即进入复苏流程(无论患者在哪个病房)

第一个 6 h 管理的复苏指标包括(1C):

- · 中心静脉压(CVP)8～12 mmHg(机械通气状态下达 12～15 mmHg)
- · 平均动脉压≥65 mmHg
- · 尿量≥0.5 mL/(kg · h)
- · 中心静脉(上腔静脉)血氧饱和度(ScvO₂)≥70%或混合静脉血氧分压(SvO₂)≥65 mmHg
- · 对于乳酸升高的患者,持续液体治疗直到乳酸水平恢复正常(2C)

· 诊断

- · 至少留取 2 次血培养(尽量在使用抗菌药物之前留取血培养,但抗菌药物的使用不应延迟到 45 min 以后)(1C)
- · 血培养需要从外周静脉/动脉获取;可从留置超过 48 h 的导管中获取
- · 应用 1,3-β-D-葡聚糖测定(2B)及甘露聚糖和非甘露聚糖抗体测定来鉴别诊断(2C)侵袭性念珠菌
- · 选用合适的影像学检查

· 抗菌药物治疗

- · 在诊断感染性休克(1B)或严重败血症(1C)后 1 h 内开始静脉抗菌药物治疗
- · 经验性治疗需要对所有可疑病原体(1B)均有效
- · 每日评估是否进入降阶梯治疗(1B)
- · 若发现为非感染性疾病应立即停用抗菌药物

· 控制病源

- · 对感染的特定解剖学诊断(病灶)应该进行寻找及排查,尽快控制紧急病源
- · 在诊断后的第一个 12 h 应该对病源进行手术引流(按需)(1C)

2012 年败血症治疗指南的推荐总结

- **液体治疗**
  - 早期复苏选择晶体液(1B)
  - 大量液体复苏应该加用白蛋白治疗(2C)
  - 避免应用相对分子质量(molecular weight, MW)>200 kDa 的羟乙基淀粉(1B)
  - 由于败血症和低血容量引起的组织低灌注的患者,应在第一个 4~6 h 给予最少 1000 mL 晶体液(最少 30 mL/kg 液体复苏量)以达到液体复苏的目标(1B)
  - 推荐使用容量冲击试验以达到血流动力学(脉搏变异度、每搏输出量变异度)的稳定或生命体征(动脉血压、HR)的稳定(1C)

- **血管活性药治疗**
  - 推荐血管活性药治疗的初始靶目标为 MAP>65 mmHg(1C)
  - 一线血管活性药为去甲肾上腺素(1B)
  - 当血压对去甲肾上腺素反应不明显时可加用肾上腺素(或换用)(2B)
  - 血管升压素 0.03 U/min 可加用或替换去甲肾上腺素(2A)
  - 多巴胺(作为去甲肾上腺素的替代)只应在心律失常极低风险、低心输出量及慢心率的患者中使用(2C)

- **正性肌力药治疗**
  - 当出现以下症状时,应使用多巴酚丁胺(或在血管活性药基础上加用)(1C):
    - 心肌功能异常(当心输出量降低时心充盈压增加)
    - 达到足够的血容量及平均动脉压后,组织低灌注仍持续加重

- **血液制品的使用**
  - 当组织低灌注缓解后,输注 PRBCs 维持 Hb>7.0 g/dL(1B)

- **机械通气,败血症引起的 ARDS**
  - ARDS/ALI 或 ARDS 风险的患者推荐使用 6 mL/kg 潮气量(1A)
  - 维持平台压力≤30 cmH_2O(肺外顺应性正常的患者)(1B)
  - 高呼气末正压(PEEP)通气应该在严重 ARDS 患者需要较高 FiO_2 时使用(2C)
  - 对严重难治性低氧血症的患者行肺复张术(2C)
  - 推荐有严重 ARDS 且在行肺复张术后 PaO_2/FiO_2<100 的患者采用俯卧位体位(2C)

2012 年败血症治疗指南的推荐总结

- **败血症患者镇静、镇痛及肌肉松弛药的使用**
  - 神经肌肉阻滞剂(neuromuscular blocking agents,NMBA)在无 ARDS 的患者中应避免使用,因其有 ICU 风险
  - 如果使用 NMBA,应在深度监测(4 个成串刺激)下间断使用小剂量或持续小剂量输注(1C)
  - 对于严重败血症引起的 ARDS 患者,在监测下短时间内(不超过 48 h)使用 NMBA(2C)
  - 在使用 NMBA 的患者中要给予恰当的镇静及镇痛治疗

- **控制血糖**
  - 连续 2 次血糖监测超过 180 mg/dL 时开始胰岛素治疗
  - 血糖控制方案旨在控制血糖<180 mg/dL(1A)

- **预防深静脉血栓(DVT)**
  - 推荐每日使用皮下注射低分子量肝素(low molecular weight heprin,LMWH)来预防 DVT(1B)
  - 如果无 LMWH 可用(或患者是高风险出血人群)则选用小剂量普通肝素皮下注射(1B)
  - 对有严重败血症的患者推荐联合使用肝素药物治疗及空气压缩装置(除非患者有禁忌证)(2C)

- **营养支持**
  - 应尽早给予恰当的营养支持治疗,若无禁忌证,建议使用肠内营养

- **糖皮质激素**
  - 在成人感染性休克患者中,如果液体复苏和血管活性药物能够恢复组织灌注及维持血流动力学稳定,则不推荐使用糖皮质激素
  - 当组织灌注受损且血流动力学不稳定时,可静脉持续输注 200 mg 氢化可的松(2C)
  - 不推荐 ACTH 刺激试验(2B)
  - 有感染性休克的患者使用氢化可的松的效果要优于其他激素(2B)
  - 单独使用氢化可的松不应联合应用氟氢可的松(1B)

麻醉口袋书

2012 年败血症治疗指南的推荐总结

- **医疗目标及对预后的沟通**
  - 与患者及家属进行沟通
  - 明确医疗目标,以及达到这些目标所可能的预后(1B)
  - 将所有目标整合至统一治疗计划中,包括舒缓医疗计划及临终关怀计划(1B)
  - 医疗的目标应在入院后 72 h 内尽早确定(2C)

ICU 患者的镇静方法

- 评估及治疗疼痛(疼痛控制不佳=谵妄的风险因素)
- 评估及治疗谵妄
- 应用 RASS(Richmond 躁动镇静评分表)评分对镇静程度进行评估
  - 若过度镇静,在达到 RASS 评分目标前需持续镇痛和(或)镇静,之后减少镇痛/镇静量
  - 若在镇静状态下接受机械通气,滴定丙泊酚的量达到 RASS 目标值[不要快于 300 $\mu g/(kg \cdot min)$]
  - 若在镇静状态下未接受机械通气,应考虑加用以下治疗:
  - 若以下药物使用存在禁忌或效果不佳,考虑使用右美托咪定 0.2~1 $\mu g/(kg \cdot h)$,不用负荷剂量以减少心动过缓和低血压的发生
    - 非经典的抗精神病药物(如氟哌啶醇、喹硫平)
    - 中枢兴奋性心血管药物(如可乐定、心得安)有轻度镇静作用
    - 尽量减少苯二氮䓬类药物的使用(尤其是对于老年或有谵妄的患者)

危重症患者的红细胞(red blood cells,RBCs)输注

2009 年,重症医学会发表了研究实验的详细结果

关键推荐:

- 当危重症患者出现失血性休克时应考虑输注 RBCs
- 对血流动力学稳定的患者输注 RBCs 维持血红蛋白浓度≥7 g/dL 的效果和维持血红蛋白浓度≥10 g/dL 的效果是一样

的,可能存在的例外情况是急性心肌缺血;在稳定的心脏病患者中,维持血红蛋白浓度≥10 g/dL无明确的获益

- 在无进行性失血的情况下,应按1 U RBCs逐次输注
- 除非绝对必要,应避免在ALI/ARDS患者中进行输血治疗
- 应根据患者的情况个体化地进行输血治疗,应避免采用一成不变的常规治疗方案

生物恐怖主义及化学战剂			
试剂	效果	治疗	人员保护
肉毒梭菌	瘫痪(对称性出现的进行性肌肉无力)	三价肉毒梭菌抗毒素或肉毒梭菌免疫球蛋白	全部预防措施
神经制剂(沙林毒气、维克斯毒气)	胆碱能危象	阿托品q 5~10 min,同时输注解磷定	C级化学防护套装及过滤呼吸器
氰化物	抑制有氧呼吸→代谢性酸中毒	硫代硫酸钠、亚硝酸钠、羟钴胺素	C级化学防护套装及过滤呼吸器
炭疽芽胞杆菌(炭疽)	视网膜炎、脑膜炎、多器官功能衰竭	环丙沙星、多四环素、青霉素及链霉素	隔离,接种疫苗
天花病毒(天花)	皮疹、肺炎	西多福韦	隔离,接种疫苗及牛痘免疫球蛋白

ICU用药		
药物	种类	剂量
血管活性药,正性肌力药及正性节律药		
去氧肾上腺素	α_1	10~300 μg/min
去甲肾上腺素	α_1、β_1	1~40 μg/min

ICU 用药		
药物	种类	剂量
血管升压素	V_1	$0.01\sim0.1$ U/min(通常<0.04)
肾上腺素	α_1、β_1、α_2、β_2	$0.5\sim10$ μg/min
异丙肾上腺素	β_1、β_2	$0.1\sim10$ μg/min
	D	$0.5\sim2$ μg/(kg·min)
多巴胺	β、D	$2\sim10$ μg/(kg·min)
	α、β、D	>10 μg/(kg·min)
多巴酚丁胺	β_1、β_2	$1\sim20$ μg/(kg·min)
米力农	磷酸二酯酶抑制剂	50 μg/kg 输注 10 min 以上,之后 $0.374\sim0.75$ μg/(kg·min)(避免应用负荷剂量)
氨力农	磷酸二酯酶抑制剂	0.75 mg/kg 输注 3 min 以上之后 $5\sim15$ μg/(kg·min)
血管扩张药		
硝酸甘油	NO	$10\sim1000$ μg/min
硝普钠	NO	$0.1\sim10$ μg/(kg·min)
尼卡地平	CCB	$2.5\sim15$ mg/h(按 2.5 倍速度滴定)
拉贝洛尔	α_1、β_1 及 β_2 受体拮抗剂	首剂量 $10\sim20$ mg,之后 $20\sim80$ mg q 10 min 或 $10\sim120$ mg/h
非诺多泮	D	$0.1\sim1.6$ μg/(kg·min)
依前列醇	血管扩张剂	$2\sim20$ ng/(kg·min)
依那普利	ACE 受体阻滞剂	$0.625\sim2.5$ mg 输注 5 min 以上后 $0.625\sim5$ mg q 6h
肼屈嗪	血管扩张剂	$5\sim20$ mg q $20\sim30$ min

ICU 用药		
药物	**种类**	**剂量**
抗心律失常药		
胺碘酮	K 通道阻滞剂（Ⅲ类）	150 mg 输注 10 min 以上，后以 1 mg/min×6 h，再以 0.5 mg/min ×18 h 输注
利多卡因	Na 通道（ⅠB类）	首剂量 1～1.5 mg/kg，后以 1～4 mg/min 输注
普鲁卡因胺	Na 通道（ⅠA类）	17 mg/kg 输注 60 min 以上，后以 1～4 mg/min 输注
伊布利特	K 通道阻滞剂（Ⅲ类）	1 mg 输注 10 min 以上，可重复给药 1 次
心得安	β 受体阻滞剂	0.5～1 mg q 5 min，后以 1～10 mg/h 输注
艾司洛尔	β_1、β_2 受体阻滞剂	250～500 μg/kg 输注，后以 25～300 μg/(kg·min) 输注
维拉帕米	CCB	2.5～5 mg 输注 1 min 以上，可重复 5～10 mg 输注 15 min 以上，必要时予 5～20 mg/h
地尔硫䓬	CCB	0.25 mg/kg 输注 2 min 以上，再给予 0.35 mg/kg 一次，后按需给予 5～15 mg/h
腺苷	嘌呤	6 mg 快速输注，若无反应：12 mg →12～18 mg

资料来源：Sabatine，MS. *Pocket Medicine*. 4th ed. Lippincott Williams & Wilkins；2011：10-14

		剂量	
药物	**分类**	**每千克体重**	**平均值**
		镇静	
吗啡	阿片类	1～不限量 mg/h	

药物	分类	剂量	
		每千克体重	平均值
镇静			
芬太尼	阿片类	50～100 μg 后以 50～不限量 μg/h	
硫喷妥钠	巴比妥类	3～5 mg/kg 输注 2 min 以上	200～400 mg 输注 2 min 以上
依托咪酯	麻醉剂	0.2～0.5 mg/kg	10～50 mg
丙泊酚	麻醉剂	1～3 mg/kg 后以 10～150 μg/(kg·min)输注	50～200 mg 后以 20～400 mg/h 输注
地西泮	苯二氮䓬类	1～5 mg q 1～2 h,后按需 q 6 h 给药	
咪达唑仑	苯二氮䓬类	0.5～2 mg q 5 min 按需给药或给予 0.5～4 mg,后以 1～10 mg/h 输注	
氯胺酮	麻醉剂	1～4 mg/kg	60～300 mg
氟哌啶醇	抗精神病类	2.5～5 mg q 20～30 min	
纳洛酮	阿片拮抗剂	0.04～2 mg q 2～3 min 到总量为 10 mg	
氟马西尼	苯二氮䓬拮抗剂	0.2 mg 输注 30 s 以上,后以 0.3 mg 输注 30 s 以上,若仍然无效则重复 0.5 mg 输注 30 s 以上达总量 3 mg	
神经肌肉阻滞剂			
琥珀胆碱	去极化	0.6～1.1 mg/kg	70～100 mg
泮库溴铵	非去极化	0.08 mg/kg	2～4 mg q 30～90 min
维库溴铵	非去极化	0.08 mg/kg,后以 0.05～0.1 mg/(kg·h)输注	5～10 mg 输注 1～3 min 以上,后以 2～8 mg/h 输注

续表

药物	分类	剂量	
		每千克体重	平均值
神经肌肉阻滞剂			
顺阿曲库铵	非去极化	0.1～0.2 mg/kg,后以 2～20 mg/h 输注	
		其他	
氨茶碱	磷酸二酯酶	5.5 mg/kg 输注 20 min 以上,后以0.5～1 mg/(kg·h)输注	250～500 mg,后以 10～80 mg/h 输注
胰岛素		1～5 U,后以 1～10 U/h 输注	
胰高血糖素		5～10 mg,后以 1～5 mg/h 输注	
奥曲肽	生长抑素类似物	50 μg,后以 50 μg/h 输注	
苯妥英钠	抗癫痫类	20 mg/kg,速度 50 mg/min	1～1.5 g 输注 20～30 min 以上
磷苯妥英	抗癫痫类	20 mg/kg,速度 150 mg/min	1～1.5 g 输注 10 min 以上
苯巴比妥	巴比妥类	20 mg/kg,速度50～75 mg/min	1～1.5 g 输注 20 min 以上
甘露醇	渗透压	1～2 g/kg 输注 30～60 min,q 6～12 h 重复一次维持渗透压 310～320 mmol/L	

资料来源:Sabatine MS. *Pocket Medicine*. 4th ed. Lippincott Williams & Wilkins;2011:10-15

正常心血管生理

冠状动脉解剖			
主要血管	一级分支	二级分支	供血分布
冠状动脉左主干	冠状动脉左前降支（left anterior descending，LAD）	室间隔支	室间隔前 2/3、前尖乳头肌
		对角支	左心室前壁
	冠状动脉回旋支	钝缘支	左心室侧壁和后壁，前侧乳头肌；左优势型：分出后降支动脉（posterior descending artery，PDA）供应后下壁心室、后 1/3 室间隔
冠状动脉右主干	锐缘支		右心室
	房室结动脉		房室结
	通常分出窦房结动脉		窦房结
	后降支动脉（85％右优势型）		心室后壁及下壁、室间隔后 1/3、后内侧乳头肌

心动周期：定义和公式

· **收缩期**＝等容收缩期 & 射血期
· **舒张期**＝等容舒张期 & 充盈期
· **心输出量**＝每搏输出量×心率
  →心室每分钟泵出的血液总量
· **每搏输出量**＝左(右)心室每收缩一次泵出的血液总量
· **心力储备**＝静息状态和心脏最大泵血能力状态下每分钟心

输出量的差值

- **前负荷**＝收缩前心室内血量,用于估测左心室舒张末压(left ventricular end diastolic pressure,LVEDP)
- **Starling 原则**＝心肌收缩力依赖于心肌纤维长度
- **后负荷**＝左(右)心室射血阻力
- **冠状动脉灌注压**(coronary perfusion pressure,CPP)＝动脉舒张压－LVEDP
- **左心室室壁张力**→Laplace 原则:$T = p \times r/(2 \times t)$,T＝室壁张力,$p$＝压力,$r$＝半径,$t$＝心室室壁厚度
- **Fick 等式**
  心输出量(cardiac output,CO)＝氧耗/(动脉血氧含量－静脉血氧含量)

心功能变化计量		
变量	公式	正常值(单位)
心脏指数	CO/体表面积(BSA)	$2.8 \sim 4.2$ L/(min · m^2)
SVR(TPR)	[(MAP － CVP) × 80]/CO	$1200 \sim 1500$ dyn. s/cm^5
肺血管阻力(PVR)	[(MPAP － PCWP) ×80]/CO	$100 \sim 300$ dyn. s/cm^5
每搏输出量(SV)	(CO×1000)/心率	每搏 $60 \sim 90$ mL
(心搏量指数 (stroke volume index, SI)	每搏输出量(SV)/体表面积(BSA)	每搏 $20 \sim 65$ mL/m^2
左心室做功指数	0.0136 (MAP － PCWP)×SI	每搏 $46 \sim 60$ g×m/m^2
右心室做功指数	0.0136 (MPAP － CVP)×SI	每搏 $30 \sim 65$ g×m/m^2
平均动脉压(MAP)	舒张压＋(收缩压－舒张压)/3	$50 \sim 70$ mmHg

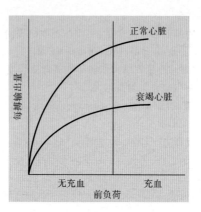

图 17-1 Frank-Starling 原则

图片由 J. Ehrenfeld 提供

影响心脏的常见疾病

冠心病 & 急性冠脉综合征	
冠心病	冠状动脉一支或多支粥样硬化性狭窄
缺血性心脏病	冠状动脉血流无法满足心肌氧供
急性冠脉综合征	冠心病或冠状动脉痉挛(不稳定型心绞痛、急性心肌梗死、冠状动脉血栓)导致的威胁生命的情况
危险因素	吸烟、高胆固醇血症、高血压、糖尿病、家族史
心绞痛	心肌缺血导致的胸部不适
稳定型心绞痛	活动导致慢性心绞痛,休息后缓解(可出现短暂 ST 段改变,但无心肌损伤)
不稳定型心绞痛	稍微活动或休息时长时间或多次发生心绞痛(如果不及时治疗可能发生心肌梗死)

冠心病 & 急性冠脉综合征	
变异型心绞痛	静息状态下可发生心绞痛,可能由冠状动脉血管痉挛所致(可出现 ST 段改变,多为抬高)
非 ST 段抬高心肌梗死 (non-ST segment elevation myocardial infarction,NSTEMI)	血栓栓塞部分冠状动脉,无心肌坏死
ST 段抬高心肌梗死 (ST segment elevation myocardial infarction, STEMI)	血栓完全堵塞冠状动脉,导致透壁性心肌坏死

心外科手术麻醉

心肌灌注的决定因素

氧供:CPP、心率、PaO_2、冠状动脉直径

氧需:心肌耗氧量、心率、左心室室壁张力、收缩力、传导、舒张

冠心病 & 急性冠脉综合征的治疗	
稳定型心绞痛	舌下含服硝酸甘油
不稳定型心绞痛/NSTEMI	吗啡、氧气、硝酸甘油、阿司匹林
	药物治疗——硝酸甘油、β 受体阻滞剂、P2Y12 受体拮抗剂(氯吡格雷、替卡瑞洛)、肝素(普通肝素或低分子量肝素)、糖蛋白 Ⅱb/Ⅲa 抑制剂(阿昔单抗、依替巴肽、替罗非班)、直接凝血酶抑制剂(比伐卢定)、磺达肝癸钠
	辅助治疗——血管紧张素转换酶抑制剂、血管紧张素受体抑制剂、HMG-CoA 还原酶抑制剂(他汀类药物)
	休克患者 48 h 内行经皮冠状动脉介入术(percutaneous coronary intervention,PCI)

	冠心病 & 急性冠脉综合征的治疗
	吗啡、氧气、硝酸甘油、阿司匹林
	药物治疗——P2Y12 拮抗剂(氯吡格雷、普拉格雷、替卡瑞洛)、糖蛋白 IIb/IIIa 抑制剂(阿昔单抗、依替巴肽、替罗非班)、肝素(普通肝素或低分子量肝素)、β受体阻滞剂、磺达肝癸钠(不能单独使用)、血管紧张素转换酶抑制剂、他汀类药物
STEMI	辅助治疗:血管紧张素转换酶抑制剂(angiotensin-converting enzyme inhibitor,ACEI)、血管紧张素受体阻滞剂(angiotensin receptor blocker,ARB)、HMG-CoA 还原酶抑制剂(他汀类药物) 若发病在 12~24 h 内,可考虑行再灌注治疗;有 **PCI 资质的医院接诊后 90 min 内行 PCI;无 PCI 资质医院**,立刻转院至有 PCI 资质的医院,接诊后 120 min 内行 PCI,30 min 内予纤溶药,并随时在病情允许的情况下进行转院 若是 STEMI 患者且在院外心搏骤停——低体温治疗并行 PCI

冠心病治疗简介	
PCIs	持续性心绞痛;1~2 支冠状动脉严重狭窄、解剖简单明确、STEMI、有心源性休克的急性心肌梗死
冠状动脉旁路移植术 (coronary artery bypass graft,CABG)	左主干狭窄>50%;3 支主要血管狭窄≥70%,1 支血管病变(vessel disease,VD)的心绞痛,左心室收缩力下降或伴糖尿病的 2~3 支病变;存在持续缺血且冠状动脉解剖复杂无法行 PCI 的 STEMI,心源性休克,严重心力衰竭;左主干狭窄>50%或 3VD 的恶性心律失常

高血压(hypertension,HTN)

· 定义:BP>140/90 mmHg,患糖尿病或慢性肾病者 BP>

130/80 mmHg

- 单纯高血压(1°HTN)——无明确病因(95%的患者)
- 2°HTN:医源性(药物)、肾性、主动脉收缩、嗜铬细胞瘤、肾上腺皮质激素过量、甲状腺激素异常、雌激素治疗、库欣病
- 高血压的后果
  - 脏器损伤:心室肥厚、收缩功能紊乱、冠心病、卒中、腹主动脉瘤、主动脉夹层
  - 高血压危象:高血压脑病——头痛、视物模糊、意识障碍、失眠、昏迷
- 治疗:利尿药、抗交感神经药物(β受体阻滞剂/α_2受体阻滞剂/α_1受体阻滞剂)、扩血管药(钙通道阻滞剂、ACEI、ARB)、硝酸酯类药物
- 麻醉考虑
  - 监测:无创血压监测还是有创血压监测
  - 目标:保持血压于基础值上下20%范围内

心瓣膜病

二尖瓣狭窄(mitral stenosis,MS)

病因:风湿热、先天性狭窄

病理生理

- 左心房压↑→肺水肿、左心室肥厚
- 左心房扩大可能导致心房颤动,血流淤滞导致左心房血栓形成
- 肺动脉高压
- 心房收缩提供左心室充盈血量的40%
- 每搏输出量固定

临床特点

- 高调开瓣音后低频舒张期杂音

分类

- 进行性 MS,二尖瓣瓣口面积(mitral valve area,MVA)>1.5 cm²;严重 MS,MVA≤1.5 cm²;非常严重 MS,MVA≤1 cm²

治疗

- 药物治疗;二尖瓣球囊成形术;开胸二尖瓣成形术;二尖瓣修

复/置换术

麻醉考虑

- 维持窦性心律(心房收缩提供左心室充盈血量的40%)
- 维持前负荷和每搏输出量以避免外周血管阻力下降
- 维持正常心率(以维持心室充盈时间充分)
- 避免肺血管阻力↑(避免缺氧、高碳酸血症、酸中毒)

二尖瓣反流(*mitral regurgitation ,MR*)

病因:黏液性病变[二尖瓣脱垂(mitral valve prolapse,MVP)]、缺血性心脏病、心力衰竭、瓣膜环扩大、心内膜炎、风湿性心脏病、肥厚型心肌病、心肌梗死(乳头肌坏死、腱索断裂)

病理生理

- 严重程度取决于
  - 左心房、左心室间收缩压差值
  - 外周血管阻力与前向左心室血流的关系
  - 左心房顺应性
  - 收缩期反流持续时间
- **反流比例**＝MR血量/左心室总每搏输出量(＞0.6为严重反流)
- **急性MR**:肺血管压力增加 & 肺淤血
- **慢性MR**:左心房扩大 & 顺应性增加

临床特点

- 心尖部全收缩期杂音,向腋下传导

治疗

- 药物;二尖瓣成形/置换术;二尖瓣夹

麻醉考虑

- 维持正常或较高心率
- 避免心肌抑制
- 避免外周血管阻力增加(加重反流)
- 初期预防性抗心内膜炎治疗
- 反流程度加重时肺动脉导管可见v波增高

主动脉瓣狭窄

病因:主动脉瓣二瓣畸形、老年性退化、风湿热

危险因素:男性、高胆固醇血症、吸烟

病理生理

- 收缩期跨瓣血流受狭窄瓣叶阻挡
- 左心室向心性肥厚
- 心室僵硬,心室充盈依赖心房收缩
- 每搏输出量固定
- 心内膜下血管受压→缺血

症状及严重程度

- 心绞痛——中位生存期 5 年
- 晕厥——中位生存期 3 年
- 充血性心力衰竭——中位生存期 2 年

临床特点

- 粗糙、全收缩期、渐强渐弱杂音

分类

- 轻度者瓣口面积<2.5 cm²,中度者瓣口面积 1~2.5 cm²,严重者瓣口面积<1 cm²,极重度者瓣口面积<0.7 cm²

治疗

- 经皮球囊瓣膜成形术,经皮或开放主动脉瓣置换术,经导管主动脉瓣置换术(transcatheter aortic valve replacement, TAVR)

麻醉考虑

- 维持窦性心律(心房收缩占心室充盈血量 40%)
- 维持较慢至正常的心率(保证心室充分充盈)
- 避免外周血管阻力下降(由于每搏输出量固定,会导致 CO 减少)
  →因此严重主动脉瓣狭窄是蛛网膜下腔麻醉的相对禁忌证
- 开始预防性抗心内膜炎治疗
- 由于每搏输出量固定,避免心肌抑制
- 严重狭窄考虑有创动脉血压监测
- 若心搏骤停,考虑经皮起搏(胸外按压多无效)

主动脉瓣反流(aortic regurgitation,AR)

病因:瓣叶异常(风湿性心脏病、心内膜炎、主动脉瓣二瓣畸形)、主动脉根部扩张(主动脉瘤/夹层、马方综合征、梅毒、囊状水肿)

病理生理

- 急性＝外科急症——左心室舒张压突然升高,血液淤滞于肺循环,导致肺充血、急性肺动脉高压和水肿
- 慢性——左心室代偿性扩张、肥厚→心力衰竭

临床特点

- 水冲脉
- Austin Flint 杂音——舒张期由于主动脉瓣反流的湍流血液形成

治疗

- 无症状——硝苯地平、ACEI、利尿剂
- 有症状——主动脉瓣置换

麻醉考虑

- 维持窦性心律
- 维持正常至较快的心率
- 避免外周血管阻力增高(会加重反流)
- 避免心肌抑制
- 开始预防性地行抗心内膜炎治疗
- 考虑予扩血管药物(硝普钠)降低后负荷

肺动脉瓣狭窄

病因:先天畸形、心脏肿瘤

分类

- 轻度者压差＜40 mmHg;中度者压差为 40～80 mmHg;重度者压差＞80 mmHg
- 治疗
- 球囊瓣膜成形术,瓣膜置换术

肺动脉瓣反流

病因:继发于肺动脉高压导致的肺动脉扩张和肺动脉瓣环扩张,先天/肿瘤性心脏病

三尖瓣狭窄

病因:先天性心脏病、风湿性心脏病、右心房肿瘤、心内膜炎

三尖瓣反流

病因:先天性心脏病、心内膜炎、心脏肿瘤,二尖瓣或左心疾病继发

肥厚型心肌病(hypertrophic cardiomyopathy, HCM)

病因:遗传、混合、获得性(AS、慢性高血压)

病理生理

- 左心室流出道梗阻(室间隔不对称性肥厚影响左心室射血)
- 左心室肥厚,右心房扩大,心肌氧耗增加
  →心内膜下缺血

临床特点

- SAM征的二尖瓣反流(二尖瓣前叶收缩期前向运动)
  →猝死风险增高

麻醉考虑

- 维持较慢心率(保证心室充盈充分)
- 维持窦性心律
- 维持较慢至正常的心肌收缩力(可导致/加重SAM征)
- 维持前负荷和后负荷
- 治疗包括使用β受体阻滞剂、维拉帕米,行心脏同步化、心脏除颤、心肌切除术

心瓣膜疾病的麻醉管理目标					
	前负荷	后负荷	心率	SVR	心肌收缩力
三尖瓣狭窄	正常偏高	高	低	高	维持
三尖瓣反流	正常偏高	低	正常偏高	低	维持
肺动脉瓣狭窄	高	高	低	高	维持
肺动脉瓣反流	正常偏高	低	正常偏高	低	维持
二尖瓣狭窄	正常偏高	高	低	高	维持
二尖瓣反流	正常偏高	低	正常偏高	低	维持
主动脉瓣狭窄	高	高	低	高	维持
主动脉瓣反流	高	低	正常偏高	低	高
冠心病	正常	正常偏低	低	高	正常
肥厚型心肌病	高	高	低	高	正常偏低
缺血性心肌病	高	低	正常偏高	低	高
心包填塞	高	低	高	高	高

心脏传导阻滞/心律失常
[见心电图(electrocardiogram,ECG)解读相关内容]

慢性心律失常——心率(heart rate,HR)<60 次/分

病态窦房结综合征——窦房结内在功能异常→异常心动过缓

治疗:抗胆碱药、β 受体激动剂(异丙肾上腺素)、起搏

窦房结远端内在起搏点产生异常心率的窦房结功能异常:

    交界性逸搏——窄 QRS 波(40~60 次/分)

    室性逸搏——宽 QRS 波(30~40 次/分)

房室结远端希氏束及浦肯野纤维传导异常:

    →左束支传导阻滞(left bundle branch block,LBBB)

    →右束支传导阻滞(right bundle branch block,RBBB)

    →室内传导阻滞

房室传导系统

一度房室传导阻滞——PR 间期延长>0.2 s

二度房室传导阻滞

    →莫氏 I 型(Wenckebach)——房室耽搁(PR 间期)随每搏逐渐延长直至 P 波后无 QRS 波。治疗——仅在有症状时使用阿托品、异丙肾上腺素,持续性阻滞者用永久起搏器

    →莫氏 II 型——无 PR 间期逐渐延长的突然出现的 QRS 波脱落。治疗:永久起搏器——因为可进展成三度房室传导阻滞

三度房室传导阻滞——"完全性传导阻滞"或"房室分离"→P 波与 QRS 波间无关系。治疗:永久起搏器

术前考虑

·围手术期放置临时起搏器指征与非手术患者一致

快速心律失常——HR>100 次/分

室上性心律失常

窦性心动过速

房性期前收缩

    治疗——仅在有症状时使用 β 受体阻滞剂

心房扑动——房性心律 180~350 次/分,室性心律 150 次/分

（2∶1 房室传导阻滞）

治疗：不稳定者——直流同步电复律；

稳定者——β受体阻滞剂或钙通道阻滞剂、短阵快速起搏

心房颤动——房性心律 350～600 次/分，室性心律不固定

治疗：不稳定者——同步直流电复律（若＜48 h），同步直流电复律及抗凝（肝素、阿派沙班）（若＞48 h 或持续时间未知）；稳定者——抗凝治疗 3 周或超声心动图排除血栓，而后同步直流电复律；使用 β受体阻滞剂、钙通道阻滞剂、Ⅰc 及Ⅲ类抗心律失常药物

阵发性室上性心动过速——心室率 140～250 次/分，窄 QRS 波，隐藏 P 波

治疗：迷走神经刺激、β受体阻滞剂、钙通道阻滞剂、射频消融术

房室结折返性心动过速

Wolff-Parkinson-White：PR 间期缩短，δ波，QRS 宽

治疗：射频消融术，使用 β受体阻滞剂和钙通道阻滞剂，避免使用普鲁卡因胺。

室性心律失常

室性期前收缩——宽 QRS 波

连续——连续两个，二联律——每隔一个心搏为室性期前收缩

室性心动过速——连续三个或更多室性期前收缩，100～200 次/分

持续室性心动过速——持续 30 s 或更长

非持续室性心动过速——持续＜30 s

治疗：有症状但稳定→电复律（200 J 单相，100 J 双相）；无症状非持续室性心动过速（ventricular tachycardia，VT）→β 受体阻滞剂；不稳定——见高级生命支持流程（行 CPR、电复律，使用肾上腺素、血管活性药、胺碘酮、利多卡因）

尖端扭转型室性心动过速——QRS 波围基线旋转的多型性室性心动过速

治疗——硫酸镁 1～2 g 静脉输注

心室颤动——心电图不规则，无明显 QRS 波

　治疗：见高级生命支持流程（行 CPR、电复律，使用肾上腺素、血管活性药、胺碘酮、利多卡因）

室性停搏——无电活动

　治疗——见高级生命支持流程（行 CPR，使用肾上腺素）

主动脉内球囊反搏

在降主动脉内放置球囊（左锁骨下动脉远端、肠系膜上动脉近端）并与 ECG 同步，在舒张期开始时给球囊充气，收缩期给球囊放气（由 R 波触发，应用有创动脉压监测或起搏器）

血液分布	近端分布——改善冠状动脉灌注；远端分布——改善外周灌注

目标：降低后负荷室壁张力、左心室舒张末压，减小容积（心肌氧耗减少）；动脉及主动脉舒张压升高→改善冠状动脉灌注

主动脉内球囊反搏的适应证 & 禁忌证	
适应证	**禁忌证**
· 心肌缺血并发症 · 循环：心源性休克 · 机械：二尖瓣反流，室间隔缺损 · 难治性心律失常 · 心肌梗死后心绞痛	· 严重主动脉瓣反流 · 无法置入 · 不可逆性心脏疾病（非移植候选） · 不可逆性脑损伤
急性心功能异常 · 心绞痛：不稳定，心肌梗死前 · 导管治疗意外：PTCA 失败 · 心脏移植前过渡 · 心肌顿抑 · 感染性休克	

摘自 Barash PG. *Clinical Anesthesia*. 5th ed. Philadelphia, PA: Lippincott Williams & Wilkins; 2006

心血管植入性电子设备(cardiovascular implantable electronic device,CIED):起搏器

起搏器指征:病态窦房结综合征、快慢综合征、严重心脏传导阻滞

同步模式与非同步模式的比较:

- **同步(指令)模式**——起搏器由 P 波、R 波或两者触发;起搏器可被触发信号激活或抑制
- **非同步模式**——起搏器不受患者内在心率影响而持续放电
  - →仅于围手术期或消融术、外科手术已阻断传导时使用
    充血性心力衰竭双心室起搏
- 左心室去极化增强;心室同步收缩;增加 CO

通用起搏器编码				
起搏心室	感知心室	对感知的反应	可编程性	抗心律失常功能
O＝无	O＝无	O＝无	O＝无	O＝无
A＝心房	A＝心房	I＝抑制	R＝可变心率	P＝起搏(抗心律失常)
V＝心室	V＝心室	T＝触发	P＝简单编程	S＝电击
D＝心房＋心室(A＋V)	D＝心房＋心室(A＋V)	D＝触发及抑制	M＝复杂编程	D＝起搏及电击
			C＝可交流	

常用起搏模式			
模式	描述	功能	适应证
AOO	心房非同步	心房起搏	慢性心律失常
VOO	心室非同步	心室起搏	慢性心律失常

411

常用起搏模式			
模式	描述	功能	适应证
DOO	房室非同步	房室起搏	慢性心律失常
VAT	心房感知心室触发	心室起搏,心房感知,心房感知触发心室放电	窦房结正常的完全性房室传导阻滞
VVI	心室非竞争	指令心室起搏,心室感知抑制心室放电	窦房结功能异常,慢性心房颤动,完全性房室传导阻滞
DDD	通用	心房起搏,心室起搏,房室感知,心房感知抑制心房放电,心房感知触发心室放电,心室感知抑制心室放电	窦性心动过缓,窦性心动过速,完全性房室传导阻滞,二度房室传导阻滞

有起搏器患者的麻醉考虑

- 考虑用**磁铁**或编程切换至非同步模式(VOO)
- MRI可将起搏器切换至非同步模式
- 碎石术可抑制指令起搏器
- 电烧可抑制指令起搏器
  →短暂而高频率的低电流电烧或双极电烧可减少此情况的发生
- 正压通气可能影响起搏器电极与心脏间距离
- 高/低血钾可改变起搏器阈值
- 诱发电位监测可改变起搏器功能
- 除颤时,需至少将一个电极板/片远离起搏器 2.5 cm 以上
- 术毕应检查调节起搏器,确保其功能正常

植入式心脏除颤仪(implantable cardiac defibrillator, ICD)

适应证:突发死亡事件,持续 VT,VT 同步后低射血分数或肥厚型心肌病

麻醉管理

- 磁铁抑制(各品牌特异)或编程(推荐)

麻醉口袋书

→电烧可触发除颤或干扰正常功能
- 避免行碎石术,禁忌行 MRI
- 手术室需有外置除颤仪

心肺转流机

- **基本回路**:血液流经患者→静脉导管→静脉储存器→氧合装置→热交换装置→主泵→动脉滤器→动脉导管→患者
- 其他结构

  心脏吸引——吸引术野血液

  左心室引流——避免左心室因最小静脉回流及支气管动脉流入而过度充盈

  停跳液泵——灌注停跳液

  超滤——滤出水及电解质以浓缩血液
- 停跳液——钾离子浓度高

  顺行灌注停跳液——导管在主动脉根部或冠状动脉开口;停跳液进入冠状动脉

  逆行灌注停跳液——导管在右心房至冠状窦;停跳液进入冠状静脉
- 主泵:

  滚轴泵——产生无搏动血流

  离心泵——血流依赖压力,较少损伤红细胞

  氧合装置——膜氧合较气泡氧合损伤小

心肺转流麻醉前管理

监护/通路

- 动脉导管:转流泵多为非搏动性(无创血压不起作用)
- CVP/肺动脉导管:依据患者血管条件诱导前或诱导后放置;对于复杂病例或严重心肌疾病者考虑应用肺动脉导管
- TEE:诱导后放置探头
- 建立粗外周静脉通路(18G 以上)

麻醉前用药

- 应激/焦虑可能导致患者出现心肌缺血→考虑术前应用 2~3 mg 劳拉西泮/1~2 mg 咪达唑仑

- 需要时吸氧

诱导

- 考虑应用大剂量阿片类药物诱导(可尽量减轻对心肌的抑制)
- 芬太尼($7\sim15~\mu g/kg$)或瑞芬太尼($1~\mu g/kg$,而后$0.2\sim1~\mu g/(kg \cdot min)$)
  → 诱导前可考虑予小剂量肌肉松弛药(以避免胸壁僵直)
- 对于心肌功能受损患者可考虑应用依托咪酯诱导;否则使用
  → 丙泊酚
- 若血流动力学(尤其血压)控制较好,可用七氟醚/异氟醚
- 氯胺酮可能增加心肌缺血风险
- 通常避免应用 N_2O → 在开胸心脏手术中可能导致气体栓子增大
- 肌肉松弛药:维库溴铵、罗库溴铵、顺阿曲库铵、泮库溴铵(可能导致心动过速)

心脏手术快速康复

- 早拔管(术后 6 h 内)

优势:减少 ICU 停留时间,降低花费

- 用于低危病例、心脏不停跳下的冠状动脉旁路移植术者、体外循环时间短者
- 必须提前计划:减少静脉输液量、阿片类药物使用量,保温

心肺转流的麻醉考虑

转流前

- 若未用摆锯,劈胸骨时停止呼吸
- 考虑予抗纤溶药物减少出血

氨基己酸或氨甲环酸抑制纤溶酶,从而减少出血

抑肽酶(部分地区有)

  - 潜在减少出血、输血、因出血而导致的二次手术
  - 可能与术后肾衰竭相关,死亡率升高

- 主动脉插管

插管前降低收缩压至 $90\sim120$ mmHg

并发症:主动脉夹层、血栓形成、出血、低血压

- 肝素化——开始转流前

麻醉口袋书

肝素

- 机制:结合抗凝血酶Ⅲ→加强对凝血因子Ⅹ和凝血酶的抑制
- 体外循环剂量:300～400 U/kg→测 ACT(目标>400 s)
- 肝素抵抗:抗凝血酶Ⅲ缺陷,肝素治疗前,应用口服避孕药,年龄较大
- 肝素抵抗的管理:加大肝素剂量;予新鲜冰冻血浆(升高抗凝血酶水平)或予抗凝血酶Ⅲ浓缩液
- 并发症:出血,肝素诱导的血小板减少症→使用肝素替代品,如比伐卢定、达那肝素、重组水蛭素、依前列醇

鱼精蛋白

- 机制:碱基结合肝素(酸)形成稳定/失活复合物
- 体外循环剂量:每 100 U 肝素予 1 mg 鱼精蛋白;先予小剂量试验观察有无过敏反应(表现:低血压、过敏反应、类过敏反应、支气管痉挛、肺动脉高压)
- 体外循环后目标 ACT<130 s
- 鱼精蛋白反应高危因素:既往暴露,使用 NPH/PZI 胰岛素,快速输注,海鲜过敏
- *注:千万不可在体外循环期间给予鱼精蛋白!*

劈胸骨

- 时间短但疼痛刺激大→确保患者麻醉深度足够,断开患者与呼吸机的连接,避免心包/肺损伤

体外循环期间

- 关闭呼吸机(勿忘体外循环结束时打开)
- 可由体外循环予吸入麻醉药物
- 考虑予单次或持续泵注阿片类药物(芬太尼)及苯二氮䓬类药物(咪达唑仑)
- 糖尿病患者考虑泵注胰岛素,维持血糖<180 mg/dL

体外循环期间潜在风险

- 主动脉夹层
  - 停止体外循环,选择其他穿刺位置,置换/修补夹层部分动脉
- 颈内/无名动脉意外置管
  - 治疗意外置管之后的脑水肿,调整主动脉置管位置
- 插管插反
  - 停止体外循环,吸出气体,重新置管,重启体外循环
- 静脉回流受阻

- 减慢泵速,治疗病因(吸出气栓,防止转流管打折)
- 大气栓
  - 停止体外循环,将患者置于头低足高位,吸引气体
- 体外循环期间给予鱼精蛋白将导致灾难性的凝血反应

复温期间

- 若麻醉主要依靠阿片类药物维持,则复温时最易知晓
- 考虑予小剂量莨菪碱/苯二氮䓬类药物

脱离体外循环

- 核心温度需至少 36 ℃
- 复温前查血钾、血糖、Hct
- 开始正压通气,以排出停留在心脏、大血管、移植血管中的气体
- 用每 100 U 肝素 1 mg 鱼精蛋白逆转肝素的抗凝作用,鱼精蛋白需缓慢注射,在体外循环停机前或冠状动脉吸引仍工作时予鱼精蛋白会导致移植血管血栓形成
- 检测心率、心律→可能需临时起搏
- 评估术前及现在的心室功能
- 外周循环阻力支持→目标为 $1000 \sim 1200$ dyn. s/cm^5。应用扩血管药物(硝酸甘油、硝普钠、尼卡地平)及正性肌力药(去甲肾上腺素、多巴胺、多巴酚丁胺、肾上腺素、米力农)维持 CO。必要时应用缩血管药物(去氧肾上腺素、去甲肾上腺素、磺达肝癸钠)维持血压

无法脱离体外循环

- *左心室/右心室/呼吸衰竭*

  呼吸相关——急性呼吸窘迫综合征、支气管痉挛、有分泌物、气胸、血胸

  前负荷问题

  缺血:移植血管不畅、冠状动脉血流不足、心搏骤停、主动脉夹层导致心肌梗死再灌注损伤

- *瓣膜异常*

  肺动脉高压(右心室衰竭)

  其他:使用吸入麻醉药、β 受体阻滞剂或钙通道阻滞剂,酸中毒、电解质异常、低钙血症、高/低钾血症、低体温

- *外周血管阻力低*

药物:血管扩张剂、吸入麻醉药、鱼精蛋白

血液稀释、贫血、体温过高、脓毒血症,过敏反应/类过敏反应

Alpha Stat Vs. pH Stat

Alpha Stat 动脉血气分析无温度校正

- 低温体外循环时会出现低温碱漂移
- 对维持细胞内、外$[OH^-]/[H^+]$比例最佳
- 优点:似乎可改善神经系统预后
- 缺点:氧解离曲线左移,降温较慢

pH Stat 动脉血气分析有温度校正

- 氧合装置加入CO_2,避免低温碱漂移,样本随后即加温至 37 ℃
- 对维持细胞外 pH 值最佳
- 优点:脑血管舒张,降温快,避免氧解离曲线左移
- 缺点:血流量大可能导致脑栓塞危险性增高

应用选择:pH Stat 可能对新生儿和婴儿心脏手术有较好保护作用,Alpha Stat 多用于成人手术

术后并发症

- 患者再次返回手术室手术的常见原因
  - 持续出血,失血过多,心包填塞,难以解释的心功能减低
- 术后出血
  - 手术止血不良→因凝血障碍而返回手术室——由于血小板数量或功能降低、血液稀释或凝血因子耗竭、纤维蛋白溶解、鱼精蛋白拮抗不足、"肝素反跳"
- 心包填塞
  - 术后循环恶化的心脏外科手术患者
  - 术后出血至心包腔→心包内压升高并且静脉回流减少
  - TEE 可见:收缩期右心房和舒张期右心室塌陷
  - 每搏输出量减少并且 CO 依赖心率
    - 代偿性心动过速,外周血管收缩
  - 管理:维持患者"液体充足、心率偏快、心脏收缩力增强"状态

目标=维持前负荷、收缩力、CO;正常至偏高的心率

高频率低潮气量通气,PIP 下降,避免 PEEP

治疗:手术探查,心包穿刺术

经食管超声心动图(TEE)

· 2013 年美国超声心动图学会 ASE 围手术期 TEE 指南

适应证:

若检查结果可能改变治疗方案,而 TTE 无法确诊或无法进行时应用 TEE 评估心脏及主动脉结构

术中 TEE

指导心内导管治疗(封堵器,经皮瓣膜操作)

重症患者

非心脏外科手术——当手术操作或患者已知/怀疑的心血管病理状态可能导致严重循环波动、肺部或神经系统并发症或充分治疗后仍存在难以解释的威胁生命的循环波动

重症监护——当 TTE 或其他检验、检查无法及时给出治疗所需的诊断信息

禁忌证:

绝对禁忌证——食管狭窄/肿瘤/穿孔/撕裂/憩室,内脏穿孔,上消化道活动性出血

相对禁忌证——Barrett 食管,有症状的食管裂孔疝,颈部/纵隔放疗史,消化道手术史,近期上消化道出血,吞咽困难,颈椎活动受限,食管静脉曲张,凝血异常,活动性食管炎,活动性消化性溃疡

有以上禁忌证患者的 TEE 策略——考虑其他影像学检查(心外膜超声心动图),应用小号探头,减少检查内容,避免不必要的探头移动,由经验丰富的医师进行操作

· 术中 TEE 并发症:总体并发症 0.2%,严重并发症 0～2%,食管穿孔 0～0.3%,吞咽痛 0.1%

· ASE/SCA 推荐的全面 TEE 检查的 28 个建议(经 Hahn RT、Abraham T、Adams MS 等人的允许使用。经食管超声心动图综合检查标准:来自美国超声心动图学会(the American Society of Echocardiography,ASF)和心血管麻醉师协会(the Society of Cardiovascular Anesthesiologists,SCA. *J am Soc Echocardiogr*. 2013;26: 921-964.)

食管中段五腔心

食管中段四腔心

食管中段二尖瓣联合

食管中段两腔心

食管中段长轴

食管中段主动脉瓣长轴

食管中段升主动脉长轴

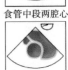
食管中段升主动脉短轴

食管中段右肺静脉

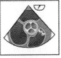
食管中段主动脉瓣短轴

食管中段右心室流入、流出道

食管中段改良双心房三尖瓣

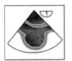
食管中段双心房

食管上段左、右肺静脉

食管中段左心耳

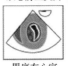
胃底左心室基底短轴

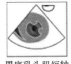
胃底乳头肌短轴

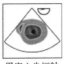
胃底心尖短轴

胃底右心室基底部

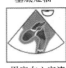
胃底右心室流入、流出道

胃底深部五腔心

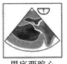
胃底两腔心

胃底右心室流入道

胃底长轴

降主动脉短轴

降主动脉长轴

食管上段主动脉弓长轴

食管上段主动脉弓短轴

图 2

心脏药理学(见"心血管自主活性药物")

治疗心力衰竭药物			
名称	作用机制	剂量	评价
米力农	磷酸二酯酶抑制剂	50 mg/kg 负荷量 10 min 内输注完毕,而后 0.375～0.75 mg/(kg·min)持续输注。最大剂量 1.13 mg/(kg·d)	增加心肌收缩力并舒张血管
左西孟旦(在美国不可用)	钙增敏药物稳定心肌中肌钙蛋白	12～24 mg/kg 负荷量而后 0.1～0.2 μg/(kg·min)持续输注 24 h	增加心肌收缩力并舒张血管,可能与肝功能异常有关
奈西立肽	重组人脑钠肽	2 μg/kg 负荷量而后 0.01 μg/(kg·min)持续输注 24～48 h	舒张动脉、静脉,利尿,不影响心肌收缩力

抗纤溶药物[a]				
药物和分类	作用机制	优点	缺点	剂量
ε-氨基己酸:赖氨酸类似物	结合纤溶酶原和纤维蛋白原,从而抑制纤溶酶原激活,抑制纤溶酶释放	· 减少纵隔出血 · 可能减少输血需求	· 对二次手术率无改善 · 尚未证明终末器官安全性 · 可能导致血栓形成	· 负荷量 100～150 mg/kg 而后持续输注 10～15 mg/(kg·h) · 负荷量 10 g ×3:基线、体外循环并给予鱼精蛋白后
氨甲环酸:赖氨酸类似物	同上	药效为 ε-氨基己酸的 10 倍	· 文献无标准给药间隔时间 · 可能导致血栓形成 · 大剂量可能有神经毒性	· 小剂量:负荷量 10～15 mg/kg 而后按 1～1.5 mg/(kg·h) 持续输注 · 大剂量:负荷量 100～150 mg/kg 而后按10 mg/(kg·h)持续输注

抗纤溶药物[a]				
药物和分类	作用机制	优点	缺点	剂量
抑肽酶[b]:非特异性蛋白酶抑制剂(注:此药在多国均已下市)	抑制蛋白酶激肽释放酶、纤溶酶,以及其他蛋白酶,从而抑制内源性凝血反应、补体激活、纤维蛋白溶解和缓激肽形成	• 多数研究证据认为可减少术后出血和输血需求 • 减少因出血而导致的二次手术 • 可能降低卒中发生率	• 可能与肾功能不全和一过性肌酐升高相关 • 潜在过敏原:由于此药来自牛肺提取物,会促进IgG形成 • 不确定是否与死亡率升高相关 • 费用昂贵	• 1 mL试验剂量,观察10 min,评估可能发生的过敏反应"大剂量方案" • 2×106 KIU(280 mg) 20 min输注完,而后持续输注 5 × 105 KIU(70 mg)每小时 半量方案是上述方案剂量的一半

[a]弥散性血管内凝血(体外循环除外)患者和上消化道出血患者由于血栓形成的风险高,禁用抗纤溶药物

[b]抑肽酶较氨基己酸或不用抗纤溶药物可导致更高的死亡率和肌酐水平升高

摘自 Shaw AD, Stafford-Smith M, White WD, et al. The effect of aprotinin outcome after coronary artery bypass grafting. *N Engl J Med*. 2008;21;358(8):784-793

胸科手术围手术期评估

- 呼吸短促、哮喘、运动耐量下降、咳嗽病史
  - 阻塞性或限制性肺疾病的治疗药物,重点询问服药频率、是否使用支气管扩张药及糖皮质激素
  - 吸烟史
  - 运动耐量(上楼梯<2层提示预后差)
  - 若为恶性疾病,需行胸部 X 线或 CT/MRI 检查评估占位效应风险和副肿瘤综合征
- 评估呼吸功能("三要素")

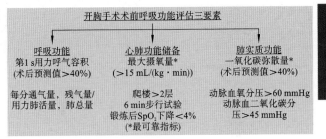

开胸手术术前呼吸功能评估三要素		
呼吸功能 第1s用力呼气容积 (术后预测值>40%)	**心肺功能储备** 最大摄氧量* (>15 mL/(kg·min))	**肺实质功能** 一氧化碳弥散量* (术后预测值>40%)
每分通气量,残气量/ 用力肺活量,肺总量	爬楼>2层 6 min步行试验 锻炼后SpO₂下降<4% (*最可靠指标)	动脉血氧分压>60 mmHg 动脉血二氧化碳分 压>45 mmHg

- 肺量测定法评估呼吸功能 (表格——肺功能检查)
  - 术后 FEV_1 预测值(predicted postoperative FEV_1, ppoFEV_1)低是胸外科手术后呼吸系统并发症的最佳预测因子
  - 术后 FEV_1 预测值=术前 FEV_1 预测值×(1−切除肺组织功能/100)%
    - >40%=术后肺部并发症风险低
    - <30%=术后肺部并发症风险高
  - 氧输送评估心肺功能储备
    - 最大摄氧量(maximal oxygen consumption, VO_2 max)
      - >20 mL/(kg·min)=低风险

- <15 mL/(kg·min)＝高风险
- 利用气体交换评估肺实质功能
  - 一氧化碳弥散量（carbon monoxide diffusing capacity, DLCO）
    - ppo$>40\%$＝低风险
- 吸空气状态动脉血气分析
  - $PaO_2<60$ mmHg 或 $PaCO_2>45$ mmHg 预后较差
- 胸部检查 X 线检查主要评估解剖异常、主要血管病变、肺实质和渗出情况

肺功能检查		
项目	阻塞性 （COPD/哮喘）	限制性
肺活量（vital capacity, VC）	—/↓	↓
肺总量	—/↑	↓
残气量（residual volume, RV）	↑	↓
第一秒用气呼气量（forced expiratory volume in first second, FEV_1）/用力肺活量（forced vital capacity, FVC）	↓	—/↑
用气呼气中段流量（forced expiratory flow during middle half of FVC, $FEF_{25\%\sim75\%}$）	↓	—

肺功能异常的常见原因：
- 妊娠：↓功能残气量（functional residual capacity, FRC），↓RV，↓补呼气量（expiratory reserve volume, ERV）
- 老人：↑FRC，↑RV，↓肺顺应性，↓FEV_1
- 肥胖：↓FRC，↓VC，↓ERV，↓被吸气量（inspiratory reserve volume, IRV）
- 全身麻醉：↓FRC

常见肺部疾病

慢性阻塞性肺疾病(chronic obstructive pulmonary disease, COPD)
- 慢性进展性,伴小气道阻塞和肺气肿,与吸烟显著相关
- 与慢性支气管炎可能相关
- 肺量测定法
  - 重度:$FEV_1 < 35\%$预测值
- 美国成年人发病率为$7\% \sim 8\%$
- 主要治疗目标为缓解呼气相阻塞
  - 吸入β_2受体激动剂:沙丁胺醇/异丙肾上腺素/沙美特罗
  - 吸入抗胆碱药:异丙托溴铵/格隆溴铵/阿托品/噻托溴铵
  - 吸入或全身应用糖皮质激素
    - 若全身应用糖皮质激素,围手术期应考虑给予应激剂量糖皮质激素
  - 抗生素治疗支气管炎/其他感染
- 麻醉处理
  - 术前治疗肺不张、支气管痉挛、感染和肺水肿,加强吸入支气管扩张剂治疗
- 维持基础药物治疗
- 患者可能存在红细胞增多症、肺动脉高压、肺心病、右心衰竭
  - $ppoFEV_1 < 40\%$的患者需行经胸超声心动图评估右心室功能
- 戒烟(如条件允许,应戒烟数周)
  - 尼古丁增高心率、血压和伤口感染的风险
  - 一氧化碳降低氧气输送能力
- 维持足够的麻醉深度防止支气管痉挛
  - 利多卡因可减少插管时的气道反应
  - 吸入麻醉药促进支气管扩张
  - 对肺大疱患者避免使用N_2O,否则可能增加肺大疱破裂和气胸风险
  - 限制潮气量(6 mL/kg)以降低气道压,限制PEEP(有肺大疱破裂/气胸风险)
  - 确保足够的呼气时间以避免气体陷闭/内源性PEEP(降低

吸呼比),容量控制通气时气道压升高或压力控制通气时潮气量降低提示气体陷闭
- 若无胃食管反流且面罩通气尚可,可考虑深拔管,以避免麻醉Ⅱ期和苏醒阶段出现支气管痉挛
- COPD患者术后呼吸衰竭风险增加
  - 氧疗可能抑制呼吸驱动力、增加无效腔通气
  - 术后避免使用麻醉镇痛药,以维持呼吸驱动力;如无禁忌证可考虑胸段硬膜外镇痛和(或)以非麻醉镇痛药为基础的多模式镇痛

哮喘
- 因支气管痉挛和炎症导致的周期性发作的下气道阻塞
- 发作间期肺量测定正常(严重、慢性疾病患者可能出现慢性阻塞)
- 诱因:寒冷、花粉、灰尘、锻炼、阿司匹林/非甾体抗炎药、感染
- 美国成年人发病率约为5%
- 主要治疗目标为促进支气管扩张
  - 急性期治疗:吸入性短效 β_2 受体激动剂,如沙丁胺醇/间羟异丙肾上腺素
  - 长期治疗:吸入性长效 β_2 受体激动剂,如沙美特罗
  - 吸入性抗胆碱药:异丙托溴铵
  - 口服白三烯受体拮抗剂(急性发作期无效)→孟鲁司特/齐留通/扎鲁司特
  - 茶碱
  - 吸入色甘酸(急性发作期无效)
  - 吸入或全身应用糖皮质激素
  - 氧疗(重度疾病)
- 麻醉管理
  - 病史
  - 诱因
  - 近期急诊就诊或住院治疗
  - 目前状态与基线水平
- 运动耐量
- 爬楼超过2层=低风险
- 术前继续肺部疾病治疗,尤其是吸入性支气管扩张剂治疗

- 如长期糖皮质激素治疗可考虑应激剂量糖皮质激素
- 维持足够的麻醉深度以防止支气管痉挛
- 吸入麻醉药促进支气管扩张

术中哮鸣音的管理

鉴别诊断
- 支气管痉挛、机械梗阻(导管打折)、存在分泌物、气胸、肺水肿

管理
- 保证足够的麻醉深度,吸入短效 β 受体激动剂(沙丁胺醇),考虑静脉应用利多卡因,如出现难治性气道痉挛或呼吸音完全消失,可考虑静脉应用肾上腺素,其他治疗包括镁剂、氯胺酮、抗胆碱药(异丙托溴铵、阿托品)
- 若无胃食管反流且面罩通气尚可,考虑深拔管

肺气肿
- 病因
  - 心源性
    - 心肌功能障碍(最常见)、节律异常、心瓣膜功能失代偿
  - 非心源性(毛细血管渗漏)
    - 脓毒血症、吸入性损伤、高血压(重度)、神经源性、负压(如喉痉挛后)
  - 诊断
    - 低氧血症(相对或绝对);听诊啰音;气道分泌物("粉红色泡沫痰")
  - 主要治疗目标为缓解静脉淤血;增加肺泡压和心输出量
    - 机械通气($\pm$PEEP)
    - 扩张静脉——硝酸甘油(如怀疑缺血)
    - 利尿剂——呋塞米
    - 正性肌力药(如心输出量低)——多巴酚丁胺/米力农/肾上腺素
    - 电复律纠正心律失常
    - 考虑主动脉内球囊反搏(针对缺血/心肌梗死)
  - 麻醉管理
    - 有创监测
      - 动脉

- 考虑中心静脉或肺动脉导管,尤其是对于有心源性因素(心力衰竭或二尖瓣反流)者
  - 如条件允许,可考虑采用经食管超声心动图
- 尽可能减少对心肌的抑制
  - 考虑应用依托咪酯诱导,阿片类药物维持
- 避免容量过负荷
- 考虑正性肌力药物支持

急性呼吸窘迫综合征(acute respiratory distress syndrome, ARDS)(见"创伤、烧伤及重症管理")

- 弥漫的、斑片状肺损伤,不伴有心力衰竭
- 病因:脓毒血症、误吸、胰腺炎、肺炎、吸入性损伤、溺水濒死
- 导致肺不张,FVC 下降,通气血流比例失调
- 主要治疗目标为尽量减少肺损伤
  - 病因治疗(如治疗感染)
  - 避免容量过负荷
  - 机械通气避免容积伤和气压伤(*N Engl J Med.* 2000;342;1301)
    - 限制气道压 $P_{aw} \leqslant 30$ cmH$_2$O
    - 潮气量 $\leqslant 6$ mL/kg
    - PEEP
    - 允许存在高碳酸血症,pH 值为 7.25~7.3
- 麻醉管理
  - 机械通气策略遵循 ARDSnet 研究(见上)
  - 吸入麻醉药促进支气管扩张
  - 阿片类药物:提高机械通气舒适度

限制性肺疾病

- FRC 下降,短暂呼吸暂停即出现快速缺氧
- 通气策略
  - 大潮气量可使气道压快速升高,因此应使用小潮气量
  - 增加通气频率以维持每分通气量
  - 使用 PEEP
- 麻醉管理
  - 考虑区域阻滞的可行性
  - 全身麻醉
  - 预期诱导时呼吸暂停导致缺氧,预氧合非常重要

- 避免大潮气量
- 尽可能减少呼吸抑制药物的残留
- 博来霉素相关肺纤维化:吸入氧浓度≤40%,限制液体入量

肺动脉高压管理

- 非药源性
  - 避免增加肺血管阻力(pulmonary vascular resistance, PVR)的因素:缺氧/肺不张/酸中毒/高碳酸血症/低体温/交感神经兴奋
- 主要治疗目标为降低PVR和增加心肌收缩力
  - 前列腺素类(依前列醇、伊洛前列素、曲前列环素)
  - 磷酸二酯酶抑制剂(西地那非、他达那非、米力农)
  - 内皮素拮抗剂(波生坦、安贝生坦)
  - 吸入一氧化氮(nitric oxide,NO)
  - 多巴酚丁胺、肾上腺素输注

肺隔离和单肺通气(one-lung ventilation,OLV)

单肺通气绝对指征	单肺通气相对指征
· 隔离健侧和患侧肺部(感染、出血) · 控制通气分布(支气管胸膜瘘、支气管胸膜-皮肤瘘,肺囊肿、肺大疱、外伤/支气管损伤) · 单侧肺灌洗 · 胸腔镜手术	· 术野暴露要求较高的手术(胸主动脉瘤切除术、全肺切除术、上肺肺叶切除术) · 术野暴露要求较低的手术(食管手术、中/下肺肺叶切除术、胸腔镜检查)

双腔支气管导管(double-lumen tubes,DLT)

- 右侧双腔管可能阻塞右上肺叶支气管,因此左侧双腔管使用更广泛
- 右侧双腔管支气管腔侧孔应对位右上肺叶(多因解剖变异和导管尺寸不匹配导致对位困难)
- 导管型号的选择多依据患者身高
  男性:如身高<5英尺10英寸(1.78 m),选择39Fr;如身高>5英尺10英寸(1.78 m),选择41 Fr

429

女性:如身高<5 英尺 5 英寸(1.65 m),选择 35 Fr;如身高为 5 英尺 5 英寸(1.65 m)~5 英尺 10 英寸(1.78 m),选择 37 Fr;如身高>5 英尺 10 英寸(1.78 m),选择 39 Fr

· 导管距门齿深度(成人)

男性 29~31 cm,女性 27~29 cm

双腔支气管导管放置技术

- 放置喉镜充分暴露会厌
- 使塑形导管尖端前屈(易于插入),将支气管套囊插过声门下
- 拔出导丝
- 继续向前放置双腔支气管导管,并旋转导管至中线(左侧双腔管向左旋转 90°),直至导管放置到位
- 主支气管套囊充气,连接转换器和呼吸回路,确认导管置入气管内
  - 听诊双肺呼吸音相同
- 支气管套囊充气,注意轻柔(很少需要充气>2 mL)
- 听诊腋窝处,再次确认呼吸音
- 选择性夹毕导管,再次确认右/左侧呼吸音
  - 如基础呼吸音低(如 COPD),听诊呼吸音变化难度可能较大
- 纤支镜确认位置,单纯依靠听诊可能无法发现对位不佳
  - 确认支气管套囊位于合适位置
    - 气管环在前方,纵行肌肉纤维在后方

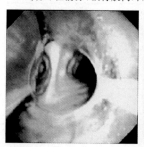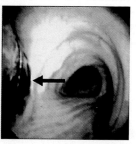

(图片引自 Clinical Anesthesia: *Anesthesia for Thoracic Surgery*, 6th ed. Philadelphia, PA: Lippincott William & Wilkins; 2009)

- 辨认右上肺叶支气管开口
- 确认支气管套囊充气后未疝入隆突上方
- 患者侧卧位时双腔支气管导管可能发生移位
- 患者重新摆放体位后应再次确认双腔支气管导管位置
  - 左图显示左侧双腔支气管导管位置良好,右图显示左侧双腔支气管导管位置不佳,支气管套囊位于隆突上

麻醉口袋书

双腔支气管导管位置不佳的处理

- 若存在漏气,再次确认套囊是否充气
- 若存在缺氧/通气不足,考虑改为双肺通气
- 纤支镜再次定位
- 若气道压高或单肺通气无潮气量,可能发生低通气、缺氧、气压伤或气胸
  - 可能存在下述情况:主支气管导管插入过浅或过深;支气管导管套囊位于主支气管,导致通气受阻;支气管导管放入过深,导管开口被气管壁堵塞
- 若右肺塌陷不佳,纤支镜确认右上肺叶支气管开口对位情况
- 若导管放置反向或方向不确定,需重新确认位置:
  - 经支气管导管腔放入纤支镜
  - 两个套囊抽气,将支气管导管套囊退出至声门与隆突之间[成人约距门齿 21 cm(类似于标准气管导管深度)]
  - 将纤支镜伸入目标主支气管(即左管选择左侧)
  - 将支气管导管沿纤支镜向前放置
  - 从支气管腔移除纤支镜
  - 将纤支镜放入主支气管导管腔,确认导管位置(见上图)

双腔支气管导管问题处理:双套囊充气和单肺夹闭			
	主支气管通气	支气管通气	问题
呼吸音	清晰或无通气	清晰,但气道压高	双腔支气管导管过深
	无通气	双肺通气	双腔支气管导管过浅
	无通气或反向	反向	双腔支气管导管反向

引自 Dunn P. *Clinical Anesthesia Procedures of the MGH*. 7th ed. Philadelphia,PA: Lippincott William & Wilkins

支气管封堵器

- 优点:仅需插入单腔气管导管,尤其对于有困难气道和解剖

异常的患者;插管时无套囊损伤风险;术毕无须更换气管导管;解剖结构易于辨认,因隆突正对单腔气管导管尖端

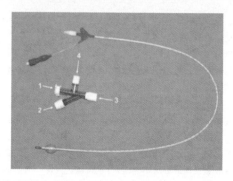

导丝导引支气管内封堵器(Arndt封堵器)和多向转接端口

1,纤维支气管镜;2,封堵器端口;3,气管导管连接端口;4,通气端口

图片引自 An update on bronchial blockers during lung separation techiniques in adults. *Anesth Analg*. 2003. Nov; 97(5);1266-1274

- 缺点:可能更加耗费人力(开始定位时和术中再次调整位置时,支气管封堵器更易发生移位),吸引管腔更小;术中单肺通气转为双肺通气更困难
- 封堵器置入
  - 因没有吸引口,应保证充足的肺塌陷时间
  - 经多向转接头插入纤支镜和支气管封堵器
  - 封堵器始终位于纤支镜视野范围内,直至封堵器进入目标支气管腔
  - 封堵器到位后套囊充气

单肺通气生理学

- 侧卧位(下)肺单肺通气
  - 重力原因导致下肺血流增加,非通气侧肺血流减少,肺内分流减少
  - 非通气侧上肺无正压支持,肺内分流增加
- 侧卧位开胸手术
  - 下肺血流增加
  - 下肺有效顺应性降低
  - 功能残气量降低

- 非通气侧肺内分流导致低氧血症
- 下肺通气受限导致高碳酸血症、酸中毒
- 低氧性肺血管收缩（hypoxic pulmonary vasoconstriction, HPV）
  - 无通气导致肺泡缺氧，肺动脉血管收缩，血流再分布至氧分压较高的肺泡（如通气侧肺泡）
  - 血管扩张药（如硝普钠、硝酸甘油）、碱血症、低碳酸血症和吸入麻醉药均可抑制 HPV

单肺通气麻醉

- 有创监测
  - 有创动脉压监测指征：肺门附近手术（肺叶切除术、较大的肺叶楔形切除术），呼吸系统功能受限（COPD、肺动脉高压）或心脏病史（心肌缺血、心律失常）
  - 肺动脉导管指征：严重的心脏疾病或重度肺动脉高压
    - 监测肺动脉压、肺毛细血管楔压，了解左心充盈压
    - 肺动脉导管多漂浮入右肺
    - 风险：心律失常、肺动脉破裂
    - 目前尚无证据支持常规使用肺动脉导管可以改善预后
- 潮气量 $4 \sim 6$ mL/kg；气道平台压 < 25 cmH_2O；气道峰压 < 35 cmH_2O
  - 小潮气量增加肺不张风险
  - 大潮气量增加非通气侧肺内分流和气压伤风险
- 允许性高碳酸血症
- 尽可能降低 FiO_2，维持 $SaO_2 > 92\%$，但因肺内分流，通常不能耐受 $FiO_2 < 1.0$
- 控制单肺通气时间
- 低氧血症发生率升高情况：
  - 右肺塌陷（右肺体积大于左肺 10%，肺内分流增加）平卧位
- 合理的液体输注
  - 液体输注过多导致下肺水肿，加重肺内分流
  - 心房扩张增加术后房性心律失常风险
- 单肺通气时通气不足的处理

- 在减少容积伤和气压伤的条件下，尽可能增加每分通气量
- 使用压力控制模式，相同压力下可获得更大的潮气量
- 降低吸呼比，增加吸气时间，相同压力下可获得更大潮气量，但需警惕气体陷闭
- 增加呼吸频率，警惕气体陷闭
- 注意：双腔支气管导管小潮气量通气导致无效腔通气增加，使用较大的气管导管导致肺泡呼气末二氧化碳分压差增加（从 5～10 mmHg 升至 15～30 mmHg）
- 肺泡气体陷闭征象
  - 肺顺应性降低导致容量控制模式下，相同潮气量气道压更高，压力控制模式下相同气道压潮气量更小
  - 心脏充盈受限导致心输出量降低和低血压
- 肺泡气体陷闭的治疗
  - 断开呼吸回路，重新建立通气通道，增加呼气时间，酌情考虑是否使用 PEEP

麻醉技术——胸腔镜手术

电视胸腔镜手术(video-assisted thoracic surgery, VATS)

- 术前评估
  - 评估转为开胸手术的风险和术后机械通气的风险
- 并发症
  - 出血、肺损伤(漏气)
- 麻醉管理
  - 多使用全身麻醉
  - 建立两条粗静脉通路
  - 有创动脉压监测指征：肺门周围手术(肺叶切除术、较大的楔形肺叶切除术)，呼吸系统功能受限(COPD、肺动脉高压)，心脏病史(心肌缺血、心律失常)，双腔支气管导管(见"肺隔离"部分)
- 考虑适当降低潮气量(如 4～6 mL/kg)，减少纵隔摆动，改善术野条件
  - 肌肉松弛(见"纵隔镜"部分)
  - 若转为开胸手术的可能性较高，考虑椎管内麻醉(硬膜外

技术)

- 术后行胸部 X 线检查

单侧肺切除术

- 术前评估
  - 见肺功能试验/肺切除评估相关内容
  - 下述情况并发症风险升高：右肺切除术、外伤、大咯血、心脏病史、术前体重下降＞10％
  - 已有心肺疾病者行优化治疗
  - 鼓励戒烟
- 并发症
  - 出血、气道(残端)漏气、心律失常(β受体阻滞剂)、心脏通过心包缺损形成疝、肺水肿、心肌梗死、心内分流(卵圆孔未闭、心内分流、右心压力增加)
- 麻醉管理
  - 动脉导管
  - 通过两条粗静脉通路或中心静脉进行麻醉
- 放置肺动脉导管需考虑
  - 导管漂浮入非手术侧难度较大
  - 读数可能有误(导管尖端未到 West zone Ⅲ)
  - 可能影响手术操作
- 气道
  - 双腔支气管置入非手术侧，或支气管封堵器置入手术侧
  - 两种肺隔离技术均可能出现术中移位
  - 手术操作存在损伤支气管残端风险
- 充分松弛肌肉
- 限制术中液体入量
- 术后镇痛选择
  - 椎管内阿片类药物±局麻药
  - 肋间神经阻滞
  - 胸膜内导管(局麻药中毒风险)
  - 全身应用阿片类药物(可耐受的患者可改为经静脉自控镇痛)

纵隔镜

- 术前评估

- 气道：气管和支气管占位效应，大血管
- 病史：心血管系统疾病、卒中、上腔静脉综合征、兰伯特-伊顿(Lambert-Eaton)综合征
- 并发症
  - 出血(大血管损伤可能后果严重)、气胸、乳糜胸、喉返神经损伤、气栓
- 麻醉管理
  - 全身麻醉
  - 前纵隔肿物压迫气道可能导致全麻诱导时发生完全性气道阻塞
  - 保留自主呼吸，吸入或静脉麻醉诱导
  - 若症状较重，可在患者清醒时插管
  - 若出现气道塌陷，考虑调整气管导管位置，将气管导管置入占位远端或使用硬质纤支镜
  - 极高危患者可考虑诱导前建立体外循环
- 血管通路
  - 两条粗静脉通路
  - 右侧桡动脉有创监测(纵隔镜检查头臂干压迫程度——尤其是大脑侧支循环较差的患者)
- 避免使用一氧化二氮
- 肌肉松弛
  - 体位变动增加手术损伤风险
  - 咳嗽/牵拉导致胸腔静脉扩张
  - 自主呼吸增加空气栓塞风险
- 术后胸部 X 线检查

纵隔肿物

- 术前评估
  - 气管、支气管阻塞风险增加情况：
    - 端坐呼吸
    - 影像学提示大气道受压
    - 肺功能提示流速-容量环呼气相变平
  - 评估上腔静脉综合征相关证据
    - 上肢/颜面水肿(提示气道水肿)
    - 上肢静脉扩张

- 头痛、中枢神经系统改变
- 围手术期应用糖皮质激素、利尿剂和抬高床头
- 与体位相关的晕厥或 Valsalva 提示：
  - 心脏/肺动脉压迫导致低血压
  - 严重的气管、支气管阻塞
  - 术前超声心动图评估受压情况
- 术前活检/治疗以缩小肿瘤体积（如严重的气道/心血管系统受压）
- 并发症
  - 急性术中气管、支气管受压
    - 改为正压通气时最为高危
  - 急性心脏/肺动脉受压伴严重低血压
  - 出血（尤其是静脉受压引起的上腔静脉综合征）
  - 平稳苏醒和拔管，咳嗽/牵拉可能加重气道塌陷

- 前纵隔占位的麻醉管理
  - 诱导前建立动脉通路
  - 粗外周静脉或中心静脉通路
  - 若占位压迫气道或心血管系统，考虑体外循环
  - 使用硬质纤支镜
  - 若存在上腔静脉综合征
    - 考虑建立下肢血管通路（药物/液体输注更可靠）
    - 避免建立颈内静脉和锁骨下静脉通路
- 若存在严重的气道受压，考虑保留自主呼吸的纤支镜检查/插管
- 缓慢开始，可控条件下诱导
  - 从自主通气转为正压通气
  - 若条件允许，使用短效肌肉松弛药
  - 一旦发生气道阻塞：
    - 考虑侧卧位移开肿物
    - 若有可能，恢复自主通气
    - 小心尝试将气管导管插入梗阻部位远端（出血风险）
    - 通过硬质纤支镜开放气道
    - 考虑体外循环（经股动脉入路）

食管切除术
- 术前评估

- 吞咽困难(反流、长期误吸风险)
- 既往化疗/放疗史
- 心律失常风险,尤其是室上性心动过速(考虑预防性应用地高辛/β受体阻滞剂)
- 考虑放置硬膜外导管
- 并发症
  - 胃食管反流、食管瘘、呼吸衰竭、低血压、心律失常
- 麻醉管理
- 若存在误吸风险,采用快速顺序诱导
  - 诱导时压迫环状软骨
    - 可能降低食管括约肌张力
  - 经裂孔或 Ivor Lewis 术式需行有创动脉压监测
  - 经胸腔入路需行肺隔离
  - 避免应用一氧化二氮(肠胀气、单肺通气需较高的吸入氧浓度)
  - 限制液体入量
    - 液体输注过多增加肺部并发症发生率
  - 避免应用缩血管药物(增加吻合口坏死、吻合口瘘的风险)
    - 术中应用缩血管药物或术中低血压增加消化道吻合口瘘风险
  - 若患者因营养不良而导致其血浆白蛋白水平下降,可考虑减少药量
  - 密切监测血糖水平(尤其是应用全胃肠外营养患者)
  - 进行食管相关操作时与术者沟通(如放置鼻胃管、食管探条)
  - 术中低血压原因:低血容量、手术压迫心脏或大血管、出血
  - 若需术后机械通气,手术结束时更换为标准气管导管,根据患者插管困难程度或会厌水肿情况选择换管或拔管后再次插管

纤支镜

- 术前评估
  - 见上(VATS)
  - 若为恶性病变或存在纵隔肿物压迫,需警惕副肿瘤综合征

- 并发症
  - 间歇性通气可能导致呼吸性酸中毒、继发心律失常
  - 支气管内活检可能引起气胸,术后评估需警惕,应放宽术后胸部 X 线检查指征
  - 若行激光手术切除肿瘤,应尽可能减少吸入氧浓度,避免发生自燃
  - 机械性损伤包括:牙齿损伤、出血、支气管痉挛、气管/支气管穿孔、水肿
- 麻醉管理
  - 术前使用干燥剂(如格隆溴铵、莨菪碱)
  - 鼻咽/口咽和气道表面麻醉
  - 吸入 10 mL 4% 利多卡因喷雾和(或)2% 利多卡因液体
  - 通过纤支镜在会厌和声门喷洒 1 mL 1% 利多卡因液体
  - 可考虑经气管阻滞舌咽神经和喉上神经
  - 利多卡因最大剂量为 5 mg/kg
  - 若表面麻醉不充分,可能增加喉痉挛风险
- 全身麻醉多与局部麻醉联合使用
  - 无禁忌证(如胃食管反流),可放置喉罩
  - 支气管检查过程中漏气明显,可考虑全凭静脉麻醉
  - 无禁忌证(如阻塞性占位),推荐控制通气
  - 滴定使用神经肌肉阻滞剂,控制其剂量

简介

肝脏疾病全身系统表现	
心血管系统	心肌病,心输出量升高,外周阻力降低,肺动脉高压,肺血管阻力升高,全身水负荷增多,有效血容量降低,血浆胶体渗透压降低
呼吸系统	肺内分流导致低氧血症,功能残气量下降,合并COPD/肺炎、胸腔积液、呼吸性碱中毒
消化系统	门静脉静水压升高→门静脉高压→腹腔积液;食管静脉曲张出血,胃排空减慢
肾脏系统	急性和慢性肾功能损伤,肝肾综合征
血液系统	贫血,凝血功能障碍,血栓性血小板减少症,凝血功能障碍
神经系统	脑病,神经病变,急性肝衰竭引起颅内压升高
代谢系统	低血糖、低钾血症、低钠血症、低蛋白血症

肝脏疾病严重程度 Child-Pugh 分级			
参数	评分		
	1	2	3
腹腔积液	无	轻度	中度
胆红素 mg/dL	<2	2~3	>3
白蛋白 g/ dL	>3.5	2.8~3.5	<2.8
凝血酶原时间(延长)/s	<4	4~6	>6
INR	<1.7	1.7~2.3	>2.3
脑病	无	1~2 级	3~4 级
A 级：总分=5~6	1 年生存率 100%,2 年生存率 85%		
B 级：总分=7~9	1 年生存率 80%,2 年生存率 60%		

肝脏疾病严重程度 Child-Pugh 分级			
参数	评分		
	1	2	3
C 级:总分＝10～15	1 年生存率 80%,2 年生存率 60%		

参见"器官移植"相关内容

腹部手术麻醉

术前评估

· 容量状态:患者多处于低血容量状态
· 液体摄入不足(禁食、厌食)
· 体液丢失(呕吐、肠道准备、消化道出血、发热＝隐性丢失)
· 液体从血管内渗出(第三间隙)

低血容量体征			
体征	体液丢失(占体重百分比)		
	5%	10%	15%
神志	正常	淡漠	反应迟钝
心率	正常或升高	升高，>100 次/分	显著升高，>120 次/分
血压	正常	轻度降低,呼吸变异	降低
体位性改变(心率和血压)	无	有	显著
黏膜	干燥	非常干燥	极度干燥
尿量	轻度下降	中度下降	显著下降

麻醉管理

技术

· 腹部手术多需要良好的肌松条件

普通外科手术麻醉

- 硬膜外镇痛可能获益(减少麻醉药物需求,阻断手术应激反应,缓解术后疼痛,降低术后肺不张风险,促进术后早期活动)

手术类型与硬膜外置管平面	
手术部位	
胰腺、脾脏、食管、胃、肝脏、胆囊、回肠袢	$T_7 \sim T_{10}$
肾上腺、小肠、结肠、肾脏、输尿管、子宫、卵巢和睾丸	$T_8 \sim L_1$
前列腺、尿道、直肠	$L_3 \sim L_4$

容量管理(见"液体、电解质和输血治疗")
- 总体策略
  - 基于体重的容量管理公式:容量替代治疗的指南
  - 目标导向治疗:优化每搏输出量、心输出量和组织灌注,通过机械通气或液体输注产生的脉压(pulse pressure,dPP)、每搏输出量(stroke volume,SV)或心输出量(cardiac output,CO)变异评估液体治疗反应性
  - dPP、SV 或 CO 变化超过 13% 提示有容量反应性
  - 限制性液体输注:$4 \sim 8$ mL/(kg·h)——相关证据提示与"非限制性"液体输注[$10 \sim 15$ mL/(kg·h)]相比,术后并发症发生率下降
- 不同液体替代比例:$1.5 \sim 2$ mL 晶体液替代 1 mL 体液丢失
  1 mL 胶体液替代 1 mL 体液丢失
  - 胶体液在血管内维持时间长于晶体液,可维持一定胶体渗透压
- 血液制品——根据临床失血量(吸引器、海绵等估计)予以补充,并进行床旁即时检测(Hct、INR、血栓弹力图)

肌肉松弛
- 腹腔内操作和关腹需要肌肉松弛
  - 肌肉松弛不佳可导致术中肠道水肿和腹胀
- 吸入麻醉药可加强肌肉松弛药作用

一氧化二氮的使用
- 一氧化二氮弥散入肠腔速度快于氮气弥散速度
  - 肠胀气程度受一氧化二氮浓度、肠道血流和用药时间的

442

影响

- 肠梗阻患者应避免应用一氧化二氮(相对禁忌证)
  - 可能导致较多的肠积气和(或)关腹困难
- 导致吸入氧气浓度降低
  - 升高吸入氧气浓度可降低手术伤口感染发生率
- 可以增加肺动脉压力(尤其是已存在肺动脉高压患者)
- 术后恶心、呕吐风险可能增加

术中常见问题

- 功能残气量下降、肺不张、低氧血症,主要原因包括:
  - 手术牵拉以充分暴露内脏
  - 腹腔镜气腹
  - 头低足高位
  - (PEEP 和深呼吸可能改善上述效应)
- 热量丢失继发低体温:辐射→对流→传导→蒸发
  - 多数热量丢失多发生在麻醉后 1 h 内(体温下降 1~1.5 ℃)
  (可通过升高手术室温度、使用温毯、液体加温治疗改善热量丢失情况)
  - 肠道操作时可能出现低血压、心动过速和颜面潮红
    - 继发于细胞因子释放(前列腺素 $F1\alpha$)

腹压升高、输尿管牵拉、低血压或低血容量均可导致少尿

- 阿片类药物诱发胆道痉挛
- 可能影响术中胆管造影结果
  (纳洛酮、硝酸甘油和胰高血糖素拮抗)
- 膈肌痉挛可能引发呃逆,加深麻醉深度、加深肌肉松弛度、胃管引流降低胃内压可以缓解

酗　　酒

术前评估

- 酒精性肝硬化特点为:AST/ALT>2

麻醉注意事项

- 急性中毒:麻醉药量需求降低(继发于乙醇镇静效果)

- 慢性中毒:麻醉药量需求增加(继发于耐受)
- 醉酒患者需警惕头部和颈椎损伤的风险

术后注意事项

- 震颤性谵妄患者可能存在酗酒
- 多发生于最后一次饮酒后 72 h(术后第三天)
- 症状:自主神经兴奋性增高、震颤、幻觉、癫痫
- 治疗:苯二氮䓬类药物

酗酒相关多系统受累	
心血管系统	扩张型心肌病、高血压
呼吸系统	COPD(20%酗酒者会出现)
神经系统	小脑退行性变、多神经病、营养障碍[韦尼克-科尔萨科夫(Wernicke-Korsakoff)综合征]、震颤性谵妄(酒精戒断)
消化系统	食管炎、胃炎、胰腺炎、肝硬化
血液系统	贫血、血栓性血小板减少症
内分泌系统	糖异生减少(低血糖)、低镁血症

麻醉手术:肝脏手术

常规注意事项

- 肝脏切除术多用于治疗恶性肿瘤肝转移或原发性肝细胞癌的患者
- 高危患者可行腹腔镜肝占位消融术,作为姑息治疗
- 低氧血症→继发于肝肺分流、肺不张和腹腔积液导致的功能残气量下降
- 既往有门体分流术史的患者,手术复杂程度和手术出血风险增加

门静脉高压的治疗

- 药物:β受体阻滞剂
- 内镜治疗:硬化剂和食管钳夹治疗静脉曲张出血
- X线引导下经颈静脉肝内门体分流术可替代手术分流
- 手术:增加肝性脑病风险,目前尚无证据支持手术可改善

预后

监测

- 有创动脉压监测，中心静脉压监测

麻醉技术

- 全身麻醉、气管插管
- 胸段硬膜外麻醉作为术后镇痛方式（无凝血功能异常）
- 警惕误吸（无颗粒的抑酸药、快速顺序诱导）
- 避免 N_2O 吸入（肠胀气和肺动脉压升高风险）
- 避免使用释放组胺的肌肉松弛药（阿曲库铵、米库氯胺），以防血压进一步下降
- 终末期肝病、高循环动力状态可能需要缩血管药物治疗，以提高后负荷
- 终末期肝病合并肺动脉高压患者需避免低氧血症、高碳酸血症和代谢性酸中毒（可能加重肺动脉高压）
- 放置鼻胃管需警惕出血风险（凝血功能障碍和食管静脉曲张患者）
- 使用等张液体和胶体液（血管内胶体渗透压低的患者）进行容量替代治疗
- 较长时间阻断"入"肝血流可能导致凝血功能障碍和代谢性酸中毒（Pringle 手法：阻断门静脉和肝动脉）

术后管理

- 出血：手术、凝血功能障碍
- 肝脏组织切除较广泛患者可能出现小肝综合征（残余肝不能支持全身代谢→乳酸升高，肝酶升高，代谢性酸中毒加重）

麻醉管理：减肥手术

常规注意事项

基于 BMI 的 WHO 肥胖分类	
低体重	<18.5
正常	$18.5\sim24.9$

基于 BMI 的 WHO 肥胖分类	
超重	$25 \sim 29.9$
肥胖	$\geqslant 30$
I 度肥胖	$30 \sim 34.9$
II 度肥胖	$35 \sim 39.9$
III 度肥胖	$\geqslant 40$

$BMI = 体重(kg)/(身高(m))^2$

- $BMI = 体重(kg)/(身高(m))^2$
- 超重 $= BMI > 25$;肥胖 $= BMI > 30$;病态肥胖 $= BMI > 35$

减肥手术类型

- 垂直束带胃成形术
  - 形成小囊→限制可消化食物的容积
- 开腹 Roux-en-Y 胃旁路术
  - 形成小胃囊,与近端空肠吻合
  - 倾倒综合征:摄入高能量食物→恶心、腹泻、腹痛
  - 铁和维生素 B_{12} 缺乏风险
  - 腹腔镜 Roux-en-Y 胃旁路术
  - 小切口,减少术后肺部并发症/疼痛,早期活动

麻醉前评估

- 肥胖相关合并症
  - 高血压、高脂血症、阻塞性睡眠呼吸暂停(obstructive sleep apnea,OSA)、胃食管反流、2 型糖尿病
  - 循环血容量增加,心输出量增加→耗氧量增加
  - 肺顺应性降低,通气血流比值失调加重,功能残气量减少→低氧血症
  - 长期低氧血症→肺动脉高压、右心衰竭

麻醉技术

- 全身麻醉气管插管
- 开腹 Roux-en-Y 胃旁路术患者行硬膜外镇痛
  - 减少 OSA 患者阿片类药物全身用量,避免过度镇静

气道管理

- 特殊注意事项
  - 困难插管预测因子：颈围粗(周径＞42 cm)，Mallampati 分级Ⅲ和Ⅳ级
  - 肥胖＝面罩通气困难的危险因素
  - 功能残气量下降，耗氧量增加，气道阻塞发生率升高导致诱导后血氧饱和度快速下降
- 治疗策略
  - 25°头高位，预氧合 3 min
  - 通过 Ramp 体位改善喉部暴露(外耳道与胸骨切迹位于同一水平线)
  - 如气道评估风险较高，考虑在患者清醒时纤支镜插管
  - 警惕误吸(抑酸药＋快速顺序诱导)
  - 使用低脂溶性麻醉气体(地氟醚、七氟醚)
  - 使用短效镇痛药和镇静药(降低术后呼吸抑制风险)

肥胖患者药物剂量调整	
部分药物已针对肥胖患者进行剂量调整→但多数药物目前尚未明确是否需要调整剂量	
根据总体重给药	**根据理想体重给药**
· 苯二氮䓬类(负荷量) · 硫喷妥钠 · 丙泊酚 · 阿片类药物(负荷量) · 琥珀胆碱	· 苯二氮䓬类(维持量) · 肌肉松弛药 · 阿片类药物(维持量) 理想体重计算： 男性＝50 kg ＋ 2.3 kg×[身高(in.)－60] 女性＝45.5 kg ＋ 2.3 kg×[身高(in.)－60]
肥胖患者通常心输出量增加，分布容积增加	

监测

- 有创动脉血压监测指征：低氧血症，心肌收缩功能下降，中重度肺动脉压升高，无创途径无法测量血压
- 心电图：肺动脉高压可能继发右束支传导阻滞
- 深静脉血栓风险：充气加压装置和(或)皮下注射肝素可降低

风险

- 设备：手术床的承重范围应广

术后并发症

- 肺不张和低氧血症风险增加（考虑半坐卧体位，CPAP 或 BiPAP）
- 术后高碳酸血症风险增加，尤其是对于有肥胖低通气综合征和围手术期使用阿片类药物的患者→二氧化碳麻醉→导致高碳酸血症性呼吸衰竭
- 声门闭合时吸气可继发负压性肺水肿
- 吻合时，意外将鼻胃管与胃壁缝上（与术者密切沟通可避免）
- 预防深静脉血栓形成，尽早活动，降低血栓栓塞风险

麻醉管理：腹腔镜手术

常规注意事项

- 优点：切口小，手术创伤小，术后疼痛轻，呼吸功能障碍风险低，术后肠麻痹发生率低，快速康复，住院时间缩短
- 经腹插入 3 个腔镜口（脐下腔镜口多用于建立二氧化碳气腹，压力为 $12\sim15$ mmHg）

腹腔镜手术生理变化	
生理变化	**机制**
呼吸系统	
肺顺应性降低	头低足高位，腹内压升高
通气血流比值失调加重	功能残气量降低
吸气压力升高	头低足高位，气腹
动脉血二氧化碳分压升高，pH 值降低	肺部灌注降低，肺泡通气减少
心血管系统	
全身血管阻力升高，肺血管阻力升高，平均动脉压升高	高碳酸血症，腹内压升高，儿茶酚胺释放增加
静脉回流受限	腔静脉受压

腹腔镜手术生理变化	
生理变化	**机制**
心输出量降低	前负荷降低,后负荷升高
神经系统	
颅内压升高	头低足高位,高碳酸血症导致脑血流增加
肾脏系统	
尿量减少	肾血流减少,抗利尿激素分泌增加,腹内压增加

麻醉技术:腹腔镜手术

- 全身麻醉,气管插管,控制通气
- 充分松弛肌肉以避免胸内压力进一步升高
- 饱胃患者采用快速顺序诱导防止反流
- 保证足够每分通气量条件下,呼气末二氧化碳仍持续升高需警惕皮下气肿
- 降低气腹引起的血流动力学变化:
  - 心动过缓→ 格隆溴铵、阿托品
  - 降低心输出量和高血压→容量补充和(或)使用缩血管药物
  - 高血压→使用血管扩张药物

腹腔镜手术中低血压的原因	
· 头高足低位	· 静脉气栓
· 出血、低血容量	· 张力性气胸
· 高气腹压	· 张力性气腹
· 心律失常	· 心包填塞
· 心肌缺血	

监测

- 粗外周静脉通路(术中手臂束缚,难以调节)
- Trocar 置入前,经胃管吸引胃内气体
- 气道压力急性升高可能提示:

普通外科手术麻醉

- 气管导管移位进入支气管(尤其是手术床调节为头低足高位时)
- 气胸(多伴有血氧饱和度下降)
- 避免气道峰压升高:使用压力控制通气,缩短呼气时间(如吸呼比改为 1:1.5)
  - 每分通气量需增加 20%,以维持正常碳酸水平
- 二氧化碳气腹刺激迷走神经可能引起心动过缓
  - 高碳酸血症和呼吸性酸中毒也可能引发心动过缓
- 避免气腹压过高(12~15 mmHg)影响静脉回流

术后管理
- 肩部疼痛(刺激肩胛上神经)→非甾体抗炎药治疗
- 未发现的腹腔内脏/血管损伤→进行性低血压,腹围增加,血细胞比容降低
- 术后恶心呕吐风险增加
- 广泛的皮下气肿可能需要机械通气

结肠手术

手术指征
- 结肠癌、憩室炎、溃疡性结肠炎、克罗恩病、缺血性结肠炎、结肠造口还纳术

术前评估
- 术前禁食+肠道准备=大量体液丢失
- 肠梗阻可能增加诱导时误吸风险
- 胸段($T_8 \sim T_{12}$)硬膜外镇痛,降低肺不张风险,促进早期活动(对低血容量患者可能进一步加重低血压)
- 若硬膜外镇痛存在禁忌或患者拒绝时,可考虑双侧腹横肌平面置管,作为多模式镇痛的一部分,减弱切口痛(见"区域阻滞")

麻醉管理:结肠手术
- 若患者存在肠梗阻,需警惕误吸
- 若患者术前使用糖皮质激素,应考虑给予应激剂量
- 容量治疗必须考虑内脏暴露蒸发的丢失液量

- 肠系膜牵拉综合征:肠道手术过程中,肠道相关因子释放导致低血压(血管活性肠肽)
  - 低血容量、手术出血、粪便污染腹膜而继发脓毒血症

术后并发症

- 结肠术后使用促进胃肠动力药(胃复安)可能导致吻合口裂开
- 术后肠梗阻的可能原因包括肠道操作、阿片类药物、制动、缺少肠内营养、容量过负荷导致肠道水肿(硬膜外镇痛可能降低肠梗阻发生率)
- 鼻胃管长时间放置可导致鼻中隔缺血坏死

小肠手术

手术指征

- 小肠梗阻、肿瘤、肠套叠、小肠出血、类癌切除、克罗恩病

类癌/类癌综合征

- 类癌症状多不典型
  - 可能表现为腹痛、腹泻、间断性梗阻
- 转移性类癌(肝转移、肺转移)的全身症状
  - →类癌综合征:皮肤潮红、支气管痉挛、低血压、腹泻、右心瓣膜病变
  5-羟吲哚乙酸增加(>30 mg/24 h 尿液)
- 硬膜外镇痛可能加重术中低血压(可考虑使用稀释的局麻药/镇痛药+补充血容量)

监测

- 类癌患者需考虑行经食管超声心动图检查(评估右心病变、指导液体治疗)

麻醉管理

- 肠梗阻患者需警惕误吸,建议行快速顺序诱导
- 类癌
  - 避免释放组胺药物(硫喷妥钠、琥珀胆碱、阿曲库铵、吗啡)
  - 奥曲肽(合成的生长抑素)可以有效缓解低血压(皮下注射 50~500 μg,半衰期 2.5 h)

普通外科手术麻醉

术后管理

· 50%类癌患者死于心脏受累

· 与结肠手术注意事项相似

胰腺手术

手术指征

· 胰腺癌切除术（Whipple 手术：胰空肠吻合术、胃空肠吻合术、胆总管空肠吻合术）

· 治疗胰腺炎并发症：胰腺感染坏死、出血性胰腺炎、胰腺假性囊肿

监测

· 胰腺手术出血量大、体液丢失多（根据患者合并症情况考虑有创动脉、中心静脉血压监测）

麻醉管理

· 考虑胸段（$T_6 \sim T_{10}$）硬膜外镇痛控制术后疼痛

　· 术中常需要术者调整营养管尖端的位置

　· 因感染行胰腺手术的患者，术后可能出现脓毒血症和急性呼吸窘迫综合征，需要积极进行液体复苏、血管活性药（α受体激动剂，如去甲肾上腺素）支持和术后机械通气

术后管理

· 胰腺组织大部分切除→胰岛素分泌不足，新发糖尿病

脾脏手术

手术指征

· 脾脏损伤（钝挫伤、穿透伤）

· 因脾脏阻断引发的特发性血小板减少性紫癜

术前准备

· 尚无证据支持围手术期血小板输注（除非血小板计数＜50000/μL 或存在凝血功能障碍相关的临床证据）

麻醉管理

· 避免使用影响血小板功能的药物（非甾体抗炎药）

术后管理

- 患者应接种肺炎链球菌、流感嗜血杆菌和脑膜炎球菌疫苗

痔疮切除术和肛周脓肿引流术

麻醉管理

- 手术时间短,患者多置于膀胱截石位/俯卧位
- 多为全身麻醉(膀胱截石位可考虑使用喉罩)
- 可使用腰麻(俯卧位使用轻比重药物,膀胱截石位使用重比重药物)
- 充足的麻醉深度可使括约肌松弛

术后管理

- 术后疼痛严重→可考虑局麻药浸润,使用麻醉镇痛药和非甾体抗炎药

腹股沟疝修补术

麻醉管理

- 多为门诊手术
- 牵拉精索可能引起迷走神经反射,出现心动过缓
  - 多采用监测下麻醉+局部麻醉
  - 椎旁($T_{10} \sim L_2$)阻滞的使用可逐渐增加
  - 腰麻和全身麻醉均可

腹部疝修补术

术前评估

- 分期行腹部疝修补术可降低术后呼吸衰竭发生率(缝合较大的腹部伤口→呼吸受限)

监测

- 预计手术创伤较大者,需建立粗静脉通路,补充蒸发体液的丢失量

麻醉管理

- 可考虑硬膜外镇痛($T_{10} \sim T_{12}$)或经腹横肌平面阻滞(正中切口采用双侧阻滞,单侧疝气行单侧阻滞)
- 多采用全身麻醉气管插管＋肌肉松弛药
- 平稳苏醒(无咳嗽/呛咳),避免修补处损伤至关重要

阑尾切除术

术前评估

- 术前静脉补液补充液体丢失量(呕吐、摄入减少)

麻醉管理

- 开腹或腹腔镜手术
- 警惕误吸(快速顺序诱导)

术后管理

- 静脉使用阿片类药物,以满足术后镇痛需求

胆囊切除术

麻醉管理

- 全麻气管插管下行腹腔镜或开腹手术
- 阿片类药物诱发胆道痉挛
  - 可能影响术中胆管造影结果解读
  - 纳洛酮、硝酸甘油和胰高血糖素可逆转胆道痉挛
- 除非发生腹部血管损伤,否则出血量较少

术后管理

- 腹腔镜胆囊切除术→ 术后疼痛轻,住院时间短(患者多于手术当天出院)

麻醉管理:减肥手术

常规注意事项
- 体重指数(body mass index,BMI)=体重(kg)/(身高(m))^2
- 超重者 BMI>25;肥胖者 BMI>30;病态肥胖者 BMI>35

减肥手术类型
- 垂直束带胃成形术——多采用腹腔镜
  - 形成小囊→限制可消化食物容积
- Roux-en-Y 胃旁路术
  - 形成小胃囊,与近端空肠吻合
  - 倾倒综合征:摄入高能量食物→恶心、腹泻、腹痛
  - 铁和维生素 B_{12} 缺乏风险
    - **腹腔镜**:小切口,术后肺部并发症/疼痛降低,早期活动,减少住院时间
    - **开腹**:腹腔粘连严重患者,不能耐受腹腔压力升高的患者(慢性心力衰竭,严重肺病)和 BMI>60 的患者

麻醉前评估
- 肥胖相关合并症
  - 高血压、高脂血症、阻塞性睡眠呼吸暂停(obstructive sleep apnea,OSA)、胃食管反流、Ⅱ型糖尿病、非酒精性脂肪肝
  - 循环血容量增加,心输出量增加→ 耗氧量增加
  - 肺顺应性降低,通气血流比值失调加重,功能残气量减少,肺内分流→低氧血症
  - 长期低氧血症,高碳酸血症→肺动脉高压、右心衰竭

麻醉技术
- 全麻气管插管
- 开腹 Roux-en-Y 胃旁路术患者行硬膜外镇痛
  - 减少 OSA 患者全身阿片类药物用量,避免过度镇静

气道管理
- 特殊注意事项
  - 困难插管预测因子:颈围粗(>42 cm),Mallampati 分级 Ⅲ

和 IV 级
- 面罩通气困难的危险因素:肥胖,OSA,咽部软组织增生
- 功能残气量下降(氧储备下降),诱导后出现血氧饱和度快速下降,耗氧量增加,气道阻塞发生率升高
- 治疗策略
  - 若条件允许,避免或减少术前镇静药使用(减少呼吸抑制)
  - 25°头高位或头高脚低位,充分预氧合
  - Ramped 体位改善喉部暴露条件(外耳道与胸骨切迹位于同一水平线)
  - 若气道评估风险较高,考虑在患者清醒时纤支镜插管
  - 警惕误吸,使用抑酸药和快速顺序诱导(胃食管反流)
  - 使用低脂溶性麻醉气体(地氟醚、七氟醚)
  - 使用短效镇痛药和镇静药(降低术后呼吸抑制风险)

肥胖患者药物剂量调整	
肥胖患者并非所有药物需调整剂量,脂溶性药物根据总体重计算负荷量,根据理想体重计算维持量	
根据总体重给药	**根据理想体重给药**
- 苯二氮䓬类(负荷量) - 丙泊酚 - 阿片类药物(负荷量) - 琥珀胆碱 - 硫喷妥钠	- 苯二氮䓬类(维持量) - 非去极化肌肉松弛药 - 阿片类药物(维持量) 理想体重计算: 男性 = 50 kg + 2.3 kg×[身高(in.)−60] 女性 = 45.5 kg + 2.3 kg×[身高(in.)−60]
肥胖患者多心输出量增加,分布容积增加	

监护

- 有创动脉血压监测指征:低氧血症、心肌收缩功能下降、中重度肺动脉压升高、无创途径无法测量血压
- 心电图:肺动脉高压和(或)左心室肥厚可能导致右束支传导阻滞
- 深静脉血栓风险:充气加压装置和(或)皮下注射肝素可降低

风险

- 设备:手术床的承重范围应广

术后并发症

- 肺不张和低氧血症风险增加(考虑半坐卧体位、CPAP 或 BiPAP)
- 术前已存在二氧化碳潴留和围手术期使用阿片类药物增加术后高碳酸血症风险→二氧化碳麻醉→高碳酸血症性呼吸衰竭
- 声门闭合时吸气导致负压性肺水肿
- 吻合时,意外将鼻胃管与胃壁缝合(与术者密切沟通可避免)
- 预防深静脉血栓形成,尽早活动,降低血栓栓塞风险

减肥手术麻醉

开放血管外科手术操作

腹主动脉瘤(abdominal aortic aneurysm,AAA)修复术

- 适应证:有症状的动脉瘤、无症状的动脉瘤(如果>5 cm或半年增长>0.5 cm)、动脉瘤破裂、动脉瘤夹层、创伤、血管闭塞性疾病
- 发病率:**5%围手术期心肌梗死风险**(如果动脉瘤破裂则发生急性肾损伤、缺血性结肠炎、脊髓缺血的风险及死亡率均增高)
- AAA破裂死亡率:**围手术期死亡率50%**;如果不进行急诊手术干预则100%死亡
- 手术途径:腹腔干上、肾上、肾下(根据动脉瘤部位决定)
- 术前评估
  - AAA的解剖结构/位置:腹腔干上 vs. 腹腔干下
  - 合并症:在胸腹主动脉瘤(TAAA)/AAA患者中CAD合并症较多
  - 实验室检查:电解质、BUN/Cr、凝血功能、血常规、血型
- 通路及监测
  - 两条大流量的外周静脉通路
  - 有创动脉压监测:行降主动脉手术的患者用右侧桡动脉(参见下文)
  - 中心静脉(推荐8.5Fr鞘管)用来输液及监测CVP
  - 肾上型动脉瘤或存在心脏病病史患者考虑放置肺动脉漂浮导管
  - 术后镇痛考虑胸段($T_8 \sim T_{10}$)硬膜外麻醉
  - TEE对早期诊断心肌缺血有帮助(尤其是高位动脉瘤阻断时)
  - 上、下肢温毯保温就位(下肢温毯在再灌注和循环稳定前应**保持关闭**)
  - 导尿管:目标尿量>0.5 mL/(kg·h)
  - 术间备PRBCs;同时需要FFP

- 阻断主动脉时血流动力学改变
  - **后负荷增加** [LVEDP 增高、左心室舒张末容积（left ventricular end-diastolic volume，LVEDV）增大] 及 PCWP 增高
  - 儿茶酚胺增高
  - 静脉容量减少→因阻断后近端血容量的转移
  - MAP 增高，CVP 增高
  - PVR 增高→增加膜的通透性
  - **CO 减少 10%～55%**（肾下型最低，腹腔干上型减少最多）
  - **左心室扩张及 LVEDP 增高**→心内膜缺血、左心功能衰竭、CHF、心律失常

主动脉夹闭引起的低灌注

器官	可能发生的情况/并发症
腹腔脏器	肠道缺血
肾脏	急性肾损伤，长期肾功能异常 ・肾上阻断且时间＞30 min 风险增加
四肢	远端缺血
脊髓	脊髓缺血及瘫痪 ・Adamkiewicz 动脉起自主动脉：15% 起源于 $T_5～T_8$，60% 起源于 $T_9～T_{12}$，25% 起源于 $L_1～L_2$ ・脊髓前动脉综合征：在择期肾下 AAA 术中发生率为 0.2%；在择期 TAAA 或 TEVAR 中发生率为 8%；在胸段夹层或动脉瘤破裂中的发生率达 40%

- 开放后的血流动力学改变
  - **后负荷及血压降低**（因 SVR 降低及低血容量）
  - 凉且呈酸性的血液回到血液循环中
  - 来自远端组织中**血管扩张因子及缺血性因子**
  - 代谢性酸中毒，$EtCO_2$ 升高，SvO_2 降低
  - 混合静脉血回流导致 CVP 升高
  - **脊髓灌注压**（spinal cord perfusion pressure，SCPP）**降低**由于①高碳酸血症→脑脊液压力（cerebral spinal fluid pressure，CSFP）**升高**；②低血压；③代谢性酸中毒→脑血

流量增多→ICP 和 CSFP 增高

- 阻断前管理
  - 全身麻醉诱导：**维持血压于基线值**，因高血压会导致动脉瘤破裂，低血压会引起心肌缺血
  - **控制心率**（常用艾司洛尔）
  - 阻断前阶段通常**维持相对低血容量**防止后负荷增加引起高血压，同时减少阻断时 MI 风险（不要过度水化，而应使用血管扩张药）
  - **避免阻断引起的高血压**：加深麻醉，使用硝普钠（引起小动脉扩张及 MAP 下降）、硝酸甘油（预防心肌缺血及降低前负荷）
- 开放前的准备工作
  - **逐渐增加容量以提高前负荷**
  - **逐渐减少使用血管扩张药**并且准备好血管活性药
  - 减浅麻醉
- 开放后管理
  - 给予**容量负荷或血液制品**（如果需要的话）
  - 逐渐放开阻断钳可以减少血流动力学变化
  - 若出现严重低血压，与外科医生沟通重新阻断并再次评估
  - 可能需要**血管活性药物**
  - 增加每分通气量来使 $EtCO_2$ 在正常范围内
  - 开放前、后均需行**动脉血气分析**（管理液体量及电解质平衡）
  - 监测 Hct 同时纠正凝血障碍
  - 应用常规拔管标准（当血容量有大幅度改变时患者通常需要持续带管）
- 预防急性肾损伤
  - 风险：腹腔干上型＞肾上型＞肾下型
  - 维持心脏能够承受的最高 MAP 以**保证肾脏血流灌注压**
  - 维持血管内容量
  - 可用甘露醇（阻断前 0.5 g/kg）、呋塞米、钙通道阻滞剂、多巴胺、非诺多泮（还未被证实明确有效）
- 预防脊髓缺血
  - $SCPP = MAP_d$（远端平均主动脉压力）$-$（CSFP 或 CVP）*

460

° 以较高者为准

- 瘫痪的危险因素:急诊手术,阻断时间延长,动脉瘤范围广,高龄,严重动脉粥样硬化性疾病,结扎脊髓侧支动脉
- 在心肌能耐受的范围内**维持较高 MAP**(远端主动脉灌注压)
- SSEP 监测——不常用(2/3 的脊髓由脊髓前动脉支配→运动功能)
- 在阻断期间可建立转流或分流以维持远端灌注
- 可应用糖皮质激素和(或)巴比妥类药物
- 可应用硬膜外降温技术
- **CSF 引流**:如果监测远端压力,SCPP>30 mmHg;可从腰大池引流 CSF,速度可达 15 mL/15 min(CSF 引流速度过快有脑疝风险→最大量可达 75 mL)
- 避免应用过多血管扩张药(低血压→灌注压降低,脑血管扩张→ICP 升高影响 CSF)
- 避免高血糖(当血糖>200 mg/dL 时,考虑输注胰岛素)
- 可适当降低体温(被动降温到 34 ℃左右)

胸腹主动脉动脉瘤(thoracoabdominal aortic aneurysm,TAAA)修复术

- 管理方法与 AAA 类似(见上),注意以下几点
- 近端扩张需要外科处理;远端扩张可用药物控制
- 药物治疗降低主动脉壁压力;可使用血管扩张药(尼卡地平或硝普钠)和 β 受体阻滞剂(艾司洛尔)

TAAA Crawford 分型(Ⅰ~Ⅳ)

- Ⅰ:胸降主动脉瘤远端到锁骨下动脉
- Ⅱ:动脉瘤起自锁骨下动脉到远端腹主动脉
- Ⅲ:动脉瘤起自中段胸降主动脉到远端腹主动脉
- Ⅳ:腹主动脉瘤

TAAA Stanford 分型(A-B)

- A 型:自升主动脉到降主动脉的主动脉夹层破口(急性)
- B 型:自降主动脉以下的主动脉夹层破口(急性或慢性)

TAAA 相关问题

- 气管或支气管的压迫或移位
- 咯血
- 若压迫左侧喉返神经则出现声音嘶哑及声带麻痹

- 上腔静脉综合征
- 食管移位/受压
- 若破裂进入胸膜后引起血胸和纵隔移位
- 若破裂进入心包则引起心包填塞
- 夹层:若撕裂至主动脉根部,可引起主动脉瓣功能不全、心包填塞
- 远端灌注减少

(改编自:Dunn P. *Clinical Procedures of the MGH*. Philadelphia, PA: Lippincott Williams & Wilkins.)

麻醉注意事项

升主动脉手术	包含主动脉弓的手术	降主动脉手术
· 正中开胸术及体外循环（cardiopulmonary bypass,CPB） · 有时需要主动脉瓣置换及冠状动脉移植 · 麻醉方法和其他心脏手术的方法类似 · 桡动脉有创动脉压位置取决于需阻断锁骨下动脉还是无名动脉 · 尼卡地平或硝普钠控制血压 · 若有血管扩张则用β受体阻滞剂(艾司洛尔);心动过缓会加重主动脉瓣关闭不全(aortic incompetence, AI) · TEE可发现夹层破口、冠状动脉开口、AI,评估栓塞风险	· 正中开胸术及CPB · 深低温停循环(注意头部降温) · 更多脑保护方法:低温达15℃,输注丙泊酚或巴比妥类药物维持平稳的EEG · 较长时间的复温引起失血	· 非CPB下左侧开胸术 · 单肺通气 · "阻断不停跳"技术 · 应用右心房到股动脉的部分体外循环 · 当阻断左侧锁骨下动脉时监测右侧桡动脉有创动脉压 · 脊髓保护措施 · 阻断→后负荷突然增加可引起左心衰竭及心肌缺血 · 应用自体血回输 · 肺动脉漂浮导管和(或)TEE辅助血流动力学管理

TAAA 的血压控制

- 若无体外循环:阻断时维持 SBP 在 1/2 基础 SBP 水平左右
- 若有体外循环:维持 SBP 在基础 SBP 水平

- 在主动脉阻断过程中血管扩张药应谨慎使用（或者不用）（有降低脊髓和肾脏灌注风险）
- 在主动脉开放之前降低吸入麻醉药浓度，停用血管扩张药
- 在主动脉开放前后应用胶体液、晶体液、血液制品扩充容量

颈动脉内膜剥脱术

- 适应证：卒中病史，短暂性脑缺血发作（transient ischemic attack，TIA）或在血管造影时有明确的动脉栓塞
- 发病率 $4\%\sim10\%$（主要是神经系统疾病）；伴发 CAD 发病率 $\approx50\%$；不稳定 CAD 或左主干病变患者是唯一在行血管手术前行冠状动脉血管重建的受益人群（*N Engl J Med.* 2004；351 (27)：2795-2804）
- 围手术期死亡率 $1\%\sim4\%$

麻醉方法

	优点	缺点
区域阻滞颈深丛及浅丛阻滞	便于监测神经系统功能障碍；能够用语言表达神经系统症状 血流动力学波动更小 避免肺部并发症如插管相关的咳嗽/呛咳等 可缩短住院时长	"好的全身麻醉总是优于坏的区域阻滞"→如果区域阻滞不起效，患者会感觉明显不适、躁动甚至心动过速 一些医师会采用"深度镇静"加用区域阻滞→抵消了清醒监测神经系统功能的优点
全身麻醉	确保气道安全 缺血预适应使患者受益 吸入和静脉麻醉药有神经保护作用	诱导、苏醒及拔管阶段需谨慎给药，以防止高血压及呛咳 低血压（手术刺激小但还需要保持患者处于不动状态） 两种麻醉方式（全身麻醉对比区域阻滞）术后预后和死亡率无明显差别（*Lancet.* 2008；372：2132-2142）

- 颈深丛阻滞技术
  - 在乳突及 C_6 横突的连线上的 C_2、C_3、C_4 水平注射麻醉药；

针尖向尾侧及后侧轻度偏转,接触到横突之后,回撤 2 mm 左右并给药;可在超声引导下进行操作

- 潜在并发症:动脉内给药(椎动脉),霍纳综合征(交感神经阻滞),声音嘶哑(喉返神经)

- **颈浅丛阻滞技术**
  - 技术:在胸锁乳突肌后方 C_6 水平及上下 2~3 cm 位置注射麻醉药(目标在于让麻醉药在皮下及胸锁乳突肌后方扩散)
  - 操作容易且风险较小,有较好的效果

- 术中分流
  - **使血流从颈总动脉向颈内动脉流动**(阻断的远端/上端)
  - 当患者有对侧颈动脉疾病时使用
  - 残端压力:测量远端到阻断端的压力,需要提供一个血流良好的转流管,**残端压力 < 50 mmHg** 为分流适应证
  - 有斑块移位、内膜损伤及空气栓子的风险

- 血流动力学管理
  - 避免心动过速(心肌需氧量增多)及低血压(冠状动脉血流量减少)
  - **维持 MAP 稍高于基线水平以保证良好的对侧血流**
  - 输注去氧肾上腺素→在维持 MAP 的同时预防心率加快
  - 应用硝酸甘油以减少在诱导和苏醒期间血压的升高
  - 艾司洛尔/美托洛尔预防心动过速,尤其在诱导时、肌松拮抗后及拔管期间
  - 在已知 CAD 患者中,诱导前进行有创动脉压监测

- 术中脑功能监测对预后改善**无**明确指导意义
  - 苏醒:减少心脏并发症及 HTN 的发生
  - EEG:与神经功能改变有相关性
  - SSEPs:敏感,但其为皮质缺血的间接预测值
  - 残端压力:敏感性及特异性均较差
  - 经颅多普勒/脑氧饱和度/颈内静脉血氧含量(未证实)

- 围手术期并发症
  - **脑低灌注**(避免高血糖及低碳酸血症)
  - 高碳酸血症引起的**颅内窃血**

- 颈动脉体操作可引起**心动过缓**:治疗方法包括术者行局部利多卡因浸润麻醉或静脉给予阿托品
- **术中卒中**(导致苏醒延迟/精神状态改变)
- **伤口血肿**
  - 诊断:进行性加重的喘鸣及呼吸困难;往往肉眼难见血肿(可因敷料/患者体形)
  - **第一时间引流血肿,其次建立气道**
  - 治疗:立即返回手术室——如果情况加重,建立气道之前即打开伤口;可能无法尝试气管插管(可能导致气道水肿/出血,使情况加重)

颈动脉内膜剥脱术并发症

- 高血压:损伤颈动脉窦;与正常血压(高灌注)的患者相比,神经功能损伤风险升高;更常见于全身麻醉(与区域阻滞相比较)
- 低血压:移除斑块→压力感受器的刺激增大;更常见于区域阻滞
- MI:最常见的死亡原因
- 卒中:通常为栓塞引起
- 出血:可因为血肿或水肿引起气道阻塞
- CNS损伤:10%患者;最常见的受累神经为舌下神经、迷走神经、喉返神经、副神经
- 颈动脉体损伤:呼吸系统对低氧血症/高碳酸血症的反应能力下降;在两侧都行CEA手术的患者中特别常见

血管内手术

血管内 AAA 修复术(endovascular AAA repair,EVAR)
- 监护至少要包括有创动脉压监测(及建立外周大流量静脉通路)
- 通常不需要血管活性药/血管扩张药
- 转开放手术率<5%(需要始终警惕该事件发生的可能性)
- 全身麻醉
  - 复杂病例(经验不丰富的外科医生)或患者拒绝区域阻滞/安定麻醉

- 作为保守转开放手术的备选方案
- 区域阻滞麻醉
  - 腰麻:该手术的时长决定了通常不采用这种麻醉方法
  - 硬膜外麻醉:对于手术切口部位的理想麻醉(双侧股动静脉通路);如果穿刺见血或造成损伤或发生了血管内置管应推迟手术
  - 区域阻滞技术可以减少高凝的发生及围手术期血管内血凝块的形成(尤其对行下肢手术操作的患者)
- 麻醉监护(镇静)下的局部麻醉
  - 患者需在不舒适的透视床上平卧静止数小时
  - 优点:自主呼吸保证静脉回流,更少的肺部并发症,改善了术后的镇痛效果
  - 近期证据提示对于破裂的 AAA 患者行 EVAR 采用全身麻醉而言,局部麻醉较之死亡率更低(*Br J Surg*. 2014;101(3):216-224)
- 需关注造影剂肾病(由广泛造影所致)
- 血管内胸腹主动脉瘤修复术(TEVAR)的注意事项
  - 恰当地放置支架位置需要短暂的呼吸暂停和(或)低血压;可推注丙泊酚、硝酸甘油或艾司洛尔
  - 很少使用腺苷以诱发短暂的心搏骤停

颈动脉支架
- 通常在 MAC 和局部麻醉下进行
- 需要患者处于静止状态(保持头颈部最小活动度)及能够耐受透视床
- 可考虑使用镇痛药/α_2受体激动剂(避免同时使用镇静药)

远端血管成形术/血栓切除术
- 需要行下肢血管手术的患者有大于 50% 的可能性合并有 CAD
- 手术时间通常较长(在不舒适的透视床上);最好避免长时间输注大剂量的咪达唑仑/丙泊酚(有认知障碍及定向障碍可能)
- 随时准备转开放手术
- 区域阻滞能够减少凝血功能异常及降低围手术期血管内血栓形成的风险(特别是下肢手术操作)

外周血管手术

- 术前风险:患者通常有其他合并症(伴随 CAD 风险升高)
- 手术:旁路搭桥(股-腘、髂-股等),血栓切除术,假性动脉瘤修复
- 监测:根据每个患者的情况进行有创动脉血压监测(血流动力学常不稳定)(在手术的对侧放置有创动脉血压监测)
- 麻醉
  - 全身麻醉/区域阻滞/MAC
    - 硬膜外麻醉及全身麻醉→心脏相关并发症的发生率类似
  - 连续硬膜外/腰麻
    - 降低术后血管内支架血栓形成的发生率(*Anesthesiology.* 1993;79(3):422-434)
    - 通常应用连续腰段硬膜外置管(OCC 脊髓)
    - 清醒的患者可以主诉 MI 症状(胸痛)
    - 有助于患者术后镇痛
    - 硬膜外置管后在术中使用肝素不增加硬膜外血肿风险
    - 硬膜外麻醉与因组织灌注不足引起的再手术率较低相关(与全身麻醉相比较)(*Anesthesiology.* 1993;79(3):422-434)
    - 与全身麻醉相比较,椎管内麻醉能够降低术后肺部并发症发生率(*Cochrane Database Syst Rev.* 2013;7:CD007083)

神经外科手术、神经放射学以及电休克治疗的麻醉

神经生理学

脑代谢率(cerebral metabolic rate,CMR),脑血流量(cerebral blood flow,CBF),以及其自身调节(图1)

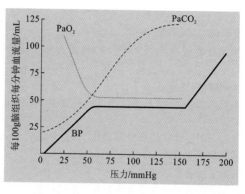

图1 脑血流量随 PaCO₂ 及 PaO₂ 变化

(引自 Dunn P. *Clinical Anesthesia Procedures of the Massachusetts General Hospital*. 7th ed. Philadelpha,PA:Lippincott Williams & Wilkins;2006)

- 脑灌注压(cerebral perfusion pressure,CPP)= MAP − ICP (若 CVP>ICP,则为 CVP)
  - 目标 CPP>60 mmHg;神经系统检查,EEG,NIRS 有利于个体化管理 CPP
  - 对于颅内高压/脑组织病变的患者而言,需要更高的 CPP 满足组织氧供(>70 mmHg)
  - 动脉置管:将压力传感器放在耳屏水平所测得的平均动脉压可以反映 CPP
- 健康患者的脑血流量有自身调节机制(MAP 50~150 mmHg)
  - 整体脑血流量:每 100 g 脑组织每分钟血流量为 50 mL(约

75％至灰质）

- 慢性 HTN 患者→自身调节曲线右移
- 一定程度的低血压可能导致低灌注或缺血
- 极度高血压→CBF 及 ICP 明显增加
  - 血脑屏障受损导致脑组织水肿、充血及组织损伤
- 血流量随脑代谢率改变
  - 脑部的氧输送与需求密切相关（约 50％的氧在首次经过时摄取）
  - 每 100 g 脑组织每分钟血流量低于 15 mL→EEG 可检测到脑组织缺血
  - 麻醉药，体温，动脉血 PO_2 和 PCO_2，病理生理状态影响 CBF 的自体调节（见表——脑血流量与脑代谢率关系）
  - 外科切除脑组织影响局部血供
  - 整体大脑的生理与局部/细胞水平的生理不同（如，线粒体）

脑血流量与脑代谢率关系（CBF 与 CMR）

- $PaCO_2$（正常＝20～80 mmHg）
- 高碳酸血症：CBF↑，CMR↔低碳酸血症：CBF↓，CMR↔
  强效吸入药物抑制 CO_2 应答，静脉麻醉药保护 CO_2 应答机制
  慢性过度呼吸使 CO_2 曲线变扁平
- 严重低氧血症（PaO_2＜50 mmHg）：CBF↑，CMR↔
- 体温：体温每下降 1℃，CMR 下降 5％～7％，CBF↓
- 强效吸入药物：CMR↓，CBF↑（CMR 与 CBF"不匹配"）
  $PaCO_2$↓或静脉麻醉药可使效果增强
  药物同样抑制血流量的自身调节作用
- 笑气：CBF↑，CMR↑（局部，并非整个大脑）
  与其他药物合用可能削弱笑气对 CMR 的影响
- 静脉药物（巴比妥类/丙泊酚/依托咪酯/苯二氮䓬类）
  CMR↓，CBF↓
  维持自体调节机制及 CO_2 应答
  氯胺酮例外：CBF↑，CMR↔（单独应用时↑）

脑血流量与脑代谢率关系(CBF 与 CMR)

- 阿片类镇痛药:对于 CBF 和 CMR 的影响很小
- 颅脑损伤:反应不一致,**CMR↓,CBF↑(过度灌注)**
  过度灌注:CBF 超过代谢需求,通常继发于脑梗死
- 基础代谢率:每 100 g 组织每分钟耗氧量为 3.5 mL
- 大脑均重:1400 g;100 mL 动脉血的携氧量=20 mL O_2
- 大脑的整体血流量=每 100 g 组织每分钟血流量为 50 mL;缺血时血流量=每 100 g 脑组织每分钟血流量为 15 mL

颅内压(intracranial pressure,ICP)

- ICP=颅内(封闭空间)对脑组织、脑脊液、血液等产生的压力
- 大脑组成:脑组织/细胞(80%);血液(10%);脑脊液(10%)
- 正常范围:0~10 mmHg;脑脊液:正常为 150 mL;每天总量为 450 mL
- ICP 增高可能导致脑疝及严重的神经疾病
  - 急性 ICP↑——脑脊液向脑室分流;脑室受压
  - ICP 进一步↑——脑组织受压,神经系统受损退化
  - 重度 ICP↑——**库欣三联征**(血压↑↑+心率↓↓+呼吸紊乱)

  脑疝——双侧瞳孔不对称,延髓性麻痹,呕吐,去大脑抑制,偏瘫

ICP 增高的处理

- **过度通气**
  - 收缩脑血管使血液灌注减少
  - 降低颅内氢离子浓度减轻脑组织水肿
  - 当 $PaCO_2$<26 mmHg 时,氧输送↓>脑组织体积↓
  - 对于颅脑损伤患者的危害尤为严重
  - 迅速使 $PaCO_2$ 恢复至正常水平→脑水肿,ICP↑
- **头部位置**
  - 头高位(15°~30°)促进颈静脉回流
  - 通常最有效的办法是减小脑组织体积
  - 避免颈部旋转/静脉充血及回流受阻

ICP 增高的处理

- **直接引流**：脑室引流术，腰大池引流
- **血压控制**：避免高血压及严重低血压
- **用药**
  - 避免应用大剂量强效吸入药（>0.5 MAC）
  - 丙泊酚，硫喷妥钠——↓CBF 及 CMR
  - 利尿剂——呋塞米（0.1~1.0 mg/kg）
  - 提高渗透压（避免离子重吸收+利尿剂）
- **渗透治疗**
  - 依赖于血脑屏障的功能完整
  - 甘露醇（总量 0.5~2 g/kg）或者高渗盐水（hypertonic saline，HTS）

    二者的效果对比尚无统一结论

    高渗盐水利于失血性休克的急救复苏

    注意：抑制心功能（有效循环容量短暂升高）或不稳定动脉瘤

    维持渗透压差（甘露醇）<20 mOsm/kg 或血浆渗透压<320 mOsm/kg

    甘露醇能够清除自由基或 HTS/甘露醇降低血液黏滞度，增加氧气输送

高渗疗法的潜在并发症

- 高渗溶液进入脑组织进一步加重水肿（后期）
- 高钠血症、低钾血症；罕见甘露醇导致高钾血症
- 过快纠正低钠血症→中枢神经脱髓鞘
- 肾衰竭（渗透压负荷导致肾脏受损）
- 肺水肿（由于血管内液体超负荷导致心脏功能受损）
- 血容量不足（甘露醇/呋塞米+失血）

开颅手术

麻醉管理

诱发电位
· **诱发电位类型** · EEG——麻醉深度,爆发抑制,等电位 EEG,缺血 · 动脉瘤夹闭,动静脉畸形切除,CEA · 躯体感觉诱发电位(somatosensory evoked potentials, SSEPs)——背侧神经束及躯体感觉皮层 · 由外周神经刺激产生并进行中枢检测 · 运动功能受损具有可信性但可能检测不到 · 脊柱和颅内均可应用 · 测量方法可以与大多数麻醉药物兼容 (吸入强效麻醉药的抑制作用强于静脉药物) · 脑干听觉诱发电位(brainstem auditory evoked potentials, BAEPs)——麻醉深度及第Ⅷ对颅神经 · 后颅窝开颅手术,听神经瘤切除术 · 通过听力检测监测 · 较难抑制 · 视觉诱发电位(visual evoked potentials, VEPs)——监测视觉皮层或视神经 · 对于抑制较敏感,很少应用 LED 发电技术 · 经皮层电极诱发电位(transcortical motor-evoked potentials, TcMEPs)——运动功能(腹侧通路)从皮质到运动终板(肌肉) · 在脊柱手术、脑干病变切除术中应用广泛 · 接近运动皮质或下行神经束的开颅手术(如内囊) · 避免应用长效肌松药 · 避免应用吸入麻醉药;通常应用丙泊酚静注 · 依托咪酯[10～20 μg/(kg·min)]或者氯胺酮[0.25 mg/(kg·h)]静注可能增大振幅——在基础信号弱时效果明显 · 小剂量右美托咪定[0.2～0.4 μg/(kg·h),不给单次剂量]可减少四类药物的用量并且加强镇痛效果维持血流动力学稳定 · EMG(肌电图)——脊神经束诱发电极 · 可以与除肌松药以外的任何药物联用

诱发电位

对麻醉药物的敏感性

皮层＞深部脑组织＞脊柱

视觉＞TcMEPs＞深部电极＞脊髓电极＞SSEPs＞BAEP

麻醉药物的抑制作用

- 吸入麻醉剂＞丙泊酚＞依托咪酯＞氯胺酮＞阿片类药物
- 监测过程中笑气在浓度稳定时可以抑制 50%
- 对于较易被抑制的诱发电位可以考虑应用 TIVA(丙泊酚/依托咪酯＋麻醉药)
- 常规剂量的苯二氮䓬类药物→对于检测效果影响最小
- 低剂量右美托咪定[＜0.4 $\mu g/(kg \cdot h)$]可以与任意监测手段合用,但是大剂量时可能抑制 TcMEP

EEG 频率范围	
Delta 波(0~3 Hz)	深睡眠,深度麻醉,或病理状态(如脑肿瘤、缺氧、代谢性脑病)
Theta 波(4~7 Hz)	睡眠及成人麻醉状态;清醒儿童和年轻成人过度通气
Alpha 波(8~13 Hz)	静止状态,清醒成人闭眼,主要见于卧位
Beta 波(13 Hz)	思考,动脑,浅麻醉状态

来源:Bendo AA,Hartung J,KassIS,et al. Neurophysiology and neuroanesthesia. In Barash PG, Cullen BF, Stoeling RK, eds. Clinical Anesthesia. 2nd ed. Philadelphia,PA:Lippincott,1992:871-918

概述

- 通常使用 Mayfield 头颅钉和 U 形头枕
  - 钢钉置入刺激性很强
  - 麻醉医生必须预料到刺激的发生(而不是等发生后再给予处理)
  - 在置入头颅钉之前最好进行有创动脉置管
  - 可以在头颅钉置入部位进行局部麻醉
  - 预先加深麻醉/控制血压[提前 30 s 经静脉给予丙泊酚、尼

卡地平或阿片类药物(如瑞芬太尼)]
- 气道/头部通常远离麻醉医生
- 在诱导完成后需要在磨牙处立即置入软质牙垫
  - 手术期间可能发生舌咬伤导致的组织水肿
  - 可以防止由于体位或牙关紧闭导致的气管插管打折
- 保护眼睛
  - 保持眼睑闭合;涂抹眼药膏防止角膜损伤
    - 后颅窝开颅手术:手臂摆放位置与脑干反射
- 预先计划好静脉通路(手臂外展或者收拢)
  - 提早策划术中输液的需要及输液部位
  - 通过可见的静脉输液(如果可能)降低局部渗液发生的可能性
- 刺激比较强的时间点:插管/头颅钉置入/切皮/钻孔/硬脑膜切开
- 整个过程避免咳嗽/呛咳/体位变动
- 在任何的开颅手术中均可能发生快速失血(尤其是切口附近的窦道)
- 术后及时进行神经系统功能评估至关重要
  - 无法及时进行神经系统功能检测时→术后立即行 CT 检查
  - 避免常规应用辅助麻醉药(有可能干扰术后评估)
- 阿片类药物:平衡麻醉的方法
  - 过量应用麻醉药可能导致苏醒延迟
  - 尽早给予阿片类药物(如诱导、钢钉置入、切皮)
    - 芬太尼——短效,可滴定(总量 $5\sim10~\mu g/kg$)
    - 盐酸二氢吗啡酮——长效,用于术后镇痛
    - 吗啡——镇静剂,缓慢起效;颅内操作禁用(肾功能不全患者吗啡代谢产物可能积聚)
    - 可以静注瑞芬太尼[$0.1\sim0.5~\mu g/(kg \cdot min)$]和舒芬太尼[$1\sim2~\mu g/kg$ 单次给药$+0.1\sim0.2~\mu g/(kg \cdot h)$]
- 通过有创监测精准管理血压
- 液体复苏
  - 生理溶液(如林格液)优于生理盐水(高氯可能导致酸中毒)
  - 禁用低张或含糖溶液(可能导致脑水肿/损伤)

- 根据临床情况判断是否应用胶体液（颅脑损伤的患者限制应用白蛋白）
- 围手术期通常需要给予抗生素
- 抗痉挛治疗
  - 围手术期抗痉挛药物及类固醇激素的应用：根据患者不同情况个体化用药
  - 可能会增强神经肌肉阻滞剂的阻滞作用（急性）或者拮抗神经肌肉阻滞剂作用（慢性）
  - 在可能有皮层操作的时候往往需要预先应用抗痉挛药物
    - 静脉给予苯妥英钠负荷量：18 mg/kg 溶于 250 mL 生理盐水，25 mg/min 滴注
    - 注意：单次快速给予苯妥英钠可能导致明显的心律失常、低血压、心衰
    - 肾衰——低白蛋白血症及尿毒症
  - 磷苯妥英（苯妥英钠前体药物，副作用更小）负荷剂量：等效于 15~20 mg/kg 苯妥英钠溶于 250 mL 生理盐水，50~100 PE mg/min 静脉滴注
  - 静脉给予左乙拉西坦（开浦兰）负荷量：1000 mg/100 mL 生理盐水；15~30 min 内静注
- 如果伴有水肿，静脉给予地塞米松（10 mg 单次剂量，每 6 h 追加 4 mg）
  - 可以用于颅内损伤、ICP 增高、水肿患者

麻醉诱导

- 麻醉诱导时注意维持血流动力学稳定
- ICP 增高时适当采取过度通气
- 可以联合应用丙泊酚 1~2 mg/kg，芬太尼 2~4 μg/kg 及非去极化肌松药
- 可以应用短效降压药（艾司洛尔，尼卡地平）
- 琥珀胆碱导致的肌震颤可能引起瞬时 ICP 升高
- 插管期间的咳嗽、呛咳、交感兴奋性增高以及血压增高都可能引发突然、顽固的 ICP 增高（可以用 1 mg/kg 利多卡因预防给药）
- 颅内动脉瘤的患者在浅麻醉的情况下易发生瘤体破裂

麻醉维持

- 避免大剂量应用吸入麻醉药物引发的脑组织体积增大
- 预先计划好麻醉性镇痛药总量并于术中按需单次给药
- 如果需要缩小脑体积或者监测诱发电位可以考虑 TIVA
- 可以考虑应用 EEG 监测指导 TIVA 给药剂量
- 方法
  - 输注丙泊酚以达到顺行性遗忘及放松大脑的作用（在切除完成时停止输注以加快苏醒）
  - 给予麻醉性镇痛药物达到镇痛制动的作用（如因监测需要不能应用肌松药）
- 达到并维持合适的麻醉深度，HTN 患者需要充分应用拉贝洛尔或者尼卡地平避免突发高血压
- 密切监测尿量，合理输注生理盐水
- 监测血糖，高于 160 mg/dL 时给予胰岛素
- 高血糖可能加重神经系统损伤
- 若没有监测需要，可单次给予或持续泵注非去极化肌松药维持 TOF $\frac{1}{4}$
- 维持平均动脉压在基线水平上下 20% 之内浮动
- 笑气的应用需要警惕
  - 浓度不恒定时可能使 EEG 复杂化，干扰监测
  - 可能增加 CBF，加重脑水肿，导致 ICP 升高
  - 可能导致颅内积气（尤其是后颅窝手术）或加重气胸（尤其是创伤患者）
  - 可能对神经元细胞有损害（研究中）

麻醉苏醒

- 血压调控至关重要
  - 术中或术后突发高血压可能导致出血、水肿
  - 可以应用拉贝洛尔或尼卡地平
- 针对恶心呕吐预防用药（昂丹司琼）
  - 避免使用异丙嗪、氟哌利多、苯海拉明（可能具有镇静作用）
- 在 Mayfield 头颅钉移除**后**需要立即采取突发事件预处理
- 拔管前需要预留 **5 min** 时间进行头部包扎

- 拔管：神智恢复至初始状态
- 小剂量丙泊酚（10～40 mg）或瑞芬太尼（0.2～1 μg/kg）或者右美托咪定可使苏醒平稳
- 转运期间严格进行生命体征监测

涉及后颅窝手术的特点

- 通常伴随 ICP 升高（由于后颅窝肿物梗阻所致）
  - 诱导前充分考虑降 ICP 方法
  - 对于重症患者，可以在局麻下行脑室分流术
  - 在体位摆放或者术前准备过程中头低位可以导致 ICP 升高
- 俯卧，头高位——考虑到气栓可能
- 术后可能发生颅腔积气
- 颈部屈曲患者可导致气管插管打折（**必须放置牙垫**）
  - 拔管后舌体肿大，缺血/损伤
- 邻近重要神经结构（包括调节中枢）的手术
  - 脑干/髓质/脑桥调节中枢
  - 可能发生心动过缓、呼吸暂停、血压波动
  - 术后可能发生出血
- 微创手术可能导致脑水肿
  - 颈部静脉回流/头位

坐位开颅手术：躺椅，背部倾斜 60°；髋关节及膝关节屈曲

优点

- 减轻脑组织肿胀以利于术中暴露，用于：
  - 后颅窝肿物/小脑肿物
  - 松果体肿物切除
- 避免俯卧位并且改善通气

缺点

- 气栓及反常栓塞风险（卵圆孔未闭/室间隔缺损）
  - 征象：$ETCO_2$ 下降、低血压、心动过速、ETN_2 升高
  - 监测：心脏多普勒超声或者持续 TEE 监测
  - 通路：中心静脉置管（气体导出）
    - 可以通过肘前静脉放置
    - 多腔导管更有效
- 颈部过度屈曲及灌注不足可能导致四肢瘫痪

坐位开颅手术:躺椅,背部倾斜 60°;髋关节及膝关节屈曲

- 静脉充血或头高位所致的低血压可能导致脑缺血
  - 动脉血压转换至中耳水平
  - MAP 维持在基线值±20%
  - 应用弹力袜降低静脉血栓发生率
- 体位导致的神经损伤(下肢、上肢、颈部/臀部神经丛)

清醒开颅手术

- 用于切除运动或语言中枢肿物的切除及癫痫灶切除
- 团队工作重点是与患者交流,有耐心,感同身受
- 正确设定患者及外科医生的期望值
- 患者可处于不同的意识状态"睡眠—清醒—睡眠",可用喉罩
  或气管插管
  - 不同医疗中心及不同医生经验用药选择亦不相同
  - 避免气道梗阻
  - 刺激较强的时间段只有开颅/钻孔/硬脑膜切开
- 安抚患者
  - 用体位垫或软枕及温毯等让患者尽量舒适
  - 血管活性药物(如硝酸甘油)可能导致严重头疼
  - 在清醒患者头侧悬挂手术单
- 准备工作
  - 静脉通路,监测,有创动脉
  - 可以考虑放置双侧鼻咽通气道(28～34Fr)与氧气相连用
    以进行气道管理
  - 放置之前可以给予局部麻醉药及血管收缩剂
- 外周神经阻滞
  - CNV1——眶上神经,滑车上神经
  - CNV2——耳颞部神经,颧颞部神经
  - 颈神经分支——耳后神经,枕大及枕小神经
  - 术中静注瑞芬太尼;提前给予 PONV 预防性用药
  - 局麻药选择:0.375%长效罗哌卡因及 1:200000 肾上腺素
  - 大剂量丁哌卡因可能增加心脏毒性风险
  - 允许外科医生在操作过程中给予局麻药

- 提前给予美托洛尔以防止发生心动过速
- 术中维持
  - 在钻孔和切骨瓣时适当加深镇静
  - 硬脑膜切开前减浅镇静
  - 监测 CO_2——高碳酸血症会加重脑水肿
  - 丙泊酚/瑞芬太尼并且保持自主呼吸
  - 右美托咪定是一个有效的辅助用药
    - 呼吸抑制最轻,可能引起低血压和心动过缓
    - 严重的心动过缓可以给予格隆溴铵(0.2 mg)
    - 负荷量 $1\ \mu g/kg$ 持续 10 min 后以 $0.3\sim1\ \mu g/(kg\cdot h)$ 速度泵注
  - 神经监测
    - 皮层功能监测——通常是语言中枢
    - 要求患者持续回应、交流、接触

颅内血管手术:动脉瘤夹闭及动静脉畸形(arteriovenous malformations,AVMs)切除

术前评估

- 动脉瘤位置在哪? 患者是否合并有蛛网膜下腔(subarachnoid hemorrhage,SAH)出血? GCS?
- 手术涉及的切除范围;是否接近静脉窦? 难度如何?
- 是否需要 CSF 引流?(改进入路/可视化)
- 术中是否需要血管造影?
- 是否存在中枢性钠消耗,或 SAH 继发 SIADH(电解质,尿液排出)
- 基础心电图:通常伴随 SAH 发生变化
  - 通常与心功能恶化相关——出现 Q 波
- 急诊出血患者:根据临床情况给予输注 FFP,凝血酶原复合物或血小板
  (如长期抗凝药应用:抗血小板或凝血酶抑制剂)

诱导及头颅钉置入

- 避免严重高血压或浅麻醉状态
- 置入喉镜之前可以局部给予利多卡因
- 在头颅钉置入前局部应用利多卡因(不加肾上腺素)
- 有可能发生大出血:确保高流量外周静脉通路

- 腰大池引流或脑室引流术可能辅助脑组织减压，为外科提供更好的入路（CSF引流的速率和时间需要与外科医生沟通）

术中维持

- 血压管理很重要
  - 整个术中维持血压平稳——基础值±10%
  - HTN→吸入药、尼卡地平、艾司洛尔、硝普钠、NTG（硝酸甘油）
  - 低血压→去氧肾上腺素、麻黄素（小剂量试验给药）
  - 在瘤体操作时降低血压
  - 缺血阶段（暂时夹闭时）提高血压值基线 MAP 水平
  - 整个过程中均需避免血压过高或过低
  - 在大量出血时可以允许短暂控制性降压以辅助外科定位出血灶并予以处理
- 许多外科医生联合应用 EEG 和术中脑血管造影；一些医院采用静脉推注吲哚氰绿（红外光谱），在造影时由麻醉医生推注（**碘过敏）
  - 术前放置股动脉鞘管（清醒或镇静下放置）
  - 血管鞘需要在整个过程中进行监测（包括转移）
  - 对于 AVM 患者可以采取术前栓塞供血血管（可以预防发生致命性出血）
- 在伴随血管痉挛的动脉瘤手术中的输血阈值尚存争议
  - 血管痉挛通常发生于首次出血或创伤后 3～10 天
  - 血液稀释（血液黏滞度下降）、输血（氧输送加强）与动脉内给予血管扩张剂（罂粟碱、尼莫地平）
- 在缺血时深麻醉状态有利于神经保护
  - 术前的脑保护措施目前还在争议
  - 爆发性抑制可能对于局部缺血具有一定保护作用
    - 可以大剂量给予丙泊酚或巴比妥类药物输注，根据 EEG 调节
  - 大剂量应用镇静催眠药以达到爆发抑制可能会导致
    - 高脂血症及代谢性酸中毒（丙泊酚）
    - 丙二醇中毒（依托咪酯）
    - 苏醒延迟（所有药物）
    - 低血压（所有药物）

- 有关低体温保护尚无定论
  - 患者群体不同,降温及复温手段差异大
  - 预计术中可能发生脑缺血可以术前采取低体温策略(35～36 ℃)
  - 拔管前复温
  - 避免体温过高(CMR↑/脑损伤)

脑室腹腔分流术

脑室腹腔分流:在侧脑室放置导管,持续 CSF 引流降低 ICP
- 导管近端通过颅骨打孔置入脑室
- 远端导管(仅分流)置入腹腔内
- 需要全麻,且通常需要肌松
  (皮下导管需要经颈部至腹部)
- 术后需要镇痛药物剂量很小(可考虑瑞芬太尼)
- 目标:拔管后迅速苏醒且神智恢复至术前状态
  Omaya 囊:脑室内导管可以向 CNS 注入化疗药物
- 可在局麻或全麻下完成
- 拔除导管通常只需要局部麻醉或浅镇静即可

硬膜外出血、硬膜下出血及颅内出血
(intracerebral hemorrhage,ICH)

- 颅内出血病因多样
- 创伤——可能伴发各类出血
  - 同时考虑是否并存其他部位创伤
  - 经常伴随 ICP 明显增高需要立即减压
  - 血脑屏障通常被破坏
  - 自体调节机制受损
- 硬膜下出血——通常发生于老年患者摔伤后
- 硬膜外出血几乎均为外科急症
- ICH 可能是颅内动脉瘤、AVM,或其他病理/创伤的信号
  - 根据 Hunt/Hess 分级来分类

- Ⅰ级——无症状/轻度头痛;Ⅴ级——深度昏迷,去大脑僵直
- 可以预测预后,决定手术时机
- 及时处理持续出血,决定是否需要液体复苏或输血
- 术前给予一定容量补充
- 可能发生严重的术前术后脑水肿
- 颅内出血:强刺激血管痉挛
- "3H"治疗(经验性 HTN,高血容量,稀释血液)
  (目标:血红蛋白含量 9 g/dL)可能预示存在 ICH(有争议)
  - 维持 MAP 30%~50%高于基线值
  - 维持 CVP 正常高限
  - 提高输血阈值(除非是心血管事件高危患者)
  - 如果存在不稳定动脉瘤/AVM 需制动

创伤性脑损伤

- 损伤机制明确(弥漫或局部脑损伤)
- 病理机制明确
  - 血脑屏障受损,血管麻痹,应激反应
  - 伴随循环不稳
  - 伴随泵功能受损(ARDS,肺/心肌顿抑,水肿)
- 常伴随多种威胁生命的损伤
- ICU 的后续治疗对于预后十分关键
- 格拉斯哥昏迷评分能够对严重程度分级并且预测预后
- 通常需要进行减压或血肿清除术

格拉斯哥昏迷评分(3~15 分)		
睁眼	**语言**	**运动**
自发睁眼=4	正常交流=5	遵嘱运动=6
指示睁眼=3	言语错乱=4	疼痛刺激定位反应=5
疼痛刺激睁眼=2	只能说出(不正确)单词=3	疼痛刺激屈曲反应=4
无睁眼=1	只能发音=2	异常屈曲(去皮层状态)=3

格拉斯哥昏迷评分（3～15 分）		
睁眼	语言	运动
无睁眼＝1	无发音＝1	异常伸展（去脑状态）＝2
		无反应＝1

评分≤8 提示昏迷需要气管插管
年龄相关正常限值：0～6 月龄＝9；6～12 月龄＝11；1～2 岁＝12；
2～5 岁＝13；大于 5 岁＝14

神经外科手术、神经放射学以及电休克治疗的麻醉

- ICP 升高通常需要予以关注
  - 可能需要紧急行去骨瓣减压术或血肿清除术（硬膜外/硬膜下/颅内出血）
  - 维持 CPP：积极液体复苏及血压管理
  - 除了呼吸困难情况尽量避免过度通气
  - 常表现为难治性 ICP 升高需要积极干预
  - 脑氧仪的临床价值尚有待研究
  - 没有明确定义的目标 CPP，根据临床情况个体化治疗方案（通常维持＞60）
- 常伴随中枢性尿崩
  - 尿量过多（＞300 mL/h）时密切监测
  - 测定血浆/尿液渗透压，血钠浓度
  - 可经验性应用精氨酸加压素治疗
- 可以考虑低体温脑保护
  - 尽早降低体温可能具有保护意义（文献研究中）

电休克疗法（electroconvulsive therapy，ECT）

目标
- 遗忘，患者制动，血流动力学稳定
- 为治疗癫痫发作（＞30 s）提供条件
- 对于发作持续时间较长（2～3 min）的给予药物治疗
- 快速复苏

药物

- 短效催眠药
  - 通常避免使用苯二氮䓬类药物(提高抽搐阈值)
  - 丙泊酚(可以缩短发作时间)、美索比妥、硫喷妥钠、依托咪酯、七氟醚、瑞芬太尼均可应用
    - 一线用药:美索比妥($0.75 \sim 2$ mg/kg)或者依托咪酯($0.15 \sim 0.3$ mg/kg)
    - 除外禁忌证,可以应用短效肌松药琥珀胆碱(1 mg/kg)
    - 多种治疗手段联用通常可以使发作阈值提高
    - 丙泊酚或者苯二氮䓬适用于较长时间的发作

麻醉管理

- 如果患者在过去发作过程中接受过 ECT 治疗
  - 考虑应用同样的麻醉方案(有文书依据!)
- 术前评估与其他全麻术相同
  - 有心脏疾病的患者:严格控制交感神经兴奋性(HTN/心动过速)
  - ICP 升高患者:可能需要紧急减压术(ECT 可能引起脑血流突然增加)
  - 给予刺激前可以适当过度通气
  - 合并脑动脉瘤患者需要严格控制血压
  - 充分评估曾经应用的有效恢复"意识"的治疗方案 EEG 监测有效
- 过深麻醉可能提高惊厥阈值或缩短惊厥持续时间
- 麻醉过浅可能导致术中知晓
- 所有常规监测+呼气末 CO_2
- 急救药物和气道管理设备一定备齐
- 预氧合/去氮手段与其他全麻相同
- 在给予琥珀胆碱**前**测定下肢血压
- 允许监测癫痫发作
- **给予刺激之前在双侧磨牙放置牙垫**
- 给予肌松药之前确认意识消失
- 常见 ECT 术后神智障碍/记忆缺失/烦躁
- 给予电刺激过程中常见心动过缓

- 合并心动过缓的患者可以(预)给予格隆溴铵
- 对于妊娠患者,ECT 可能导致短瞬性致命性的心动过缓
  - 通常在妊娠晚期进行胎心监护
  - ECT 可能引发早产,需要用药抑制宫缩
  - 通常不给予气管插管,除非患者产程已经发动,晚期妊娠,或有其他流产高危因素
- ECT 术后常见高血压/心动过速
  - 可以静脉给予拉贝洛尔、艾司洛尔、尼卡地平
  - 如果既往曾出现血流动力学不稳定,可考虑相同治疗方案
- 一些患者 ECT 术后唾液分泌亢进
  - 预先给予格隆溴铵(0.1~0.2 mg)可明显减轻此效应
  - 阿托品可能加重术后谵妄,记忆缺失
- 介入造影
  - 手段:诊断,脑血管造影,动脉内溶栓及血栓切除,栓塞/切除脊髓或脑血管畸形,脑动脉瘤,动脉狭窄处植入支架,对于血管痉挛患者,动脉内给予血管扩张剂
  - 可以根据患者情况选择 MAC 或全麻;对于需要持续神经功能监测或诊断性造影可采取镇静
    血压控制至关重要(通常采用有创监测)
    股骨(仅 MAP,通过鞘进行)或放射

控制性升压
- 可能有助于造影管向目标位置移动
- 通常控制在 20%~40% 高于基线值;可以应用去氧肾上腺素

控制性降压
- 在颈动脉内膜切除术/AVM;神经监测中可能需要(EEG/SSEP 可以应用)
- 有多种方法(加深麻醉,拉贝洛尔,血管扩张剂—— 硝普钠/硝酸甘油/肼屈嗪)

AVM 栓塞
- AVM 供血血管内注射聚乙烯醇(polyvinyl alcohol,PVA)
- 方法:MAC(可以持续监测神经功能)或全麻
- 全身肝素化
- 并发症:抗凝导致的出血(可以用鱼精蛋白逆转),栓塞后出

血（将血压提升 20～40 mmHg）；ICP 升高（过度通气，头高位，甘露醇，呋塞米）

脑动脉瘤

- 可以应用球囊封堵，结扎，内膜下注射硬化剂治疗
- 全麻或者浅镇静
- 需要随时做好动脉瘤破裂需要急诊外科手术的准备

动脉内溶栓/血栓切除

- 首发症状 8 h 内治疗
- MAC（需要监测神经功能时，是否有助于改善预后尚有争议）或全麻
- 维持 SBP 为 140～180 mmHg
- 避免高血糖（<140 mg/dL）及低血糖
  - http://pubs. societyhq. com/SNACC-StrokeConcensus Statement/

特殊神经功能障碍

重症肌无力（myasthenia gravis，MG）

病因：针对性产生烟碱样胆碱能受体的自身抗体

症状/体征：喉肌无力→吞咽困难，构音障碍；眼肌无力→复视，上睑下垂；骨骼肌无力→运动后加重

治疗：抗胆碱酯酶，类固醇激素，血浆置换，病灶切除

术后呼吸衰竭危险因素	
既往存在肺部疾病；肺活量<2.9 L	患病时间>6 年
吡斯的明剂量>750 mg/d	疾病控制不良

术前准备

- 评估肌无力严重程度及症状持续时间；继续抗胆碱酯酶治疗
- 抗胆碱酯酶药物过量→胆碱能危象→加重肌无力
  治疗：抗胆碱能药物（如依酚氯铵）

麻醉管理

- 最小量镇静/呼吸抑制作用药物；考虑局麻
- 可考虑快速顺序诱导（患者误吸风险增加）

- 尽量避免使用肌松药，必要时延迟拔管
- 应用新斯的明时需谨慎（增加胆碱能危象风险）

多发性硬化

症状：视觉干扰，四肢无力，麻痹，呼吸衰竭，延髓性麻痹，气道反应性下降——术后呼吸衰竭高危

腰麻（脊）与症状恶化相关，但硬膜外麻醉通常不是禁忌

- 避免体温过高

吉兰-巴雷综合征

症状：进行性麻痹，可能需要呼吸支持，窒息高危，自主神经功能障碍

考虑快速顺序诱导，避免琥珀胆碱，最小量应用肌松药和阿片类药物

帕金森病

多巴胺能纤维受损→无法拮抗乙酰胆碱活性

避免多巴胺拮抗剂（氟哌啶醇、异丙嗪、普鲁氯嗪、甲氧氯普胺、氟哌利多）；全麻后可能出现瞬时症状明显加重

注意：对于存在神经系统疾病的患者，给予非去极化肌松药前检测基础 TOF 值对于苏醒评估有意义

耳鼻喉手术麻醉

功能性内镜鼻窦手术(functional endoscopic sinus surgery,FESS)
- 手术选择鼻腔入路
- 通常手术时间较短(一些复杂手术可能耗时较长)

适应证
- 反复发作的鼻窦炎,无法经鼻正常呼吸
- 鼻出血(如家族遗传性血管扩张症)
- 颅底部肿物切除
- 脑脊液鼻漏修复
- 垂体肿瘤切除术入路(神经外科)

特殊关注点
- CT 引导下,一些医院采用术中 CT 扫描
- 体位:头部远离麻醉医生,手臂束缚于体侧以便于手术,注意避免尺神经卡压,注意避免气管插管及呼吸回路牵拉
- 预计失血量:通常很小,颅底肿物切除及鼻出血治疗可能偏多
- 经鼻给予血管活性药物可能导致瞬时血压升高
  - 羟甲唑啉棉签,利多卡因＋肾上腺素棉签,可卡因局部用药
  - 使用 β 受体阻滞剂时应警惕其与经鼻应用的血管收缩剂的相互作用
- 控制性降压/在合适的患者中维持正常血压
- 外科操作邻近筛板、视神经、颈动脉
- 疼痛:术后阿片类药物需要较少;可以考虑应用对乙酰氨基酚

麻醉管理
- 推荐全麻气管插管(标准或经口 RAE 管),推荐控制通气
  - 可以提供良好的气道保护防止出血或冲洗液进入气道
  - 吸入麻醉或全静脉麻醉(total intravenous anesthesia,TIVA)均可
- 一些特殊病例也可以选择 LMA 或 MAC 麻醉
- MAC 期间体动或 LMA 维持自主呼吸可能影响 CT 实时引导效果,不利于及时清除出血

- 外科医生需要充分暴露鼻腔（不能用鼻吸氧管，鼻咽通气道，鼻温探头）
  - 术中冲洗可能导致口腔温度测定不准确
  - 使用眼膏保护角膜
- 避免胶带粘贴时越过下颌骨（使用胶带将导管固定于左侧）
- 手术时间较长推荐使用保温毯并放置尿管
- 围手术期应用抗生素及地塞米松
- 关闭切口所需时间短
- 鼻部包扎可能影响术后呼吸
- 拔管后警惕出血流入咽部
- 拔管前充分吸净残余血液和分泌物
- 避免应用无创/正压面罩通气（颅腔积气可能）

TIVA 或其他 ENT(耳鼻喉科)手术麻醉药物

全静脉麻醉优点

- 减少术野出血量
- 减少术中吸净术野血液所需时间
- 减少术中呛咳及血流动力学不稳/硬膜修补
- 减少术后恶心呕吐，丙泊酚的应用可以避免肌松药物使用

全静脉麻醉缺点

- 麻醉深度监测：药物效应学及药物代谢动力学个体差异大
- 应用肌松药术中知晓风险高
- 持续 EEG 监测困难（许多情况下使用前额图像传感器）
- 静脉渗液难以发现→术中知晓及软组织损伤可能性大
- 静脉药物费用较高

推荐方案

- 丙泊酚(65~150 $\mu g/(kg \cdot min)$)＋瑞芬太尼(0.1~0.3 $\mu g/(kg \cdot min)$)静脉泵注
- 文献报道应用丙泊酚和瑞芬太尼的方案较多
- 如果知晓风险较高可以加用小剂量强效麻醉药(如 0.3 MAC 地氟烷)
- 按需给予升压药(如去氧肾上腺素)
- ±个体化给予肌松药

脑脊液鼻漏修补术

脑脊液鼻漏修补术通常经 FESS 入路

- 通常需要鞘内注射荧光素(FESS 下定位)
- 可在术后 48～72 h 留置引流管
- CSF 压力可能与预后相关(引流管放置期间 LP 套件)
- 考虑到可能需要针对流行性脑炎用药(如头孢曲松)

喉镜检查
- 应用特殊喉镜器械(如 Dedo、Jackson)
- 短时间操作刺激性极强
- 患者可能存在困难气道(如放疗术后/肿瘤)以及其他合并症

适应证
- 喉部、口腔、咽部及下咽部肿物
  - 活检,激光切除,机器人辅助微创切除(robot-assissted micro-resection,TORS)
  - TORS:足够的肌松程度,加强气管插管,护目镜
  - 可能涉及会厌部位;考虑延迟拔管(48～72 h)
- 声带手术
  - 声带息肉;声带麻痹注射胶原蛋白;发音假体
- 气管狭窄——病灶局部扩张或切除
- 乳头瘤激光烧灼或直接注射化疗药物

特殊关注点
- 术前与外科医生共同决定气道管理方案,麻醉诱导时确保外科医生在场
- 可疑困难气道
  - 前次手术瘢痕或放疗术后改变(喉头固定)
  - 声门上/喉部肿物或者气管异常(狭窄)
  - 组织脆性高→出血
  - 外科医生 NPL 检查±手术室内可视喉镜检查
  - 对于上述评估提示困难气道的患者应考虑清醒气管切开
- 正压面罩通气可能存在困难甚至无法进行
- 气道＝术野,远离麻醉医生
- 可能存在麻醉气体泄露(开放系统)
- 喉部操作可能需要短暂暂停呼吸
- 解剖结构异常及外科操作可能导致气管插管受压打折
- 激光烧灼(需要调低吸入氧气浓度)

- 采用喷射性通气、呼吸暂停技术,或者激光管
- 用亚甲蓝溶液充满激光管球囊
- 采取气道保护,避免着火
- 外科医生可能需要维持自主呼吸(评估声带运动)
- 间歇性瞬时强刺激
- 外科医生需要与麻醉医生保持沟通

麻醉管理

- 通常需要全麻(术中刺激较强)
- 一些患者可以采取镇静下维持自主呼吸(能够合作的患者)
  - 可能需要给予镇静剂及精准局麻
- 麻醉医生通常选择局麻与外科医生共同探讨气道管理方案
  - 外科医生在麻醉诱导时需要在场
- 气道管理有多种选择
  - 喉镜下置入气管插管(如 5.0～6.0 mm ID)
  - 直视下置入喷射性通气装置
  - 面罩通气下术中短暂暂停呼吸
  - 气道设备(如果使用)在外科操作时可能需要移除
- TIVA 优于吸入麻醉
  - 减少手术间污染
  - 麻醉深度更稳定,充分抑制气道反射
  - 丙泊酚及短效麻醉药(如瑞芬太尼)
- 肌松药需要个体化给药
  - 困难气道可以考虑吸入诱导

甲状软骨成形术(声带成形术)

- 用于治疗声带麻痹
- 甲状软骨切除及假体植入

特殊关注点

- 患者合作十分重要
- 推荐镇静及局部麻醉
  - 患者在术中能够发声
  - 术中可以通过喉镜、鼻内镜观察声带运动
  - 外科操作与甲状软骨切除术类似
  - 镇静麻醉可以选择右美托咪定负荷量＋持续输注

- 气道烧伤可能,低吸入氧浓度

内耳及乳突部位手术

适应证
- 感染反复发作行乳突根治术/鼓室成形术
- 神经源性耳聋患者行耳蜗植入术
- 鼓膜切开或鼓膜置管
- 传导性耳聋及耳硬化患者行镫骨切除术

特殊关注点
- 预防恶心呕吐的方案很多(如东莨菪碱皮贴、地塞米松、昂丹司琼、TIVA)
- 神经监测(第Ⅶ/Ⅷ对颅神经);避免神经受损
- 鼓膜关闭前停止笑气吸入
  - 笑气迅速扩散可能
- 术前及术后听力受损可能
  - 需要将非手术侧助听器移除,可以用手语并进行术前训练

麻醉管理
- 最好采用全麻气管插管(除镫骨切除术)
  - 部分患者可以选择喉罩,尤其是不需要行乳突根治术的患者
- 体位:手术台通常远离麻醉医生;术中气道难以观察
- 外科术中可能进行头部操作
- 许多局麻药物可以选择(很少需要阿片类药物)
- 为了便于神经监测,通常避免应用肌松药

镫骨切除术
- 通常采用镇静联合局部麻醉(特殊患者采用全麻)
- 镇静麻醉能够满足术中监测听力(地塞米松、丙泊酚、瑞芬太尼、苯二氮䓬类)
- 过度镇静可能导致去抑制及体动
- 打鼾及气道梗阻可能会影响显微镜下手术

鼓膜切开置管术(耳管放置)
- 手术时间很短,通常小儿患者者在面罩全麻下进行

- 不需要建立静脉通路;可以肌注镇痛药(酮咯酸及芬太尼)

扁桃体切除术/腮腺切除术/悬雍垂腭咽成形术

扁桃体切除术和腺样体切除术

适应证
- 反复感染
- 由于扁桃体或腺样体肥大导致睡眠呼吸梗阻
- 扁桃体根治切除/咽部分切除术(可能是机器人,见 MDL)

特殊关注点
- 可疑困难气道——尤其是成人
- 考虑口腔 RAE 管
- 反复感染必须手术切除
- 急性感染期亦为限期手术
- 由于手术时间较短,需要谨慎使用肌松药物
- 开口器取出时导致气管插管脱出——严密监测
- 术后出血多见
  - 术前充分液体复苏(儿科患者除外)
  - 快速顺序诱导或提前制订困难气道应对措施(气道水肿或血液流入气道内)
  - 睡眠监测提示有反复低氧血症发生的患儿可能对阿片类药物敏感性增加
  - 术后镇痛所需阿片类药物剂量可能减半
  - 可以考虑精确测定阿片类药物血药浓度并且延长术后心肺功能监测时间(住院患者)以便于及时有效进行术后呼吸功能监测

腮腺切除术
- 全麻气管插管;如果腮腺深叶需要切除的话可以经鼻 RAE
  - 经鼻插管需要注意(应局部应用羟甲唑啉和导管型号)
  - 插管导致严重出血可能(羟甲唑啉和润滑剂)
- 面神经监测;诱导后不再给予肌松药

悬雍垂腭咽成形术(Uvulopalatopharyngoplasty,UVA)
- 治疗睡眠呼吸暂停

- 气道管理:可能存在面罩通气及插管困难
- 睡眠监测提示呼吸暂停/低通气严重程度
- 肥胖患者可考虑使用 RAMP 体位摆放(快速气道管理体位摆放系统)
- 患者术后在 PACU/病房可能需要无创通气支持

气管切开术

适应证
- 呼吸衰竭依赖机械通气
- 慢性呼吸衰竭
- 气道肿物/气道损伤
- 急性喘鸣/双侧声带麻痹

特殊关注点
- 如果已经插管:呼吸设置,氧气及 PEEP,先前的气道管理方案
- 如果没有插管:考虑清醒或镇静下行气管切开
- 呼吸衰竭/ARDS 患者:可能需要特殊通气设置
  - 手术间常规呼吸机模式有限(考虑 ICU 呼吸机)
  - 患者可能不耐受机械通气,断开(PEEP 无法保证)
- 患者可能难以耐受电凝过程中的低吸入氧浓度
- 出血发生率较低但仍有可能性(异常血管)

麻醉管理
- 清醒气管切开(简称气切)(见下表)
- 全麻:吸入或者 TIVA;肌松状态可以为外科提供良好手术条件
- 气切时可能划破气管插管套囊
  - 气切前吸空套囊
  - 可以在气切前将气管插管送入深部
  - 在外科可直视情况下将气管插管退至气切口上方
- 在确保气切已经完成、气切管固定良好之前不要完全拔除气管插管
  - 如果气切失败,气管插管仍然可以迅速送入气切口远端
- 如果气切后需要电凝止血,则需要降低吸入氧浓度(低

于 30%)

已行气切术的患者管理

- 气切管是否有套囊?
- 是否需要正压通气? (受无气囊气管切开术所限)
- 是否需要特殊体位?
- 气切术后是否小于 7 天?

已成熟气切的管理(术后超过 7 天)

- 吸净气切管
- 通过气切管吸入纯氧,充分去氮给氧
- 应用吸入强效麻醉药(如七氟醚)或静脉诱导
- 用内径相同或同型号的加强气管插管替代气切管
- 插入气管插管调节深度;听诊双侧呼吸音
- 术后恢复自主呼吸后,用干净的气切管再次替换气管插管

新行气切术患者管理

- 近期新行气切术(不超过 7 天)需要多学科共同管理
- 通常不可以在手术间外进行相关操作
- 新气切管脱落相当于外科急症
  - 呼叫外科医生支持同时行纤支镜检测
  - 戴无菌手套并用手指封堵气切口
  - **不要**尝试盲视下更换气切管
    - 可能发生自发性出血及损伤
  - 尝试面罩通气
    - 如果面罩通气困难或失败可以放置喉罩
  - 尝试喉镜下经口气管插管
    - 如果不成功考虑纤支镜引导
    - 气管插管套囊深入超过气切口
  - 如果插管失败但是通气尚能保证,紧急送入手术室
    - 经喉罩纤支镜引导或可视喉镜下气管插管应该在临床情况允许时由有经验的医生完成
  - 如果上述措施均失败,则需要外科床旁再次给予切开
  - 参见 http://www.tracheostomy.org.uk/

清醒气管切开

适应证
- 急性喘鸣/上呼吸道梗阻
- 严重气道损伤
- 声门肿物导致梗阻
- 严重气管软化

神经阻滞（见气道管理）
- 表浅颈部神经丛阻滞
- 经气管局麻
- 喉上神经阻滞
- 局部浸润麻醉

辅助用药
地塞米松、瑞芬太尼、氟哌利多、儿茶酚胺、咪达唑仑

关键点：
- 心理准备/辅导
- 患者合作很重要
- 头高位
- 如果需要电凝需要警惕烧伤
- 面罩补充吸氧
- 抗焦虑药物应用
- 维持自主呼吸
- 成功后立即全麻
- 可以于睡眠状态应用喉罩或自主呼吸

激光手术及气道烧灼

气道烧伤
- 气道内起火

停止通气并拔出气管插管
- 面罩给氧
- 检查气道受损情况
- 再插管
- 纤支镜检测
- 如果明显气道烧伤可以考虑行气管切开
- 检测血二氧化碳水平

注意
- 护目镜——患者亦需要佩戴
- 激光标志
- 使用抗激光管
- 调低氧流量——吸入氧浓度低于 30%
- 笑气可助燃
- 与外科医生沟通
- 激光烧灼处放置湿棉球或敷料
- 监测激光强度和使用时间

激光发射器（光放大刺激辐射发散）

- 弱→中（气体/固体基质）→放大→辐射量子输出
- *激光类型*（$\downarrow\lambda$, $\uparrow$W）：氩气＞KTP＞Nd-NAG＞CO_2
- *激光用途*：喉乳头状瘤，内膜消融，支气管内肿物消融，激光换肤，眼科相关手术，TURP

激光发射器(光放大刺激辐射发散)

- *风险*:患者及操作者受损,光辐射污染(如乳头状瘤手术),视网膜损伤(氩气、Nd-YAG),角膜损伤(CO_2)
- 医务人员和患者均需佩戴有色护目镜,防止肿物受激光汽化后污染
- *优势*:集中于小区域(能量密度高)、组织损伤小(深度仅为数毫米)

喷射通气简介

- 常用于复杂气道手术
- 使用喷射通气导管可以不行气管插管
- 声门上和声门下通气(取决于所行手术及解剖结构)
- 安全的喷射通气要求充分开放气道使得携带进入的空气能够被呼出
- 喷射通气能够提供充足的氧合和通气
  - 短暂小潮气量高频率脉冲式给氧可以提供较高潮气量
- 先进设备(如 Monsoon/Mistral)、相对手动高频通气(如 Sanders)更加安全
  - 设置 FiO_2、湿度、驱动压(driving pressure,DP)、频率(frequency,f)、吸气时间(inspiratory time,IT)
  - 例如:FiO_2=100%;湿度=40%;驱动压=22;psi=120 次/分;IT=40%
  - 气道压峰值可以测量并且设置报警值
  - 可以放置 ETT 间断检测 $ETCO_2$

适应证	可能并发症	设备
喉镜检查指征	气压伤	Mistral
气管局部切除	高碳酸血症	Monsoon
局部运动受限(胸廓)	气道干燥	Bird
困难气道	低氧血症	Manual/Sanders

方式

经喉罩;声门上;声门下或跨声门

497

耳鼻喉及眼科手术麻醉

眼科麻醉

特殊关注点
- 患者年龄(儿科——斜视修复术)(老年患者——白内障手术)
- 许多眼科医生选择局部麻醉
- 术中体动可能导致失明
- 激光手术采取适当保护措施(同上)
- 术中气道管理相对受限

眼科手术患者特殊用药
- 乙膦硫胆碱用于青光眼患者
  - 乙酰胆碱酯酶抑制剂→琥珀胆碱药效延长
  - 全身反应包括支气管痉挛、心动过缓、高血压
- 视网膜剥脱术应用六氟化硫气体
  - 患者玻璃体内积气可能持续至术后 21 天
  - 避免使用笑气
- 特殊患者避免应用琥珀胆碱
  - 眼球损伤→肌震颤引发眼内压升高(**并非绝对禁忌**)
  - 延长眼肌收缩时间可能影响斜视手术中眼球牵拉试验 (forced duction test,FDT)结果
- 毛果芸香碱和卡巴胆碱
  - 促进房水外流
  - 拟副交感神经药(胆碱能受体激动剂)
  - 全身反应:副交感神经作用(心动过缓)
- 肾上腺素
  - 全身反应:心动过速/心绞痛
- 乙酰唑胺
  - 碳酸酐酶抑制剂
  - 全身反应包括代谢性酸中毒、低钾血症、ICP 低
- 噻吗洛尔
  - β 受体阻滞剂
  - 全身反应包括心动过缓、低血压、支气管痉挛
- 口服甘油副作用:恶心、呕吐、高血糖

- 甘露醇副作用:容量过负荷、肾衰竭

白内障手术:超声乳化白内障吸除术

- 通常为高龄患者,合并症较多
- 手术时间<1 h
- 麻醉管理目标
  - 术中保持眼球及眼睑不动;充分镇痛,患者合作,避免眼心反射
- 推荐应用镇静结合局麻
  - 镇静联合局麻
  - 区域阻滞结合局麻及镇静(见下表——眼心反射)
    - 可以由外科或麻醉医生完成
    - 短暂加深麻醉
    - 可以选择球后阻滞、球周阻滞、眼球筋膜囊下阻滞
    - 阻滞并发症:球后出血,眼球穿孔,视神经损伤,脑干麻醉
- 特殊患者可以全麻(手术复杂/患者不能合作或仰卧)

斜视手术

- 适应证:眼肌复位手术
- 通常只适用于儿童患者
- 术后恶心呕吐发生率高
- 术中眼心反射风险高(见下表)
- 通常全麻气管插管下完成
- 非去极化肌松药可能辅助眼球牵拉试验诊断,并为外科操作提供良好条件

其他手术

- 眼球破裂修补术
  - 急诊中较常见,可能存在误吸风险(饱胃、颅脑及其他损伤)
  - 通常需要全麻气管插管
  - 某些情况下可以考虑 LMA(患者通常为饱胃患者)
  - 注意关注眼内压(琥珀胆碱可能升眼压)
    - 诱导及插管过程中应注意避免呛咳
- 眼球内手术:吸除术,玻璃体切割术,角膜移植,青光眼手术,视网膜修补术

- 控制眼动及眼内压至关重要
- 推荐全麻
- 肾上腺素眼内给药预防视盘水肿
  - 需要监测全身反应
- 视网膜修补术需要球内注射空气或六氟化硫气体
  - 避免使用笑气，或在注射前确认停止吸入
  - 后续 3 周内的手术均需要避免应用笑气

眼心反射	
多因素可导致心脏反射（心动过缓，窦性停搏，心律不齐）：①眼压；②眼肌牵拉；③眼部过强刺激（在儿科斜视手术中很常见）	
机制	三叉神经传入
	迷走神经传出
治疗/预防	抗胆碱能（预）处理（阿托品）可以应用局麻药进行区域阻滞
	降低眼压或停止刺激
	增加麻醉深度

眼科手术神经阻滞

- *禁忌证*：不能合作或合并严重系统性疾病不能耐受手术体位及制动的、眼睛损伤、非手术侧眼睛失明、青光眼、接受抗凝治疗（相对）的患者
- 区域阻滞相对于全麻的优势
  - 避免全麻的并发症及副作用（如血流动力学影响）
  - 可用于日间手术（苏醒快）
  - 能够提供良好的眼球固定条件并满足镇痛需求
  - 对眼压影响较小
- 区域阻滞缺点
  - 并不适用于所有患者（儿童，语言障碍，神智障碍）
  - 效果取决于实施阻滞的眼科医生或麻醉医生的经验及技术
  - 不适用于所有类型的手术（眼球切开术）
  - 并发症（如下表）
- 不同医生选择不同阻滞方式
- 目前绝大多数阻滞由眼科医生独立完成

眼科手术神经阻滞		
阻滞	药物	并发症
表面麻醉	2%利多卡因	局麻药中毒（大剂量）：心肌抑制 肾上腺素：心动过速
囊内阻滞	1%～2%利多卡因＋肾上腺素（1：400000）	蛛网膜下腔注射：呼吸停止
球周阻滞 球后阻滞（风险最高）	0.375%～0.75%丁哌卡因＋肾上腺素（1：400000）	血管内注射：抽搐 眼球破裂 神经损伤：视神经损伤/失明 结膜水肿 眼心反射 血管损伤——出血/血肿 眶内压升高/突眼 视网膜动脉闭塞 眼外肌损伤

球周阻滞（25～27 G，25 mm 针）

- 更加安全（针插入眼肌锥体外），但起效相对慢
- 初始凝视体位→球上及球下 2 次注射
- 向眶内注射约 5 mL 局麻药于鼻上，约 5 mL 于下眶缘外侧和内侧之间的下颌间隙

球后阻滞（25～27 G，3 cm 针）

- 起效迅速，但是在进针之前需要进行球结膜阻滞
- 在侧眼角和下结膜外缘之间插入一半针体
- 垂直进针至尖端超过眼球→随后将针刺入球后下直肌与外直肌之间
- 进针深度 25～35 mm；注入 4 mL 局麻药

眶周阻滞（25 G 针）

- 直接向眶后部注入局麻药

耳鼻喉及眼科手术麻醉

- 针体进至眼球和半月皱襞之间(深度小于 1 mm)
- 针体与眼球垂直缓慢、轻柔刺入直至感受到**咔嗒声**,深度为 15～20 mm(巩膜部位)
- 还原眼球位置,吸出注射物
- 出现(球结膜水肿)则停止操作并压迫眼球

肾功能评估

- 尿液分析
  - 尿比重反映肾脏浓缩尿液的能力
  - 血尿可伴随肾实质损伤出现,血尿原因包括发热、泌尿系统感染(urinary tract infection,UTI)、肾结石、泌尿系统肿瘤、外伤及凝血异常
  - 蛋白尿可见于肾实质损伤、发热、慢性心力衰竭(chronic heart failure,CHF)、运动
- 尿素氮(urea nitrogen,BUN)
  - 正常范围:10～20 mg/dL
  - 不能可靠反映肾小球滤过率(glomerular filtration rate,GFR);[脱水、高蛋白饮食、消化道(gastrointestinal,GI)出血以及代谢率增加时升高]
- 肌酐(creatinine,Cr)
  - 骨骼肌代谢的终产物,由肾脏排泄
  - 与骨骼肌含量成正比
  - 与 GFR 负相关
  - 正常值:男性 0.8～1.3 mg/dL,女性 0.6～1.0 mg/dL(妊娠期下降)
  - 测量老年人的肾功能的可靠度较低(随年龄增长 GRF 与肌肉含量均降低,可导致 Cr 正常而肾功能不全)
- 肌酐清除率(creatinine clearance,CrCl)
  - GFR 是肾功能的最佳指标,但不易测定,CrCl 是 GRF 最可靠的估测指标
  - CrCl 可通过 2 或 24 h 尿液收集测定
- 正常值:女性 80～130 mL/min;男性:100～140 mL/min

$$估测\ CrCl = \frac{(140-年龄)\times 体重(kg)\times 0.85(女性)}{血清\ Cr\times 72}$$

急性肾损伤(acute renal failure,ARF)

- 48 h 内 Cr↑≥0.3 mg/dL,7 天内升高超过 1.5 倍基础值,或连续 6 h 尿量<0.5 mL/(kg·h)(KDIGO 定义)

	肾前性	肾性	肾后性
尿 Na^+	<10 mEq/L	>20 mEq/L	>20 mEq/L
尿渗透压	>500	<350	<350
滤过钠排泄分数 (fractional excretion of filtrated sodium, FE_{Na})	$<1\%$	$>2\%$	$>2\%$
BUN/Cr	>20	<15	<15
尿 Cr /血 Cr	>40	<20	<20

- 肾前性
  - 肾脏低灌注导致 GFR↓
  - 病因
    - 容量不足、心输出量下降、肝衰竭、感染性休克
    - 肾血管收缩药物[血管紧张素转换酶/环氧化酶抑制剂 (angiotensin converting enzyme inhibitors/cyclooxygenase inhibitors, ACE/COX inhibitors)]
- 内源性(肾实质)
  - 肾实质损伤
  - 病因
    - 急性肾小管坏死(acute tubular necrosis, ATN)——病因包括缺血 & 毒素(氨基糖苷类、肌球蛋白、静脉造影剂)
    - 急性间质性肾炎(acute interstitial nephritis, AIN)——通常由药物引起(非甾体抗炎药(non-steroidal antiinflammatory drugs, NSAIDs)、β-内酰胺类、磺胺类、利福平)
    - 肾小球肾炎
    - 弥散性血管内凝血 (disseminated intravascular coagulation, DIC)
    - 血栓性血小板减少性紫癜 (thrombotic thrombocytopenic purpura, TTP)
- 肾后性
  - 流出道梗阻(必须存在双侧梗阻、单侧梗阻且仅有单侧肾、

導尿管打折)

- 病因
  - 泌尿系统结石、前列腺良性增生（benign prostate hyperplasia，BPH）、前列腺癌、神经源性膀胱
- 治疗
  - 治疗原发病
  - 避免使用肾毒性药物
  - 菲诺多泮 & 低剂量多巴胺（目前有争议）通过扩张肾动脉、增加肾血流量（renal blood flow，RBF）和 GFR，可能有助于预防或治疗 ARF
- 透析指征
  - 酸中毒
  - 电解质紊乱（高钾）
  - 中毒（甲醇、乙二醇）
  - 容量过负荷
  - 无尿

慢性肾损伤（chronic renal failure，CRF）

- 病程 ≥ 3 个月，GFR < 60 mL/(min·1.73 m²) 或有肾损伤证据（尿液分析异常、影像学或组织学证据）
- 病因
  - 高血压
  - 糖尿病
  - 肾小球肾炎
  - 多囊肾病
  - 肾血管病

CRF 分期		
分期	损伤程度	GFR
1	正常	>90
2	轻度	60～89
3	中度	30～59
4	重度	15～29
5	肾衰竭	<15

- 治疗
  - ACEI/ARBs 有可能延缓糖尿病肾病进展
  - 红细胞生成素纠正贫血
  - 有指征的患者行透析治疗(血液透析/腹膜透析)
  - 高磷血症患者使用磷酸盐结合剂
  - 肾移植

CRF 临床表现	
系统	**表现**
神经系统	周围/自主神经病、脑病
心血管系统	高容量、高血压(hypertension,HTN)、慢性心衰(chronic heart failure,CHF)、尿毒症性心包炎、心包积液、加速的动脉粥样硬化
呼吸系统	肺水肿
消化系统	胃排空延迟
血液系统	贫血、血小板[1]/白细胞功能异常
代谢系统	高钾、高镁、高磷血症、低钙血症、低蛋白血症、代谢性酸中毒
内分泌系统	糖耐量受损、高甘油三酯血症
骨骼肌肉系统	骨质疏松、骨软化

[1] 血小板功能异常:血小板输注无效,应使用 DDAVP 或冷沉淀(vWF 激活血小板)

常用利尿剂,见常用利尿剂的临床特征

血清及尿电解质紊乱鉴别诊断

诊　断	血清					尿			
	Na$^+$ (mEq/L)	K$^+$ (mEq/L)	渗透压 (mOsm/L)	BUN (mg/dL)	肌酐	Na$^+$ (mEq/L)	K$^+$ (mEq/L)	渗透压 (mOsm/L)	尿素 (mg/dL)
原发性醛固酮增多症	140	↓	280	10	N	80	60~80	300~800	低
继发性醛固酮增多症	130	↓	275	15~25	↓	<20	40~60	300~400	
Na$^+$缺乏	120~130	N或↑	260	>30	N或↑	10~20	40	600+	800~1000
Na$^+$过负荷	150+	N	290	N或↑	N	100+	60	500+	300
水过负荷	120~130	↓	260	10~15	↓	50~80	60	50~200	300
脱水	150	↓	300	30或N	N或↑	40	20~40	800+	800~1000
ADH分泌不当	<125	↓	<260	<10	↓	90	60~150	U>Posm	300
急性肾小管坏死									
少尿	135	↑	N或↑	↑	↑	40+	20~40	300	300
多尿	135	N或↑	275	↑	↑	20	30	300	100~300

来源：Link D. Fluids,electrolytes,acid-base disturbances,and diuretics. In Todres ID,Fugate JH,eds. Critical Care of Infants and Children. Boston，MA：Little，Brown，1996：410-435

合并肾脏疾病患者的麻醉

麻醉对肾功能的影响

- 即使维持正常血压和容量状态,区域阻滞及全身麻醉均可导致肾血流量(renal blood flow, RBF)、GFR、尿量可逆性下降
- 术后数小时内 RBF/GFR 通常恢复正常

麻醉的间接影响

- 麻醉药/交感阻滞(区域阻滞)

  →低血压/心肌抑制→降低 RBF/GFR
- 麻醉前补充容量可能减轻低血压及 RBF 改变

麻醉的直接影响

- 氟化物具有直接肾毒性(氟化物降低肾脏浓缩尿液功能,引起肾小管坏死)
  - 氟烷、地氟烷及异氟烷产生的氟化物可忽略不计
  - 七氟烷/恩氟烷可分解产生氟化物(但没有肾损伤相关的临床证据)
- 七氟烷与二氧化碳吸收剂反应生成复合物 A(在大鼠模型中可导致肾损伤)
  - 使用七氟烷时应避免新鲜气流量过低(流量应≥1 L/min)
  - 肾功能不全患者避免使用七氟烷(理论上降低肾毒性风险)
- 常用静脉麻醉药一般不改变 GFR

肾衰竭患者避免或谨慎使用的药物

- 非脂溶性、离子化药物及肝代谢药物的水溶性产物均经肾脏排泄,肾衰竭时可出现蓄积
- 合并低白蛋白血症的患者中,高蛋白结合率的药物会产生蓄积

药　　物		效　　应
阿片类	吗啡	活性代谢产物蓄积/效应延长
	哌替啶	活性代谢产物蓄积/效应延长/癫痫
苯二氮䓬类	地西泮	活性代谢产物蓄积/镇静
肌松药	泮库溴铵	效应延长
	多库氯铵	
	维库溴铵	单次剂量通常安全,多次用药/输注可能引起蓄积
	琥珀胆碱	K^+ <5.5 mEq/L 可考虑使用;与肾功能正常患者 K^+ 释放量相同(0.5~1 mEq/L)
肌松拮抗剂	新斯地明	效应可能延长(抗胆碱能作用也可能延长)
	依酚氯胺	
	吡斯地明	
心血管药物	地高辛	清除率↓、血药浓度↑,地高辛中毒风险
	硝普钠	硫氰酸盐蓄积(神经毒性)
	α-受体激动剂(去氧肾上腺素)	肾血管收缩
巴比妥类	硫喷妥钠	低白蛋白血症患者中游离药物浓度升高,可能需要较小的诱导剂量
	美索比妥钠	
抗生素	氨基糖苷类	根据肾功能调整剂量避免中毒
	万古霉素	

泌尿系统手术

膀胱镜检查/输尿管镜检查/经尿道膀胱肿瘤电切术（transurethral resection of bladder tumor，TURBT）

概述

- 手术指征：组织活检、激光碎石术、结石取出术、输尿管支架置入
- 患者通常高龄且合并多种基础疾病
- 术中常使用灌注液改善视野或冲洗
  - **无菌水**：低渗透压，吸收入血后引起溶血、低钠血症；术中可安全使用电刀
  - **无电解质溶液（甘氨酸、山梨醇、甘露醇）**：渗透压略低，大量吸收入血后可导致低钠血症；可安全使用电刀
  - **电解质溶液**［生理盐水（normal saline，NS）、乳酸林格液（lactated Ringer's solution，LR）］：等渗溶液，吸收后不引起溶血；不能使用电刀

麻醉管理

- 体位：截石位
- 通常采用全身麻醉，亦可采用区域阻滞/监测麻醉管理（monitored anaesthesia care，MAC）/神经阻滞（下泌尿道手术平面需达到 T_{10} 水平），可考虑使用喉罩
- 通常不需要使用肌松药
- 术后无或仅有轻度疼痛；短效阿片类药物（芬太尼）通常足以缓解

并发症

- 截石位可引起腓神经损伤（表现为足下垂）
- 膀胱穿孔：腹膜外穿孔更常见；症状体征包括恶心、大汗及腹股沟、耻骨后或下腹部疼痛

经输尿管前列腺切除术（transurethral resection of the prostate，TURP）

概述

- 指征：缓解前列腺增生引起的膀胱梗阻（通常为良性前列腺

增生)
- 患者通常高龄且伴有多种合并症
- 静脉窦开放可导致大量灌注液吸收入血(见膀胱镜检查),导致 TURP 综合征(见下);液体吸收量的相关因素包括手术时间、静脉窦开放数量(与前列腺大小相关)、外周静脉压、灌注液高度

麻醉管理
- 体位:截石位
- 全身麻醉或区域阻滞(需达到 T_{10} 水平)
- 根据患者的倾向、合并症选择
- 区域阻滞下可术中进行 TURP 综合征评估
- 应避免患者发生体动(预防出血/前列腺穿孔),但通常不需要肌松药维持
- 术后无明显疼痛

并发症
- TURP 综合征
  - 大量灌注液经前列腺静脉窦吸收入血
    →低钠血症/容量过负荷
  - 症状/体征:头痛、意识模糊、恶心/呕吐、HTN、心绞痛、抽搐、昏迷、心血管性虚脱
  - 灌注液吸收可表现为相关毒性反应
  - 甘氨酸:可引起一过性失明、抽搐
  - 氨:苏醒延迟、脑病
  - 高甘氨酸血症:可导致中枢神经系统(central nervous system,CNS)毒性及循环衰竭
  - 治疗:限制液体及利尿,纠正低钠血症及容量过负荷;若患者抽搐发作/昏迷状态→考虑高渗盐水
- 膀胱穿孔
- 凝血异常:过多液体吸收导致稀释性血小板减少及 DIC
- 菌血症:手术操作可导致前列腺定植菌入血
- 预防性使用抗生素可降低菌血症/败血症风险

TURP 替代治疗
- 药物治疗:α受体阻滞剂

- 电灼/激光/热凝下前列腺组织汽化术(避免 TURP 综合征)

泌尿系统激光手术

概述

- 指征:尖锐湿疣、输尿管狭窄、BPH、输尿管结石或阴茎、尿道、膀胱、肾盂浅表肿瘤
- 可涉及不同类型的激光(CO_2/氩气/脉冲染料/Nd-YAG/KTP-532)
- 安全考虑
  - 手术室人员及患者应佩戴护目镜,避免激光纤维意外断裂
  - 间断使用激光,预防热烧伤
  - 治疗尖锐湿疣时应戴特殊防护口罩,避免吸入活性 HPV 颗粒

麻醉管理

- 体位:截石位
- MAC 复合局部麻醉、全身麻醉或区域阻滞

开放前列腺切除

概述

- 指征:BPH 无法经尿道切除;前列腺癌根治性切除
- 患者通常高龄伴有多种合并症;出血量可能较大
- 腹膜后淋巴结切除用于前列腺癌分期
- 症状明显、进展期肿瘤可行双侧睾丸切除术

监测/通路

- 标准监测;大口径静脉注射

麻醉管理

开放前列腺切除

- 体位:仰卧位
- 麻醉:区域阻滞、全身麻醉或全身/硬膜外麻醉联合
- 硬膜外麻醉可减少出血量,减轻术后疼痛及促进术后胃肠功能恢复
- 有经验的手术医师通常能够在全麻下以最少的出血量/小切口完成手术
- 手术医师可能会使用亚甲蓝/靛胭脂评估泌尿道的完整性
  - 靛胭脂:可导致高血压(α-受体激动作用)

512

- 亚甲蓝：可导致低血压/影响 SpO_2 读数

腹腔镜/机器人辅助下腹腔镜前列腺切除术（robotic-assisted laparoscopic prostatectomy，RALP）

- 优势：减少出血（与开放手术相比），切口更小且术后疼痛较轻
- 体位：截石位；头低足高位
- 麻醉：气管插管全身麻醉
- RALP 术后并发症包括角膜擦伤和缺血性视神经病变→建议限制头低足高位时间；限制术中液体入量；覆盖眼睑

膀胱切除术

概述

- 指征：良性膀胱疾病行单纯全膀胱切除（出血性/放射性膀胱炎）；侵袭性膀胱肿瘤行根治性切除术
- 患者通常高龄并伴有多种合并症；吸烟与膀胱癌相关；患者存在冠心病（coronary artery disease，CAD）及慢性阻塞性肺疾病（chronic obstructive pulmonary disease，COPD）风险
- 膀胱切除后需要进行泌尿系统重建
  - →部分回肠构成回肠代膀胱（腹壁外造口）
  - →多数手术采用膀胱悬吊术（部分肠道构成囊袋，与尿道相连）
  - 可伴随大量出血，液体丢失

监测/通路

- 标准监测；可能出现大量出血和液体丢失，考虑建立有创压、中心静脉；大口径静脉通路

麻醉管理

- 体位：仰卧位或截石位
- 全身麻醉或全麻/硬膜外麻醉联合

肾切除术

概述

- 指征：肾脏肿瘤，肾移植，慢性肾积水/感染，外伤
- 肾细胞癌患者行肾切除术前需进行术前分期，明确肿瘤是否侵及下腔静脉（inferior vena cava，IVC）或右心房
  - 肿瘤可部分/完全梗阻 IVC（减少静脉回流，可引起低血压）；切除过程中 IVC 可能需要夹闭

- 肿瘤可引起肺血管栓塞(体征:SpO_2下降,低血压,室上性心律失常)
  - 并发症:静脉空气栓塞,膈肌损伤(引起气胸)
- 可行开放手术或腹腔镜手术

监测/通路

- 标准监测;考虑有创压监测
- 大口径静脉通路(大出血可能)

麻醉管理

- 体位:腹膜后入路采用侧卧位/经腹入路采用仰卧位
- 全身麻醉或全麻/硬膜外麻醉联合($T_7 \sim T_9$水平)
- 补液以保证肾血流

骨科手术麻醉

全身麻醉及区域阻滞

- 根据手术部位、时间、手术医师及患者的倾向选择
- 区域阻滞麻醉：可提高镇痛及患者满意度，减少阿片类药物用量及副作用（肠梗阻、镇静），减少住院时间
- 不论何种麻醉方式，均可采用多模式镇痛：环氧化酶（cyclooxygenase，COX）抑制剂（酮咯酸、西乐葆）、对乙酰氨基酚、抗痉挛药（加巴喷丁、普瑞巴林）、关节内糖皮质激素/局部麻醉药注射

全身麻醉（general anesthesia，GA）与区域麻醉的比较	
起效及可靠性	GA 更快且更可靠
恢复	与 GA 相比，区域阻滞恢复更快（外周神经阻滞）
遗忘作用	无辅助用药情况下，GA 优于区域阻滞
花费	不定
长期镇痛	区域阻滞优于 GA（可带外周神经置管出院）
病死率	非妊娠患者无差异
深静脉血栓（deep vein thrombosis，DVT）风险	无差异

体位

- 注意预防组织及神经损伤，尤其是合并关节炎及脊柱疾病的患者
- 常见的外周神经损伤按发生概率依次为尺神经＞臂丛神经＞腰骶神经根＞脊髓
- 仰卧位——大多数手术，包括膝、髋关节、骨盆、手臂、手部、

足部

- 俯卧位——脊柱手术
  - 检查受压点——面部/眼,乳房/生殖器,臂丛神经,腹部——压力过大可增加静脉压迫,增加气道压力及减少功能残气量(functional residual capacity,FRC)
  - 可能出现气管插管脱位及打折
  - 保证担架随时可用,以防紧急翻身
  - 围手术期视力丧失风险增加
    - 与脊柱手术相关,发生率<0.2%
    - 机制:未知,可能包括前部及后部缺血性视神经病变(anterior & posterior ischemia optic neuropathy,A/PION)或中央视网膜动脉阻塞(central retinal artery occlusion,CRAO)
    - 危险因素:手术时间长(>6 h),术中失血(>40% 估计血容量(estimated blood volume,EBV)),俯卧位,术前贫血
    - 避免直接压迫眼眶,可降低CRAO及静脉充血风险
- 侧卧位——颈部、髋关节手术
  - 需保护受压点及维持颈部生理曲度
  - 使用"腋窝卷"避免腋窝受压(放置于腋窝下方,非腋窝内)——保护承重侧臂丛神经及血管
- 坐位/沙滩椅位——肩部、锁骨手术
  - 为肩部手术提供手术空间,增加空气栓塞风险(5%~25%)
  脑灌注降低,警惕低血压导致的卒中
- **四肢手术**(参考区域阻滞)
  - 可采用区域阻滞麻醉,尤其是连续置管技术
  - 全麻/区域阻滞联合麻醉可使诱导速度、术中遗忘及镇痛效果最大化
  - 见下表——四肢手术麻醉选择

四肢手术麻醉选择			
手术	麻醉方式	体位	注意事项
上肢手术			
肩部手术	· 全身麻醉 · 肌间沟阻滞	沙滩椅位,侧卧位	患者可能被盖在手术单下数小时,因此通常需要全麻或深度镇静
肘部手术	· 全身麻醉 · 锁骨上神经阻滞 · 锁骨下神经阻滞 · 腋神经阻滞	仰卧位,侧卧位或俯卧位	可行锁骨下置管
腕部及手部手术	· 全身麻醉 · 腋神经阻滞 · 锁骨上神经阻滞 · 锁骨下神经阻滞 · Bier 阻滞 · 指神经阻滞 · 局部麻醉＋MAC	仰卧位	典型手术包括腕管松解术,远端桡神经切开复位内固定术,扳机指修复,腱鞘囊肿切除
下肢手术			
膝关节镜	· 全身麻醉±隐神经阻滞 · 腰麻 · 硬膜外麻醉 · 关节腔内局麻＋MAC	仰卧位	通常选择全身麻醉,除非患者希望看到手术过程

骨科手术麻醉

麻醉口袋书

四肢手术麻醉选择			
手术	麻醉方式	体位	注意事项
全膝关节置换术	· 全身麻醉±股神经（单次或置管）±坐骨神经（补救措施） · 腰麻±股神经置管 · 硬膜外麻醉 · 腰丛＋坐骨神经阻滞	仰卧位	可多种神经阻滞相结合；连续股神经置管常用于减轻术后疼痛；术中常使用止血带，止血带放气后估计失血量（estimated blood loss，EBL）可大于500 mL。内收肌（隐神经）阻滞对运动功能影响较小，已经替代股神经阻滞
髋关节骨折	· 全身麻醉±股神经阻滞（术后镇痛） · 腰麻 · 硬膜外麻醉	仰卧位	股神经阻滞通过减少阿片类药物用量，可降低髋关节骨折后谵妄发生率
髋关节置换	· 全身麻醉±腰丛（术后镇痛）或±股神经阻滞 · 腰麻 · 硬膜外麻醉	侧卧位	骨水泥过程可诱发栓塞相关的低血压/低氧/心搏骤停：处理方式为支持性复苏
踝关节	· 全身麻醉 · 腰麻 · 硬膜外麻醉 · 腘窝±隐神经阻滞	仰卧位，侧卧位或俯卧位	硬膜外麻醉可能需要 30 min 以上，使平面稳定在骶区

四肢手术麻醉选择			
手术	麻醉方式	体位	注意事项
足部、足趾、踇外翻手术	全身麻醉 踝关节阻滞 腘窝±隐神经阻滞(坐骨神经)	仰卧位	除外隐神经(股神经)提供中部的感觉阻滞,足由坐骨神经支配

脊柱手术

颈椎手术

- 指征:颈椎不稳定(外伤、肿瘤),关节炎/骨质增生,椎管狭窄
- 气管插管注意事项
  - 基本上所有气道设备均会在一定程度上引起颈椎活动,应考虑使用纤支镜或其他设备(插管型喉罩、可视喉镜),甚至是"清醒"气管插管或气管切开,以避免颈部过度伸展
  - 所有喉镜均会引起颈部伸展;放置 LMA 可增加脊髓压力

胸/腰椎手术

- 椎板切除/椎板切开术:切除椎板,减轻神经压迫
- 融合:利用器械稳定脊椎,直至达到骨性融合(术后 6~12 个月)
- 指征:脊椎滑脱,脊柱侧凸,椎间盘突出复发,脊椎不稳定
- 通常为大手术,出血量及围手术期并发症多(考虑建立有创动脉压监测、良好的外周静脉通路、血细胞回收)

神经系统监测(参考神经手术、神经放射学,及电休克治疗的麻醉相关内容)

- 指征:术中监测神经通路异常有助于指导手术决策
- 手术医师、麻醉医师及神经科医师之间的沟通十分重要
- 定义:诱发电位测定刺激下神经通路中的传导功能

- 方法:波形评估包括波幅、潜伏期及形态;麻醉状态稳定后行基线评估(避免单次给药/麻醉深度快速变化→持续输注利于监测)
- 临床结局:根据美国神经外科医师协会,无证据显示神经功能监测可改善脊柱退行性变患者行腰椎管减压或腰椎融合后的临床结局

监测类型

体感诱发电位(somatosensory evoked potential,SSEP)

- 监测脊髓背角损伤/缺血
- 刺激周围神经(胫后神经、正中神经、尺神经)并在头皮(感觉皮层)记录电信号
- 假阴性少,但假阳性常见
- 可监测脊髓后动脉对脊髓背角(感觉传导束)的供血
- 不能直接监测运动通路(脊髓前动脉)
  - →运动功能损伤时 SSEPs 可正常
  - →Adamkiewicz 动脉通过脊髓前动脉供应脊髓下 2/3
- 监测结果可能延迟(20 min)

皮层脊髓运动诱发电位(corticospinal motor-evoked potential,CMEP)

- 用于监测脊髓运动通路的完整性
- 见于主动脉、髓内脊髓肿瘤,脊柱畸形,后颅窝肿瘤及颅内动脉瘤
- 可监测脊髓前动脉对前角运动通路的血供异常
- 于头皮或硬膜外放置电极,刺激上肢和下肢肌肉
- 避免使用肌松药
- 即刻结果
- 安全问题:烧伤、运动相关损伤、抽搐、咬伤(0.2%),起搏器禁忌

肌电图(electromyography,EMG)

- 测定肌肉电活动
- 用于脊髓栓系松解、肿瘤切除、听神经瘤切除及面神经手术
- 也用于术前神经传导研究,诊断神经压迫损伤(腕管综合征或坐骨神经痛)或神经肌肉疾病(重症肌无力、肌萎缩、肌萎缩侧索硬化(amyotrophic lateral sclerosis,ALS))

- 避免使用肌松药

影响监测的因素

- 基线测定不准确
- CMEP 比 SSEP 对麻醉药更为敏感
  - 肌松药在 MEPs 中相对禁忌,但可通过降低 EMG 伪差,增强 SSEP 信号
- 潜伏期延长或波幅减小可能提示神经损伤
  - 双侧及同等改变可能继发于温度、低血压或麻醉效应
  - 单侧改变可能继发于缺血/技术因素
  - 温度(SSEP):低温:↔波幅,潜伏期延长
    - 高温:波幅减小,↔潜伏期
  - 缺氧(SSEP):减小波幅,延长潜伏期,早期可能增大波幅(损伤可能)
  - CO_2(SSEP):$PaCO_2$ 25～50,仅有细微改变
    $PaCO_2 > 100$,减小波幅,延长潜伏期
  - 镇静:减小波幅
  - 低血压(SSEP):BP 快速下降可减小波幅,↔潜伏期
  - 麻醉药物影响(SSEP):静脉麻醉药影响＜吸入麻醉药影响

静脉麻醉药对 SSEP 的影响		
减小波幅	**无影响**	**增大波幅**
巴比妥类(延长潜伏期)	丙泊酚	氯胺酮
镁离子	镇痛药	依托咪酯
α_2受体拮抗剂	咪达唑仑	
	多潘立酮	
	可乐定	
	右美托咪定	
局部麻醉药——抑制 SSEP(监测中禁用)		

- 吸入麻醉药:剂量依赖性延长潜伏期,减小波幅
  (N_2O 对监测的抑制作用强于吸入麻醉药)
- 电生理监测手术(SSEP/MEP)麻醉方式选择
  - 吸入麻醉药与 TIVA

- 在稳定状态下,丙泊酚/镇痛药(如瑞芬太尼)输注对神经肌肉监测无影响或仅有轻微影响
- 持续输注可降低吸入麻醉药用量至 0.5 MAC 以下
- 控制性降压
  - MAP 低于基线水平 20%～30%,从而减少出血、改善手术视野暴露
  - 风险:降低重要脏器灌注、氧供(心脏、脑、脊髓)
  - 由于增加卒中发生风险,已不推荐为安全方法
- **唤醒试验**
  - 更可靠地评估脊髓完整性
  - 持续镇痛下,与手术医师配合,轻柔、缓慢地唤醒患者
  - 苏醒后要求患者遵从指令,完成神经系统评估后再次进入全身麻醉
  - 术前应对患者说明手术计划
    (解释术中唤醒的可能)
  - 常用的快速苏醒技术包括 TIVA(丙泊酚、瑞芬太尼和/或右美托咪定),N_2O 麻醉,短效吸入麻醉药(地氟烷)

骨科手术并发症

- 甲基丙烯酸甲酯骨水泥
  - 在骨与植入物之间形成牢固连接的多聚体
  - 使用时进入松质骨内,可导致髓内压升高→髓内脂肪移位 **→脂肪栓塞**
  - 骨水泥单体进入体循环可导致降低全身血管阻力(systemic vascular resistance, SVR)/降低血压(blood pressure,BP)
  - 症状:缺氧,降低 BP,心律失常,肺动脉压增加,降低心输出量
  - 治疗:提高吸入氧浓度(fraction of inspiration O_2, FiO_2),补充容量,血流动力学支持
- 脂肪栓塞综合征(fat embolus syndrome,FES)
  - 常见于长骨骨折和髓内钻孔

- 若骨折固定不当,损伤后 24 h 栓塞风险增加
- 症状:皮肤淤斑,皮疹,尿脂肪颗粒,低血压,心动过速,低氧/呼吸困难,神志状态改变,CXR 提示肺部浸润
- 治疗:支持治疗,纠正缺氧,血流动力学不稳定;反复缺氧患者行气管插管、PEEP 机械通气;类固醇激素的使用有争议
- 骨科手术出血的管理
  - 择期手术前数周行自体血收集
  - 术前使用促红细胞生成素
  - 下肢手术使用止血带
    - 用于手术部位近端,减少血流(无血手术区域)
    - 并发症包括缺血性损伤、止血带疼痛、再灌注损伤
    - 镰状细胞贫血患者为相对禁忌(肢体缺血促进红细胞镰状化)
  - 急性等容血液稀释——手术开始时收集患者血液,同时静脉补液补充血容量;手术结束时回输
  - 术中血液回收
  - 抗纤溶药——如氨甲环酸
- 深静脉血栓（deep vein thrombosis，DVT）/肺栓塞（pulmonary embolism，PE）
  - 预防是最好的治疗
  - 骨科手术围手术期患病/死亡的主要原因
  - 危险因素:手术时间长,行髋/膝关节置换术,使用止血带,术后制动
    - 使用新型抗凝药,如使用磺达肝癸钠的患者,应避免接受神经阻滞。需权衡区域阻滞的获益和出血的风险。参考最新美国区域阻滞麻醉（American Society of Regional Anesthesia，ASRA）指南
    - 鼓励早期活动/物理治疗
    - 围手术期使用间断下肢加压装置
    - 术前开始小剂量抗凝(华法林/低分子量肝素（low molecular heparin weight，LMWH))
    - 高危患者可考虑预防性放置下腔静脉(inferior vena

cava,IVC)滤网

术中使用止血带的并发症	
缺血损伤	• 充气时间>2 h可引起神经/组织缺血,并可能导致永久损伤 • 若手术时间延长,应间断放气,恢复灌注,10~15 min后再次充气
止血带疼痛	• 即使区域阻滞充分(腰麻、硬膜外麻醉、周围神经阻滞),止血带充气后 30~60 min 仍会出现进行性高血压 • 目前机制不明;可能由于对局部麻醉抵抗的无髓鞘 C 纤维介导 • 处理:静脉镇痛药通常无效;血管扩张药可用于降低血压;止血带重新充放气(如上)
止血带放气后的再灌注损伤	• 缺血肢体产生的酸性代谢产物、血栓进入系统循环,引起低血压、缺氧、高碳酸血症、肺高压、栓塞和/或代谢性酸中毒 • 通常为一过性→治疗包括补充容量及使用血管收缩药;使用钙剂及碳酸氢盐分别纠正高钾血症及严重酸中毒

内分泌手术麻醉

甲状腺

甲状腺功能亢进

甲状腺功能亢进患者麻醉

- **术前评估**
  - 概述：最好纠正甲状腺功能至正常（甲亢危象风险），监测甲状腺功能，抗甲状腺药物、β受体阻滞剂持续使用至手术当日
  - 气道：检查是否存在压迫、气管移位、胸骨后甲状腺肿，气道高风险患者考虑在清醒状态下行纤支镜气管插管
- 可使用苯二氮䓬类药物术前镇静
- **术中管理**
  - 概述：避免/谨慎使用交感神经兴奋药物（肾上腺素、氯胺酮、麻黄素、去氧肾上腺素）→严重高血压（hypertension，HTN）/心动过速
  - 注意眼睛保护（患者可能合并突眼）
  - 大剂量硫喷妥钠有抗甲状腺活性
  - 注意甲状腺危象表现（高体温、心动过速、血压升高）
  - 自身免疫性甲状腺功能亢进可能与肌病相关
- **术后管理**
  - 并发症：激素紊乱、气道管理问题
  - 甲亢危象：大量 T_3、T_4 释放，危及生命，可于术后 6～24 h 出现
    症状：心动过速、发热、意识模糊、呕吐、脱水、充血性心力衰竭（congestive heart failure，CHF）、焦躁（与重症肌无力（myasthenia gravis，MH）不同，不伴有磷酸肌酸激酶（creatine phosphate kinase，CPK）水平升高、肌肉僵直或酸中毒
  - 甲状旁腺破坏/切除→术后 24～72 h 内出现低钙血症
  - 喉返神经损伤→单侧损伤导致声音嘶哑，双侧损伤导致喘鸣，纤维喉镜检查诊断

- 颈部血肿→部分/完全上气道梗阻

  治疗＝立即做颈部伤口及引流

甲状腺功能减低

甲状腺功能减低患者麻醉

- **术前准备**
  - 手术期间应持续使用甲状腺激素
  - 甲状腺功能减低未治疗的患者应推迟择期手术
    （因血流动力学不稳定及有黏液性水肿昏迷风险）
  - 亚临床甲状腺功能减低**不**增加手术风险
  - 急诊手术：考虑静脉使用甲状腺素等激素治疗
  - 患者通常肥胖，可能合并舌体增大、颈短、胃排空延迟
- **术中管理**
  - 甲状腺功能减低患者对镇静、镇痛药敏感
  - 诱导：维持血流动力学稳定（可使用氯胺酮或依托咪酯）
  - 压力感受器功能异常、心输出量降低、容量不足可导致低血压
  - 低体温出现快速且难以纠正
  - 代谢紊乱常见：Na^+、血糖水平下降
  - 通气不足常见（对缺氧反应不敏感）
  - 可出现黏液性水肿昏迷（甲状腺功能减低失代偿的严重表现）
- **术后管理**
  - 低体温、药物代谢减慢，以及呼吸抑制可导致拔管延迟
  - 清醒、体温正常患者可拔出气管插管
  - 使用区域阻滞、酮咯酸控制疼痛（谨慎使用阿片类药物）

甲状旁腺

甲状旁腺功能亢进

甲状旁腺功能亢进患者麻醉

- ECG：PR、QT 间期缩短，心肌传导功能异常（Ca^{2+} 水平升高）
- 维持水化及正常尿量

- 较弱/嗜睡患者可减少非去极化肌松药用量

甲状旁腺功能减低

甲状旁腺功能减低患者麻醉

- **术前**——血清及 Ca^{2+} 水平应在正常范围,特别是合并心脏症状的患者
- **术中**——低钙血症可增强神经肌肉阻滞
  - 血液制品含枸橼酸盐(以及 5% 白蛋白),可降低血清钙水平
- **术后**——低钙血症可引起神经肌肉阻滞恢复延迟

嗜铬细胞瘤

- 可能与染色体显性的多发性神经内分泌肿瘤综合征(multiple endocrine neoplastic syndrome, MEN)(2a、b 型)相关
- 分泌肾上腺素、去甲肾上腺素,偶尔分泌多巴胺
  - 可为间断性或持续性分泌
  - 肿瘤血供增多、直接压迫、药物均可引起儿茶酚胺释放

嗜铬细胞瘤麻醉

- **术前准备**:目标=控制血压、恢复血管内容量
  - 术前 10~14 天开始使用 α 受体阻滞剂,并在 β 受体阻滞前使用
    - 如果意外在 α 受体阻滞剂前使用 β 受体阻滞治疗→α 受体过度激动导致严重 HTN
  - α 受体阻滞剂:酚苄明(也可选择哌唑嗪)
    - 起始剂量=10 mg,qd 或 bid,根据血压每 2~3 天分次增加 10~20 mg(最终目标剂量为 20~100 mg,qd)
  - 普萘洛尔 10 mg,qid(应在术前 3~4 天开始)
  - 如血压控制不佳,钙通道阻滞剂尼卡地平 30 mg,bid 可作为 α 及 β 受体阻滞的补充
  - 所有嗜铬细胞瘤患者均需补液——合并 CHF 的患者应谨慎
  - 硝普钠输注(以及酚妥拉明静注)用于治疗急性高血压危象
  - 有时术前使用儿茶酚胺合成抑制剂——甲酪氨酸

- **术中麻醉**
  - 全身麻醉及区域阻滞——不影响患者的临床结局
  - 避免使用地氟烷、交感神经刺激剂(氯胺酮、麻黄素)、阿曲库铵和吗啡(引起组胺释放),以及避免低通气(可引起非神经源性儿茶酚胺释放)。
  - 预先准备硝普钠、去氧肾上腺素
  - 诱导前建立有创动脉压监测通道±行中心静脉置管(评估血容量)±行肺动脉置管
  - 保证诱导过程**平稳**——插管可引起大量儿茶酚胺释放
  - 肿瘤附近的手术操作可引起儿茶酚胺释放→高血压危象
  - 肾上静脉结扎→血儿茶酚胺水平迅速降低→低血压(处理:补液及给予直接拟交感神经药物)
  - 儿茶酚胺抵抗的血管麻痹:可使用血管升压素缓解
  - 难以控制的心动过速:可用艾司洛尔控制[$25 \sim 300 \ \mu g/(kg \cdot min)$]
- **术后管理**
  - 维持血压正常;50%患者血压仍高于正常
  - 双侧肾上腺切除→术后可能需要激素支持

糖尿病

糖尿病患者麻醉

- **术前准备**
  - 明确糖尿病类型、病程及严重程度——病情重、血糖控制不佳、病程长者,发生长期并发症风险高
  - 明确目前治疗方式(饮食控制)和给药剂量(口服降糖药或胰岛素的剂量等)
  - 清晨空腹血糖和 HbA1c(糖化血红蛋白)水平可辅助评估糖尿病控制情况。肌酐和电解质可反映神经病变程度
  - 明确是否合并冠状动脉疾病、HTN、脑血管疾病和周围血管病,完善心电图(electrocardiogram,EKG),评估是否合并心律失常和陈旧心肌梗死
  - 合并胃食管反流(gastroesophageal reflux disease,GERD)和胃轻瘫的患者可用枸橼酸钠和胃复安
  - 区域阻滞可能不适用于严重周围神经病变患者

- 术前停用长效胰岛素,并用鱼精蛋白胰岛素和慢胰岛素替代
- 停用长效磺脲类药物,如氯磺丙脲,由短效药物替代。二甲双胍增加术中代谢性酸中毒风险,可停用。2型糖尿病合并严重高血糖的患者,术前应将口服降糖药改为胰岛素

- **急诊手术**
  - 尽量维持代谢和容量稳定(条件允许可推迟手术)
  - 稳定血糖、电解质、酸碱平衡——胰岛素及葡萄糖输注
  - 容量不足可补充生理盐水(根据肾功能和心功能状态)
  - 肾功能正常,K^+正常或低于正常水平,可静脉补充K^+
  - **仅在患者合并严重酸中毒时补充碳酸氢钠**

- **术中管理**
  - 所有胰岛素依赖、血糖控制不佳的患者均应监测血糖
  - 使用中性鱼精蛋白锌胰岛素(neutral protamine hagedorn, NPH)或鱼精蛋白锌胰岛素(protamine zinc insulin, PZI)
    - 鱼精蛋白过敏反应风险增加(继发于先前的敏化作用)
    - 糖尿病患者术中胰岛素需求量差异大,需要个体化

- **术后管理**
  - 使用胃复安治疗胃轻瘫患者的恶心呕吐症状,降低感染、心肌梗死(myocardial infarction, MI)、高血糖/低血糖、脑血管和肾功能异常

- **糖尿病急症**
  - ***糖尿病酮症酸中毒***:常见于1型DM(糖尿病),由外伤或感染引起
    - 恶心、呕吐、脱水、多尿、多饮、嗜睡→昏迷
    - 高血糖、代谢性酸中毒、阴离子间隙升高、血及尿酮体阳性、低血钾
  - 治疗:有创动脉压监测,重度中枢神经系统抑制患者行气管插管
    - 胰岛素输注(10 U,静注,之后5~10 U/h维持)
    - 生理盐水5~10 mL/(kg·h)(液体缺失可达3~8 L),血糖<250 mg/dL时,加用5%葡萄糖溶液
    - 补钾(0.3~0.5 mEq/(kg·h))

- 通常**不需要**使用碳酸氢钠
- ***高血糖高渗状态,非酮症昏迷***(常见于 2 型 DM)
  - 严重脱水合并急性高血糖(>600 mg/dL)
  - 治疗:纠正低容量、高血糖
    - 0.45％氯化钠溶液用于复苏
    - 立即静脉给予 10 U 普通胰岛素→胰岛素输注(参见上文)
- ***低血糖***——应激、饥饿、过度运动、饮酒导致
  - 在意识丧失的患者中低血糖比高血糖更危险
  - 症状:大汗、心动过速、认知功能减退、意识模糊、昏迷、抽搐
  - 治疗:50％葡萄糖溶液,静注,起始剂量 25 mL

肾上腺功能不全

肾上腺功能不全麻醉

- **术前准备**——补充应激剂量的糖皮质激素(通常为 100 mg 氢化可的松,静注),特别是对于每日泼尼松用量≥5 mg 的患者
- **术中管理**
  - 液体负荷耐受性差、低血糖、高血钾、心律失常风险增加
  - 无法解释的低血压(对液体复苏、血管升压药无反应)→补充糖皮质激素
  - 避免使用依托咪酯(抑制肾上腺功能)
- **术后管理**
  - 补充充足的糖皮质激素

糖皮质激素过多(Cushing 综合征)

- **病因**
  - 原发性——肾上腺腺瘤/增生
  - 继发性——分泌 ACTH 的肿瘤(垂体微腺瘤(Cushing 病))、外源性皮质激素
- **临床表现**:满月脸、水牛背、向心性肥胖、多毛、皮肤菲薄、骨质疏松、易出现淤青、糖尿病、近段肌病、无菌性股骨头坏死、

精神状态异常、胰腺炎、多尿/多饮

Cushing 综合征患者麻醉

- **术前准备**：存在低钾、糖耐量异常风险（术前应明确）
  - 类 Cushing 综合征患者可能有 HTN、CHF、皮肤菲薄、骨质疏松
  - 医源性 Cushing 综合征患者应术前使用应激剂量的激素
- **术中管理**
  - 肥胖（困难气道/静脉通路难以建立），常出现高血压
  - 体位摆放需谨慎（易出现皮肤破损）
  - 大剂量阿片类药物可引起呼吸抑制、拔管困难
- **术后管理**
  - 通气功能减低［功能残气量（functional residual capacity，FRC）下降］，术后活动差，压疮、感染风险增加

醛固酮增多症（Conn 综合征）

- **病因**
  - 原发性——（Conn 综合征）肾上腺腺瘤分泌过多醛固酮（60%），双侧肾上腺增生（30%），肿瘤（少见）
  - 继发性——高血浆肾素、醛固酮水平（CHF/肝纤维化导致）
- **临床表现**
  - 恶性高血压（中枢/醛固酮介导）
  - 常伴有严重低 K^+，可能与利尿剂使用相关→无力、手足抽搐
  - HTN 患者常合并容量不足（低血容量、K^+ 水平下降提示严重的总 K^+ 缺乏）
  - H^+ 丢失导致代谢性碱中毒

Conn 综合征患者麻醉

- **术前准备**：纠正高血压、代谢性碱中毒和低钾
  - 螺内酯（可达 400 mg，qd）可控制 HTN、中度容量不足/低钾
- **术中管理**：如合并 CHF、未控制的高血压、容量不足→建立有创动脉压
  - 肾上腺周围的手术操作可导致儿茶酚胺释放→循环系统不稳定
  - 双侧肾上腺切除患者应补充糖皮质、盐皮质激素

内分泌手术麻醉

- **术后管理**：目标为维持血压正常，电解质平衡
  - 双侧肾上腺切除患者持续使用糖皮质、盐皮质激素

垂体后叶

- 垂体后叶释放缩宫素及抗利尿激素（antidiuretic hormone，ADH，又称血管升压素）
- ADH 促进肾脏对水的重吸收
  - 低 ADH→尿崩症
  - 高 ADH→抗利尿激素分泌失调综合征（syndrome of inappropriate secretion of antidiuretic hormone，SIADH）

尿崩症（diabetes insipidus，DI）

- **病因**：中枢性 DI——垂体分泌 ADH 不足（头颅外伤、基因异常、感染、血管疾病、肿瘤）

  神经源性 DI——肾上腺对 ADH 反应差（药物、慢性肾病导致）
- **临床表现**：口渴、多尿（可达 20 L/d）、低血压、脱水
- **诊断**：尿比重≤1.005，尿渗透压<200 mOsm/kg，随机血浆渗透压>287 mOsm/kg
- **治疗**：皮下注射/经鼻给予/口服补充血管升压素类似物（去氨加压素）、氯磺丙脲、卡马西平、噻嗪类利尿剂
- **麻醉管理**
  - **术前**——恢复血管内容量，经鼻给予去氨加压素 10 μg bid～tid
  - **术中**
    - ADH 总量不足：术前输注 100 mU 去氨加压素（100～200 mU/h，根据尿量调整）
    - 部分 ADH 不足：不需要使用去氨加压素（除血浆渗透压>290 mOsm/kg 外）
  - **术后**——持续补充去氨加压素，维持电解质平衡

抗利尿激素分泌不当综合征（syndrome of inappropriate antidiuretic hormone，SIADH）

- **临床表现**：包括原发病和低钠血症的表现

- 稀释效应导致 Na^+ 水平下降，**无** Na^+ 缺乏（可能无临床症状）
  - 症状：可能包括恶心、乏力、厌食；$Na^+ < 110$ mmol/L→昏迷
- **诊断**：需与其他原因导致的低钠鉴别（如稀释性低钠血症）*（稀释性 Na^+ 水平下降：葡萄糖溶液、氯化钠溶液输注过量/使用利尿剂）*
  - 确诊标准为血清 $Na^+ < 130$ mmol/L，血浆渗透压 < 270 mOsm/L，尿钠 > 20 mEq/L，尿渗透压增加
- **治疗**：强调原发病治疗
  - 药物治疗不能抑制下丘脑或肿瘤的 ADH 释放
  - 对症治疗：液体摄入限制为 $500 \sim 1000$ mL/24 h（规律监测血浆、尿渗透压）
  - 蛛网膜下腔出血（subarachnoid hemorrhage，SAH）患者不应限制液体摄入——可促进血管痉挛
  - 地美环素：液体限制困难时使用
- **麻醉管理**
  - 纠正低钠血症，使用 CVP 或肺动脉导管监测血容量
  - 监测电解质（尿渗透压、血浆渗透压、血清 Na^+ 浓度）（包括术后即刻）

内分泌手术麻醉

妇产科手术的麻醉

概述

孕期生理改变	
新陈代谢与呼吸系统	· 氧耗量增加 30%～60% · 潮气量（tidal volume，TV）增加 45%，呼吸频率（respiratory rate，RR）增加 10% · 每分通气量（minute ventilation，MV）增加 55%（孕酮的作用） · 足月时功能残气量（functional residual capacity，FRC），残气量（residual volume，RV）和补呼气量（expiratory reserve volume，ERV）减少 20% · ERV 和 RV 减少，但肺总量（total lung capacity，TLC）维持不变 · 分娩时 MV 可升至 300% · PCO_2 降至 28～32 mmHg，失代偿性呼吸性碱中毒 · 氧储备减少（继发于贫血）
循环系统	· 心输出量（cardiac output，CO）增加 40%，血容量增加 35% · 子宫血流量升至 700～900 mL/min（心输出量的 20%） · BP：收缩压和舒张压降低，外周血管阻力（systemic vascular resistance，SVR）减少 20%，HR 增加 15% · 仰卧位综合征（增大的子宫在仰卧位时压迫下腔静脉和主动脉）可导致 CO 减少 25%，增加子宫静脉压力，子宫胎盘供血不足以及潜在的胎儿窘迫风险 · 分娩后的血流动力学：CO 增加 75%，48 h 后恢复至分娩期水平，12～24 周恢复至孕前水平 · 分布容积增加

孕期生理改变	
血液系统和凝血功能	• 血容量增加 50%，血浆容量增加大于 RBC 增加→稀释性贫血 • 血浆胆碱酯酶浓度减少 25% • 孕期高凝状态：血小板生成，血栓形成和纤溶增加 • 2,3-二磷酸甘油酸（diphosphoglyceric acid，DPG）增加→氧解离曲线右移→增加 O_2 运输
消化系统	• 子宫增大→贲门和幽门形态改变，减缓胃排空 • 食管下括约肌（lower esophageal sphincter，LES）张力下降，胃内压力升高，导致误吸风险升高 • 分娩和阿片药物减缓胃排空
神经系统	• 最低肺泡有效浓度（minimum alveolar concentration，MAC）下降 20%～40% • 对缩血管药物反应下降 • 对椎管内麻醉局麻药物量需求减少

产程		
产程	事件	神经支配
第一产程	从开始出现宫缩至宫口开全至 10 cm	$T_{10}\sim L_1$
第二产程	从宫口开全至胎儿娩出	$S_2\sim S_4$
第三产程	从胎儿娩出至胎盘娩出	$S_2\sim S_4$

妇产科手术的麻醉

产科麻醉

• 非药物镇痛：催眠疗法，水疗，经皮神经电刺激（transcutaneous electrical nerve stimulation，TENS）
• 药物镇痛：吸入镇痛，静脉阿片类药物镇痛（芬太尼、纳布啡），阴部神经阻滞，宫颈旁阻滞，椎管内镇痛。其中，硬膜外及腰硬联合（combined spinal-epidural，CSE）镇痛最为有效

产科麻醉全身镇痛的常用药物			
名称	类别	常用剂量	作用时间
吗啡	阿片受体激动药	2～4 mg(IV)	3～4 h
盐酸二氢吗啡酮	阿片受体激动药	1～2 mg(IM/IV)	1～2 h
哌替啶	阿片受体激动药	25～50 mg(IV)	2～3 h
芬太尼	阿片受体激动药	25～50 μg(IV)	30～60 min
纳布啡	阿片受体激动-拮抗药	10 mg(IV)	3～6 h
布托啡诺	阿片受体激动-拮抗药	1～2 mg(IV)	3～4 h

椎管内分娩镇痛的选择		
	优点	缺点
CSE 镇痛	· 与硬膜外镇痛相比起效迅速,适用于产程活跃的经产妇 · 运动阻滞弱 · 与硬膜外镇痛相比提升产妇总体满意度 · 硬膜外置管失败率下降	· 直至腰麻效果退去后才能诊断硬膜外置管是否有效 · 与硬膜外镇痛相比增加瘙痒发生率
硬膜外镇痛	· 可以缓慢调节平面 · 可以立即判断是否置管成功(对于困难气道和病态肥胖的产妇很重要)	· 起效慢于 CSE 镇痛 · 高浓度局麻药可能导致运动阻滞
连续蛛网膜下腔镇痛	· 可以调节平面 · 快速起效	· 与 CSE 和硬膜外镇痛相比,硬膜穿破后头痛发生率上升

来源:改编自 *Lancet.* 1995;345:1413-1416; *Anesthesiology.* 2001;95:913-920.

剖宫产麻醉		
情景	麻醉方式选择	优点
非紧急 剖宫产	· 腰麻/CSE 麻醉 · 硬膜外麻醉 · 使用现有硬膜外或蛛网膜下腔置管麻醉 · 全身麻醉（general anesthesia，GA）	对于非紧急剖宫产： · 如果患者已有硬膜外或蛛网膜下腔置管，可以直接用于麻醉 · 如果患者没有置管，如无禁忌证，可以选用腰麻，否则选用全身麻醉
紧急 剖宫产	· 腰麻 · 使用现有硬膜外或蛛网膜下腔置管麻醉 · GA · 手术医生局部麻醉（无法执行前三项的情况下）	对于紧急剖宫产，麻醉方式的选择取决于产妇和胎儿的状态： · 如果已有硬膜外置管，可应用起效迅速的局麻药物，如氯普鲁卡因 · 如果存在严重胎儿窘迫并且无硬膜外置管，可能没有充分的时间进行椎管内麻醉，因此应选用GA · 如果产妇和胎儿情况稳定，应选用椎管内麻醉

椎管内麻醉的禁忌证	
绝对禁忌证	患者拒绝 严重凝血功能障碍 脓毒血症或穿刺部位感染 严重低容量状态 颅内压升高
相对禁忌证	心脏瓣膜疾病（严重 AS 或 MS） 血小板减少（参见下文）

妇产科手术的麻醉

椎管内麻醉的禁忌证	
存在争议的禁忌证	既往背部手术史 血小板减少(各区域的标准不同);Beilin 在一项回顾性研究中得出血小板计数$(69\sim80)\times10^9/L$的产妇无神经系统并发症(*Anesth Analg*. 1997;85:385-388)

产科患者全身麻醉的并发症发生率与死亡率

- 麻醉相关并发症是美国妊娠相关死亡的第 10 大原因
- 插管失败的发生率为 1:280(比非产妇高 8 倍)
- 全身麻醉和椎管内麻醉的产妇死亡率没有区别(风险比为 1.7,95% CI:$0.6\sim4.6$,$P=0.2$)
- 因全身麻醉并发症死亡的产妇中 2/3 死于气道并发症,包括误吸,诱导、插管困难,通气不足及呼吸衰竭

改编自 *Anesthesiology*. 1997;86:277-284;*Obstet Gynecol*. 2010;116:1302-1309;*Obstet Gynecol*. 2011;117:69-74

全身麻醉:孕期生理改变对麻醉的影响

气管插管
- 需要小号气管插管(可能存在气道水肿)
- 经鼻气管插管损伤风险增加
- 插管失败风险增加

产妇的氧合
- 仰卧位生理性分流增加
- 去氮速度增快
- 呼吸暂停时 PaO_2 下降速度增快

产妇的通气
- 需要增加每分通气量

Shnider SM, Levinson G. Anesthesia for cesarean section. In: Shnider SM, Levinson G, eds. *Anesthesia for Obstetrics*. 3rd ed. Philadelphia, PA; 1993; 211-246

椎管内镇痛及麻醉的常用药物	
情景	**常用方案**
使用 CSE 技术进行分娩镇痛	• 25 μg 芬太尼或 10 μg 舒芬太尼 • 2.5 mg 丁哌卡因联合 15 μg 芬太尼
使用硬膜外技术进行分娩镇痛	常用的硬膜外起始方案包括局麻药物±芬太尼 50～100 μg： • 0.125%～0.25%丁哌卡因(15 mL) • 0.1%～0.2%罗哌卡因(6～10 mL) • 1%利多卡因(6～10 mL)
常用试验剂量	• 1.5%利多卡因＋1：200000 肾上腺素(3 mL) • 芬太尼 100 μg • 空气(1 mL),同时检测心前区超声 • 3%氯普鲁卡因(3 mL)
硬膜外镇痛的维持方案	• 0.04%～0.125%丁哌卡因联合芬太尼 1～2 μg/mL,输注速度 8～15 mL/h • 0.125%丁哌卡因,输注速度 8～15 mL/h
单次硬膜外给药	• 0.06%～0.125%丁哌卡因→8～15 mL • 考虑加入:芬太尼 1～3 μg/mL,舒芬太尼0.1～ 0.5 μg/mL
蛛网膜下腔置管的维持方案	0.06%丁哌卡因,输注速度 1～2 mL/h,在突破痛时可调节剂量
剖宫产腰麻	局麻药:丁哌卡因 8～12 mg 或利多卡因 50～70 mg,联合芬太尼 15 μg,±吗啡 150 μg,±肾上腺素 100～200 μg
剖宫产硬膜外麻醉	3%氯普鲁卡因或 2%利多卡因,联合碳酸氢钠及肾上腺素(共 15～20 mL)
硬膜外吗啡剖宫产术后镇痛	3～4 mg

妇产科手术的麻醉

椎管内镇痛及麻醉的常用药物	
情景	**常用方案**
腹横肌平面 (transversus abdominis plane, TAP)阻滞	0.5%罗哌卡因3 mg/kg共40 mL(每侧20 mL) 见区域阻滞

椎管内分娩镇痛的管理	
一般流程	**注意事项**
1.产科医生请求分娩镇痛	无证据支持必须等待宫颈口扩张后才可置入硬膜外导管
2.进行镇痛前评估,包括体格检查、签署知情同意书	根据ASA的产科麻醉指南:详细的病史采集和体格检查可减少产妇、胎儿和新生儿并发症
3.预防性口服抑酸药	患者应服用非颗粒状抑酸药
4.洗手,注意无菌操作	
5.连接血压、指氧监护,记录基础血压,考虑补液	操作过程中每2~3 min测量一次血压
6.摆放体位	坐位和侧卧位均可。坐位在肥胖患者中可帮助定位
7.如果使用CSE起始镇痛,则在蛛网膜下腔给予药物	常用剂量方案参见表格——椎管内镇痛及麻醉的常用药物
8.放置硬膜外导管,给予试验剂量评估有无血管内或蛛网膜下腔内置管	
9.如果使用硬膜外技术,经试验剂量确认安全后,通过硬膜外置管给予负荷剂量局麻药物	

麻醉口袋书

椎管内分娩镇痛的管理	
一般流程	**注意事项**
10.开始硬膜外持续镇痛	硬膜外置管的维持方案包括间断给药或持续给药±PCEA。参见表格——椎管内镇痛及麻醉的常用药物
11.给药后每15～20 min 监测血压	去氧肾上腺素和麻黄碱均为可用于分娩的缩血管药物
12.随访至分娩	每2～3 h监测产妇生命体征、运动阻滞和感觉阻滞平面;如果镇痛不足,可在感觉阻滞平面2个节段减退前给予硬膜外负荷剂量

改编自 *N Eng J Med*. 2005;352:655-665;*Anesthesiology*. 2007;106:843-863

孕期生理改变对椎管内麻醉的影响
技术操作 · 腰椎前凸加重 · CSF 回流无改变 · "悬滴法"的敏感性下降
补液 · 为预防低血压需要补充更多容量[a]
局麻药物用量[b] · 蛛网膜下腔给药剂量减少 20%～33%

[a] 与非怀孕女性的需求量相比

[b] 与未怀孕女性所需要的剂量相比

来源:Shnider SM,Levinson G. Anesthesia for cesarean section. In: Shnider SM, Levinson G,eds. *Anesthesia for Obstetrics*. 3rd ed. Philadelphia,PA; 1993: 211-246

剖宫产的麻醉	
一般流程	**注意事项**
1. 准备手术间	
2. 进行麻醉前评估,包括体格检查、签署知情同意书;评估是否需要化验检查和采血可行性	根据 ASA 的产科麻醉指南:详细的病史采集和体格检查可减少产妇、胎儿和新生儿并发症
3. 预防性口服抑酸药(无论计划使用何种麻醉方式),切皮前应用抗生素	患者应服用 H_2 受体拮抗剂或质子泵抑制剂、胃复安和非颗粒状抑酸药
4. ASA 标准监护,摆放椎管内麻醉患者的体位	坐位和侧卧位均可。坐位在肥胖患者中可帮助定位
5. 洗手,注意无菌操作	ASA 指南推荐摘除首饰和手表;戴手术帽与口罩,使用氯己定进行皮肤消毒
6. 放置蛛网膜下腔或硬膜外置管	参见表格——椎管内镇痛及麻醉的常用药物
7. 给予液体负荷剂量	应在放置导管时给予 $10 \sim 15$ mL/kg 晶体液
8. 如果患者已放置硬膜外导管,则通过硬膜外导管给药	局麻药物的选择取决于剖宫产的紧急程度;3%氯普鲁卡因起效快于 2%利多卡因,因此可用于紧急剖宫产
9. 在胎儿取出后考虑硬膜外给予吗啡	硬膜外吗啡可以用于术后镇痛(有产后呼吸抑制的风险,尤其与其他全身镇痛药物合用时)
10. 将患者摆放至**子宫左倾**(left uterine displacement,LUD)位	使用体位垫或手巾
11. 测量感觉阻滞平面并记录	在手术医生切皮前感觉阻滞平面应达到 $T_4 \sim T_6$
12. 处理低血压	去氧肾上腺素 100 μg 或麻黄碱 $5 \sim 10$ mg

剖宫产的麻醉	
一般流程	**注意事项**
13.在剪断脐带后,给予缩宫素	缩宫素输注的 ED_{90} 为 0.29 IU/min

改编自 *Anesthesiology*. 2010;112;530-534; *Anesth Analg*. 2010;110;154-158; *Anesthesiology*. 2007;106;843-863

紧急剖宫产的全身麻醉	
一般流程	**注意事项**
1.产科医生请求紧急剖宫产;在前往手术室的路途中尽可能优化胎盘灌注和氧合	在转运和手术室中保证患者处于**LUD 位** 到达手术室后立即给予100% O_2 尽快给予非颗粒状抑酸药
2.与产科医生讨论剖宫产的紧急程度	根据紧急程度,判断是否有时间行椎管内麻醉
3.进行重点突出的病史采集和体格检查,包括气道评估	
4.充分预氧合,准备快速顺序诱导	
5.确认手术团队到位后进行全麻诱导	丙泊酚、依托咪酯和氯胺酮都可用于诱导。如有禁忌可用大剂量非去极化肌松药(NMBD),如琥珀胆碱
6.在胎儿取出前,使用 50% N_2O 或 100% O_2,1 MAC 挥发性麻醉药维持麻醉	当抗生素配制完毕后给予抗生素
7.胎儿取出后,将 N_2O 浓度增至 66%,将挥发性麻醉药浓度降至 0.5 MAC	阿片类药物和苯二氮䓬类药物可在胎儿取出后使用
8.当患者清醒并满足拔管标准后拔除气管插管	

妇产科手术的麻醉

全身麻醉：孕期的药理学改变[a]	

吸入麻醉药
- 最低有效肺泡浓度降低 20%～40%
- 诱导速度加快

全麻诱导药
- 硫喷妥钠的 ED_{90} 降低 35%
- 硫喷妥钠的清除半衰期延长
- 丙泊酚的清除半衰期不变

哌替啶
- 清除半衰期不变

琥珀胆碱
- 作用时间不变（或缩短）
- 敏感性降低

非去极化肌松药
- 维库溴铵的 ED_{50} 降低
- 维库溴铵和泮库溴铵的清除半衰期缩短
- 阿曲库铵的作用时间不变

心脏变时药物
- 反应减弱

缩血管药物
- 反应改变

[a] 与非怀孕女性相比的改变

来源：Shnider SM, Levinson G. Anesthesia for cesarean section. In: Shnider SM, Levinson G, eds. *Anesthesia for Obstetrics*. 3rd ed. Philadelphia, PA; 1993; 211-246

宫颈环扎术和产后输卵管结扎的麻醉	
宫颈环扎术和产后输卵管结扎的麻醉与剖宫产的麻醉类似	常用的腰麻给药方案包括： • 0.5%～0.75%丁哌卡因 12 mg±芬太尼15～25 μg • 5%利多卡因 50～75 mg＋芬太尼15～25 μg

经产妇的麻醉	
与初产妇相比生理和解剖改变更突出	• TLC 下降,FRC 下降,母体代谢率增加→更快出现缺氧 • 体重增加 • 误吸风险增加(LES 张力下降) • 血容量额外增加 500 mL • CO 增加
产妇并发症↑	• 早产风险增加,胎膜早破(premature rupture of membranes,PROM) • 子痫前期风险增加 • 会阴损伤增加 • 宫缩乏力,胎盘前置和产后出血(postpartum hemorrhage,PPH)风险增加
阴道分娩的麻醉管理	• 硬膜外分娩镇痛 • 双胞胎分娩可能需要子宫或宫颈松弛
剖宫产的麻醉管理	• 优选椎管内麻醉 • 如果选用全身麻醉,需充分预氧合 • 充足的静脉通路,配血

臀位分娩的麻醉管理	
麻醉方式的选择取决于分娩方式	大多臀位胎儿采用剖宫产分娩,一般采用腰麻对于臀位阴道分娩,可使用硬膜外镇痛
脐带脱垂	如果发生脐带脱垂,应立即麻醉(椎管内麻醉或全身麻醉)
胎头卡顿	胎头可能在宫颈处卡顿,静脉注射硝酸甘油或全身麻醉可用于松弛平滑肌,之后使用高浓度挥发性麻醉药物维持

妇产科手术的麻醉

剖宫产后试产（trial of labor after cesarean delivery，TOLAC）

- 1%的子宫破裂风险——症状包括胎儿窘迫、腹部疼痛、子宫压痛、宫缩停止、腹部触及胎儿
- 持续胎心监护（fetal heart rate monitoring，FHR）监测，考虑宫内压力监测
- 静脉通路
- 提前血库备血
- 硬膜外镇痛**不是**禁忌证；宫缩之间不缓解的突破痛可能提示子宫破裂

硬膜穿破后头痛（postdural puncture headache，PDPH）

鉴别诊断：非特异性头痛、偏头痛、哺乳期头痛、皮层静脉血栓、脑膜炎、硬膜下血肿、蛛网膜下腔出血

病史和查体±必需的神经系统影像学检查

硬膜穿破后头痛		
症状	起病和持续时间	治疗
体位性头痛（坐位/立位更严重，仰卧位改善） 额部、枕部或广泛性头痛 相关症状包括复视/畏光，恶心、呕吐，颈部强直，耳鸣	头痛出现一般在硬膜穿破后24～48 h；持续时间一般为7～14天	一般性治疗包括： · 液体摄入增加 · 咖啡因摄入增加 · 口服止痛药如 Fioricet（含有对乙酰氨基酚、布他比妥、咖啡因），NSAIDs（非甾体抗炎药） 金标准： 硬膜外血补丁：15～20 mL无菌血液注射到硬膜外间隙；通常即刻缓解，可持续24 h

产科手术用药

常用产科药物			
药物	**适应证**	**机制**	**副作用**
麻黄碱	低血压	α和β受体激动剂(间接)	高血压(hypertension,HTN)、心律失常、心肌缺血、子宫血流增加
去氧肾上腺素	低血压	α受体激动剂(直接)	HTN、反射性心动过缓、子宫血管阻力增加
缩宫素	刺激子宫收缩	激活子宫内膜缩宫素受体,增加钠离子通透性	低血压、心动过速、潮红、抗利尿效果
前列腺素(15-甲基PGF$_{2\alpha}$)	促宫颈成熟,宫缩乏力	使子宫平滑肌收缩	收缩支气管,收缩血管,HTN,恶心、呕吐,腹泻
麦角生物碱(甲基麦角新碱)	宫缩乏力	直接使子宫平滑肌收缩	动脉和静脉血管收缩,HTN,收缩冠状动脉,心动过缓
特布他林	抑制子宫收缩(安胎)	β$_2$受体激动剂	HTN、心律失常、心肌缺血、肺水肿

妇产科手术的麻醉

分娩中胎儿评估和治疗

胎心减速		
减速类型	**与宫缩的时间关系**	**病因**
早期	与宫缩同时发生	胎头受压的迷走反射

胎心减速		
减速类型	与宫缩的时间关系	病因
晚期	开始:宫缩开始后 10~30 s。结束:宫缩结束后 10~30 s	子宫胎盘功能不良,低氧血症,胎儿循环失代偿
变异	深度、形态、持续时间不一致	胎头或脐带受压

子宫胎盘血流

$$UBF = \frac{UAP - UVP}{UVR}$$

UBF,子宫血流;UAP,子宫动脉压力;UVP,子宫静脉压力;UVR,子宫血管阻力

减少子宫血流的因素

UAP 降低 · 引起母体低血压的因素都会造成 UAP 下降 · UAP 与母体 MAP 成正比	· 主动脉受压 · 继发于出血的低血容量状态 · 交感神经离断术
UVP 升高	· 下腔静脉受压 · 子宫收缩/子宫张力过高 · 骨骼肌张力过高
UVR 升高	· 儿茶酚胺释放 · 继发于血管升压素释放的低血容量状态 · 缩血管药物(麻黄碱)

药物的胎盘转运

吸入及静脉诱导药物,局麻药物→可以透过胎盘

- 然而,丁哌卡因与蛋白结合度高,氯普鲁卡因代谢快(胎儿体内此两种药物浓度低于利多卡因)

全身麻醉时预防或治疗高血压的降压药					
药物	给药方法和剂量	起效与作用时间	对于子宫和胎盘血流的影响	特性	
				优点	缺点
肼屈嗪(扩张小动脉)	静脉单次给药:5～10 mg	静脉给药后达峰需要20～30 min;作用持续2 h	最初认为可以改善血供,但目前仍有争议	- 方便使用;不需要特殊设备或监护 - 保持母体心输出量 - 长期安全应用于产科	- 起效缓慢、不可靠 - 母体心动过速 - 减少胎盘血流,胎儿窘迫 - 新生儿血小板减少 - 母体恶心
拉贝洛尔（β和α受体阻滞剂)(β₂受体激动剂)	静脉单次给药:10～20 mg,最大剂量1～3 mg/kg	静脉起效时间1～2 min;持续2～3 h	改善子宫和胎盘血流	- 方便使用;不需要特殊设备或监护 - 药物过量风险小 - 无相关胎儿心动过缓或窘迫 - 改善胎盘血流 - 少有母体副作用 - 起效迅速 - 产科医生和麻醉医生广泛使用	- 有效剂量的个体差异大 - 单独使用可能不能有效治疗血压 - 哮喘、COPD和心室功能不良的患者中需谨慎使用

全身麻醉时预防或治疗高血压的降压药				
药物	给药方法和剂量	起效与作用时间	对于子宫和胎盘血流的影响	特性
				优点
				缺点
硝酸甘油（扩张静脉）	静脉输注：5～50 μg/min；25～50 μg/500 mL（50～100 μg/mL）	起效时间小于2 min；仅持续数分钟	作用存疑，取决于母体容量状态；曾导致胎儿情况恶化	优点：·起效和消除迅速 缺点：·需要静脉泵 ·需在玻璃容器中配药 ·可能需要有创动脉血压监测 ·反应变异大
咪噻芬（神经节阻滞剂）	静脉单次给药1～4 mg 输注：0.3～5 mg/min（1 mg/mL）	静脉起效时间小于1 min；持续小于5 min	如果母体无严重低血压，则影响较小	优点：·作用可靠，起效迅速 ·相对分子质量大，限制转运 ·消除迅速 缺点：·可能需要有创动脉血压监测 ·干扰假性胆碱酯酶的作用，导致琥珀胆碱作用时间延长 ·可能引起组胺释放 ·可能引起瞳孔散大
硝普钠（直接作用的动脉扩张药）	持续静脉输注：0.15～10 μg/(kg·min)；50 mg/500 mL 5%葡萄糖溶液（100 μg/mL）	静脉起效时间小于1 min；仅持续数分钟	在体外扩张子宫动脉；无不良作用，除非存在严重低血压	优点：·起效和消除迅速 ·降压效果显著，可靠 ·对胎儿无不良影响 缺点：·溶液性质不稳定，需要避光 ·易过量，需要有创动脉血压监测 ·难于滴定剂量 ·增加颅内压 ·氰化物毒性；宜短期使用且用量＜3 μg/(kg·min) ·快速耐受

来源：Shnider SM, Levinson G. Anesthesia for cesarean section. In: Shnider SM, Levinson G, eds. *Anesthesia for Obstetrics*. 3rd ed. Philadelphia, PA: 1993:211-246

麻醉口袋书

产科的镇静和非阿片类辅助用药					
类别	药物	常用剂量	起效时间	持续时间	备注
苯巴比妥类	戊巴比妥 (nembutal)	100～200 mg (PO)/(IM)	30～ 60 min		单独使用可能有镇痛效果
	司可巴比妥 (seconal)	100 mg (PO)/(IM)			仅在产程早期或潜伏期使用
吩噻嗪类	异丙嗪 (phenergan)	25 mg(IV)/ 50 mg(IM)	20 min	4～5 h	可能导致母体低血压,有止吐效果,常与阿片类药物合用
	丙酰异丙嗪 (largon)	20～40 mg (IV)/(IM)	15～30 min(IV), 40～60 min(IM)	1～2 h (IV) 3～4 h (IM)	与异丙嗪相比起效和持续时间更短,母体低血压和呼吸抑制比异丙嗪严重
抗组胺药	羟嗪 (vistaril)	60 mg(IM)	50 min	4 h	用于预防阿片类药物引起的恶心呕吐、注射痛,无静脉给药配方
苯二氮䓬类	地西泮 (valium)	2～5 mg (IV)/10 mg (IM)	5 min	1～2/ 3～4 h	用于治疗子痫抽搐,是一种活性代谢产物,新生儿中半衰期延长,新生儿抑制可能延长,新生儿肌无力和产热作用受损,很少在分娩时应用

妇产科手术的麻醉

产科的镇静和非阿片类辅助用药					
类别	药物	常用剂量	起效时间	持续时间	备注
苯二氮䓬类	劳拉西泮（ativan）	1～2 mg（IV）/2～4 mg（IM）	20～40 min	6～8 h	消除半衰期短但作用时间长，不常规用于产科
	咪达唑仑（versed）	1～5 mg，IV，逐渐加量	3～5 min	1～2 h	水溶性，遗忘作用短，半衰期短，不用于分娩——主要在剖宫产后应用
分离性麻醉药	氯胺酮（ketalar）	10～20 mg（IV）逐渐加量，30 min内最多1 mg/kg	30～60 s	5 min	大剂量时有精神异常现象，对于第一产程无用，在分娩前使用，或者作为椎管内麻醉的辅助药，更大剂量可能导致意识丧失和子宫张力增加

PO，经口给药；IM，肌内给药；IV，静脉给药

来源：Shnider SM, Levinson G. Anesthesia for cesarean section. In: Shnider SM, Levinson G, eds. *Anesthesia for Obstetrics*. 3rd ed. Philadelphia, PA: 1993: 211-246

不能透过胎盘的药物	
肌肉松弛药	NMBDs 的相对分子质量大且为极性药物，不能透过胎盘
抗凝药	肝素 & 低分子量肝素（low molecular weight heparin, LMWH）的相对分子质量大，不能透过胎盘
抗胆碱能药	格隆溴铵不能轻易透过胎盘；阿托品可以透过胎盘
胰岛素	胰岛素相对分子质量大，不能透过胎盘

Apgar 评分

新生儿评估:Apgar 评分			
分数	0	1	2
皮肤颜色	苍白或青紫	身体颜色正常,手足青紫	红润
HR	无	<100 次/分	>100 次/分
对刺激的反应	无反应	皱眉	咳嗽,打喷嚏
肌肉张力	无力	略活动	动作活跃
呼吸	无	哭声弱,不规则	哭声响亮,规则

正常:7~10 分

轻度窒息:4~6 分

需要复苏:0~3 分

产前出血

产前出血	
前置胎盘(胎盘覆盖于宫颈内口)	· 危险因素:多次分娩,年龄,前次剖宫产史,前次前置胎盘 · 症状:孕中晚期无痛性阴道出血 · 诊断:超声(ultrasound, US)及核磁共振成像(magnetic resonance imaging, MRI) · 麻醉管理:大口径静脉通路,评估容量状态,配血 · 麻醉方式:GA 及椎管内麻醉,若有前次剖宫产史则胎盘植入风险增加

产前出血	
胎盘早剥（胎盘与附着处分离）	• 危险因素:高血压、年龄、吸烟、服用咖啡因、创伤、PROM、前次胎盘破裂史 • 症状:阴道出血伴腹痛,子宫收缩增加,子宫压痛 • 麻醉管理:大口径静脉通路,评估容量状态,胎盘早剥常合并消耗性凝血功能障碍,需评估凝血功能,配血 • 麻醉方式:GA 及椎管内麻醉
胎盘植入（胎盘异常植入）	• 胎盘植入:胎盘异常植入 • 3 个亚型: 　• 胎盘粘连:侵入浅肌层 　• 胎盘植入:侵入深肌层 　• 穿透性胎盘植入:侵入浆膜层和其他盆腔结构 • 危险因素:前次剖宫产史,胎盘前置 • 诊断:产前诊断可使用 US/MRI,产中诊断根据分离胎盘困难或剖宫产术中诊断 • 麻醉管理:大口径静脉通路,评估容量状态,评估凝血功能,配血 • 麻醉方式:GA 及椎管内麻醉
子宫破裂	• 发病率:在前次子宫手术患者中小于 1% • 症状:阴道出血、低血压、胎儿窘迫、±腹痛 • 危险因素:前次子宫手术,子宫创伤 • 治疗:紧急剖宫产 • 麻醉管理:大口径静脉通路,评估容量状态,评估凝血功能,配血,GA 或硬膜外麻醉(若患者血流动力学稳定)
前置血管（胎儿血管横过羊膜于胎先露前方）	• 危险因素:胎盘前置、多次分娩、胎盘异常、试管授精妊娠 • 产科管理:立即剖宫产 • 麻醉方式:根据剖宫产紧急程度选择 GA 及椎管内麻醉

产后出血

- 发病率:在所有分娩中占 10%
- 定义:阴道分娩估计出血量(estimated blood loss,EBL) 500 mL,剖宫产 EBL 1000 mL
- 麻醉管理:
  - →评估患者容量状态,血色素和凝血功能,静脉通路
  - →核对配血或血型和交叉配血试验结果
  - →必要时静脉补液,输血和使用血管活性药物

产后出血	
病因	备注
宫缩乏力(危险因素:多次分娩、羊水过多、绒毛膜羊膜炎、急产、分娩时应用大量缩宫素、高浓度挥发性麻醉药)	• 考虑子宫按摩 • 考虑子宫收缩药物(缩宫素、米索前列醇、麦角碱或前列腺素)
胎盘滞留	• 治疗为人工剥离胎盘 • 不稳定患者选用 GA,否则考虑硬膜外麻醉 • 可用 50~250 μg 硝酸甘油或者增加吸入麻醉药浓度以松弛子宫
胎盘异常	见上文
产道损伤(阴道、外阴及宫颈裂伤)	若患者血流动力学稳定,可用椎管内麻醉
子宫脱出	• 若患者血流动力学稳定,硬膜外麻醉或腰麻 • 复位脱出的子宫可能需要松弛子宫(考虑静脉给予硝酸甘油或吸入麻醉药)

妇产科手术的麻醉

妊娠期高血压疾病

妊娠期高血压的鉴别诊断			
	诊断时间	妊娠后缓解	蛋白尿	备注
妊娠高血压 （gestational hypertension， gHTN）	＞20 孕周	是	无	25％的 gHTN 孕妇可发展为 子痫前期
慢性高血压	＜20 孕周	否	无	慢性高血压患 者也可并发子 痫前期
子痫前期	＞20 孕周	是	有（24 h 尿 蛋白＞300 mg 或随机 尿蛋白＞30 mg/dL）	· 抽搐表明进 展为子痫 · HELLP 综 合征（见下）

来源：*Obstet Gynecol*. 2013;122(5):1122-1131

子痫前期

- 定义：妊娠 20 周后出现高血压伴蛋白尿或其他子痫前期的
  严重情况
- 病理生理学：致病机制不明，可能与前列腺素失衡有关（血栓
  素 A 和前列环素），对儿茶酚胺异常敏感，或胎儿与母体之间
  的抗原-抗体反应
- 治疗：唯一确切的治疗方法是终止妊娠

子痫前期的分级	
	血压标准	备注
轻度子痫前期	SBP＞140 mmHg 或超 出正常值 30 mmHg DBP＞90 mmHg 或超 出正常值 15 mmHg	轻度子痫前期可以进展 为重度子痫前期；可能 导致外周水肿

子痫前期的分级		
	血压标准	备注
重度子痫前期	SBP > 160 mmHg 或 DBP>110 mmHg	终末器官损害症状包括 HA,视觉改变,右上腹 (right upper quadrant, RUQ)痛,实验室检查异常(肝功能试验(liver function test,LFTs)异常高,血小板减少),或少尿

来源:*Obstet Gynecol*. 2013;122(5):1122-1131

子痫前期的麻醉管理		
产程中高血压管理	血流动力学目标包括预防严重高血压(脑出血风险),同时保证胎盘灌注	氢氯噻嗪、拉贝洛尔、甲基多巴、硝普钠或硝酸甘油
预防抽搐	使用镁,负荷剂量 4 g,之后持续输注。镁浓度升高对NMBD敏感性及对缩血管药物反应减弱	血浆 Mg^{2+} 浓度: 4~6 mEq/L→治疗剂量 5~10 mEq/L→QRS 增宽 10 mEq/L→腱反射↓ 15 mEq/L→心律失常,呼吸肌无力 25 mEq/L→心脏停搏 拮抗镁的毒性＝使用氯化钙
凝血功能	子痫前期因血小板聚集和消耗可能导致血小板减少	检查血小板计数,如肝酶升高检查凝血功能。如果患者没有血小板减少和凝血功能障碍可以使用椎管内麻醉/镇痛
监护	在严重高血压患者中考虑有创动脉血压监测,在容量状态不明或少尿患者中考虑 CVP 监测	

妇产科手术的麻醉

HELLP 综合征的管理	
诊断	HELLP(溶血、肝酶升高、血小板减少)=子痫前期的一种严重情况;溶血/血小板减少的缓解可需要 24～72 h
麻醉管理	分娩为 HELLP 综合征唯一的治疗手段——在治疗子痫前期后 如果产妇血小板减少,需谨慎选用椎管内麻醉

妇科手术的麻醉

产后输卵管结扎(postpartum tubal ligation,PPTL)

· 近期 PPTL 的优点

· 易于暴露输卵管(子宫和卵巢在盆腔外)

· 降低肠裂伤、血管损伤风险

· 缩短住院时间,减少花费(与门诊手术相比)

产后输卵管结扎的麻醉管理	
禁食(NPO)状态	NPO 指南适用 如果曾用阿片药物则胃排空减慢
PPH 风险	24 h 内有 PPH 风险 如果术中循环不稳定,考虑有无子宫出血
局麻药物用量	需求量下降;12～36 h 恢复到孕前水平
椎管内麻醉及全身麻醉	优选椎管内麻醉(如已有导管可腰麻或硬膜外麻醉) 如果分娩至手术时间超过 8 h,经硬膜外导管麻醉有失败风险

妊娠患者非产科患者的麻醉管理[a]	
· 维持胎盘灌注	避免母体低血压、低碳酸血症、低氧血症
· 避免早产	
· 避免可能的致畸物质	孕早期风险最高;孕早期避免使用苯二氮䓬、N_2O、氯胺酮(尽管没有证据表明麻醉药物可能致畸)
· 预防性应用抑酸药物	
· 选择麻醉方式(椎管内麻醉及GA)	可能情况下优选椎管内麻醉;如果选用 GA,应快速顺序诱导
· 胎心率(fetal heart rate,FHR)监测	孕 16 周后于术前和术后监测胎心

[a] 择期手术应在条件允许下推迟到分娩后

妇科手术的麻醉管理				
手术	适应证	体位	麻醉方式	注意事项
宫腔镜	· 评估异常子宫出血 · 评估不育病因	膀胱截石位	MAC,GA[喉罩(laryngeal mask airway,LMA)或气管插管(endotracheal tube,ETT)],或椎管内麻醉	· 手术时间短 · 考虑预防性应用止吐药 · 液体过负荷(需用液体扩张子宫)
刮宫术(dilatation and curettage,D&C)	· 评估子宫出血 · 不全流产或稽留流产	膀胱截石位	宫颈旁阻滞,MAC,腰麻,或 GA(LMA 或 ETT)	· 考虑预防性应用止吐药 · 罕见的子宫破裂或出血风险

続表

妇科手术的麻醉管理				
手术	适应证	体位	麻醉方式	注意事项
清宫术（dilation and evacuation，D&E）	· 孕中期清宫（胎儿或母体适应证）	膀胱截石位	宫颈旁阻滞，MAC，腰麻，或 GA（LMA 或 ETT）	· 考虑预防性应用止吐药 · 罕见的子宫破裂或出血风险
宫颈锥切（LEEP 术）	· 宫颈不典型增生的诊断和治疗	膀胱截石位	MAC，GA（LMA 或 ETT），腰麻	· 手术时间短；不需要麻醉
经腹全子宫切除术（total abdominal hysterectomy，TAH）± 双侧附件切除（BSO）	· 子宫或宫颈癌 · 对激素治疗无反应的子宫肌瘤 · 子宫内膜增生	仰卧位	GA（ETT）± 硬膜外用于术后镇痛，或椎管内麻醉（硬膜外）	· 如果有化疗史，注意心脏和肺部情况 · 考虑有创监测 · 失血可能——备血
经阴道子宫切除术		膀胱截石位		
机器人辅助的腹腔镜子宫切除术		大角度头低足高位	GA（ETT）	与 TAH 及腹腔镜手术相同

560

妇科手术的麻醉管理				
手术	适应证	体位	麻醉方式	注意事项
腹腔镜手术	• 可用于许多手术（如异位妊娠、子宫切除术、产后输卵管结扎）	头低足高位	GA（ETT）	• CO_2气腹（通常 15 mmHg）可能会影响呼吸 • 如果使用CO_2气腹，则增加每分通气量需求 • 预防性应用止吐药物
外阴切除术和其他肿瘤手术	• 盆腔恶性肿瘤	仰卧位/膀胱截石位	GA（ETT）±硬膜外术后镇痛	• 如果有化疗史，注意心脏和肺部情况 • 考虑有创监测 • 失血可能——备血

妇产科手术的麻醉

解剖学

上呼吸道

- 婴儿及儿童
  - 口腔相对于成人来说,舌体较大,下颌骨较短
  - 会厌较大、狭窄,与气管轴(不平行)具有一定角度(应用直喉镜片也许能改善会厌过高难以插管的问题)
- 婴儿声门:位于头向、前端,与喉镜交角较小
  - 声带位置较低且靠前
  - 气管内插管能看到声带前联合
- 环状软骨不能扩张:婴儿气道最狭窄部分
  - 气管插管也许很容易越过声带但会造成声门下区域组织损伤(因为这个区域比声门狭窄)
  - 为了防止声门下水肿/喘鸣,对于<10岁的儿童,通常使用不带套囊的气管内插管
  - 推荐 $20\sim25$ cm H_2O 的套囊压力以确保不漏气,限制组织肿胀
- 腹部/胸部大手术考虑应用带有套囊的气管内插管
  - 允许正压通气(positive-pressure ventilation,PPV)
  - 套囊外径最大可达 0.5 mm
  - 气道压力大于 30 cmH_2O 时可能出现喉喘鸣
- 新生儿气管:只有 4 cm 长;必须小心实施气管插管
- 气管直径:$4\sim5$ mm
  - 任何水肿都可以加重气道阻力、层流
- 婴儿——**主要用鼻呼吸**(呼吸驱动,口咽感觉运动传入不协调)
  - 因为喉的位置比较高(很靠后),平静呼吸时舌体会抵住硬腭、软腭
  - 婴儿上呼吸道在 $4\sim5$ 月龄会发育完好

静脉通路

- 静脉通路通常在吸入麻醉诱导后建立

- 限制操作过程的焦虑、屈肌反射,保证血管舒张
- 具有高危误吸风险(饱胃)的小儿应该清醒静脉置管(父母可以给予适当的帮助)
- 静脉穿刺部位包括婴儿的手背静脉、肘窝静脉、头皮突出静脉、内踝附近隐静脉;在严重脱水/创伤(如烧伤)的情况下考虑骨髓穿刺输液
- 脐动脉置管可为新生儿提供快速血管通道(应该在 X 线辅助下置管)
- 所有的静脉通路都要仔细检查以确保没有气泡混入(空气可能通过未闭的卵圆孔,导致栓塞)

生理学

从胎儿到新生儿血液循环的转变

- 胎儿从脐静脉获得含氧血液
- 一系列的心内(卵圆孔)、心外(动脉导管 & 静脉导管)分流产生平行的胎儿循环系统(图 1)
  - 允许血液绕过高阻力肺部血管
  - 缺氧血液经脐动脉返回胎盘
- 转变到新生儿循环→起始于脐带结扎及自主呼吸开始
  - 肺血管阻力下降,血流从平行变为串联
    - 左心压力增加以关闭卵圆孔
    - 高含氧血液,胎盘前列腺素水平下降 → 刺激动脉导管收缩、关闭
- 出生后各种分流是因为解剖结构未立即闭合
  - 一些条件(缺氧、酸中毒、脓毒血症)→持久的胎儿循环

呼吸

- 妊娠第 16 周建立主要的传导气道
  - 腺泡及所有远端结构持续发育直到出生
  - 出生后肺泡成熟,8 岁之前肺泡数量持续增加
- 婴儿胸壁容易变形 → 因为软骨结构
  - 辅助肌提供有限的支撑(解剖肋骨结构较差)
  - 婴儿膈肌包含 $20\%\sim25\%$ 的抗疲劳 I 型肌纤维 → 努力

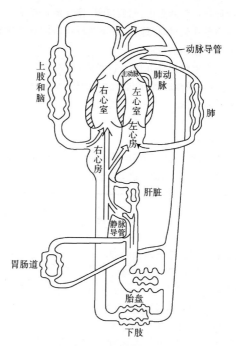

图 1　胎儿循环

Reproduced with permission from Rudollph AM. Changes in the circulation after birth. In：Rudoph AM，ed. Congenital Disease of the Heart. Chicago，IL：Year Book Medical；1974

吸气时产生反常胸壁运动

- 呼吸功增加 → 产生呼吸恶化甚至呼吸衰竭，特别是早产儿

- 婴儿及成人单位千克体重的功能残气量是相似的
  - 由于有限的弹性回弹，婴儿闭合容量可能接近/超过功能残气量：空气滞留 → 当呼气末小气道关闭时，导致年龄相关的 PaO_2 变化

- 婴儿气管顺应性增加；可导致动力性气管萎陷

- PaO_2、$PaCO_2$ 和 pH 值改变控制呼吸 → 作用于化学感受器
  - 反应的程度直接取决于孕产期
  - 缺氧刺激新生儿呼吸运动；高浓度氧气也可抑制新生儿呼

吸运动
- 非特异性因素(血糖、Hct、体温)也会影响婴儿呼吸

心血管

- 婴儿/新生儿心肌收缩组织比成人少
  - 新生儿心室舒张期顺应性差,产生较小的张力
  - 婴儿心室在代谢需要增加时不能迅速增加每搏量
  - 心输出量和心率变化成比例
    - 心动过缓 → 心输出量下降;导致心率减慢的因素(缺氧、高碳酸血症、外科操作)需要被及时纠正
- 考虑经验性使用抗胆碱药物(阿托品)以纠正喉镜引起的心动过缓

肾脏

- 胎儿在子宫里时,肾脏非常活跃并产生大量的尿(有助于羊水容量的维持)
- 出生时,肾小球滤过率=15%～20%成人水平;出生后2周达到50%成人水平,出生后1岁达到100%成人水平(低肾小球滤过率意味着婴儿不能排出过量的液体负荷及肾不能很好地清除药物)
- 新生儿排泄有机酸能力低下(导致新生儿"生理性酸血症")
- 新生儿尿液浓缩能力差,尿液浓度仅仅为 600～800 mOsm/kg

肝脏

- 糖异生、蛋白质合成始于妊娠12周(出生时肝脏结构与成人相似;功能发育迟缓)
- 早产儿、小于胎龄婴儿其糖原储备量通常不足
  - →出生后易于发生低血糖
  - →及时治疗低血糖[出生后10天补充葡萄糖 4 mL/(kg·h)]
- 早产儿白蛋白水平经常较低,影响药物的结合及效能
- **生理性黄疸**:源于红细胞破坏及胆红素肠肝循环增加
  - →与病理性黄疸相反(核黄疸脑病)

胃肠道系统

- 许多新生儿食管张力低;出生后6周达到成人水平
  - →进食后喷射性呕吐——幽门狭窄的经典征象

- 胎粪(水、胰腺分泌物和肠上皮细胞)
  - 通常在出生后几小时排泄
  - 早产儿经常排泄延迟
    - 也有可能表示胃肠道疾病(胎粪性肠梗阻/肠闭锁)

造血系统
- 新生儿估计血容量:出生时为 85～90 mL/kg,随着年龄增长逐渐降低
- 胎儿血红蛋白:出生后普遍存在,O_2 亲和力高于成人血红蛋白
  - 胎儿血红蛋白导致"婴儿生理性贫血"(在出生后 3 个月被成人血红蛋白代替)
  - 血红蛋白水平在 2 岁时达到 12～13 g/dL;在成人,女性为 14 g/dL,男性为 15.5 g/dL
- 维生素 K 依赖性凝血因子约为 40% 成人水平(肝脏合成功能未成熟)
  - 早产儿、足月儿常见凝血酶原时间延长

神经系统
- 大脑发育阶段:①神经细胞分裂(妊娠 15～20 周);②胶质细胞分裂(妊娠 25 周～2 岁);③髓鞘形成持续到 3 岁
- 营养不良、血脑屏障破坏及创伤也许影响其发育
- 发育标志代表神经系统成熟的平均速度
  - 适当的偏离标准情况不一定意味着明显的问题
  - 早产儿发育延迟被认为是正常现象(取决于早产的程度)

体温调节
- 婴儿随着体表面积/体重比的增加,丢失热量速度增快,缺乏脂肪/SQ 组织
  - 婴儿依靠非寒战产热
    - 儿茶酚胺介导的棕色脂肪代谢活性增加
    - →儿茶酚胺也导致肺及周围血管收缩,O_2 利用率增加,低氧血症,酸血症
- 有效的限制热量丢失的方法
  - 升高室温,用加温毯覆盖婴儿,使用热灯照射

药理学

体液成分

- 婴儿的总体重中水约占 85%，1 岁时约占 60%；细胞外水分较细胞内水分丢失更快
- 脂肪、肌肉和器官重量是年龄依赖性的，可以影响药效学/药动学
- 与成人相比，婴儿细胞外液含量更多 → 药物分布容积增加
  - 组织摄取少的药物可能需要更高的单位体重药物剂量

器官系统的成熟程度

- 参与生物转化的酶系统相对未成熟
  - 药物消除半衰期可能会延长

蛋白质结合

- 通常只有游离的药物具有临床活性（许多药物都要与蛋白结合）
  - 白蛋白是酸性药物（苯二氮䓬类、巴比妥类）的主要结合蛋白
  - 新生儿白蛋白定量、定性不足 → 结合能力下降

受体

- 年龄相关的药物反应性变异可能与受体敏感性有关

麻醉前病情评估

心理评估

- 使用清晰、简单的语言来解释潜在的风险（避免在患儿面前泄露病情，以免增加患儿的焦虑）
- 术前访视的心理评估目标
  - 确定焦虑的具体原因及评估术前镇静的潜在益处
  - 解释手术相关的潜在风险
  - 描述术后不适和副作用等合理预期
  - 保证患儿父母、患儿安心
- 儿童生活专家能比较容易进行患儿教育及缓解患儿焦虑

小儿麻醉

567

- 患儿可以携带令其舒服的玩具进入手术室
- 父母在场可能会比较好;但是法律风险也大大增加了

不同年龄儿科患者沟通指南	
新生儿及婴儿<9月龄	通常不害怕陌生人,与父母分离也不复杂;不需要术前镇静,可能会延长苏醒时间
幼儿	对环境有意识,但认知能力及对现实的感知能力有限;最好术前镇静及麻醉诱导的时候有家属陪同
学龄儿童	通常不好处理失控的情况;害怕术中知晓;不愿意问问题;与家长商量是否应用镇静药
青少年	通常比较关注手术的副作用、术后身体形象的变化;术前镇静可以应用冥想或音乐来代替药物

推荐的术前镇静药物及剂量			
药物	给药方式	剂量/(mg/kg)	起效时间/min
咪达唑仑	静脉注射	0.01~0.03	<5
	口服	0.5~0.75	15~30
	鼻腔	0.1~0.2	15~30
	肌内注射	0.05	5~10
	灌肠	1~3	10
芬太尼	静脉注射	0.001~0.005	<5
	口服	0.010~0.020	15~20
氯胺酮	静脉注射	1~2	1~2
	口服	5	20~45
	肌内注射	2~3	5~10
美索比妥	灌肠	20~30	5~10
水合氯醛	口服、灌肠	30~100	30~60

麻醉口袋书

儿童非阿片类镇痛药			
药品	**剂量**	**给药间隔**	**给药方式**
布洛芬	4～10 mg/kg	q6～8 h	口服
萘普生	5～7 mg/kg	q6～8 h	口服
托美丁钠	5～7 mg/kg	q6～8 h	口服
水杨酸胆碱镁	10～15 mg/kg	q8 h	口服
酮咯酸	初始剂量：1 mg/kg 重复剂量：0.5 mg/kg	q6 h	静脉注射 肌内注射
对乙酰氨基酚	10～15 mg/kg 15～20 mg/kg	q4 h q4 h	口服 灌肠

来源：Kahan M. Pain management in the critically ill child. In：Hamill RJ，Rowlingson JC，eds. Handbook of Critical Care Pain Management. New York：McGraw-Hill，1994：507-521

麻醉药的神经毒性

- 一些研究指出小儿患者应用麻醉药物可能会造成神经发育不良
- 迄今为止，没有研究提供明确的证据来改变目前的临床用药。几个大样本、前瞻性和回顾性试验尚在进行中
- 国际麻醉研究协会及 FDA 共同声明，建议"儿童必须在医生的指导下进行必要的手术"

以系统焦点为中心的儿科患者术前评估	
病史	**重要问题和相关发现**
产前护理及分娩	孕龄；出生时 Apgar 评分；插管及呼吸机支持治疗时间；先天性疾病（支气管肺发育不良、发绀型心脏病）；住院频率；回顾生长曲线（发育停滞）；持续呼吸暂停、心动过缓
气道	体态异常（例如，皮埃尔·罗班（Pierre Robin）综合征意味着有气道困难）；小颌畸形；牙齿松动；进行性龋齿

小儿麻醉

以系统焦点为中心的儿科患者术前评估	
病史	**重要问题和相关发现**
呼吸	急性/近期上呼吸道感染症状;哮喘;病患接触史;吸入二手烟;存在喘息、喘鸣、鼻疖、发绀;睡眠呼吸暂停
心脏	卵圆孔未闭、动脉导管未闭和先天性心脏病相关的杂音,缺氧发作的频次和持续时间;呼吸急促;喂养困难
胃肠道	反复呕吐;胎粪排出延迟;腹胀
血液系统	挫伤;苍白;镰状细胞/地中海贫血家族史
神经系统	癫痫发作;发育迟缓;运动无力;肌张力低;颅内压升高

儿童生命体征参数				
年龄	**呼吸频率 /(次/分)**	**心率 /(次/分)**	**收缩压 /mmHg**	**舒张压 /mmHg**
早产儿	55～60	120～180	45～60	20～45
新生儿	40～55	100～160	55～75	20～60
婴儿(<6 月龄)	30～50	80～120	90～105	50～70
1 岁	30～35	80～120	90～105	55～65
6 岁	20～30	75～110	95～105	50～70
10 岁	20～30	80～100	95～110	55～70
16 岁	15～20	60～80	110～125	65～80

通气设备和参数

· 气管导管型号≈(年龄/4)+4;插管深度≈气管导管内径×3

建议选择适当型号的气管导管及合适的插管深度			
年龄/体重	内径/mm	深度(口插)/cm	深度(鼻插)/cm
<1.5 kg	2.5	9.0~10.0	12.0~13.0
1.5~3.5 kg	3.0	9.5~11.0	13.0~14.0
新生儿	3.5	10.0~11.5	13.5~14.5
3~12 月龄	4.0	11.0~12.0	14.5~15.0
12~24 月龄	4.5	12.0~13.5	14.5~16.0

推荐喉镜片及喉罩型号			
年龄	喉镜片	体重/kg	喉罩型号
早产儿	Miller 0	<5	1
新生儿	Miller 0	5~10	1.5
1~4 岁	Miller 1	10~20	2
4~10 岁	Miller 2,Mac 2	20~30	2.5
青少年	Miller 2,Mac 3	>30	3
正常/超重成年	Miller 2,Mac 3~4	60~90	3~5
超重成年	Miller 2~3,Mac 3~4	>90	5

静脉输液

- 补液量:术前禁食、水,补充生理需要量,血液丢失的量及手术诱发液体转移(第三间隙)的量
- 常用乳酸林格液
- 对肾功能不全、线粒体肌病或神经外科手术患者建议应用生理盐水
- 新生儿(有限的糖原储存)及应用降糖药的糖尿病患者可以应用葡萄糖溶液
- <6 月龄的婴儿常应用"滴量管"或者其他计量装置
  - 需要精细控制液体用量
  - 大龄儿童可以通过每毫升 60 滴重力输液器进行静脉输液
  - **避免**静脉通路和注射接口处**混有气泡**(卵圆孔未闭患者风险高)

抢救药

- 所有抢救药品应通过 1.5 英寸(约 3.8 cm)22 号针头进行紧急肌内注射

常用抢救药品推荐剂量		
药品	IV	IM(sq)
阿托品	0.01~0.02 mg/kg	0.02 mg/kg
琥珀胆碱	1~2 mg/kg	3~4 mg/kg
麻黄碱	0.1~0.2 mg/kg	—
肾上腺素	10 μg/kg	10 μg/kg

麻醉技术

诱导

小儿诱导方法与常用药物的比较		
操作	优点	缺点
面罩诱导 (七氟烷)	起效慢(2~3 min) 避免清醒输液 自主呼吸 家长参与 促进血管舒张,便于静脉置管	需屏气,易致喉痉挛 饱胃、恶性高热患者禁用 无保护性气道 气体干冷 需要良好的密封性
静脉诱导 (丙泊酚)	起效迅速(<30 s) 减少无保护性气道时间	"注射"相关的焦虑 注射痛 故障 外渗
肌注诱导 (氯胺酮)	起效慢(2~4 min) 可以多点注射 不需要配合	注射部位疼痛 肥胖儿童有难度 会引起分泌物 无保护性气道 神经损伤

小儿诱导方法与常用药物的比较		
操作	优点	缺点
直肠诱导（美索比妥）	起效快（1~2 min）清除快	仅对小儿有用没有预先包装的给药装置无保护性气道

麻醉维持

- 可以应用挥发性麻醉药或者全身静脉麻醉
  - 通过患儿并存疾病及手术时间选择相应麻醉药
- "4-2-1"补液法则
  - 新生儿、婴儿需要避免补充过多液体（通过计量装置输注）、补充葡萄糖溶液（5%葡萄糖生理盐水）
  - 预计失血量较大的手术,精确计算估计血容量以指导术中补液
  - 当儿童耐受较低的血细胞比容时,他们也具有高代谢率、高氧耗

小儿生理需要量的计算	
体重/kg	速率
<10	4 mL/(kg·h)
10~20	40 mL/h + 2 mL/(kg·h)（超过 10 kg 的体重）
>20	60 mL/h + 1 mL/(kg·h)（超过 20 kg 的体重）

血细胞比容和估计血容量的估算		
年龄	Hct/(%)	EBV/(mL/kg)
早产儿	45~60	90~100
新生儿	45~60	80~90
3~6 月龄	30~33	70~80
6 月龄~1 岁	32~35	70~80
1~12 岁	35~40	70~75
成年	38~45	60~70

小儿麻醉

临床情况

呼吸

早产儿呼吸暂停

- 新生儿<孕 34 周 → 围手术期呼吸并发症风险增加
  - 对缺氧、高碳酸血症反应不足 → 中枢性呼吸暂停
- 全麻会使其恶化；局麻会减少其发生率(不能消除)；其他影响因素包括:低血糖、低体温、贫血
- 治疗:定位(避免机械性气道阻塞),对高危儿童注射呼吸兴奋剂(甲基黄嘌呤/咖啡因 10 mg/kg),适当监测
- 通常早产儿<60 周孕龄 → 术后 24 h 需要持续心肺监护(禁止门诊手术)

早产儿——围手术期关注
· 低体温风险增加
· 不能自主调控血糖
· 增加术后窒息危险(特别是对于<50 周孕龄的早产儿)
· 早产儿视网膜病变(特别是对于<44 周孕龄的早产儿)
· 肺功能不全

胎粪吸入

- 呼吸时吸入浓稠的被胎粪污染的液体 → 可导致严重的呼吸窘迫综合征、低氧血症
- 出生后立即抽吸鼻腔、口腔
  - 将新生儿转移至辐射加温装置内,并行气管插管
  - 气管内抽吸,拔除气管内导管;重复以上操作直到看见微量胎粪
- 开始不应该使用正压通气
  - 可以将胎粪移至远端支气管
  - 如果发生心动过缓/发绀→应用纯氧正压通气

支气管肺部发育不良(bronchopulmonary dysplasia,BPD)

- 新生儿肺部疾病;至今定义多种多样
- 最初定义为有创机械通气,高 FiO_2 导致的肺损伤

- 逐渐发展为平滑肌肥大、气道炎症、肺动脉高压
  - 使用外源性表面活性剂、类固醇,温和的通气模式 → 提高生存率(总发病率并未下降)
- 婴儿<30周孕龄 →
  - 存在肺实质发育不良,无功能性肺泡
- 肺功能不全可以分为不同等级(可能影响后期治疗)
  - 气道高反应性,易发呼吸道感染
  - 手术室内维持疗法 → 轻柔通气,限制气压伤,应用 β_2 受体激动剂
  - 考虑术后送入 ICU

先天性膈疝(*congenital diaphragmatic hernia*,CDH)

- 膈缺损 → 出生时伴有发绀、呼吸窘迫、舟状腹
  - 形成膈疝 → 导致肺、肺血管发育不良
  - **不是**单纯的肺压缩、肺不张
- 外科矫治 → 延期几天以优化患者心肺功能
  - 严重缺陷常常需要更多治疗(体外膜肺氧合或一氧化氮)
- 麻醉管理
  - 气管插管(清醒,吸入麻醉,或者快速诱导气管插管)应尽量减轻胃扩张
  - 维持麻醉通常是静吸复合麻醉(避免应用 N_2O→气胸风险)
  - 动脉置管+中心静脉置管以便于血液采集/液体复苏;术中体温维持非常重要
  - 维持较低的肺血管阻力→避免低氧血症、高碳酸血症
- 对侧气胸→突然的心血管衰竭、肺顺应性降低
- 术后:带气管插管转入新生儿 ICU

哮喘

- 气道炎症三联征,可逆性气流受限,气道高反应性
- 症状、体征:哮鸣、呼吸困难、胸闷、咳嗽
- 术前访视:发作的频次,当前用药情况,住院史,激素应用
- 严重的支气管痉挛 → 会大大限制气流,以致哮鸣消失
- 麻醉管理:吸入 O_2,应用支气管扩张剂、抗胆碱药
  - 严重支气管痉挛发作可能需要肾上腺素治疗

· 避免在非侵入手术中应用气管插管(可能会引起支气管痉挛)

会厌炎和假膜性喉炎		
会厌炎		**假膜性假炎**
病因学	流感(细菌)	病毒
年龄	1～8 岁	6 月龄～6 岁
时间	快速发病	逐渐发病
X 线检查	会厌肿胀	"尖顶"征(声门下水肿性狭窄)
症状与体征	高热、喘鸣、流口水	轻度发烧、"犬吠"样咳嗽、发绀
麻醉管理	外科医生随时准备建立紧急外科气道,通常是吸入麻醉诱导(坐位),保留自主呼吸;不应用清醒插管(具有喉痉挛风险)	雾化吸入,如果需要应用激素,手术室内行气管插管,面罩诱导
应用小号的气管内导管(因为水肿)		

异物吸入
· 气道操作(甚至是轻微操作)→可将部分阻塞转化为完全阻塞
· 声门上异物:小心吸入诱导,用上呼吸道内镜取出异物
· 声门下异物:快诱导,吸入诱导→支气管硬镜或者气管插管＋支气管软镜
· 外科医生及麻醉医生充分沟通

法洛四联征	
定义	肺动脉狭窄,室间隔缺损,主动脉骑跨,右心室肥大
发绀型先天性心脏病管理	心室流出道梗阻增加,肺血管阻力增加→通过室间隔缺损右向左分流增加→发绀;过度通气致使肺血管阻力下降,去氧肾上腺素使外周血管阻力升高(＞肺血管阻力)→导致左向右分流;补液,应用普萘洛尔

法洛四联征		
麻醉管理	**目标**:减少右向左分流(避免肺血管阻力升高,外周血管阻力降低,心肌收缩力增加)	
	技术要点:补液,持续应用β受体阻滞剂,避免哭闹	
	诱导:氯胺酮(维持外周血管阻力)及吸入麻醉诱导(低氧血症、高碳酸血症增加肺血管阻力风险)	
外周血管阻力/肺血管阻力管理	外周血管阻力降低:应用有效的挥发性药物、组胺释放药物、α受体阻滞剂	
	肺血管阻力升高:酸中毒,高碳酸血症,低氧血症,PPV/PEEP,N_2O 吸入	

上呼吸道感染(*upper respiratory tract infections*,*URIs*)

- 儿童≈每年 6~8 次上呼吸道感染;大多数由鼻病毒引起
  - 假膜性喉炎、流感、链球菌性咽炎、过敏性鼻炎→与上呼吸道感染相似
- 上呼吸道感染症状出现后 4~6 周可引起气道高反应性
  - 全麻的潜在并发症 → 喉痉挛、支气管痉挛和缺氧
- 呼吸道事件发生的危险因素:早产史,气道高反应性疾病,二手烟吸入,气管内插管,鼻塞/分泌物,气道手术
- 取消所有近期呼吸道感染儿童手术是**不**现实的;在下列情况下重新安排择期手术
  - 脓性鼻分泌物、排痰性咳嗽、发热(体温>37.8 ℃)
  - 没有功能性变化(食欲、活动无变化),可能耐受短小手术
- 应用喉罩以减少呼吸道刺激
  - 考虑深麻醉状态下拔管(自主呼吸在不少于 2MAC 七氟烷的情况下)以减小苏醒期气道刺激

二手烟吸入

- 二手烟可增加全麻相关的不良呼吸事件的风险 → 喉/支气管痉挛,屏气,气道阻塞,口腔分泌物增加

心脏

卵圆孔未闭（patent foramen ovale，PFO）

- 心内分流→允许宫内胎儿循环（心房内交通）
  - 通常在分娩后，婴儿第一次呼吸不久后关闭
  - 肺动脉阻力下降，左心房压力超过右心房 → 卵圆孔关闭
- 右侧心房压力增加可能会造成导管重新开启 → 低氧血症
- 反常性空气栓塞：如果不采取预防措施，可能会发生于卵圆孔未闭患者

心房、心室间隔缺损（Atrial & ventricular septal defects，ASD/VSD）

- ASD、VSD →导致左向右分流，除非是大的缺损及容量负荷过重，否则不产生全身性低氧血症
- 小的缺损通常无症状，血流动力学平稳
  - 随着时间推移，分流可能导致 → 右心容量负荷过重、慢性心衰
  - 通常根据缺损的严重程度决定是否进行矫正手术
- 麻醉管理
  - 避免低氧血症、高碳酸血症（增加肺血管阻力）
  - 右心压力高于左心则可引起分流逆转及严重的低氧血症

神经系统

杜氏肌营养不良

与**恶性高热**有关，应使用非触发性麻醉药和方法

代谢病

线粒体疾病（mitochondrial disease，MD）

- 不同种类的酶复合物缺陷影响机体能量代谢
  - 发病率为 1/5000，并随发病年龄和状态不同
- 不正常的 ATP 产生影响大脑、心脏、肌肉；可以导致：癫痫、痉挛、发育迟缓、肌张力下降、心肌病、心律失常、慢性胃肠动力障碍、延缓生长
- 无证据表明 MD 与恶性高热有关
  - 患者可能对丙泊酚敏感，但是没有相关指南提示如何用药
  - 防止代谢性酸中毒

- 术中应用生理盐水补液
  - 乳酸应用可能造成症状恶化
  - 需要大量补液
  - 小儿还需补充葡萄糖及连续监护

胃肠道

幽门狭窄

- 通常 5 周龄儿童易于发生幽门管腔阻塞 → 持续、无胆汁的喷射性呕吐
- 应紧急医治(不用手术)
  - 婴儿可能严重脱水、电解质紊乱
  - 呕吐物含有丰富的氢离子,引起低钾低氯性代谢性碱中毒
  - 外科手术前必须纠正电解质紊乱
- 增加误吸的风险
  - 麻醉诱导前需要进行胃肠减压
  - 应用琥珀胆碱快速序贯静脉诱导
  - 或者清醒气管插管诱导,婴儿可能会有反抗
- 操作:应用短效肌松药(不需要长效肌松药)

气管食管瘘(***tracheoesophageal fistula，TEF***)

- 最常见的类型(85%):C 型(近端食管闭锁/远端瘘)
- 症状:咳嗽、过度流涎、发绀
  - 软头吸引导管不能进入胃部进行诊断
  - X 线证实盲肠袋的存在
- 麻醉前评估:着重于呼吸支持,预防误吸及识别其他先天性异常疾病(超声检查排除心内膜垫缺损)
- 麻醉管理:通常需要动脉穿刺
  - 患者 30°头高足低位以防止胃液误吸
  - 麻醉诱导:尽可能减小误吸风险(清醒插管,快诱导)
  - 插管前避免正压通气
    - 可能引起明显的胃胀、膈肌抬高及缺氧
    - 预防性胃造口术可以防止胃内空气积聚
- 考虑右侧主干插管 → 限制空气穿过瘘管
  - 气管导管的远端穿过瘘口,然后退出至听到双肺呼吸音
- 可以通过压迫肺部间接造成肺隔离

- 可能耐受性比较差(不匹配);考虑间歇性肺再充气
- 可能发生低血压 → 纵隔结构扭曲及静脉回流下降
- 待患者稳定时拔除气管导管(应行良好的镇痛)以避免气管缝线压力过大
  - 如果患者仍有气管插管,仅用不超过气管导管远端的吸痰管抽吸导管

腹裂畸形及脐膨出

- 累及前腹壁缺损伴腹腔内容物疝

腹裂畸形与脐膨出的比较		
	腹裂畸形	**脐膨出**
病因	脐肠系膜动脉闭塞	肠道没有从卵黄囊迁移至腹腔
发病率	1/15000	1/6000
部位	脐外侧	中线
疝囊	无	有
肠道运动	异常	正常
相关异常	早产	贝-维(Beckwith-Wiedemann)综合征、先天性心脏病、膀胱扩张症

- 遮盖内脏,避免蒸发散热,控制感染
  - 大量液体丢失;应给予大量补液
  - 持续监测电解质,补充葡萄糖是非常重要的(动脉穿刺置管/中心静脉置管)
- 麻醉管理
  - 清醒插管,快速诱导插管;避免应用 N_2O
- 缺陷闭合可能导致腹内压力上升,可能导致气道峰压升高、静脉回流减少、低血压、下肢缺血
- 术后管理:通常需要机械通气支持

坏死性结肠炎

- 多种病因:患者通常伴有肠胀气、血便
  - 早产儿<2 周龄→风险最高
- 肠道低灌注或缺血→肠壁功能减弱→可能穿孔
- 麻醉管理:放置动脉导管/中心静脉导管

- 晶体液、血液制品输注
- 监控尿量，避免应用 N_2O
- 可能发生 DIC、血小板减少症
- 患者经常需要再次手术

小儿先天性综合征

小儿先天性综合征和其相应麻醉管理		
名称	**症状**	**麻醉管理**
肾上腺生殖综合征	不能合成氢化可的松；女性男性化	需要氢化可的松常规输注；检查电解质
阿尔伯特综合征	颅面发育异常，并指，潜在的生长迟缓	可能发生脑积水以致颅内压增高，可能有困难气道
寰椎血管扩张症	小脑共济失调，皮肤和结膜毛细血管扩张，血清 IgA 降低，网状内皮组织恶性肿瘤	免疫功能不全；反复胸部和鼻窦感染，支气管扩张
贝克莱综合征（婴儿巨人症）	出生体重＞4000 g，巨舌及脐膨出	持续性新生儿重度低糖血症，气道问题
家族性巨颌症	下颌骨和上颌骨肿瘤伴口腔内肿块，可能引起呼吸窘迫	气管插管可能非常困难，可能需要气管切开
克汀病（先天性甲状腺功能减退症）	甲状腺组织缺失或甲状腺激素缺乏和甲状腺肿	气道问题；大舌头，甲状腺肿，对呼吸抑制非常敏感，二氧化碳潴留常见，低血糖，低钠血症，低血压，低心输出量，输血耐受性差
猫叫综合征	染色体 5P 异常，异常哭闹，小头畸形，小颌畸形，先天性心脏病	气道问题，喘鸣，喉软化，可能出现困难插管

小儿先天性综合征和其相应麻醉管理		
名称	症状	麻醉管理
唐氏综合征（先天愚型）	小头畸形，鼻咽腔小，肌张力低下，60%有先天性心脏病，部分患者有十二指肠闭锁、颈椎异常	气道困难；舌大、口小，拔管时有喉痉挛的风险，心脏异常的问题
杜氏肌营养不良	肌营养不良常伴心肌受累，通常在十几岁死亡，骨骼肌受累情况与心脏受累无关	先天性肌强直伴心脏疾病，最小药物剂量应用，避免使用呼吸抑制剂和肌松药，术后可能需要呼吸机支持
爱德华综合征（18E 三体）	96%患有先天性心脏病，小颌畸形占80%，肾畸形占50%~80%，通常在婴儿期死亡	可能存在气管插管困难，小心使用促肾排泄的药物
埃勒斯-当洛斯（Ehlers Danlos）综合征	胶原异常，具有超弹性和脆性组织，主动脉夹层动脉瘤，其他血管脆性增加，易出血	CVC——自发性血管破裂，血管造影出现1%病死率，心电图传导异常，静脉置管困难，血肿，组织发育不良和凝血缺陷导致出血，尤其是胃肠道出血，自发性气胸
家族性周期性麻痹	肌肉疾病，低钾血症、四肢瘫痪发作	监测血清 K^+，限制葡萄糖，监测心电图，避免应用肌松药
范康尼综合征（肾小管性酸中毒）	通常导致其他疾病，近端肾小管缺损，酸中毒，K^+ 损失，脱水	肾功能受损，治疗电解质和酸碱异常，寻找原发病（半乳糖血症、胱氨酸沉着病等）

麻醉口袋书

小儿先天性综合征和其相应麻醉管理		
名称	症状	麻醉管理
高胱氨酸尿症	先天性代谢异常,由于内膜增厚所造成的血栓栓塞,晶状体异位,骨质疏松症,脊柱侧凸	右旋糖苷-80 降低黏度和血小板黏附性,增加外周灌注,血管造影可引起血栓形成,尤其是脑血栓形成
卡塔格内综合征	右位心,鼻窦炎,支气管扩张,异常免疫	缓慢气管插管
Klippel-Feil综合征	先天性颈椎融合(两个或多个颈椎)导致颈部僵硬	困难通气和困难插管
面正中裂综合征	不同程度的劈裂面,额叶脂肪瘤,皮样囊肿	鼻、唇、腭裂,可能引起插管困难
马方综合征(蜘蛛样指)	结缔组织疾病,扩张的主动脉根部导致心肌缺血、主动脉、胸主动脉瘤或腹主动脉瘤、累及肺动脉、二尖瓣、脊柱侧凸,漏斗胸,肺囊肿;关节不稳定与脱位	用心肌抑制药物治疗,可能有主动脉夹层,肺功能差,可能有气胸,容易关节脱位
先天性肌无力	与成人重症肌无力相似	避免使用呼吸抑制剂和肌松药,术后可能需要呼吸机辅助呼吸,如果必要,应用抗胆碱酯酶治疗,氟烷可引起术后寒战和肌强直,严重的咳嗽可引起肺部并发症
麦卡德尔病	糖原贮积症 V	小心使用心脏抑制药,影响包括心肌在内的肌肉

小儿麻醉

小儿先天性综合征和其相应麻醉管理		
名称	症状	麻醉管理
皮埃尔·罗班综合征	腭裂,小颌畸形,舌下腺发育不良,可能发生先天性心脏病	可能有困难气道,小颌畸形和舌下垂可能导致呼吸困难,需要扩张或舌缝术来缓解口咽阻塞
卟啉症	间歇性卟啉症＝最常见的常染色体显性遗传病,青春期之前一直是潜伏期,急性发作期:腹痛、神经功能失调、电解质失衡和精神障碍	避免应用巴比妥类药物(硫喷妥钠、甲硫醛);氯胺酮、依托咪酯和异丙酚是安全的;建议使用麻醉剂、挥发性药物和去极化肌松药进行麻醉维持;在存在神经缺损的情况下避免区域阻滞
普拉德-威利综合征	新生儿——低张力,喂养不良,无反射;第二阶段——亢进,多食,智力低下	极度肥胖导致心肺衰竭
硬皮病	弥漫性皮肤僵硬,皮肤挛缩需要整形手术治疗	面部和口腔具有瘢痕;困难气道和困难插管;胸部受限;顺应性差;弥漫肺纤维化,缺氧;静脉通常是看不见的和不可触及的;心肌纤维化或肺病;类固醇治疗史

麻醉口袋书

小儿先天性综合征和其相应麻醉管理		
名称	症状	麻醉管理
史蒂文斯-约翰逊综合征	口腔、眼睛和生殖器可见多形红斑、荨麻疹;可能对外源性药物(如药物)过敏	口腔病变:避免插管和食管镜,因为皮肤病变所以监测困难;心电图——发生纤维性颤动、心肌炎、心包炎;控制发热发作;静脉通路必不可少,但应避免感染;氯胺酮可能是最好的麻醉剂;可能发生肺大疱和气胸
泰-萨克斯病	神经节苷脂沉积病;失明和进行性痴呆,中枢神经系统退行性变	未见麻醉风险;进行性神经功能丧失导致呼吸系统并发症,支持治疗
Treacher Collins 综合征(颌面部骨发育不全)	侏儒,再生障碍性颧骨弓,小口畸形,后鼻孔闭锁,可能发生先天性心脏病	可能存在困难通气和困难插管,但较皮埃尔·罗班综合征轻
希佩尔-林道综合征	视网膜或神经血管网状细胞瘤(后窝或脊髓),与嗜铬细胞瘤和肾、胰腺或肝囊肿有关	与嗜铬细胞瘤、肾脏和肝脏病理学相关问题
范-瑞克林豪森氏病(神经纤维瘤病)	咖啡壶斑;肿瘤遍布中枢神经系统;与神经干相关的外周肿瘤;嗜铬细胞瘤发病率增加;蜂窝状囊性肺改变;肾动脉发育异常与高血压	嗜铬细胞瘤筛查(尿香草基杏仁酸),肺功能检测;肿瘤可能发生在喉和右心室流出道;如果累及肾脏,小心应用促进肾脏排泄的药物

小儿麻醉

小儿先天性综合征和其相应麻醉管理		
名称	**症状**	**麻醉管理**
威尔逊氏症（肝豆状核变性）	铜蓝蛋白减少导致铜排泄异常，特别是在肝脏和中枢神经系统运动核；肾小管酸中毒	继发性肝衰竭至纤维化；静脉注射（异丙酚、氯胺酮、依托咪酯）；琥珀胆碱给药不常引起呼吸暂停，尽管假性胆碱酯酶缺乏；考虑减少肾排泄药物的剂量
预激综合征	心电图异常——PR间期缩短，QRS间期延长40%；与心脏缺陷有关；心房和心室之间的异常传导通路；心电图上可能存在 δ 波	东莨菪碱抑制分泌物作用优于阿托品；阿托品或恐惧可能引起心动过速，ST段压低提示心肌梗死；麻醉诱导或手术中可产生阵发性室上性心动过速；如有必要，应采用洋地黄、普萘洛尔、起搏器治疗，新斯的明可加重预激综合征

来源：Pajewski TN. *Anesthesiology Pocket Guide*. Philadelphia，PA：Lippincott-Raven；1997

新生儿及小儿复苏

新生儿复苏流程图

注：以下总结并不能代替由专业人员评估的新生儿复苏

- 10%的新生儿需要直接外力协助以实现娩出时的心肺稳定，1%以下需要紧急抢救
- 足月新生儿需要足够的呼吸/啼哭，其声调应响亮，并保持温暖；其他情况需要快速评估并进行下列有序的干预
- 保持干燥、保暖，摆放好体位，检查气道，刺激呼吸
- 抢救气袋通气，血氧饱和度监测，如有必要，应行气管插管

- 胸部按压
- 药物应用,容量扩张

2010 年新建议:
- 心脏和呼吸的同时评估,早期进行血氧饱和度监测
- 对于足月婴儿,复苏应以空气而不是 100% FiO_2 开始

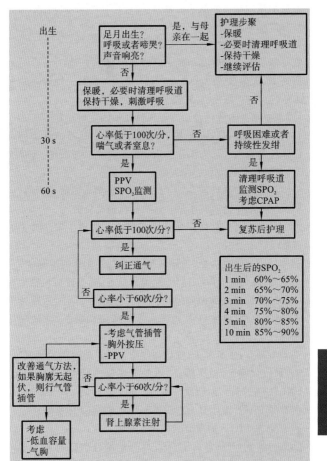

图 2　新生儿复苏流程图

- 补充氧应与空气混合,监测氧浓度
- 目前的证据既不支持也不反对在胎粪污染的羊水中出生的婴儿常规行气管吸气
- 新生儿的胸部按压-通气比例应保持在 3∶1,如果由于心脏病因而发生新生儿心搏骤停,则应采用更高的比例
- 发展期缺氧缺血性脑病的足月/接近足月婴儿可能需要保持治疗性低体温
- 如果测不出心率 10 min,考虑停止复苏
- 在不需要复苏的婴儿中延迟脐带夹闭至少 1 min

儿科高级生命支持(pediatric advanced cardiac life support,**PALS**)(也可见"急救流程"相关内容)

注:以下总结并不能代替由专业人员评估的新生儿复苏

- 目前的 PALS 流程图是基于对最终导致小儿心搏骤停的可能条件的识别和适当治疗。这些情况包括呼吸窘迫、呼吸衰竭、各种休克状态和心律失常
- 任何流程图的执行都是基于医疗服务提供者团队行为的"评估、分类、决定、行动"模型。这个过程是反复的
- 评估是从患者的总体评估到特定检查和病理生理学鉴定的进展
- 总体:外观、呼吸功能、循环情况;确定危及生命的情况
- 初期复苏:气道、呼吸、循环、无能和发现,随手评估包括生命体征的测量和血氧饱和度的监测。初始治疗可包括维持气道通畅、支持/提供呼吸和建立静脉通路的措施,开始液体复苏
- 进一步复苏:样本采集(症状和体征,过敏、药物使用情况,病史,最后一顿饭,相应事件)可补充实验室研究(Hct、ABG、CXR、CO_2 分析),以指导评估
- 所有的 PALS 治疗努力都应得到高质量的 CPR 支持

2010 年以来 PALS 的重要变化

- 除颤初始剂量为 2～4 J/kg,对于难治性 VF,可增加至 4 J/kg,随后的剂量应至少为 4 J/kg,不超过 10 J/kg
- QRS 宽度>0.09 s 可诊断为广泛的复杂心动过速,这简化了以前的正常 QRS 测量的年龄分配

- 不推荐常规补钙，除非有低钙血症、钙通道阻滞剂过量、高镁血症或高钾血症的证据
- 不推荐儿科感染性休克患者常规使用依托咪酯
- 针对先天性心脏病和肺动脉高压患者的复苏管理策略（如果可能的话，考虑早期使用 ECMO）
- 恢复有效心输出量后，持续监测血氧饱和度。考虑氧疗滴定以维持 SPO_2 超过 94%（降低缺血再灌注效应的氧化损伤风险）
- 检测呼气末 CO_2（CO_2 图或比色法）以确认气管导管的放置
- 对于心搏骤停复苏后仍昏迷的儿科患者可考虑低温治疗（$32 \sim 34\ ℃$，治疗 $12 \sim 24\ h$），可能有利于神经功能恢复

患者/手术类型选择

- ASA 分级：ASA1&2 级较合适
  - ASA3&4 级仅在疾病稳定或可代偿的情况合适
- 避免患者：未经评估的疾病或急症
  - 需要住院后手术的疾病
- 手术类型：发生术后并发症的风险较低
  - 可以在家进行术后看护
  - 避免可能大量出血或创伤较大的手术
- 术前评估：考虑入院前检查/电话评估
  - 提醒患者提供必要的实验室检查结果，术前禁食、水原则

术后恶心呕吐（postoperative nausea&vomiting，PONV）

- 一般患者发生率在 20%～30%，高危患者发生率可为 70% ～80%
- 影响：造成 0.1%～0.2%非计划住院
  - PACU 使患者停留时间延长，花费增加，患者满意度降低

PONV 的危险因素		
患者因素	**麻醉因素**	**手术因素**
女性 PONV 史或晕动病 不吸烟 年龄<50 岁	吸入麻醉药物 麻醉持续时间 术后使用阿片类药物 笑气 全身麻醉	手术类型 （如胆囊切除术、妇科手术、腹腔镜手术） 手术持续时间

来源：Gan TJ，Diemunsch P，Habib A，et al. Society for ambulatory anesthesia. Consensus guidelines for the management of postoperative nausea and vomiting. *Anesth Analg*. 2014;118(1):85-113

降低 PONV 基线风险的策略
应用区域阻滞麻醉,尽量避免全身麻醉
使用丙泊酚诱导和维持
避免使用笑气
避免使用吸入麻醉药物
减少术中和术后阿片类药物的使用
充足的水分

来源:Gan TJ, Diemunsch P, Habib A, et al. Society for ambulatory anesthesia. Consensus guidelines for the management of postoperative nausea and vomiting. *Anesth Analg*. 2014;118(1):85-113

简化的 PONV 风险评分	
危险因素	分数
女性	1
既往 PONV 史/晕动病	1
不吸烟	1
术后阿片类药物使用	1

PONV 的预测和预防		
分数	%PONV 风险	预防
0	10%(低危)	不需要
1	21%(低危)	不需要
2	39%(中危)	单药治疗
3	61%(高危)	多模式治疗/TIVA
4	79%(高危)	多模式治疗/TIVA

来源: Apfel CC, Läärä E, Koivuranta M, et al. A simplified risk score for predicting PONV: conclusions from cross-validations between two centers. *Anesthesiology*. 1999; 91:693-700

门诊麻醉

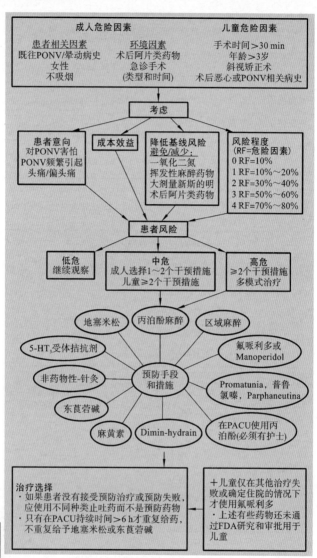

图 1　术后恶心呕吐的处理流程

（引自 Gan TJ，Diemunsch P，Habib A，et al. Society for ambulatory anesthesia. Consensus guidelines for the management of postoperative nausea and vomiting. *Anesth Analg*. 2014；118(1)：85-113)

- 预防 PONV 的药物联合治疗
  - 氟哌利多＋地塞米松
  - 5-HT₃受体拮抗剂＋地塞米松
  - 5-HT₃受体拮抗剂＋氟哌利多
  - 5-HT₃受体拮抗剂＋地塞米松＋氟哌利多
  - 5-HT₃受体拮抗剂＋卡索匹坦
- PONV 治疗策略
  - 如果首次药物无效，更换药物类别
  - 重复给予 5-HT₃受体拮抗剂和氟哌利多，每 6 h 给药一次（6 h 内重复给药对于 PONV 的预防和治疗是无效的）
  - 不推荐重复给予地塞米松、东莨菪碱、阿瑞匹坦或帕洛诺司琼
- 出院标准
  - 通常基于正式的评分系统(见"PACU 管理和出院"相关内容)或交由注册护士/执业医生评估
  - 口服药物：在出院前不需要
  - 排气：仅适用于接受椎管内麻醉或妇科、疝气、肛门直肠或生殖器手术的患者
  - 椎管内麻醉：患者必须恢复感觉且没有运动阻滞
  - 神经阻滞：可在患者感觉/运动完全恢复前出院，需指导患者保护麻木肢体

止吐药				
类别	药物	剂量	给药时机	副作用
5HT₃拮抗剂	昂丹司琼 格拉司琼 多拉司琼* 托烷司琼* 雷莫司琼* 帕洛诺司琼	4 mg IV 0.35～ 3 mg IV 12.5 mg IV 2 mg IV 0.3 mg IV 0.075 mg IV	手术结束或诱导时	头痛 肝酶升高 便秘 QT 间期延长

止吐药				
类别	药物	剂量	给药时机	副作用
NK-1 受体拮抗剂	阿瑞匹坦 卡索匹坦* 罗拉吡坦*	40 mg PO 150 mg PO 70～200 mg PO	诱导时	细胞色素P450 抑制剂,便秘,低血压,头痛
激素	地塞米松 甲泼尼龙	4～5 mg IV 40 mg IV	诱导时	高血糖 术后感染风险
甲酰苯类	氟哌利多 氟哌啶醇	0.625～ 1.25 mg IV 0.5～2 mg IV IM/PO	手术结束	QT 间期延长,嗜睡,锥体外系反应
吩噻嗪类	异丙嗪 普鲁氯嗪 甲氧氯普胺	6.25～12.5 mg IV 5～10 mg IV >20 mg IV	手术结束	
抗组胺类	苯海拉明 氯苯甲嗪	1 mg/kg IV 50 mg PO		嗜睡、烦躁、锥体外系反应
其他类	丙泊酚	20 mg IV	PACU	呼吸抑制
	东莨菪碱	贴皮膏药	术前一晚或术前 2 h	镇静、谵妄、头晕、口干
	麻黄素	0.5 mg/kg IM	手术结束	

止吐药				
类别	药物	剂量	给药时机	副作用
其他类	咪达唑仑	2 mg IV	手术结束前 30 min	
	加巴喷丁	600 ～ 800 mg PO	诱导前1～2 h	
	奋乃静	5 mg IV/IM	诱导时	
	米氮平	30 mg PO		
非药物治疗	P6 电刺激正中神经的神经肌肉刺激		诱导前或诱导后	

* 在美国没有该药物使用

来源：Gan TJ, Diemunsch P, Habib A, et al. Society for ambulatory anesthesia. Consensus guidelines for the management of postoperative nausea and vomiting. *Anesth Analg*. 2014;118(1):85-113

门诊患者的疼痛问题

多模式疼痛管理策略
第 3 步：严重的术后疼痛 第 1 步和第 2 步 + 局部麻醉外周神经阻滞（置管或不置管） + 持续释放的阿片类药物
第 2 步：中度术后疼痛 第 1 步 + 间隔剂量的阿片类药物

门诊麻醉

多模式疼痛管理策略

第 1 步：轻度术后疼痛

非阿片类镇痛药

对乙酰氨基酚、NSAIDs、COX-2 选择性抑制剂

＋

区域阻滞浸润

来源：Crews JC. Multimodal pain management strategies for office-based and ambulatory procedures. *JAMA*. 2002；288：629-632

总结：术后疼痛管理的选择 (亦见"镇痛药"和"急性疼痛管理"相关内容)		
给药途径	药物分类	药物/剂量
IV/IM	阿片类	芬太尼 25～100 μg q30～60 min 盐酸二氢吗啡酮 0.2～2 mg q4～6 h 哌替啶 25～50 mg q3～4 h 吗啡 1～10 mg q2～6 h 可待因 15～30 mg q2 h
IV/IM	NSAIDs	酮咯酸 30 mg q6 h 布洛芬 200～800 mg q6 h 双氯芬酸 50～100 mg
	混合激动剂/拮抗剂	布托啡诺 1 mg q3～4 h IV 纳布啡 10 mg q3～6 h IV
	其他	对乙酰氨基酚 1000 mg IV q6 h(总量 4 g/天) 氯胺酮 0.2～0.8 mg/kg IV，2～6 mg/kg IM

	总结：术后疼痛管理的选择 （亦见"镇痛药"和"急性疼痛管理"相关内容）	
给药途径	药物分类	药物/剂量
PO	NSAIDs	布洛芬 400～800 mg q4～6 h 酮咯酸 10～20 mg q4～6 h 萘普生 250 mg q6～8 h 或 500 mg q12 h 双氯芬酸 50 mg TID
	COX-2 抑制剂	塞来昔布 200～400 mg q12 h
	阿片类/非阿片类合剂	对乙酰氨基酚/萘磺酸丙氧芬（Darvocet）q4～6 h 对乙酰氨基酚/羟考酮（Percocet）q4～6 h 对乙酰氨基酚/可待因（含可待因泰诺）q4～6 h 对乙酰氨基酚/氢可酮（Vicodin）q4～6 h
PO	阿片类	氢可酮 5～10 mg q4～6 h 吗啡 10～30 mg q3～4 h 盐酸二氢吗啡酮 2～4 mg q4～6 h 哌替啶 50～150 mg q3～4 h 羟考酮 5 mg q3～6 h 可待因 15～60 mg q4～6 h 丙氧芬 65 mg q4 h 曲马多 50～100 mg q4～6 h
	钙通道阻滞剂/抗惊厥药	普瑞巴林 150 mg 术前或术后 加巴喷丁 900～1200 mg 术前或术后
	其他	对乙酰氨基酚 650 mg q4～6 h 氯胺酮 6～10 mg/kg
经皮		芬太尼贴剂 25～100 μg/h q72 h 1%双氯芬酸贴剂或凝胶

门诊麻醉

总结:术后疼痛管理的选择 (亦见"镇痛药"和"急性疼痛管理"相关内容)		
给药途径	药物分类	药物/剂量
鼻内	阿片类	芬太尼 1.5 μg/kg 哌替啶 162 mg 布托啡诺 1~2 mg 氯胺酮 6~10 mg/kg 酮咯酸 31.5 mg
局部 麻醉		椎管内麻醉 区域神经阻滞 术者局部浸润 连续皮下置管
非药物 治疗		热疗/冷疗、按摩、经皮电刺激、催眠、针 灸、生物反馈

麻醉口袋书

美容手术和手术室外麻醉

美容手术的麻醉

吸脂术

- 与大多数整形外科手术类似
- 将空心抽油杆置入皮肤吸取皮下脂肪
- 肿胀吸脂术(提前注射含利多卡因和肾上腺素的生理盐水)是最常见的吸脂方式

麻醉方法

- 可以通过利多卡因局部浸润和口服/静脉注射阿片类药物缓解疼痛
- 抽脂量较小手术考虑浅镇静/监测麻醉管理(monitored anesthesia care,MAC)/全身麻醉
- 抽脂量较大手术考虑深镇静/全身麻醉/区域阻滞
- 如果在限制性补液时有大量液体进入患者体内,考虑利尿

并发症

- 利多卡因中毒(由于全身缓慢吸收,可以发生在手术后)
- 容量负荷过重/慢性心衰
- 缺氧、出血、肺栓塞、脂肪栓塞、低体温、穿孔

乳房成形术

- *增大*——通常选择全身麻醉(分离胸肌时需要患者无体动),考虑预防性止吐治疗
- *缩小*——通常选择全身麻醉,亦可考虑椎旁阻滞或硬膜外阻滞

眼睑成形术

- 方式:局部浸润麻醉＋MAC(患者可在术中睁开和闭上眼睛)
- 避免术中呛咳及PONV(增加出血风险)
  - 考虑苏醒期使用丙泊酚、瑞芬太尼,预防PONV
- 并发症:眼心反射(oculocardiac reflex,OCR)、球后血肿、局麻药中毒

除皱术

- 方式:通常采用全身麻醉或MAC

- MAC 监护和吸氧时警惕气道着火(电烧和氧气接近时)
- 与眼睑成形术注意事项相同,预防 PONV

吸脂术的麻醉建议

麻醉渗透溶液

- 对于抽脂量较小的手术,使用局麻药溶液可以在没有额外麻醉的情况下提供足够的镇痛效果;但是即使是对于少量抽脂的手术,患者和术者均可能更倾向于使用镇静/全身麻醉
- 避免将丁哌卡因(Marcaine)加入渗透溶液(副反应严重,消除慢,缺乏毒性逆转)
- 大量利多卡因可导致全身中毒反应,避免措施包括:
  - 利多卡因限量 35~55 mg/kg(该剂量对于低蛋白、利多卡因副产物累积的患者并不安全),浓度在注射后 8~12 h 达峰
  - 根据体重计算利多卡因用量,如有需要降低利多卡因浓度
  - 使用超湿法而不是肿胀法抽脂
  - 当使用全身麻醉/区域阻滞麻醉时避免使用利多卡因
- 避免对合并嗜铬细胞瘤、甲亢、严重高血压、心脏病(冠心病或心律失常)或外周血管疾病的患者使用肾上腺素
- 对不同的部位进行分阶段注射,避免肾上腺素过量

来源:Iverson RE. Practice advisory on liposuction. *Plast Reconstr Surg*. 2004; 113(5):1478-1490

手术室外麻醉

总则/安全性
- 对于每位患者,全面的术前评估是必需的
- 所有患者在接受麻醉时需要进行 ASA 标准监护
- 需要有转运设备(简易呼吸器及氧源)
- 需有紧急用药并开放静脉通路
- 术后监护,标准与手术室内麻醉相同
- 警惕造影剂过敏

手术室外麻醉 ASA 指南
• 可靠的氧源,包括备用氧源
• 充分且可靠的吸引器
• 如使用麻醉气体,需要充分且可靠的净化系统
• 可提供 $0.9FiO_2$ + 正压通气(PPV)的充气式复苏袋
• 按计划准备充足的药物、用品和设备
• 有充足的监护设备,符合 ASA 监测标准
• 有充足的插座,连接到紧急电源
• 给设备和人员提供充足的空间
• 随时可用的紧急推车、除颤仪器和急救药物
• 可靠的双向通信和 2 名高年资麻醉医生
• 所有可及的建筑和设施符合安全法规标准

来源：*ASA Standards for Basic Intraoperative Monitoring*

CT/MRI/神经介入放射学

CT：总则
• 在 CT 扫描过程中,患者需始终穿戴可以屏蔽甲状腺的铅衣
CT：监测
• 如果进行麻醉,需进行 ASA 标准监护
• 无须金属防护,但可以通过将设备远离场地减少伪差
CT：麻醉注意事项
• 麻醉选择可以从轻度镇静至全身麻醉
• 需要考虑的患者因素：患者的配合程度、是否有幽闭恐惧症、合并症、年龄、精神状态、扫描时间及气道情况(在 CT 扫描时接近气道机会非常有限)
• 确保静脉输液管、麻醉回路、监护线路的长度
CT 室的特殊手术

脑立体定向活检
• 带金属头颅环进行手术(通常采用局麻＋苯二氮䓬类镇静)
• 麻醉方式：监护,静脉点滴镇静剂以减少气道问题,如需全身麻醉,患者清醒时经纤支镜插管也许是最安全的方式

经皮椎体成形术

- 适应证:骨质疏松患者的可逆性椎体压缩
- 方式:监护(如果患者过度疼痛可以选择全身麻醉)
- 患者俯卧位:为防止腹部撞击以及干扰通气,可以考虑支撑骨盆/胸部

MRI:总则

- 麻醉监护的适应证:儿童,智力迟钝、幽闭恐惧症、呼吸困难、血流动力学不稳定、慢性疼痛者
- MRI 麻醉特点
  - 强磁场
    - 将铁磁性物品移走:如听诊器、信用卡、USB 驱动器、笔、钥匙、ID 卡、传呼机、手机、手表、输液泵等
    - 仔细检查患者有无起搏器、动脉瘤夹、血管内导丝、金属植入物
    - 安全的金属:铍、镍、不锈钢、钽和钛
  - 维护困难气道
    - 仔细滴定镇静,监护仪始终面向临床医生

MRI:监测

- 需要无铁磁性的监护设备
- 在紧急情况下需非磁性喉镜
- 确保静脉输液管、麻醉回路、监护线路的长度
- 保证心电图不缠绕——可造成 T 波和 ST 段波形假象

神经介入放射学

总则

- ASA 标准监护:如果需要动脉压监测,可以选择桡动脉或股动脉置管
  - 股动脉鞘内置管:监测平均动脉压(mean arterial pressure,MAP)有意义
- 方式:如需制动,选择全身麻醉;如需快速神经系统检查或进行大多数诊断性检查,可以选择镇静

控制性升压

- 也许能够帮助导管放置到需要的位置
- 通常高于基线 20%~40%,注射去氧肾上腺素可能有用

控制性降压

- 通常用于颈动脉内膜剥脱术或动静脉畸形（arteriovenous malformation，AVM）手术中
- 可通过不同方式（加强麻醉，使用拉贝洛尔，使用血管舒张药物包括硝普钠、硝酸甘油、尼卡地平、肼屈嗪）实现

动静脉畸形栓塞术

- 将液态或颗粒状栓塞剂注入荷瘤血管
- 方式：监护（可持续监测神经系统状态）或全身麻醉
- 可能需要全身肝素化
- 并发症：出血Ⅱ度及凝血功能异常（可用鱼精蛋白逆转），出血Ⅱ度及血栓（可将血压升高 20～40 mmHg）；颅内压（intracranial pressure，ICP）升高（可以通过过度通气、抬头、甘露醇或呋塞米治疗）

颅内动脉瘤

- 使用血管内球囊、线圈或液体聚合物治疗动脉瘤
- 通常采用全身麻醉，需要动脉压监测
- 在遇到动脉瘤破裂等紧急情况时需要进入手术室行外科手术治疗

中央动脉内溶栓

- 发作时间少于 6 h 的卒中的治疗手段
- 通常在监护下进行手术（可以对神经系统进行评估）

内镜和内镜逆行胰胆管造影（endoscopic retrograde cholangio-pancreatography，ERCP）

总则

- 多数胃肠镜检查不需要麻醉医生即可进行
- 肠镜检查需侧卧位；胃镜检查需侧卧位或仰卧位
- 确保气道通畅很重要

方式

- 麻醉方式可以选择轻度镇静或全身麻醉
  - 通常使用咪达唑仑/芬太尼/异丙酚组合；减少氯胺酮的使用
- 需考虑的患者因素：能否合作、合并疾病、年龄、精神状态、手

术时长

- **胃镜**：在内镜插入前考虑咽部局部麻醉（使用利多卡因、苯佐卡因）
- 术后疼痛：相对程度较低，通常是由充气导致
- **ERCP**：通常采取仰卧位、侧卧位或俯卧位；患者在胆管扩张时会感觉到明显疼痛

并发症

- 气道阻塞、喉痉挛、支气管痉挛、脱管、误吸、胃肠道穿孔

慢性疼痛管理

引言

摘自 Urman RD，Vadivelu N. *Pocket Pain Medicine*. Philadelphia，PA；Lippincott Williams & Wilkins；2011.

疼痛分类	
伤害感受性疼痛	非神经组织损伤后激活伤害感受器产生的疼痛
神经病理性疼痛	躯体感觉神经损伤或功能障碍引起的疼痛
神经炎	神经的炎症
神经痛	神经分布区出现的疼痛
神经病	神经的病理性改变或功能障碍；发生在单一神经，为单神经病；发生在多处神经，为多发性单神经病；双侧弥漫性分布，为多神经病
神经失用症	在神经轴突连续性完整的情况下，因神经传导中断导致运动和感觉功能暂时性缺失，需 6～8 周才完全恢复
中枢性疼痛	源自中枢神经系统原发性损害或功能障碍产生的疼痛
中枢敏化	伤害感受性神经元对正常信号的反应性增强，和(或)对正常的阈下刺激(中枢或外周)产生反应

急性疼痛：0～6 周

亚急性疼痛：1～3 个月

慢性疼痛：疼痛持续＞3 个月

疼痛术语的定义	
感觉障碍	令人不愉快的异常感觉(自发或诱发)
感觉过敏	对非疼痛刺激的敏感性↑
痛觉过敏	对正常疼痛刺激的疼痛反应↑
痛觉异常	对刺激的异常疼痛反应综合征

疼痛术语的定义	
感觉迟钝	对非疼痛刺激的敏感性↓
痛觉减退	对正常疼痛刺激的疼痛反应↓
感觉异常	异常感觉(自发或诱发)
触诱发痛	对非疼痛刺激的疼痛反应
感觉缺失	对疼痛或非疼痛刺激的感觉缺失
痛觉缺失	对疼痛刺激无疼痛感觉
痛性感觉缺失	麻醉区域的疼痛感觉
感觉异常性股痛	股外侧皮神经受压引起的麻木/疼痛

美国慢性疼痛现状

- 人们就医的主要原因
- 人们失业的主要原因
- 影响了 2.1 亿成人
- 直接花费 3000 亿美元,生产力丧失约 3300 亿美元
- 比癌症、糖尿病和心脏疾病的总影响要大

Gasking DJ, Richard P. The economic costs of pain in the United States. *J. Pain*. 2012;13(8):715-724.

美国阿片类药物滥用和转移应用的流行(CDC. org2014)

- 美国阿片类药物错误使用和滥用情况非常普遍,且尚无明确证据支持慢性疼痛患者连用 6 个月以上阿片类药物能获益,在进行阿片类药物处方的风险/效益评估时应考虑这些
- 女性相较男性更易患慢性疼痛,从而更常服用止痛药,且服用剂量更大、时间更长
  - 过去十年,新生儿戒断综合征的发病例数增加了 300%
- 12 岁以上的美国人群中,每 20 人就有 1 人因非医学目的服用过阿片类药物
  - 这些人中 50% 从亲友处可随意获得这些药物,而 81% 的这些药物都来自医疗保健机构
- 美国平均每天有 46 人死于阿片类药物过量(每年 15000 人)
  - 死亡的流行病学危险因素包括男性、白色/印第安人种、农村地区、中年人(35~55 岁)
  - 和苯二氮䓬类药物一起服用会增加死亡率

- 阿片类药物的贩卖也非常普遍;大街上的阿片类药物售价为1美元/mg
- 阿片类药物的滥用和散布需要引起关注
  - 拒绝使用阿片类药物
  - 根据身份信息来申请阿片类药物
  - 多次早期补药/急诊就诊
  - 愤怒、残疾、诉讼、灾难化
- 针对慢性非恶性疼痛的阿片类药物开具指南能帮助开药者识别并减轻风险;指南内容根据各州情况不同。开具各种管制药物处方前,常规的筛查内容包括:
  - 药物滥用史、心理学史
  - 标准的阿片类药物风险评估工具
  - 查询各州管制药物监控数据库
  - 药物尿检筛查
  - 阿片类药物使用风险的知情同意,包括告知适龄生育女性对新生儿戒断综合征的认识
  - 根据患者当前风险水平及功能状态,多次长期反复评估其对阿片类药物的需求
- 因阿片类药物处方使用的减少,导致海洛因过量致死的发生率从2010年至今翻了四倍
- 在这种大背景下,针对任何慢性非恶性疼痛,在使用阿片类药物之前,应优先考虑使用非阿片类药物或非药物治疗

腰痛(low back pain,LBP)

- 美国的年发生率:终生患病率80%～85%;慢性发生率23%;11%～12%腰痛患者因此致残(Balague F,Mannion AF,Pellise F,et al. *Lancet*. 2012,379;9814,482-491)
- 腰痛是世界范围内致残的首要原因,且绝大多数病因不明(Hoy D,March L,Brooks P,et al. *Ann Rheum Dis*. 2014;73(6);968-974)
- 预后:90%患者在4～6周内自动恢复;6个月后少于50%患者可正常工作;1年后只有10%患者可正常工作
- 危险因素:抽烟、肥胖、老龄、女性、静态生活方式、受教育程度低、社会经济地位低、工伤理赔、心理因素(如焦虑、抑郁、

躯体化障碍)

- 机械性因素:如举重和弯腰并不是疼痛慢性化的明确危险因素
- 64%无症状人群存在腰椎 MRI 检查异常表现如椎间盘膨出、突出和变性(Jensen MC,Brant-Zawadzki MN,Obuchowski N,et al. *N Engl J Med.* 1994;331(2);69-73)

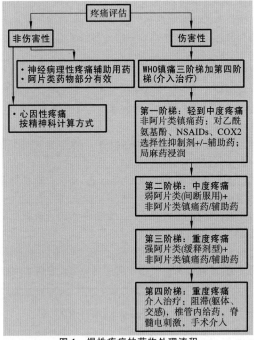

图 1　慢性疼痛的药物处理流程

改编自 The Texas Cancer Pain Initiative,Texas Cancer Council;Crews JC. Multimodal pain management strategies for office-based & ambulatory procedures. *JAMA.* 2002;288;629-632

腰痛的鉴别诊断
机械性(80%~90%)
椎间盘(如退行性疾病、突出)
椎间关节(如关节面关节病),骶髂关节(sacroiliac joint,SIJ)
椎管狭窄,椎间孔狭窄
韧带拉伤,肌肉扭伤
椎骨骨折
排列紊乱(脊柱侧凸、脊柱后凸、脊椎滑脱)
非机械性(1%~2%)
肿瘤、感染、血肿
牵涉痛病因(1%~2%)
心血管(如主动脉夹层/动脉瘤)
血液(如镰状细胞危象)
胃肠(如胰腺炎、胆囊炎)
肾脏(如肾结石、肾盂肾炎)
盆腔疾病(如前列腺炎、子宫内膜异位症、腹膜后包块)
神经病理性(2%~4%)
中枢敏化综合征可能涉及多个躯体部位和情感障碍

腰痛评估

紧急情况除外(如感染、血肿、急性神经衰弱、肿瘤进展)

- **病史**
  - 诱因/创伤、性质、起病时间、部位、有无放射、强度、频率、持续时间、加重/缓解因素(如药物、休息、物理疗法),是否伴背痛、伴恶性肿瘤或全身症状(发热、体重减轻)、夜间疼痛加重、肠道/膀胱功能障碍、性功能障碍、伴外周血管疾病史或腹主动脉瘤、接受法律判决期间、抑郁/焦虑,前期治疗情况(如非介入及介入治疗)、是否有身体其他部位的疼痛

- **体格检查**
  - 脊柱视诊:脊柱侧凸,畸形,局部皮肤变化(如感染征象、血管疾病,或复杂性区域疼痛综合征)
  - 压痛:棘突及脊柱旁
  - 评估脊柱伸/屈/侧旋运动范围(屈痛反映椎间盘病变,伸痛反映关节面病变或椎管狭窄,侧旋痛反映椎间盘病变/突出

或椎关节强硬),行直腿抬高试验、下肢神经根病变检测

- 感觉测试,温觉及针刺试验
- 通过阵挛、反射亢进、Babinski/Hoffman 征等试验评估可能的脊髓病变
- 询问有无任何动作会复现或减轻疼痛;观察步态
- 激发试验(如直腿抬高、Faber 及 Gaenslen 试验)

· **社会心理评估**(如 SOAP、COMM、DAST)

· **诊断方法**(影像学,如 X 线、CT、MRI、SPECT、骨扫描、脊髓造影;神经电生理(EMG/NCV);实验室检查(通常没必要,除非考虑感染、恶性肿瘤或风湿病)

初步评估

强度试验

强度试验		
试验	肌肉	神经分布
髋反射	髂腰肌	$L_1 \sim L_3$,腰丛
髋外展 (abduction, abd)/内收 (adduction, add)	abd:臀中/小肌 add:内收长/短/大肌,股薄肌	abd:$L_4 \sim S_1$,臀神经 add:$L_2 \sim L_4$,闭孔神经
膝弯曲(flexion, flex)/伸展(extension, ext)	flex:股二头肌 ext:股四头肌	flex:$L_5 \sim S_2$,坐骨神经 ext:$L_2 \sim L_4$,骨神经
足趾屈/背屈	趾屈:腓肠肌,比目鱼肌 背屈:胫骨前肌	趾屈:$S_1 \sim S_2$,胫神经 背屈:$L_4 \sim L_5$,深腓神经

0/5,无收缩;1/5,轻微收缩,无运动;2/5,水平面运动,减重状态下可全范围运动;3/5,可对抗重力运动;4/5,可对抗轻微阻力运动;5/5,力量不受限,可对抗全阻力运动

摘自:Urman RD, Vadivelu N. *Pocket Pain Medicine*. 1 st ed. Philadelphia, PA: Lippincott, Williams & Wilkins; 2011:28-32

感觉试验

感觉试验	
神经	皮肤感觉区(见上文皮区神经分布图)
L₁	腹股沟褶
L₂	大腿前上
L₃	大腿前侧到膝盖内侧
L₄	大腿前外侧到膝盖前侧及大脚趾
L₅	大腿外侧到膝盖外侧,胫骨前侧,足趾面和背面
S₁	大腿后外侧到足跟,足外侧,小脚趾
S₂	大腿后内侧到足跟
S₃~S₅	生殖/肛门区

改编自 Urman RD，Vadivelu N. *Pocket Pain Medicine*. Philadelphia，PA：Lippincott Williams & Wilkins；2011：28-33

慢性疼痛管理

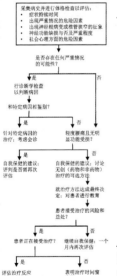

图 2　腰痛的初步评估

改编自 Crews JC. Multimodal pain management strategies for office-based & ambulatory procedures. *JAMA*. 2002;288;629-632

反射试验

膝反射:$L_3 \sim L_4$ 神经分布

跟腱反射:$S_1 \sim S_2$ 神经分布

颈腰椎间盘突出症					
椎间盘	神经根	痛觉异常	感觉缺失	运动缺失	反射缺失
$C_4 \sim C_5$	C_5	颈、肩、上臂	肩	三角肌、肱二头肌、冈上肌	肱二头肌
$C_5 \sim C_6$	C_6	颈、肩、外侧臂、桡侧前臂、拇指 & 食指	外侧臂、桡侧前臂、拇指 & 食指	肱二头肌、肱桡肌	肱二头肌、肱桡肌、旋后肌
$C_6 \sim C_7$	C_7	颈、外侧臂、无名指 & 食指	桡侧前臂、食指 & 中指	肱三头肌、尺侧腕伸肌	肱三头肌、旋后肌
$C_7 \sim T_1$	C_8	尺侧前臂及手	无名指尺侧部、小指	手内在肌、腕伸肌、深屈肌	食指弯曲
$L_3 \sim L_4$	L_4	大腿前侧、胫骨内侧	大腿前内侧和小腿、足内侧	股四头肌	髌骨
$L_4 \sim L_5$	L_5	大腿和腓肠肌外侧、足背、大脚趾	腓肠肌外侧和大脚趾	拇长伸肌±足背反射,内翻 & 外翻	无
$L_5 \sim S_1$	S_1	大腿后侧、腓肠肌后外侧、足外侧	腓肠肌后外侧、足底、小脚趾	腓肠肌±足外翻	跟腱

疼痛模式的鉴别	
躯体痛	刺激皮肤和肌肉骨骼处的神经末梢引起的疼痛
牵涉痛	与病变部位相隔甚远的疼痛
放射痛	刺激神经孔附近的神经引起的疼痛
神经根病	神经孔附近的神经功能受累引起的疼痛,感觉和(或)运动缺失

改编自 Chou R,Qaseem A,Snow V,et al. Diagnosis and treatment of low back pain;a joint clinical practice guideline from the American College of Physicians and the American Pain Society. *Ann Intern Med*. 2007;147(7);478-491. (Published correction appears in *Ann Intern Med*. 2008;148(3);247-248)

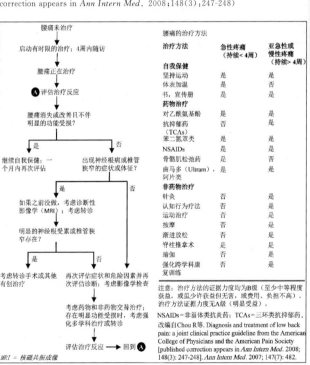

图 3 成人腰痛的管理流程

腰痛治疗

- **非介入治疗：**
  - 非药物治疗(包括物理疗法、拉伸强化练习、按摩、身心运动、家庭健身计划、瑜伽、放松疗法、生物反馈(帮助改正疼痛感知)、针灸、经皮神经电刺激、生活方式改变(戒烟)、避免触发、冷敷、热敷、认知行为疗法)
  - 药物治疗(镇痛药和辅助药)：
    - NSAIDs、对乙酰氨基酚、肌肉松弛药(环苯扎林)、三环类抗抑郁药(去甲替林)、选择性 5 羟色胺再摄取抑制剂(度洛西汀)、抗惊厥药(加巴喷丁、普瑞巴林)、局麻药(利多卡因贴剂)、阿片类药物

- **介入治疗：**
  - 痛点注射，硬膜外/骶尾部甾体注射(epidural/caudal steroid injection，ESI/CSI)，椎旁阻滞，选择性神经根阻滞(selective nerve root block，SNRB)，关节面注射(face joint injection，FJI)，面内侧支阻滞(facet medial branch block，FMBB)，面内侧支神经射频消融(radiofrequency lesioning，RFL)，脊髓刺激(spinal cord stimulator，SCS)，椎体成形术/椎体后凸成形术，鞘内注射给药
  - 能明显缓解疼痛但作用短暂，需要反复治疗
  - 有些治疗方法同时可作为诊断测试(FJI、FMBB、选择性神经根阻滞)
  - SCS 对根性痛而不是轴性痛最有效
    - 机制不明
    - 最初认为与"门控理论"有关(脊髓背角抑制性神经元和中间神经元激活以抵消兴奋性信号的传入)；目前证据显示，脊髓广动力范围神经元出现神经化学改变及兴奋性降低
    - 硬膜外放置电极片；在永久性植入之前完成外部电极扩展试验
    - 结局根据患者情况各异
  - 手术治疗(如椎间盘切除术、椎板切除术、脊柱融合术)：适用于急性血肿清除术，急性马尾综合征，进行性/严重神经运动

损害且病因明确、经 6～8 周治疗后，感染，创伤/骨折，肿瘤，严重解剖畸形

如果患者正在服用抗凝剂、有凝血障碍或注射部位存在感染，禁用介入治疗。风险包括意外注入神经内、硬膜外、鞘内、硬膜下及血管内和局麻药毒性。接受抗凝治疗患者的 ASRA 介入操作指南见于：http://journals. lww. com/rapm/Fulltext/2015/05000/Interventional_Spine_and_Pain_Procedures_in. 2. aspx

参考文献：Narouze S，Benzon HT，Provenzano DA，et al. *Reg Anesth Pain Med*. 2015；40(3)：182-212

需要紧急治疗的危急情况
新发骨折
大创伤
发生在老龄骨质疏松患者的小创伤/举重
年龄＜20 岁或＞50 岁(无创伤)
有癌症史或全身症状(如发热、体重减轻、疲劳)
感染的危险因素(如使用免疫抑制剂、静脉药物滥用、近期接受有创操作)
严重、顽固的夜间痛
马尾综合征：鞍麻，肠道/膀胱功能障碍，快速发展的神经损害

急性腰痛治疗：

- 起病后 4～6 周
- 90% 腰痛患者在 6 周内缓解
- 通常起因在肌筋膜
- 首先排除危急情况(详见上文)
- 除非危急情况存在，否则不建议行诊断性影像学检查(根据症状的严重紧急程度考虑 X 线平片、CT、MRI)
- 治疗目标是为尽快回归正常生活
- 无创治疗通常有效：
  - 设定预期值，对患者进行教育，指导患者自我保健
  - 对当前活动量进行调整，采用适度物理疗法
  - 开展家庭健身计划
  - 热敷或冷敷

- 药物治疗(应用 NSAIDs、对乙酰氨基酚、肌肉松弛药等,通常不需服用阿片类药物)

亚急性腰痛治疗:

- 起病后 4 周到 6 个月
- 治疗目标是减慢和(或)停止发展为慢性痛,并回归正常生活
- 诊断性影像学检查(根据症状严重紧急程度行 X 线平片、CT、MRI 检查)
- 物理疗法,同时开展家庭健身计划
- 考虑转诊至脊柱/疼痛专科,进行社会心理评估
- 非紧急性神经根病:考虑手术评估及微创介入治疗(如硬膜外甾体注射)
- 使用 NSAIDs、对乙酰氨基酚、肌肉松弛药、抗抑郁药,可辅助使用阿片类药物

慢性腰痛治疗:

- 起病时间超过 6 个月
- 详细的病史和体格检查
- 治疗目标是减轻症状、改善功能
- 诊断性影像学检查(如 X 线平片、CT、MRI,必要时重复检查,如出现新症状或症状改变时)
- 康复治疗,包括物理及职能疗法
- 转诊至脊柱/疼痛专科(以行介入治疗)
- 社会心理评估,询问是否存在身体其他部位的疼痛、药物史(尤其当患者长期服用过阿片类药物时)
- 考虑辅助治疗如瑜伽、针灸、认知行为疗法
- 长期治疗:无创或有创治疗(详见上文)

腰椎管狭窄

病理生理

- 因椎间盘、关节和(或)脊椎变性影响脊柱稳定,造成骨刺形成、过度增生及后纵韧带钙化,最终导致椎管狭窄(中枢和(或)侧隐窝)
- 可能造成中央管和(或)椎孔狭窄

- 狭窄可能会稳定存在也可能进展

评估

- 病史和体格检查
- 体格检查可能相对正常;影像学检查结果对诊断很重要
- 持续或间断腰痛,放射至一侧/双侧下肢
- 通常患者出现步态前倾(又称"购物车姿势")
- 腰椎前凸消失
- 疼痛主要在走路时尤其是走下坡路和(或)站立时出现
- 神经性跛行(双侧小腿后侧疼痛,行动时加重,坐位和前倾位缓解);注意与血管性跛行相鉴别
- 中央管狭窄:轴性痛和根性痛,根性痛(如下肢行走痛)常发生在非皮区;往往下肢神经检查结果正常
- 椎间孔狭窄(可导致根性痛):可能出现沿皮区分布的感觉、运动或反射改变

  加重因素:走路(尤其下楼)、站立、伸展运动(黄韧带屈曲及椎间盘突出)

  缓解因素:休息、坐位/卧位、弯曲
- 诊断性影像学检查:对诊断很重要
- CT:可用于观察骨和韧带改变
- MRI:可用于观察脊髓和神经根是否受累

治疗

- 非介入治疗:参考引言的治疗部分
- 介入治疗:
  - 中央管狭窄:经层间/椎间孔硬膜外(单层面狭窄时)/骶尾部甾体注射(多层面狭窄时)
  - 椎孔狭窄:硬膜外甾体注射、SNRB、经椎间孔路径使用非微粒类固醇及数字减影血管造影以降低脊髓因血管损伤/栓塞发生损伤的风险
  - 棘突间设备(如 X-stop 可减少伸展、椎间盘压迫以减轻狭窄)
  - MILD 术(经皮腰椎减压术)
  - 脊髓刺激(如果存在根性成分)
  - 鞘内给药(尤其存在与恶性肿瘤相关的骨折或狭窄时)
  - 手术

慢性疼痛管理

腰椎手术失败综合征（failed back surgery syndrome，FBSS）

病理生理

- 腰椎手术失败综合征本身并非特异性诊断，不建议用其代替更特异性的诊断或作为组合诊断的一部分
- 病因：椎管内瘢痕组织形成、粘连发展、手术期间发生的神经损伤、反复发生的腰椎间盘突出、融合部位上下发生的关节面关节病、器械刺激神经/骨、复杂性区域疼痛综合征（complex regional pain syndrome，CRPS）
- 疼痛持续或反复发生或发展为新的疼痛

评估

- 病史和体格检查
- 腰椎手术史（术前及术后的症状、术中发现、器械质量对评估新发现很重要）
- 诊断性影像学检查：
  - X线：评估骨/器械水平变化
  - CT：存在与MRI不相容的硬件时，可用CT评估骨和管腔
  - MRI：硬件与MRI相容时或手术未放置硬件时，可用来评估软组织

治疗

- 治疗困难
- 治疗本身通常只可缓解
- 常并存情绪和睡眠障碍，中枢敏化可能会进一步发展
- 非介入治疗：参考引言的治疗部分
- 介入治疗：
  - 重复手术对慢性症状通常无效
  - 硬膜外注射甾体对慢性症状的效果不持久
  - 脊髓刺激尤其适用于根性痛
- 从长远来看，门诊患者实施功能康复计划，联合采用认知行为强化疗法和康复活动，可能对功能改善和提升应对技能有益

骨关节炎和风湿性关节炎

	骨关节炎和风湿性关节炎	
	骨关节炎	**风湿性关节炎**
起病年龄	常超过 40 岁	任何年龄
起病速度	缓慢(以年计算)	迅速(周到月)
受累关节	常局限于一组关节(单关节);常非对称;远侧指间关节(distal interphalangealjoint, DIP)和大的承重关节(膝、髋)	小关节(手、足、颈椎),偶尔大关节(肘、膝);多关节;常对称
晨僵	<1 h,白天可能复发	>1 h
关节病理	非炎性,"磨损"	滑膜炎
关节症状	关节疼痛但无肿胀;捻发音;逐渐起病,常为单侧	关节疼痛、肿胀、热、僵硬,起病迅速;常对称
伴随症状	无	全身不适,累及其他器官系统
全身症状	无	疲劳,全身不适

来源:Urman RD, Vadivelu N. *Pocket Pain Medicine*. Philadelphia, PA: Lippincott Williams & Wilkins; 2011:31-36

周围神经病理性疼痛

· 病因包括糖尿病、癌症、带状疱疹、感染、创伤、自身免疫病、手术、压迫(如腕管综合征、梨状肌综合征、胸廓出口综合征)

神经病理性疼痛的处理流程

神经病理性疼痛的处理流程	
第一步	疼痛评估,病史和体格检查,复习之前的诊断资料及治疗记录,获得疼痛缓解的信息

神经病理性疼痛的处理流程		
第二步	考虑非药物治疗(物理疗法;心理干预,如认知行为疗法;或早期转诊行靶向介入治疗以帮助诊断并优化治疗)	
第三步	启动一线药物的单一疗法(加巴喷丁、普瑞巴林、TCA 或 SNRI)	
反应	无效或不耐受	治疗部分有效
第四步	一线药物交替疗法(TCA、SNRI、加巴喷丁或普瑞巴林)	考虑增加一种一线药物(TCA,SNRI,加巴喷丁或普瑞巴林)
反应	无效或不耐受	治疗部分有效
第五步	启动曲马多或阿片类镇痛药的单一疗法;考虑使用阿片类药物风险筛查工具,药物管理协议及知情同意	考虑增加曲马多或阿片类镇痛药;考虑使用阿片类药物风险筛查工具,药物管理协议及知情同意
反应	无效或不耐受	
第六步	推荐患者去疼痛专科门诊,考虑使用三线药物,行介入治疗、神经调节及疼痛康复计划	

来源:Urman RD, Vadivelu N. *Pocket Pain Medicine*. Philadelphia, PA: Lippincott Williams & Wilkins;2011:26-29

周围神经病变

病理生理

- 最常由糖尿病导致的微血管损伤引起,因后者涉及供应神经的小血管;毒性、代谢性、感染性(如 HIV 感染)病因也可造成
- 伴随感觉、运动和自主神经症状
- 超过80%周围神经病变为特发性

症状

- 感觉:灼痛、刺痛、针扎感、射击感、触电感
- 运动:肢体末端协调能力受损和近端无力(爬楼困难)
- 自主神经症状:血管舒缩及汗液分泌变化

评估

- 观察足外观变化,溃疡,踝反射
- 当振动试验(128 Hz 音叉)正常时,周围神经病变不太可能由糖尿病造成
- 神经传导试验可能显示周围神经传导速度下降,但不作为常规检查

治疗

- 主要是预防性和对症治疗
- 如果是糖尿病引起的,则优化血糖控制
- 药物治疗:局部(利多卡因贴片,辣椒素),三环类抗抑郁药(阿米替林、去甲替林、地昔帕明),选择性去甲肾上腺素再摄取抑制剂(度洛西汀、文拉法辛),抗惊厥药(普瑞巴林)
- 物理疗法,包括步态训练
- 经皮神经电刺激(transcutaneous electrical nerve stimulation, TENS)及干扰电疗法(interferential current, IFC)
- 其他(硫辛酸,甲钴胺,C 肽,光能疗法)

疱疹后神经痛(postherpetic neuralgia, PHN)

- 年发生率为 131/100000;好发于老年及免疫功能不全者,20%患者在带状疱疹后 3 个月出现疼痛,15%在 2 年后依然疼痛;年龄超过 50 岁者,发生率每十年增高一次
- 急性期抗病毒及激素治疗可以减轻症状但不能降低 PHN 发病率
- 注射水痘带状疱疹减毒活疫苗可以降低 PHN 发病率,推荐用于 50 岁以上人群及免疫功能不全者
- 神经节内水痘病毒被重新激活→神经节炎和节段性周围神经炎

症状

- 大多数(50%)疱疹神经痛和 PHN 发生于胸部皮区(尤其是 $T_4 \sim T_6$)
- 头颈部最常见部位:V1(10%~20%)和颈部皮区(10%~20%)

评估

- 带状疱疹史;尽管少发,但 PHN 可以没有皮疹
- 体格检查发现疱疹皮区存在触诱发痛、感觉过敏或感觉迟钝

治疗

- 局部使用利多卡因或辣椒素
- 辅助性镇痛药:加巴喷丁、普瑞巴林、三环类抗抑郁药
- 曲马多和吗啡/其他阿片类药物
- 交替疗法以缓解症状(如生物反馈、针灸)
- 介入治疗
  - 星状神经节阻滞:能改善症状(常复合使用局麻药及皮质类固醇)并预防 PHN
  - 肋间神经阻滞或神经松解
  - 脊髓或周围神经刺激
  - 以上主要参考:Johnson RW, Rice AS. *N Engl J Med*. 2014;371: 1526-1533

三叉神经痛

发生率

- 年发生率为 4/100000
- 35 岁前很少起病,常发生在 50 岁之后
- 女性:男性为 1.7:1
- 好发于右侧
- 痛性抽搐指疼痛发作时的痛苦表情

病因

- 常为特发性
- CNV 的微神经瘤或血管受压/搏动(常见于小脑上动脉)
- 其他病因包括动脉瘤、多发性硬化(multiple sclerosis,MS)、肿瘤(CNV 的神经鞘瘤,邻近组织肿瘤造成的神经外压迫)、创伤、慢性基底部脑膜炎、糖尿病(diabetes mellitus,DM)、先天畸形(注意:动脉瘤、MS、肿瘤、创伤、DM、先天畸形可能伴随其他症状体征)

症状

- 在三叉神经的 1 支或以上的神经分布区,最常为 V2,发生严重阵发性、尖锐样刺痛,常发生于一侧
- 单侧,间歇性
- 尽管每次发作只持续几秒,但会连续发作,总时间可为 15～

20 min,每天发生一次或每周/月发生数次;常因轻触扳机点引起发作

- 两次发作之间常无症状
- 随着发作加重,患者可能因此避免接触饮料和食物导致脱水,甚至产生自杀倾向,需要密切监护

评估

- 病史
- 体格检查常正常,如果存在感觉障碍,应考虑可能存在三叉神经病理性疼痛(如牙科操作引起的神经损伤)
- 三叉神经分布区的面痛并不是经典三叉神经痛的典型症状,是一种非典型性面痛,还可能是中枢敏化综合征的一部分

> 角膜反射缺失,感觉改变,疼痛跨越中线及双侧疼痛→排除其他病因

- 诊断性影像学检查:头部 CT 或 MRI/MRA

治疗

- 药物治疗
  - 卡马西平对 80% 患者有效(需密切监测骨髓抑制);症状有可能在几小时内得到改善;高达 20% 患者尤其是老年人容易发生共济失调、困倦和意识混乱等副作用;骨髓抑制也有报道;奥卡西平疗效相似,但副作用更少
  - 氯硝西泮、加巴喷丁、巴氯芬、三环类抗抑郁药
  - 需立即缓解症状时,静脉使用利多卡因或苯妥英钠,直到患者可口服药物治疗
  - 二线药物:阿片类药物
  - 交替疗法(如生物反馈、放松疗法、针灸等)
- 介入治疗
  - 三叉神经或半月神经节阻滞(常复合使用不含防腐剂的局麻药及皮质类固醇)
  - 神经松解术,经皮神经根切断术,伽马刀治疗
  - 经皮射频热凝术
  - 丘脑或运动皮层立体定向刺激
  - 显微血管减压术(如 Janetta 术)
- 不符合经典三叉神经痛诊断标准的及无明确压迫病灶的、在三叉神经分布区的非典型性面痛若行手术治疗,常效果不

佳;此时应按照其他病因导致的神经病理性疼痛来治疗

复杂性区域疼痛综合征(complex regional pain syndrome,CRPS)

- Ⅰ型(90%):无明确的神经损伤
- Ⅱ型(10%):可识别的刺激性神经损伤,即灼痛
- 既往认为其继发于交感神经调节异常,现在更多证据支持CRPS可能是一种中枢神经系统广泛分布的感觉异常及大脑皮层的异常重构的炎症反应

CRPS 的症状体征

- 诊断
  - 临床性诊断,使用 Budapest 标准
  - CRPS 的 Budapest 临床诊断标准
  (1)持续疼痛,与任何刺激不成比例
  (2)必须具备下列四项临床表现中的三项才能建立临床诊断:
    ①感觉:痛觉过敏和(或)触诱发痛
    ②血管舒缩功能:温度不对称、皮肤颜色变化和(或)皮肤颜色不对称
    ③出汗/水肿:水肿、出汗变化和(或)出汗不对称
    ④运动/营养:活动度减少、运动功能障碍(减弱、震颤、肌张力障碍)、营养变化(如毛发、指甲和皮肤变化等)
  (3)必须具备下列至少两项体征才能建立临床诊断:
    ①感觉:痛觉过敏(针刺)和(或)触诱发痛(轻触、温度觉、深部躯体压力、关节运动)
    ②血管舒缩功能:温度不对称(>1 ℃)、皮肤颜色变化和(或)不对称
    ③出汗/水肿:水肿、出汗变化和(或)出汗不对称
    ④运动/营养:活动度减少、运动功能障碍(减弱、震颤、肌张力障碍)、营养变化(如毛发、指甲和皮肤变化等)
  (4)没有其他诊断可以更好地解释患者的症状和体征
    详见附录 B(Harden RN,Bruehl S,Perez RS,et al. *Pain.* 2010;150 (2):266-274)
  - 实验室和 X 线结果对诊断及治疗效果影响甚微

624

治疗

- 首要治疗目标及最有效的治疗方法是通过物理疗法预防功能降低
- 药物治疗
  - 根据经验、药物治疗效果采取因人而异的治疗
  - 最强有力的证据支持静脉使用二膦酸盐、利多卡因和氯胺酮,效果因人而异
  - 抗神经病药物(加巴喷丁、三环类抗抑郁药、美西律)可试验性用于其他情况下的神经病理性疼痛
  - 阿片类药物也可试用,但鲜少证据支持其长期使用
- 认知行为治疗/应对技能/心理支持
- 经颅磁刺激和分级运动想象训练法(镜像疗法)也有效
- 介入治疗
  - 星状神经节或腰交感神经阻滞可以缓解症状,但尚无有力证据支持其有长远效果
    - 星状神经节位于 C_7
    - 含一定体积的局麻药阻滞可能导致 Horner 综合征,因阻滞颈上神经节造成;成功阻滞的体征是同侧手的温度上升
    - 可能阻滞喉返神经造成声嘶;也可能导致暂时性的膈神经麻痹,但常无症状;肺储备有限及对侧膈神经麻痹者应尤其小心
    - 严重的并发症包括气胸、血管损伤/血肿,药物扩散至硬膜外/鞘内造成心肺萎陷
  - 腰交感神经节位于 $L_2 \sim L_4$
    - 局麻药成功阻滞后可以引起同侧足温升高
    - 风险包括腹膜后血肿,腰丛阻滞引起同侧腿无力,扩散至硬膜外引起双侧腿无力
  - 脊髓电刺激需要严格掌握适应证

枕神经痛

病因

- 疼痛可能是神经病理性、肌筋膜性或牵涉痛,也可能继发于颈椎骨关节炎

症状

- 疼痛位于大、小枕神经分布区
- 单侧隐隐作痛,阵发性的剧烈刺痛
- 枕神经压痛,肌筋膜痛,颈部肌肉组织处有扳机点

评估

- 病史和体格检查
  - 触痛/枕神经上方 Tinel 征

治疗

- 药物治疗
  - 一线药:NSAIDs、抗惊厥药、三环类抗抑郁药
  - 二线药:阿片类药物
- 交替疗法:生物反馈、放松疗法、瑜伽、针灸、TENS
- 介入治疗
  - 用不含防腐剂的局麻药,可辅助皮质类固醇行枕神经阻滞
  - 用不含防腐剂的局麻药,可辅助皮质类固醇行颈上 FMBB
  - 用不含防腐剂的局麻药,可辅助皮质类固醇行颈上 FJI
  - $C_2 \sim C_4$ 内侧分支或枕神经处行诊断性阻滞后再行 RFA
  - 含肌筋膜痛成分时在颈部肌肉处注射肉毒毒素
  - 通过注射酒精、苯酚行神经松解
  - 枕神经刺激
  - 枕神经减压,枕神经切除,或 C_2 神经节切除

头痛

原发性慢性头痛综合征

- 紧张性头痛:最常见的形式;被描述为紧束感,常双侧发生;可能从颈、背、眼或其他肌肉群放射而来
- 偏头痛:见下述
- 药物过度使用性头痛

临床评估

- 病史:性质、严重程度、部位、持续时间、起病时间、加重/缓解因素;排除任何继发性头痛症或有潜在病理改变的头痛("有史以来最痛的头痛",易惊醒、呕吐的头痛,有局灶性神经迹象、全身性症状或体征的头痛)

- 用药史,药物滥用史
- 任何类型的慢性头痛常作为中枢敏化综合征的一部分存在,伴随情绪和睡眠障碍;参照纤维肌痛评估方法

慢性偏头痛

流行病学

- 偏头痛占总人口的 12%,2%~5%存在慢性偏头痛;女性>男性;峰值年龄为 20~40 岁
- 危险因素包括肥胖、心境障碍、咖啡因和药物滥用史(>10 天/月)

诊断

- 慢性偏头痛的定义是头痛天数>15 天/月,持续 3 个月以上,并且至少 8 天以上的头痛符合偏头痛诊断标准,伴或不伴发作预兆
- 单侧(慢性常为双侧),眶后,跳动性或搏动性头痛;持续 4~72 h
- 常伴随恶心、呕吐、畏光或存在预兆
- "POUNDing":搏动性;持续 4~72 h;单侧;恶心和呕吐。符合以上 3 条标准,致残似然比(likelihood ratio,LR)为 3.5,符合 4 条及以上标准,LR 为 24

治疗

- 避免触发,改正危险因素
- 预防:三环类抗抑郁药、β受体阻滞剂、CCB、丙戊酸适用于阵发性偏头痛;托吡酯和肉毒毒素 A 用于预防慢性偏头痛
- 认知行为治疗,锻炼,参考治疗中枢敏化综合征的其他非药物疗法

参考文献:Lipton RB. Headache. 2011;51(suppl 2):77-83;Diener H.-C, Solbach K,Holle K,et al. *Clin Med*. 2015;15(4):344-350

幻肢痛

发生率

- 截肢术后有 60%~80%患者存在幻肢痛;其中 10%~15%为重度疼痛

- 与残端痛不同,残端痛指截肢部位发生的疼痛,常与周围神经瘤或组织修复的结构改变有关
- 之前存在的疼痛(如血管截肢者)是幻肢痛慢性化的危险因素;心理因素,尤其外伤性截肢在疼痛的强度和慢性化方面也起重要作用

病因
- 包括外周、脊髓和脊髓上机制
- 外周因素如残端神经瘤或残端自主兴奋性过高会加重幻肢痛
- 脊髓神经元产生超兴奋
- 截肢后发生皮质重组,重组的数量直接影响疼痛强度和慢性化

治疗
- 药物
  - 当成神经病理性疼痛治疗;治疗结果喜忧参半
- 介入
  - 通过使用硬膜外麻醉、区域阻滞及围手术期应用抗神经病药如加巴喷丁,减少术后即刻发生的残端痛,但该做法是否能预防幻肢痛说法不一
  - 一旦发展为幻肢痛,外周神经阻滞、腰交感阻滞或脊髓刺激或可减弱兴奋性信号从外周向高度兴奋的脊髓的传递,并减轻大脑皮质异常重组程度,但尚无有力证据支持其有长期改善作用
- 非药物/非介入疗法
  - 心理支持/认知行为治疗(cognitive-behavior therapy, CBT)
  - 物理疗法/尽早使用义肢
  - 分级运动想象疗法/镜像治疗可用于预防并调节皮质重组

内脏痛

发生率
- 主要是慢性盆腔痛和腹痛
- 每种疾病影响约 1000 万美国成人,女性更常见

- 内脏传入神经对损伤、炎症和压力更加敏感
  - 青春期前受到身体创伤或性虐待/其他心理创伤与儿童功能性腹痛的发生明显相关,并且儿童和成人一样常伴有多种躯体症状如肠易激综合征、慢性盆腔痛和纤维肌痛

症状

- 定位不清,因神经支配复杂和躯体、自主神经形成内脏躯体会聚有关
- 钝痛、酸痛、绞痛
- 空腔脏器的收缩膨胀会加重疼痛
- 常合并内脏自主神经功能障碍(性功能、泌尿功能、胃肠功能的自动调节能力障碍)
- 压力状态下加重

评估

- 排除可逆性因素
  - 病史
    - 过去存在心理创伤史,当前存在心理困扰
    - 存在肠道、膀胱或性功能障碍,包括间质性膀胱炎和肠易激综合征症状
    - 考虑因阿片类药物导致的肠道功能障碍可能(继发于便秘后肠道扩张产生的疼痛;括约肌功能障碍)
  - 体格检查
    - 评估疼痛是否由腹壁或骨盆底(躯体的)造成
      - 腹直肌鞘、腹斜肌、骨盆底痉挛或扳机点
      - 观察感觉缺失、感觉过敏/触诱发痛是否和之前因手术介入造成的瘢痕神经瘤或肋间/髂腹股沟/生殖股神经瘤相吻合
    - 腹胀、疼痛定位不明确、腹壁无阳性发现者,更符合内脏痛
  - 治疗
    - 腹壁/骨盆底的躯体/神经病理性因素:
      - 如果是躯体因素,则服用 NSAIDs、肌肉松弛药,行物理疗法、TENS,局部注射利多卡因,痛点注射
      - 起自腹壁/骨盆底的神经病理性成分可使用抗神经病药,行外周神经阻滞,如髂腹股沟、生殖股、阴部、腹横肌

平面(transversus abdominis plane,TAP)阻滞

- 内脏因素
  - 减少阿片类药物的使用以减轻阿片类药物相关的肠道功能障碍
  - 加巴喷丁/普瑞巴林,TCA/SNRIs,其他抗神经病药也可用于内脏感觉过敏
  - 心理干预包括认知行为疗法、减压法
  - 腹腔神经丛阻滞(胰腺炎、肾脏疾病、上腹部手术或感觉过敏)
    - 腹腔神经丛负责胃食管交界区到结肠脾曲的神经支配,且含有从 $T_5 \sim T_{12}$ 内脏神经传入的交感成分
    - 膈角之内,T_{12} 水平的腹腔动脉之前
    - 局麻药阻滞可因副交感神经兴奋导致低血压和腹泻
    - 并发症包括气胸、腹膜后出血、肾/肠损伤,可扩散至硬膜外
  - 上腹下神经丛阻滞(子宫内膜异位症、间质性膀胱炎、盆腔手术或感觉过敏)
  - 支配盆腔脏器,包括膀胱和生殖器官
  - 位于 L_5/S_1 椎间盘之前
  - 并发症包括 L_5 感觉异常/损伤,腹膜后血肿,肠/膀胱损伤
- 奇神经节阻滞
  - 位于骶尾骨结合处之前的单个不成对的终末交感神经节
  - 适用于远端直肠、阴道、尿道和肛门疼痛
- 内脏神经丛阻滞和神经调节性脊髓刺激已开始应用于慢性非恶性痛,成功率不一

纤 维 肌 痛

(Clauw D. *JAMA*. 2014;311(15):1547-1555)

发生率

- 总人口的 $2\% \sim 8\%$
- 第二大常见的风湿性疾病(OA 第一)

- 女性和男性比例为 2：1；患者家庭成员发生纤维肌痛的概率增加 8 倍

病因

- 不明原因的肌肉骨骼痛（遗传、感染、环境、激素易感因素）；睡眠和心境异常
- 常先于躯体多处主诉出现，如儿童期功能性腹痛、头痛。儿童期受到虐待、创伤和（或）心理压力，纤维肌痛发生风险增加 2 倍
- 机制：中枢敏化导致疼痛敏感性增强（NMDA 受体阻滞剂可能减轻疼痛）
- 其他相关发现：非快速眼动（nonrapid eye movement，REM）睡眠异常，下丘脑-垂体轴减弱，生长激素缺乏，中枢性低多巴胺，5-羟色胺代谢异常，肌肉废用/去适应
- 血清素、多巴胺和儿茶酚胺系统的基因多态性；功能性 MRI 可显示疼痛信号处理异常

症状

- 常见的疼痛症状合并三要素：情绪、睡眠和压力
- 经典的症状有广泛/弥漫的慢性痛，包括触诱发痛或感觉迟钝，常对称分布，还有疲劳、虚弱、慢性睡眠障碍、功能性肠道异常、骨盆痛、头痛、颞下颌关节紊乱（temporomandibular disorder，TMD）、焦虑、抑郁和创伤后应激障碍（post-traumatic stress disorder，PTSD）
- 纤维肌痛被认为是一种中枢敏化综合征，或中枢性疼痛障碍，反映了 CNS 潜在的感觉处理异常

评估

- **ACR 初步诊断标准**（*Arthritis Care & Res.* 2010;62(5):600-610）
- 压痛点的存在与诊断无关
- 实验室或其他诊断检查只用于排除其他风湿性/感染性原因造成的广泛性疼痛
- 患者满足以下 3 项临床表现就可诊断为纤维肌痛：
  - 广泛疼痛指数（widespread pain index，WPI）≥7，症状严重程度（symptom severity，SS）量表评分≥5 或 WPI 3～6，SS 量表评分≥9

慢性疼痛管理

- 相似程度的症状存在时间超过 3 个月
- 患者的疼痛用其他原因无法解释
  - WPI 计算的是患者在过去一周的疼痛面积（总分 0～19 分）
  - SS 量表评分是 3 种症状（疲劳、易倦、认知症状）的严重程度总和加上躯体化症状的严重程度（总分 0～12 分）

如下为符合这些诊断标准的案例：

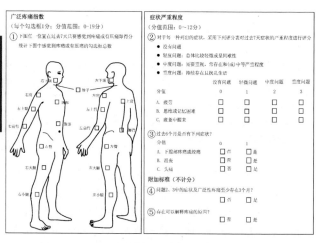

图 4　根据 2011 年改良的纤维肌痛 ACR 初步诊断标准对患者报告的纤维肌痛评估举例

ACR 指美国风湿病学会（American College of Rheumatology）。评分情况用红色标示。分数范围为 0～31 分；评分≥13 分符合纤维肌痛诊断。

改编自 Clauw D. *JAMA*. 2014;311(15):1547-1555

治疗

- 交替疗法
  - 教育（纤维肌痛知识、营养、身体和心理健康），有氧运动，认知行为疗法，所有这些方法都有强有力的证据支持其长效性和功能改善作用
  - 扳机点、瑜伽、针灸、筋膜放松疗法、太极，均有证据支持其有效性，但缺乏临床试验
- 药物治疗

- 一线药物(强有力证据)是抗惊厥药(如加巴喷丁、普瑞巴林),三环类抗抑郁药(如阿米替林),SNRIs(如米那普仑、度洛西汀、文拉法辛)
- 过度激活患者内源性阿片系统,外源性使用阿片类药物无效且可能导致痛觉过敏;曲马多因其抑制5-羟色胺和去甲肾上腺素的再摄取,可能有效
- NSAIDs 和甾体类对纤维肌痛无效

癌痛

- 躯体的、神经病理性的、癌症相关的骨痛和内脏痛或二者兼有
- 多种病因:如神经丛病损、转移、操作相关的疼痛(乳腺切除术后/开胸术后疼痛综合征、幻肢痛、放射导致的神经炎、化疗导致的多发性神经病)

治疗
- 对症治疗和联合抗癌治疗(如靶向放疗)
- **药物治疗**
  - 根据 WHO 的镇痛 3 阶梯疗法(加上第 4 阶梯:介入治疗)(图 1)
- **介入治疗**
  - **鞘内给药**:向鞘内注射药物(常用,常加入阿片类药物如吗啡、局麻药、可乐定、巴氯芬和齐考诺肽)
  - **隧道管**(提供轴索镇痛)(鞘内/硬膜外)常用于预期寿命 < 1 个月的癌痛治疗
  - **神经松解术**是向外周神经,或被肿瘤侵犯的神经丛注射酒精/苯酚或射频毁损的一种方法;内脏神经松解针对的是腹腔神经丛(胰腺或上腹部)、上下腹神经丛(盆腔)和奇神经节(直肠)
- **交替疗法**
  - 心理支持很重要
  - 针灸、瑜伽或其他温和的运动疗法能明显缓解症状

器官移植

无生命捐献者

尸体器官移植

- 捐献者通常脑死亡,没有证据表明其存在无法治疗的感染或颅外恶性肿瘤
- 脑死亡标准(也可见"伦理问题 & 病情告知"相关内容)
  - 不可逆转的脑功能丧失
  - 脑电图呈直线/经颅多普勒无血流
  - 昏迷,没有自发运动或对疼痛刺激的反应
    - 排除可逆的脑功能障碍
  - 脑干无活动
    - 缺乏脑干反射
      包括瞳孔对光反射、角膜反射、头眼反射、眼窝反射、呕吐 & 咳嗽反射、面部运动反应
    - 呼吸暂停试验
      - 患者以 100% O_2 预氧合 10 min,确认 $PaCO_2$ 正常
      - 关闭呼吸机,通过 T 形管给氧
      - 7～10 min 后,$PaCO_2$ > 60 mmHg,且没有呼吸动作表明脑干活动消失(即呼吸暂停试验阳性)
    - 其他脑干活动检查:经颅多普勒、脑电图(electroencephalogram,EEG)、听觉诱发电位(auditory evoked potentials,AEPs)检查

无心跳器官捐献者(non-heart beating organ donors,NHBD)= 心脏死亡后捐献(donation after cardiac death,DCD)

- 只有在心跳停止后才能摘除器官(热缺血时间更长)
- 在法律和伦理问题上让人们普遍可接受
- 结局更不利(主要是胆道并发症增多)

器官保存技术

- 建议:再灌注前的器官最长储存时间
  肾脏为 1～2 天,心脏为 6 h,肝脏为 18 h

器官获取手术的术中管理

- 脑死亡的病理生理变化

- 低血压，心输出量增加，心肌功能丧失合并体循环阻力（systemic vascular resistance，SVR）下降（在这一时期不要应用血管活性药物以增加血压），自主神经功能丧失
- 神经性肺水肿、氧合能力降低、尿崩症
- 电解质紊乱：Na^+增加，K^+减少
- 高血糖、凝血障碍、体温过低
- 需要治疗的激素波动（用三碘甲状腺素、甲泼尼龙、去氨加压素、胰岛素治疗）

- 全身麻醉目标
  - 保持等容
  - 收缩压（systolic blood pressure，SBP）＞100 mmHg（平均动脉压（mean arterial pressure，MAP）70～110 mmHg）
  - PO_2＞100 mmHg
  - $PaCO_2$ 30～35 mmHg
  - 尿量 1～1.5 mL/（kg·h）
  - 血红蛋白＞10.0 g/dL
  - CVP 6～12 mmHg
  - 肺采集时，FiO_2＜40％（耐受的情况下）
  - 保持血 Na^+＜155 mmol/L

- 麻醉
  - 术前使用抗生素
  - 一般情况下肺正压通气
  - 长效非去极化肌松药
  - 挥发性麻醉药并控制血流动力学
    - 手术刺激可以通过脊髓通路导致血流动力学改变（如血压上升）
    - 脑死亡患者没有疼痛感觉（不需要镇痛药）
  - 加压多选择多巴胺，其他血管活性药也需要
  - 提前抽取 50～200 mL 血液行移植前测试

- 具体要求取决于采集的器官
  - 胰腺采集：需用生理盐水冲洗口/鼻胃管保持无菌
  - 肺脏、心脏采集：如需隔绝，将 CVP 和 PA 导管抽回；外科医生可能用到纤支镜检查和前列腺素 E1
  - 肝脏采集：在隔绝前或隔绝期间，常用到酚妥拉明和前列

腺素 E1(SVR 下降,可以让保护液均匀分布)

- 根据外科医生要求给予 20000～30000 U 肝素

活体肾供体

供体标准和评估
- 供体肾功能必须正常,且无肾结石或尿蛋白病史
- 必须没有严重的心肺、精神、神经疾病;也没有糖尿病、肥胖或高血压

麻醉注意事项
- 术前给予抗生素
- 全身麻醉,气管插管,需 1～2 条静脉通路
- 可以采取硬膜外或腰-硬联合麻醉
- 体位:左侧或右侧卧位(手术床弯曲使肾脏抬高)
- 开放性补液(需要留置导尿管);目标尿量 10～20 mL/(kg·h),可使用甘露醇或呋塞米维持尿量
- 肾血管被夹闭前静脉给予 3000～5000 U 肝素
- 当肾脏游离或血供中断后可给予鱼精蛋白

外科手术
- 越来越多的人倾向于采用腹腔镜而不是开腹肾切除术
- 潜在并发症:气胸、皮下气肿及体位并发症(患者通常采取侧卧屈曲位)

活体肝供体

供体标准
- 影像学(CT/MRI),实验室检查(肝功能/凝血功能)评估肝脏解剖学和功能
- 谁可以作为捐赠者目前没有共识:移植效果较差的相关因素包括供体年龄偏大、移植器官脂肪变性、移植器官缺血时间较长、ICU 住院天数增加、强心药使用较多

儿童受体
- 通常只需要肝左外侧叶或肝左叶

成人活体供体

- 通常只需要肝左外侧叶、肝左叶或肝右叶（留给供体 1/3 原肝脏重量）

发病率和死亡率

- 并发症的发生率在 67% 以下，大致死亡率为 37%
- 2010 年，美国发生 4 例肝供体死亡，全世界有 8 例

外科手术

- 右侧肋下切口和人字形切口
  - 游离肝脏，将血管结构解剖清楚
  - 切除肝脏
  - 缝合胆管和血管结构，止血，关闭切口

麻醉注意事项

- 术前给予抗生素
- 全身麻醉，气管插管，开放两条静脉通路或一个 9 Fr 导管；行有创动脉压监测，也可辅助监测 CVP
- 尽管出血量通常少于 1 L，但也应备血
- 可以术前行胸段硬膜外麻醉（若担心右侧叶切除后自体抗凝也可不置管）
- 口/鼻胃管行胃部减压（改善暴露程度）
- 移植肝脏时可能因静脉回流减少出现低血压

活体肺供体

- 受体通常从两个不同的活体供体中得到 1 个肺叶（1 个左下叶和 1 个右下叶）

发病率和死亡率

- 有报道的发病率很低，但随访的质量不佳
  并发症：再次探查、胸腔积液、出血、膈神经损伤、心包炎、肺炎、肠梗阻

麻醉注意事项

- 术前给予抗生素
- 全身麻醉，气管插管，开放静脉通路，行有创动脉压监测
- 体位：侧卧位
- 可辅助胸段硬膜外置管

· 在动脉结扎前给予肝素

外科手术

· 开胸切口

· 通常取左下叶(left lower lobe，LLL)或右下叶(right lower lobe，RLL)

实体器官移植的禁忌证	
绝对禁忌证	相对禁忌证
· 未控制的感染 · 严重的心肺或其他医学方面问题(患者不适合做手术治疗) · 无法耐受免疫抑制状态(AIDS) · 持续滥用药物/酒精 · 脑死亡 · 肝外恶性肿瘤 · 无法遵从治疗方案 · 缺乏心理社会支持	· 无法配合 · 药物滥用史 · 高龄 · 心理状态不稳定 · HIV 感染

肾移植的麻醉

适应证

· 多囊肾疾病

· 糖尿病相关肾衰竭

· 高血压肾病

· 肾小球疾病

· 肾小管间质性疾病

· 其他家族性或先天性疾病

术前评估

· 手术当天早晨检查电解质(K^+浓度>6.0 mmol/L 时延期手术)

· 手术 24 h 内行透析治疗

· 并发症

冠心病(coronary artery disease，CAD)；终末期肾病(end-stage renal disease，ESRD)患者术前及术后死亡的主要原因有电解质紊乱、高血压、糖尿病、胃排空延迟、酸中毒、贫血、慢性心衰(chronic heart failure，CHF)、凝血功能异常(尿毒症患者血小板缺陷)、心包炎

术中管理

- 免疫抑制:霉酚酸酯(PO 或 IV)，甲泼尼龙(500 mg IV 诱导后给予 1 次)，或巴利昔单抗(20 mg IV 诱导后给予，给药大于 30 min)，或抗胸腺细胞球蛋白 1.5 g/kg IV，给药时间 2~3 h(预先给予对乙酰氨基酚和苯海拉明)
  - 也可以根据治疗方案给予环孢素、他克莫司、硫唑嘌呤、抗胸腺细胞球蛋白
- 术前给予抗生素
- 可给予抗纤溶药物(氨基己酸、氨甲环酸)
- 标准的监护(避免在有瘘管侧测量血压)
- 可行有创动脉压监测(存在并发症时)
- 可行 CVP 监测，可给予球蛋白
  中心静脉置管可能由于透析管路的原因，放置存在困难

诱导和维持

- 通常选择全身麻醉(如果怀疑胃轻瘫，如长期糖尿病患者选择快速顺序诱导)
- 通常不选择腰麻或硬膜外麻醉(尿毒症患者血小板功能异常)
- 避免使用安氟醚、七氟醚(无机氟副产物可能累积)
- 麻醉药
  - 避免使用琥珀胆碱(在诱导时可导致 K^+ 浓度升高 0.5 mmol/L)
  - 维库溴铵、泮库溴铵作用时间延长
  - 阿曲库铵和顺式阿曲库铵不受终末期肾病影响(Hoffman 降解和非酶性酯水解)
- 镇痛药
  - 吗啡、哌替啶、羟考酮等代谢物可积累及作用时间延长
  - 芬太尼、舒芬太尼、阿芬太尼和瑞芬太尼更加安全

外科手术

- 做从耻骨联合到髂前上棘 8~10 cm 弧形切口

- 移植物通常于髂外动脉、静脉进行吻合

  髂外动脉、静脉需要阻断
- 移植热缺血时间一般在 15~30 min
- 膀胱放置 Foley 导管（便于输尿管和膀胱吻合）
- 当患者存在顽固性高血压或慢性感染时才移除原肾

术中特殊注意事项

- 在髂血管阻断解除以及移植物再灌注时，可能发生低血压

  避免使用导致移植物血管收缩的 α-肾上腺素能血管活性药物（去甲肾上腺素）

  小剂量多巴胺（3~5 μg/(kg·min)）可能是更好的选择
- 在阻断髂血管前需要给予肝素
- 在松开阻断或移植物再灌注前，可以通过给予 3~5 L 生理盐水或胶体以提高前负荷（CVP 维持在 12~15 mmH_2O& MAP>60 mmHg）
- 甘露醇可以作为自由基清除剂，并帮助再灌注的肾排尿（也可用呋塞米）；目标尿量>0.5 mL/(kg·h)
- 保持葡萄糖含量<160 mg/dL
- 血管吻合前使用钙通道阻滞剂可预防再灌注损伤
- 严重代谢性酸中毒（pH<7.2）时予碳酸氢盐输注纠正

术后管理

- 患者通常可以拔管
- 持续补液，目标尿量>0.5 mL/(kg·h)

胰腺移植的麻醉

适应证

- 主要是 1 型糖尿病伴糖尿病视网膜病变、肾病、神经病和血管病

术前评估

- 脂肪酶、淀粉酶的基线水平
- 术前行心功能评估、心电图、心脏超声、负荷试验

术中管理

- 免疫抑制：霉酚酸酯 1 mg IV 一天一次，甲泼尼龙 100 mg 每 12 h 一次（注意：可以在术前给予霉酚酸酯 1 mg PO 以替代

术中给予,术后管理包括给予球蛋白 1.5 mg/kg IV(提前给予对乙酰氨基酚和苯海拉明)和他克莫司
- 预防性应用抗生素
- 标准监护、有创动脉压监测、CVP 监测,可以考虑行肺动脉导管和 TEE
- 建立静脉通路
  - 大管径的外周通路(RICC 或 8.5 Fr 外周静脉通路)
  - 8.5 或 9 Fr 中心静脉置管
  - 如果肺动脉导管位于 8.5 或 9 Fr 中心导管内,可能需要额外的通路

诱导和维持
- 维持肾血流量,维持血糖<160 mg/dL
- 通常是全身麻醉(如果怀疑胃轻瘫,如长期糖尿病患者选择快速顺序诱导)
- 通常不选择腰麻或硬膜外麻醉(尿毒症患者血小板功能异常)
- 避免使用安氟醚、七氟醚(无机氟副产物可能累积)

术中特殊注意事项
- 尽量避免使用含糖的静脉输注液体
- 血糖管理:停止使用胰岛素,每隔 30 min 监测血糖,目标值>150 mg/dL
- 有备血和充足的液体
- 多巴胺 3~5 μg/(kg·min)维持血流动力学稳定(避免使用抗利尿激素)
- 出量目标为大于 30 mg/h
- 夹紧血管前使用肝素
- 可使用碳酸氢钠用于管理 pH 值

术后管理
- 患者通常可以拔管
- ICU 关注液体管理
- 卧床休息,避免移植物位置移动
- 不使用含糖液体
- 严格控制血糖
- 奥曲肽治疗胰腺炎

器官移植

注意：对患有 1 型糖尿病和 ESRD 的患者进行联合胰腺-肾脏移植时，先进行肾移植，麻醉过程中应关注以上强调的事项

肝移植的麻醉(亦可见"普通外科手术麻醉"章节相关内容)

总论
- 移植后 1 年生存率为 80％～90％，5 年生存率为 60％～80％
- 器官分配原则：基于 MELD 或 PELD(小儿)评分
- 无心跳器官移植(non-heart beating donation，NHBD)越来越多。尽管仍然只占少数，但超指征(年龄＞70 岁、糖尿病、高血压、冠状动脉粥样硬化性心脏病)的捐献器官数量有所增加，这些器官需要更快地完成再灌注

术前评估
- 受体的一般诊断
  丙型肝炎(28％)，乙型肝炎(18％)，隐源性肝硬化(11％)，原发性胆汁性肝硬化(9％)，原发性硬化性胆管炎(8％)，暴发性胆管炎(6％)，自身免疫性肝炎(6％)，乙型肝炎(4％)，乙型肝炎＋丙型肝炎(4％)，肝癌(2％)，代谢性疾病(4％)，其他(4％)
- 肝脏疾病的肝外表现：可纠正的问题包括凝血功能异常(补充血小板和新鲜冷冻血浆)及胸腔积液(胸腔穿刺术)

肝脏疾病的肝外表现	
肺脏	肺动脉高压、肝肺综合征、胸腔积液
心血管	高动力循环(心输出量增加，体循环阻力降低)
消化系统	门静脉高压、食管静脉曲张、腹腔积液
中枢神经系统	肝性脑病、颅内高压(暴发性肝衰竭)
血液系统	血小板减少(促血小板生成素减少、脾功能亢进)、凝血因子减少(合成能力下降、DIC、纤溶)
肾脏	少尿、肾功能不全、肝肾综合征

术中管理
- 免疫抑制：甲泼尼龙 500 mg～1 g IV，在无肝期
- 标准监护，有创动脉压监测，CVP；肺动脉导管和 TEE

- 静脉通路
  - 大管径的外周通路（RICC 或 8.5 Fr 外周静脉通路）
  - 8.5 或 9 Fr 中心静脉置管
- 如果肺动脉导管位于 8.5 或 9 Fr 中心导管的管腔内，可能需要额外的通路设备
  - 需有最近的实验室检查结果
  - 可用的快速输注系统（如 Level 1 或 Belmont 等）
  - 可用的血液制品（通常备 10 U 血浆、10 U 红细胞、血小板及活化的Ⅶ因子）
  - 可用的静脉转流设备
  - 自体血回输

诱导和维持

- 通常采取快速顺序诱导（预防饱胃）或清醒插管
- 患者通常处于凝血功能障碍状态（行置管、TEE 和 NG 管等操作时需谨慎）
- 吸入麻醉药物、镇痛药、肌松药共同维持麻醉状态
- 避免使用氯胺酮——可能导致癫痫发作增加
- 如果没有临床出血，适当的凝血障碍是可接受的
  - 过度使用血液制品可能使患者预后不良
  - 在手术患者中液体管理应保守
- 保持正常体温

术后管理

- 体位原因可能导致外周神经损伤
- 缝皮后，患者通常带气管插管进入 ICU 行进一步治疗

肝移植手术的各个阶段

无肝前（分离）阶段

- 主要目的：肝门解剖和肝脏动员
- 低血压：术中出血、腹腔积液引流、夹紧/压迫腹腔静脉
- 出血风险：门静脉高压、凝血障碍和腹部手术史
- 代谢变化：K^+ 增加，代谢性酸中毒，Ca^{2+} 下降（枸橼酸中毒）
- 凝血功能障碍：凝血因子不足、血小板减少、稀释性凝血障碍
- 低体温（必须防止或纠正，低体温可加重凝血功能障碍）
- 保持足够的尿量和血容量

肝移植手术的各个阶段

无肝阶段

- 开始:阻断肝动脉和门静脉;终点:供体肝再灌注
- 静脉回流减少 50%,会出现低血压
- 灌注肝脏的血管被阻断,受体的肝脏被移除
- 热缺血时间:供体肝脏从冰中取出开始,再灌注时结束,热缺血时间应限制在 30~60 min
- 门静脉、下腔静脉(inferior vena cava, IVC)和肝动脉通常在该阶段是阻断的
- 对于无法耐受血管阻断的患者,有时需要行静脉搭桥
  - 血液从门静脉和 IVC 转流如上腔静脉(superior vena cava, SVC),一般通过腋静脉
  - 优点:避免肾脏/内脏充血,保证前负荷,肾灌注增加,可能减少失血,血液制品需求下降
  - 缺点:增加空气栓子/深静脉血栓形成的风险,血肿,神经损伤,外伤性淋巴管瘤
  - 背驮式技术可以避免 IVC 阻断
    - 原肝静脉形成袖状结构(作为供体肝肝上 IVC 的容器);行静脉-袖口吻合,原 IVC 不需要阻断
- 准备好再灌注:由于无肝,普遍出现 K^+ 增加和酸中毒
- 给予呋塞米、沙丁胺醇,增加通气,给予胰岛素(d50)和(或)碳酸氢钠积极治疗

再灌注阶段

- 开始:移植物再灌注;终点:完成胆管吻合
- 将移植物中空气、组织碎片和残余防腐液排出
- 供体肝解除阻断→栓子碎片、K^+ 增加、代谢性酸中毒、Ca^{2+} 减少、低体温、低血压、低血容量、细胞因子释放及其他不稳定因素,腔静脉再灌注耐受性良好,但门静脉再灌注常引起低血压
- *术后再灌注综合征*(postreperfusion syndrome, PRS):再灌注 5 min 内,MAP 相比基线下降 30%,持续≥1 min
  - 可见心律失常,SVR 下降,心输出量下降,血管舒张,左心室充盈压力增加,右心室功能障碍
  - 相关因素:K^+ 增加,Ca^{2+} 减少,代谢性酸中毒 & 失血

肝移植手术的各个阶段

- 可以通过超声或下腔静脉肺动脉导管推测是否有空气栓塞和血栓栓子
- 治疗:纠正 K^+ 增加,Ca^{2+} 减少,代谢性酸中毒,通常在 30 min 缓解
- 术后抗凝→遵循移植物再灌注原则
  - 肝素释放或组织纤溶酶原激活物(tPA)→1 度纤维蛋白溶解
  - 肝素化可以在肝素酶和血栓弹力图下进行逆转
  - 冷沉淀、血浆、抗纤溶药物(氨基己酸、氨甲环酸)可治疗 1 度纤维蛋白溶解
  - 鱼精蛋白可以纠正肝素化
  - 顽固性凝血障碍可以导致移植失败
- 良好的移植功能指标:凝血障碍和代谢性酸中毒缓解、血糖正常、胆汁生成的恢复;适合剂量的多巴胺可能提供一定的肾脏保护

器官移植

肺移植的麻醉

适应证

- 慢性阻塞性肺疾病、特发性肺纤维化、囊性纤维化(cystic fibrosis,CF)、α1 抗胰蛋白酶缺乏症、原发性肺动脉高压(primary pulmonary HTN,PPH)
- 终末期肺部疾病晚期患者
- 相对少见:结节病、再移植、艾森门格综合征

心肺移植(heart-lung transplantation,HLT)的适应证

- 具有肺移植适应证和严重的左心室舒张功能障碍
- 最常见的是:PPH、CF 和艾森门格综合征

序贯式双肺移植(bilateral sequential lung transplantation,BSLT)

- 双肺感染需要双侧切除,通常在囊性纤维化和支气管扩张的情况下,防止感染从原肺扩散到移植的肺
- BSLT 一般为先行一侧肺移植(从本身功能较差的肺开始),然后行对侧手术

活体肺移植（living donor lung transplantation，LDLT）

- 受者病情逐渐恶化,不能等待尸体供者
- 囊性纤维化

术前评估

- 实验室检查:供体、受体的 ABO 血型,血常规、生化、凝血功能
- 胸部 X 线,超声心动图(右心室功能衰竭),心电图
- 功能性检查:肺功能(pulmonary function test，PFT)和左心导管(CAD 和心内分流除外)
- 患者可能平卧困难(肺功能较差)

术中注意事项

- 免疫抑制:甲泼尼龙(诱导时给予 30 mg/kg),抗胸腺细胞球蛋白(1.5 mg/kg,提前给予 50 mg 苯海拉明 IV)
- 行标准监护、有创动脉压监测、中心静脉穿刺,置入肺动脉导管,可以考虑行 TEE 检查(评估右心室功能)
- 可以考虑胸段硬膜外置管和术后镇痛
- 肺隔离技术(需要纤支镜)
- 两个大孔径外周通路,可辅助硬膜外导管
- 准备好紧急启动心肺搭桥

诱导和维持

- 肺隔离:双腔管、单腔管或气管插管和支气管阻塞
- 避免使用 N_2O(当患者存在肺大疱、肺气肿、肺动脉高压、术中缺氧时)
- 液体管理通常比较保守(有助于术后管理)
- 允许性过度通气
- 警惕心脏事件或非手术侧气胸

单肺移植的外科手术

- 后外侧开胸体位(体位受是否需要快速插管进行紧急体外循环影响)
- 切口通常是前胸廓合并部分胸骨切开
- 手术顺序
  1. 肺结构解剖游离
  2. 肺切除术完成

3. 先进性支气管吻合,肺动脉吻合,动/静脉最后吻合

4. 肺循环冲洗和开始通气

5. 在序贯式双肺移植过程中,对另一侧肺进行重复处理

术中特殊注意事项

- 受者在单肺通气时容易受肺高压和右心室功能障碍的影响
  - 限制液体,小潮气量通气(6 mL/kg),PEEP,在可接受范围内降低 FiO_2
- 单肺通气过程中常见低氧血症,可以考虑:
  - FiO_2 100%
  - 如果依赖肺能够耐受,给予 10 PEEP
  - 非依赖肺给予 CPAP
- **一氧化氮(NO)**
  - 优点
    - 降低肺血管阻力,改善氧合
    - NO 优先达到通气部位,增加血流,改善通气/血流不匹配 & 改善氧合
    - 手术或创伤的炎症反应下降
    - 减少微生物增殖
    - 激活血小板中的鸟苷酸环化酶,以减弱血小板聚集和黏附
  - 缺点
    - 高铁血红蛋白血症,NO 代谢相关肺损伤,降低呼出的 N_2O 量,监测灵敏度
    - 肺血管内 NO 快速停药阻碍体循环收缩,导致体循环低血压
    - 移植物吻合后,由于血流重新分布可见低血压
  - 手术结束时,为患者更换单腔气管插管(排除需要高 PEEP 或口咽水肿情况下)
- 心肺搭桥(cardiopulmonary bypass, CPB)适应证
  - 改善通气、药物干预及外科医生阻断肺动脉情况下无法维持氧合
  - 无法通气
  - 右心室功能障碍

器官移植

- $CI < 2 \ L/(min \cdot m^2)$，$SvO_2 < 60\%$，$MAP < 60 \ mmHg$，$SaO_2 < 90\%$，pH 值 < 7
- 移植物吻合后，由于血流重新分布可见低血压
- 手术结束时，为患者更换单腔气管插管（排除需要高 PEEP 或口咽水肿情况下）

术后管理
- 保持最佳的通气、血流动力学及疼痛控制状态
- 使用尽可能低的 FiO_2，使用 PEEP
- 尽量减小气道峰压
- 完善感染控制措施（旋塞阀护理、抗生素和管路无菌）

心脏移植的麻醉

总则
- 1997—2004 年 1 年生存率为 87%，2 年生存率为 78%
- 由于供体器官缺乏、用于提供心脏移植的设备的缺乏（如左心室辅助设备——LVAD）导致低存活率

常见适应证
- 理想的治疗后 NYHA Ⅲ/Ⅳ级的心脏衰竭
- 心衰生存评分高危
- 无氧阈值后 VO_2 峰值 $< 10 \ mL/(kg \cdot min)$
- 经过内科、ICD、外科治疗后难以纠正的严重的室性心律失常
- 严重限制性缺血，介入或外科血管重建后效果不佳

心脏移植可能的禁忌证	
不可逆转的肺动脉高压（> 6 Wood 单位）（原位手术）	年龄 > 65 岁
继续不遵守医嘱，使用药/烟草	无法控制的恶性肿瘤
明显不可逆转的肾脏、肝脏、血管、肺功能障碍	肥胖
合并全身性疾病，预后不佳	既往恶性肿瘤史
糖尿病造成器官终末损害	明显的凝血功能异常

心脏移植可能的禁忌证	
感染活动期(如乙型肝炎、丙型肝炎)	活动性消化道溃疡疾病
淀粉样变性(心脏可能复发)	肺梗死持续 6～8 周

引自 Miller RD. *Miller's Anesthesia*. 6th ed. Philadelphia,PA: Elsevier, 2004

术前评估

- 供体心功能随缺血时间(＞6 h)恶化
- 患者通常没有禁食(由于移植物短时间可用性)
- 患者通常接受广泛的心血管支持
  - 药物:华法林、抗利尿激素、ACEI、多巴胺、米力农
  - 设备:左心辅助装置、心血管植入性电子设备(起搏器/ICD)、IABP

术中管理

- 免疫抑制:诱导后给予霉酚酸酯(1.5 g IV),1 g 甲泼尼龙 IV(搭桥时)
- 术前给予抗生素
- 确保备血充足
- 抗纤溶药物(氨基己酸、氨甲环酸)
- 大管径外周静脉通路,标准监护,诱导前行有创动脉压监测,监测 CVP,放置肺动脉导管,TEE
- 诱导和维持
  - 考虑大剂量麻醉药物快速顺序诱导
  - 还有依托咪酯(0.2 mg/kg)、芬太尼(1 μg/kg)、琥珀胆碱
  - 神经肌肉阻滞:非去极化肌松药
  - 由于气管插管,可能需要强心药
  - 标准剂量肝素用于 CPB 前抗凝
  - 详见"心外科手术麻醉"相关内容
- 与 CPB 不同的是
  - 移植的心脏去神经化(不会引起心动过速/心动过缓)
  - 只有直接作用于交感神经时变力/变时效应有效
    - 异丙肾上腺素、肾上腺素、米力农、多巴酚丁胺
  - 左心室功能通常是足够的,但常见右心室功能异常
  - 降低肺血管阻力(pulmonary vascular resistance, PVR)的

策略
- 高 FiO_2,避免高碳酸血症/低体温
- 最佳的气道压力和潮气量
- 使用硝酸盐、PGE1、前列环素和吸入性 NO
- 用 CVP/TEE 指导液体管理
- 考虑使用右心室辅助设备

外科手术
- 胸骨正中切口
- 主动脉导管较高,接近主动脉弓
- 接受心脏切除(除了左心房组织与肺静脉外)
- 双房法——切除双侧心房(强行双腔吻合)
- 标准方法——在沟槽处切断心房

术中特殊注意事项
- 评估以前的心脏手术(重做胸骨切开术)
  - 可能出现胸骨粘连及进入胸腔时发生断裂
  - 使用左心辅助装置和右心辅助装置
- 血流动力学不稳定的患者可能在诱导前需要体外膜式氧合(extracorporeal membrane oxygenation,ECMO)
- 在最后一次吻合完成前,需要给予甲泼尼龙 500 mg 作为免疫抑制剂
- 移植后的麻醉管理没有特殊的麻醉策略
  - 可能对儿茶酚胺有延迟反应
  - 无神经支配的心脏没有迷走反射
- 免疫抑制剂
  - 预防移植物排异反应和移植失败
  - 经典的实体器官移植的三联疗法是神经钙调蛋白抑制剂(环孢素)、类固醇(泼尼松)和抗代谢药物(霉酚酸酯)
  - 下表是经典治疗的剂量,可能需要根据药物的结合和清除问题调整剂量,在给药前与你所在的医疗机构进行核对

种类	药物名称	剂量和用法	注释
神经钙调蛋白抑制剂	环孢素	术后:3 ~ 6 mg/kg PO(静注也可)	肾脏、肝脏、心脏移植

种类	药物名称	剂量和用法	注释
神经钙调蛋白抑制剂	他克莫司（FK506）	术后：0.05～0.1 mg/kg PO q12 h（静注也可）	肾脏、肝脏、心脏移植
抗代谢药物	硫唑嘌呤	2.5 mg/kg PO qd（静注也可）	肾脏移植
	霉酚酸酯	术前：1 g PO（也可在术中给予）；术中：1～1.5 g IV 术后：1～1.5 g IV q12 h	心脏、肾脏移植
雷帕霉素抑制剂	西罗莫司	术后：负荷剂量 6 mg PO 后 2 mg 每天	肾移植（不推荐用于肝、肺移植患者）
类固醇	甲泼尼龙	术前：500 mg～1 g IV 术后：4～48 mg PO qd（静注也可）	肝、肾、肺、心脏移植
	泼尼松	术后：5 mg PO qd（剂量可调整）	肝、肾、肺、心脏移植
T 淋巴细胞拮抗剂	抗胸腺细胞球蛋白	术中：3～6 h 给予 1.5 mg/kg IV（预先给予对乙酰氨基酚和苯海拉明）术后：4 h 以上给予 1.5 mg/kg IV	肾移植
	巴利昔单抗	术前：术前 2 h 20 mg IV 术后：20 mg IV 移植后 4 天	肾移植

器官移植

老年患者的麻醉

一般考虑和注意事项

- 衰老带来合并症增加,围手术期发病率和病死率增高
  - 超过 80 周岁后,年龄每增长 1 岁,病死率增高 5%
  - 重大心血管不良事件(心律失常、心肌梗死、卒中)
  - 气道和肺部问题(低氧血症、误吸、肺炎、肺不张)
  - 中枢神经系统(CNS)功能障碍(谵妄、术后认知功能障碍(postoperative cognitive dysfunction,POCD),脑血管意外(cerebrovascular accident,CVA))
  - 医源获得性感染

术前评估
- ADLs 和 IDLs 很重要→单独预测发病率
- 评估术前认知功能基线
- 心电图可确认病史,预测不良事件;若需要可行胸部 X 线、PNA 检查

衰老的生理学变化

心血管系统
- 心血管疾病(cardiovascular disease,CVD):75 岁以上的患者中,75% 的人群发生心律失常、慢性心力衰竭(chronic heart failure,CHF)、主动脉瓣狭窄、糖尿病(小血管冠状动脉粥样硬化伴无症状缺血)的风险增加
  - 左心室肥厚(left ventricular hypertrophy,LVH)和(或)冠心病(coronary artery disease,CAD)→增加冠状动脉灌注压力和灌注时间以避免缺血
  - 保持较高的舒张压且心率≤70 次/分
- 动脉弹性降低→后负荷增加,收缩期高血压(hypertension,HTN)→左心室肥厚
  - 交感神经张力增加,副交感神经活动
  - 压力反射功能降低＋硬化→直立性低血压,血压(blood

麻醉口袋书

pressure,BP)不稳定

- 舒张功能障碍增加(左心室快速充盈期从大于90%降低到小于20%)
  - 被动充盈时间增加高达50%——保持舒张时间(心率≤70次/分)
  - 心房收缩增加高达50%——维持窦性心律
  - 避免快速补液以避免肺水肿

呼吸系统

- 低氧血症,少量残余肌松或镇静导致
  - A-a 梯度增加:PaO_2 下降,SpO_2 下降,$DLCO_2$ 下降→更可能需要增加 FiO_2
  - 颈动脉体功能下降,对缺氧和高碳酸血症的通气反应下降
- 中央呼吸道、解剖生理无效腔增加
  - 残气量(residual volume,RV)增加,功能残气量(functional residual capacity,FRC)增加,肺总量(total lung capacity,TLC)无变化;用力肺活量(forced vital capacity,FVC)下降,一秒用力呼气容积(forced expiratory volume in the first second,FEV1)下降
  - 顺应性下降,残气量下降,胸壁硬度增加
- 误吸风险增加→呼吸道反射下降,肌肉力量减弱,咳嗽减少
  - 慢性阻塞性肺疾病(chronic obstructive pulmonary disease,COPD)和支气管痉挛性疾病增加,"无症状"肺炎,肺不张
- 阻塞性睡眠呼吸暂停增加→镇静镇痛后气道阻塞风险增加

肾脏系统

- 肾小球滤过率(glomerular filtration rate,GFR)下降,肌肉质量下降→肌酐正常,但药物消除半衰期延长
  - GFR:年轻成年人 126 mL / min→80 岁时 60 mL / min
- 有关造影剂肾病的研究增加→造影剂引起的肾功能不全
- 肾浓缩/稀释能力下降→脱水,液体超负荷
- 围手术期急性肾衰竭发生率增加

神经系统

- 颈动脉疾病增加→需要维持脑灌注压力和灌注时间

- 神经元密度下降→阿片受体、GABA 受体的下调
  - MAC 下降,半数苏醒肺泡气浓度(MAC awake)下降→苏醒时间延长
  - 5-羟色胺、乙酰胆碱、多巴胺受体下降

老年人的药理学

影响药物使用的因素

- 大血管变化(动脉弹性下降)
  - 诱导过程中更大的 BP 下降,苏醒时的 BP 增加
- 慢性病药物的数量增加;多种药物(>10 种药物)→死亡率增加
- 受体:β 受体敏感性差;依赖于血管张力和液体负荷
  - 阿片类、苯二氮䓬类药物受体下调
- 药代动力学:
  - 体内总含水量(total body water,TBW)下降提示分布容积下降,血药浓度增加
  - 体内总脂肪增加导致储存药物增多,GFR 下降→药物消除半衰期延长
  - 诱导药物和阿片类药物——基于瘦体重(lean body weight,LBW)计算剂量
  - 神经肌肉阻滞剂——剂量基于 LBW+1/3(TBW−LBW)
- 药效学
  - MAC 下降和半数苏醒肺泡气浓度下降
  - 年龄≥65 岁时,意识丧失时的 BIS 指数更高,约为 70(58～90)

麻醉药物的选择和使用

需避免或谨慎使用的药物	需减少剂量的药物
· ACEI / ARBS(诱导性低血压)	· 苯二氮䓬类:减半或完全避免
· 抗生素(增强神经肌肉阻滞)	· 依托咪酯:减半(由于去抑制作用)

需避免或谨慎使用的药物	需减少剂量的药物
· 抗胆碱能药(东莨菪碱→谵妄)	· 加巴喷丁:避免大剂量应用,肾脏排泄
· 抗组胺药(异丙嗪→谵妄)	· * 哌替啶:10~20 mg IV,仅用于治疗颤抖
· β受体阻滞剂(支气管痉挛、心动过缓)	· 阿片类药物:超过 40 岁后,每 10 年减量 10%
· 洋地黄(心律失常)	· 丙泊酚:诱导剂量 0.8~1.2 mg/kg
· 利尿剂(低钾血症、血容量过低)	
· 酮咯酸(急性肾衰竭)	
· 甲氧氯普胺,氟哌利多(锥体外系副作用)	
· 吗啡(分布容积降低,可蓄积)	
· 口服降糖药(低糖血症)	
· 泮库溴铵(作用时间延长,肾脏排出体外)	

* 哌替啶:效应=毒性代谢物(癫痫发作),抗胆碱能药(兴奋,心动过速),5-羟色胺综合征与单胺氧化酶抑制剂(monoamine oxidase inhibitor,MAO-I)

· 药物使用:从小剂量开始,缓慢滴定(大多数起效较慢)
  · 患者间变异性增加→滴定式给药很重要
· MAC:随着年龄增长,吸入麻醉药浓度降低
  · 年龄超过 40 岁,MAC 每 10 年减少 6%;70~85 岁 MAC 为 60%~85%

神经肌肉阻滞剂

· 作用时间延长的因素:年龄较大(如果属于甾体类)、轻度低体温、阻滞密度增加(TOF 比率≤1)、吸入麻醉药、糖尿病、肥胖(若根据 TBW 计算用量)、呼吸性酸中毒(拮抗前允许患者自主呼吸)
· 对于在手术结束时拔管的患者,应避免使用泮库溴铵

老年患者的麻醉

- 在 PACU 中难以拮抗并维持 TOF 比率≥0.9
- 使用短效或中效神经肌肉阻滞剂
  - 如果肌酐增加,考虑顺式阿曲库铵
- 不要使用顺式阿曲库铵后继续使用罗库溴铵(显著增强)
- 始终使用新斯的明或舒更葡糖(sugammadex)完全逆转以避免呼吸衰竭

其他围手术期注意事项

椎管内麻醉/区域阻滞

- 增强疼痛控制,减少静脉血栓形成,预计失血量(estimated blood loss,EBL)下降(特别是骨科手术)
  - 挑战:韧带钙化和椎间孔狭窄
  - 更高水平的神经阻滞和椎管内麻醉,可减少用药剂量
- 低血压更明显,使用麻黄碱/去氧肾上腺素治疗
  - 胶体预处理效果较差

术后谵妄(postop delirium,POD)和术后认知功能障碍(postop cognitive dysfunction,POCD)

- 没有证据显示全身麻醉、区域阻滞和局麻加镇静之中其中一种存在任何优势
- 区域阻滞复合轻度镇静(BIS>80)可能优于深度镇静
- POD:15%老年人,30%~70%急诊手术或重大手术
  - 治疗可逆性原因:电解质异常、贫血、尿毒症、败血症、疼痛、抑郁症、多种用药、ETOH 戒断
  - 若无显著改善,标准疗法是给予小剂量氟哌啶醇
- POCD:10%老年人术后持续 3 个月
  - 记忆力、智力、执行功能障碍程度依次递增
  - 危险因素:年龄、认知障碍、并发症(感染、二次手术)
  - 无已知疗法;6~12 个月可消退,与死亡率增加有关

心电图导联位置与作用

- 12 导联
  - 肢体导联：Ⅰ、Ⅱ、Ⅲ、aVR、aVL、aVF
    - Ⅱ、Ⅲ、aVF——下壁
    - Ⅰ、aVL——侧壁
  - 心前区胸导联：V_1、V_2、V_3、V_4、V_5、V_6
    - V_1、V_2——间壁
    - V_3、V_4——前壁
    - V_5、V_6——侧壁
- 冠状动脉
  - 左前降支(left anterior descending，LAD)：V_1、V_2、V_3、V_4、前壁和间壁
  - 回旋支：Ⅰ、aVL、V_5、V_6，侧壁和后壁(下侧壁)
  - 右冠状动脉(right coronary artery，RCA)：Ⅱ、Ⅲ、aVF，下壁和后壁(下侧壁)
- 术中监护
  - Ⅱ＝监测心律失常最佳
  - V＝监测心肌缺血最佳

心电图读图步骤

- 心律
  - 检查每个 QRS 前是否有 P 波
  - 检查 PR 间期以评估是否房室传导阻滞
  - 检查 QRS 间期已评估是否束支传导阻滞
- 心率
  计算心电图上相邻 R 波之间大格的数目(每一大格＝0.2 s)
  - 1 大格＝300 次/分
  - 2 大格＝150 次/分
  - 3 大格＝100 次/分

- 4 大格＝75 次/分
- 5 大格＝60 次/分
- 6 大格＝50 次/分

· 检查电轴;ST 段;T 波、Q 波、U 波;QRS 宽度和进展;心肌肥大

电轴＝表示心脏除极总体向量的方向

垂直平面电轴的解读		
Ⅰ导联	**AVF 导联**	**电轴**
正	正	正常
正	负	电轴左偏
负	正	电轴右偏
负	负	电轴极度右偏

房室传导系统

· **一度房室传导阻滞**(AV block)——PR 间期延长,大于 0.2 s

· **二度房室传导阻滞**
  · **莫氏(Mobitz)Ⅰ型**(文氏 Wenckebach)——房室延迟(PR 间期)逐渐增加,直到某一 P 波后无 QRS 出现
    · 治疗——仅在有症状时:阿托品、异丙肾上腺素,永久起搏器
  · **莫氏(Mobitz)Ⅱ型**——突然、难以预测的 QRS 丢失,不伴随 PR 间期进行性延长
    · 注意:可能进展为三度房室传导阻滞
    · 治疗:永久起搏器

· **三度房室传导阻滞**(完全性心脏阻滞)
  · P 波与 QRS 相互独立——"房室分离"
  · 治疗:永久起搏器

· **束支传导阻滞**
  · **右束支传导阻滞**(right bundle branch block,RBBB)

- 检查 V$_1$ 和 V$_2$ 导联 QRS 波群
- 右心室除极延迟
- LBBB 使得心电图上判断梗死更为困难
- **左束支传导阻滞**(left bundle branch block,LBBB)
  - 检查 V$_5$ 或 V$_6$ 导联 QRS 波群
  - 左心室除极延迟
  - 心电图上判断梗死更为困难
- **心房扑动**
  - 规律的心房功能:180~350 次/分;心室率 150 次/分(2:1 房室传导阻滞)
  - ECG:"F 波""锯齿样"波动
  - 治疗
    - 不稳定→紧急电复律
    - 促发刺激(暂时或永久性起搏器)
    - 药物治疗(β受体阻滞剂、钙通道阻滞剂)
    - 射频消融术(radio frequency catheter ablation,RFA)
- **心房纤颤**
  - 不规则的心房功能:350~600 次/分,心室率 160 次/分
  - ECG:波状基线,P 波消失
  - 治疗
    - 不稳定 → 紧急电复律
    - 化学复律(ⅠA、Ⅳ、Ⅲ类抗心律失常药)
    - 抗心律失常药物
    - 抗凝
    - 控制心室率:β受体阻滞剂或钙通道阻滞剂,地高辛
    - 心房迷宫术
- **阵发性室上性心动过速**(supraventricular tachycardia,SVT)
  - 心室率 140~250 次/分
  - ECG:窄 QRS,P 波隐藏在 QRS 中(*QRS 也可能轻度增宽,不超过 0.14 s*)
  - 治疗:刺激迷走神经,β受体阻滞剂或钙通道阻滞剂,射频消融
- **房室折返性心动过速**
  - **预激综合征**(Wolff-Parkinson-White syndrome)

- PR 间期缩短,delta 波,宽 QRS
- 治疗:β 受体阻滞剂或钙通道阻滞剂,射频消融

室性心律失常

- **室性早搏**
  - 宽 QRS
  - **成对室性期前收缩**——连续两个室性期前收缩;**二联律**——每次正常搏动后出现一次室性期前收缩
- **室性心动过速**(ventricular tachycardia,VT)——三个或以上室性期前收缩,心率 100~200 次/分
  - 非持续性 VT(nonsustained ventricular tachycardia,NSVT)——持续时间<30 s
  - 持续性 VT——持续时间≥30 s
  - 治疗
    - 有症状:电复律后服用抗心律失常药物,遵循高级生命支持(ACLs)流程
    - 无症状 NSVT:β 受体阻滞剂,高危患者使用植入式心脏除颤仪
    - 不稳定:若发生室颤,立即除颤
- **尖端扭转型室性心动过速**
  - 多态 VT 伴 QRS 波幅变化,围绕基线扭转
  - 治疗:镁 1~2 g IV 后持续输注
- **心室颤动**
  - 混乱的波形,没有分开的 QRS 波出现
  - 治疗:见 ACLs 流程;ICD,如果心律失常不伴随急性心肌梗死

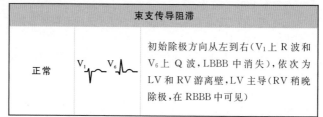

束支传导阻滞		
正常	V₁ V₆	初始除极方向从左到右(V₁ 上 R 波和 V₆ 上 Q 波,LBBB 中消失),依次为 LV 和 RV 游离壁,LV 主导(RV 稍晚除极,在 RBBB 中可见)

束支传导阻滞		
右束支传导阻滞（right bundle branch block，RBBB）		· QRS 时间≥120 ms（QRS 时间为 100～119 ms 为不完全 RBBB） · 心前区导联（V_1、V_2）呈 RSR'型，ST 段压低和 T 波倒置 · V_5、V_6、Ⅰ、aVL 呈相应改变 · V_5、V_6、Ⅰ、aVL 出现宽大 S 波
左束支传导阻滞（left bundle branch block，LBBB）		· QRS 时间≥120 ms（QRS 时间为 100～119 ms 为不完全 LBBB） · 宽阔、粗钝的 R 波伴随 V_5、V_6、Ⅰ、aVL 延长上行，ST 段压低和 T 波倒置 · V_1、V_2呈相应改变 · 可伴电轴左偏

双分支传导阻滞，RBBB ＋ 左前分支阻滞（left anterior hemiblock，LAHB）/左后分支阻滞（left posterior hemiblock，LPHB）；三分支传导阻滞，一度房室传导阻滞 ＋ RBBB ＋ LAHB/LPHB

其他 ECG 异常

心肌肥厚
·**右心房肥大**
  ·高大、双相 P 波伴增高
·**左心房肥大**
  ·高大、双相 P 波伴增宽
·**心室肥大**
  ·右心室肥大
  ·V_1导联 R 波＞S 波
  ·V_5 和 V_6导联 S 波
  ·电轴右偏，QRS 轻度增宽
  ·在水平面向右旋转
  ·左心室肥大
    ·V_1导联 S 波＋V_5导联 R 波＞35 mm

其他 ECG 异常

- 电轴左偏,QRS 轻度增宽
- 在水平面向左旋转
- T 波倒置,逐渐向下但快速向上

电解质失衡
- 低钾血症:T 波压低,U 波
- 高钾血症:T 波高尖,宽或平的 P 波,宽大 QRS
- 高钙血症:QT 间期缩短
- 低钙血症:QT 间期延长

药物影响
- 洋地黄中毒:T 波倒置或低平,QT 间期缩短

肺栓塞
- 电轴右偏
- 急性 RBBB
- 由于右心室超负荷,V₁~V₄导联 T 波倒置
- I 导联宽大 S 波,Q 波增大,Ⅲ导联 T 波倒置

心包炎
- 广泛的 ST 段抬高(类似急性心梗,通常更具普遍性)
- 后续可见 T 波倒置(类似急性心梗)

低体温
- J 波或 Osborne 波——J 点抬高,T 波倒置,特别是在慢传导过程中更常见

双心室起搏器
- 心脏再同步治疗——使右心室和左心室同步收缩,以增加心衰患者的心输出量

心脏移植
- 2 组 P 波
- 窦房结不应期延长
- 心室收缩时间延长
- 常见一度房室传导阻滞

麻醉口袋书

伦理问题 & 病情告知

获取知情同意

- 知情同意是一个完整的过程,并非单纯签署文件
- 知情同意书应当在患者麻醉前让患者阅读并签字,应该包含手术操作的描述,具体的风险与获益情况
- 尊重患者的自主权(患者可选择接受或拒绝治疗)
- 无行为能力的患者(药物作用、意识状态改变、无法行动、残疾),可由亲属/医疗保健代理人/法庭指定的监护人代其签署
- 可以进行电话知情同意谈话,最好由证人一起签署
- 急诊情况下,知情同意可以舍弃
- 抢救过程一般不需要知情同意,因为这类急诊操作被默认具有知情同意
- 对于非英语人士,尽可能使用接受过专业培训的口译人员进行翻译(非家属或健康护理团队成员)

- **共同进行医疗决策**:协作过程使患者和医疗人员可以一起进行决策,同时考虑到临床证据与患者价值
- **提前告知**:对患者提前告知,当他/她失去决策能力时,我们将会采取哪些措施来保护他/她的健康
- **生前预嘱**:叙述当患者无法签署知情同意书时,急救人员将会进行哪些治疗操作(可以拒绝进行特定的操作,如气管插管、CPR)
- **医疗委托**:授权一位人员(代理人)在患者本人失去决策能力时,帮助患者进行决策
- **神志能力**:法律名词;患者进行理智判断的能力
  - 正常成年人均被假定为具有正常判断能力
  - 只有**法庭**能宣布某人不具有正常判断力
  - **医生对神志能力的判断只能发表意见**
- **脑死亡**
  - **定义**:失去脑和脑干功能
  - 必须排除混淆因素(药物/毒性、低体温(体温$<32℃$)、代谢紊乱、格林巴利综合征、闭锁综合征)

脑死亡标准——成人与小儿	
昏迷	没有呕吐反射
没有运动反射	没有吸痰时的咳嗽反射
没有瞳孔对光反射	没有吸吮和觅食反射
没有角膜反射	没有呼吸（$PaCO_2$ 60 mmHg 或比患者正常水平高 20 mmHg 时）
没有热（前庭蜗）反射	

临终事宜

· 手术期间，**不会**自动暂停执行患者的放弃抢救/放弃插管（*DNR/DNI*）意愿
· 在 DNR/DNI 时，必须详细记录实际情况，并与医护人员沟通，避免不希望的治疗
· 不希望进行的特殊操作必须由医生详细记录在病案中（如气管插管、胸外按压、电除颤、有创监测、升压药物）
· 医治无效时，医生有责任为医疗决策者（近亲、法定监护人）提供咨询，并解释 DNR/DNI 状态及撤销生命维持措施的可能性
· 医疗决策者在为患者做出临终决定之前，需要接收有关患者预后的信息

小儿或未成年（<18 岁）患者

· 在儿科患者接受任何医疗干预之前，医生必须获得父母或代理人的知情同意
· 根据法律决定终止妊娠的流程
· 适当时，应将儿科患者的意愿纳入决策过程

耶和华见证人（Jehovah's Witnesses，JW）

· JW 通常不接受输血或血液制品（即使在挽救生命的时刻）

- 完成知情同意，就患者可接受/不接受哪些制品讨论并记录在病案中
- 未成年人、无决策能力者、急诊手术时可有特殊的法规制度
- 医生可以选择不为 JW 进行照护
- JW 可能会同意使用某些血液保护技术（特制的自体血回输系统）
- 常规禁止：
  - 异体全血、红细胞、白细胞、血小板、血浆
  - 自体（术前捐献）血液/血液制品
- 有可能接受（与 JW 讨论）：
  - 自体血回输，体外循环，透析，血浆置换
    - 如果血液不是从患者体内经过连续回路吸出的
  - 硬膜外液注射
  - 血浆成分
    - 白蛋白、球蛋白、凝血因子（如Ⅷ因子、Ⅸ因子）
    - 促红细胞生成素
    - 多聚体血红蛋白（血液替代制品——化学修饰的人血红蛋白）
    - Hemopure（血液替代制品——化学稳定的牛血红蛋白）

病情告知与致歉——预料外事件的沟通

何时告知
发生潜在错误时（如核对时发现手术部位错误） 发生错误但无伤害时（如药物剂量错误） 发生不良/意外事件时（如插管失败）

- 国家患者安全基金会（*National Patient Safety Foundation*）指导原则：
  "当发生了医疗上的损害时，患者……有权了解关于该损害发生的原因，以及对其短期和长期的影响。当这种损害的发生归咎于某种错误时，患者……应当得到真实、诚恳的解释，并告知下一步可能的补救措施。他们应当被告知……情况

665

将会受到调查,并将采取措施以降低类似错误再次发生的可能性。"

· **联合委员会(the Joint Commission)认证标准**:应该披露预警事件和其他意料之外的医疗结果

告知坏消息的快速指南
· 安静、私密、不被干扰的环境
· 简要回顾事件/意外结果;不要推测,坚持事实
· 坦率,但在交代坏消息时要保持善意
· 告知后暂停一会儿;沉默是可接受的;给患者一些时间
· 随时准备提供更多信息
· 欢迎患者提问
· 确保后期会有医生进行随访

· **致歉**:
  · 避免此类用语:"不好意思,但是……"或"很遗憾……",这类用法并不能表示你的歉意,反而表达了对患者/家属的惋惜/漠不关心
  · 避免责备患者
  · 做积极的倾听者,并表示赞同,"好,不错"或"我知道了"
  · 练习使用 3R:重申(**R**estate),尊重(**R**espect),回应(**R**espond)"我来重复一下,您的情况是……"

注意:如果不良事件发生,但不是错误或遗漏导致的结果,则无须道歉;回顾事实,解释情况,告诉患者可以选择不认同。

高级心脏生命支持(advanced cardiac life support,ACLS)

C-A-B(胸外按压、开放气道、呼吸)成人最新高级心脏生命支持流程

- **C**(胸外按压):做 30 次胸外按压以启动 CPR,对于婴儿或幼儿有两个施救者时进行 15 次胸外按压
- **A**(开放气道):胸外按压后,开放气道(仰额举颏或抬举下颌)
- **B**(呼吸):如果被救者存在自主呼吸或已经恢复有效自主呼吸,仅需将其放置安全体位。若被救者已无自主呼吸,给予两次人工呼吸并确保胸廓起伏,两次呼吸间保证气体呼出,两次呼吸后立即再次开始胸外按压

特殊细节

推荐脉搏检查部位	
成人	颈动脉
幼儿	颈动脉/股动脉
婴儿	肱动脉

呼吸复苏	呼吸频率/(次/分)
成人	10~12
幼儿	12~20
婴儿	12~20

- **胸外按压**及循环
  - 检查脉搏
    - 如果脉搏存在,继续呼吸复苏
    - 每 2 min 检查一次脉搏
    - 如果脉搏 10 s 未触及或者患者存在低灌注情况,立即开始胸外按压
  - 胸外按压(应早于开放气道和呼吸)
    - 立即启动

- 尽可能缩短中断时间
- 成人(图 1)、儿童和婴儿
  - 持续通气 8～10 次/分
  - 持续胸外按压 100～120 次/分
  - 除颤后立即开始重复 CPR
  - 每次按压后确保胸部回弹
  - 如果有两个施救者,每 2 分钟换人,以防止施救者疲劳
  - 持续 CPR 循环直到准备好除颤仪或其他帮助到来
- 检查心律时间不得超过 10 s
  - 每 5 个 CPR 循环后检查一次(2 min)
- 当有节律的心律恢复时再检查脉搏
- 药物治疗和高级气道设备放置应尽可能短地中断胸外按压

成人及儿童胸外按压技术			
胸外按压	成人(>8 岁)	儿童(1～8 岁)	婴儿(<1 岁)
位置	胸骨中段	胸骨下段 1/2	胸骨下段 1/2
深度	5 cm	1/3～1/2 胸廓深度	1/3 胸廓深度
技术	双手掌心根部	双手掌心根部	如果只有一位施救者,仅用 2 根手指;施救者可用大拇指和手掌环绕胸廓
频率(次/分)	100～120	100～120	100～120
按压/通气比	1～2 个施救者 30∶2	1 个施救者 30∶2 2 个施救者 15∶2	1 个施救者 30∶2 2 个施救者 15∶2

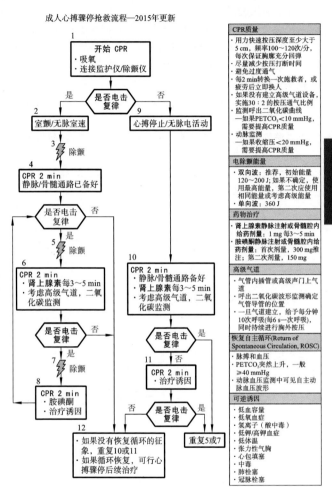

图 1 成人心搏骤停抢救流程

摘自 Mark S. Link，Lauren C. Berkow，Peter J，et al. 2015. 美国心脏协会心肺复苏及急诊心血管护理指南更新. 第 7 部分：成人高级生命支持. *Circulation*. 2015;132;S444-S464

· 气道/呼吸

· 保证气道通畅，给予氧气支持

- 建立高级气道
  - 建立气道时尽量缩短打断胸外按压间歇的时间
  - 持续二氧化碳波形监测以确保气管内插管位置
  - 建立气道后,两个施救者应继续开始胸外按压
- **建立血管通路**
  - 静脉通路——外周或中心(应在初始就快速建立,但可能会打断 CPR)
  - 骨髓内通路——如果静脉内通路不好建立时,骨髓内通路是安全的
  - 气管内通路——不是最佳选择,这是静脉或骨髓通路不好建立时的最后选择
    - 剂量:$(2\sim2.5)\times$标准静脉剂量,稀释到 $5\sim10$ mL 盐水中
    - 可通过气管内给的药物:利多卡因、阿托品、肾上腺素、垂体后叶素、纳洛酮
- **除颤**
  - 判断患者是可除颤心律后立即进行除颤
    - 起始双向波初始能量 $120\sim200$ J;单向波 360 J;儿童 2 J/kg($1\sim8$ 岁)
- **鉴别诊断**——复苏同时建立诊断和治疗

成人用药剂量			
药物	适应证	静脉剂量	气管内剂量
环磷腺苷	SVT	6 mg,追加 12 mg	
胺碘酮	SVT、VT/VF、AF/房扑	10 min 内 150 mg,之后 1 mg/min	
	无脉 VF/VT	300 mg,追加 150 mg	
阿托品	心动过缓	0.5 mg q3~5 min,最大剂量 3 mg	<0.5 mg 反而会导致心动过缓

成人用药剂量			
药物	适应证	静脉剂量	气管内剂量
钙	低钙血症、高钾血症、高镁血症	氯化钙：5～10 mg/kg 葡萄糖酸钙：12～30 mg/kg	
地尔硫䓬	房颤伴心室重复反应、折返性心动过速	0.25 mg/kg 推注，追加 0.35 mg/kg；5～15 mg/h 输注	
多巴酚丁胺	收缩性心衰	2～20 μg/(kg·min)	
多巴胺	少尿	1～5 μg/(kg·min)	
	低血压、慢性心衰、心动过缓	2～10 μg/(kg·min)	
肾上腺素	无脉室速/室颤、心搏骤停	1 mg q3～5 min	2～2.5 mg
	低血压、心动过缓	0.1～1 μg/(kg·min)	
	支气管痉挛、过敏	0.1～0.25 mg	
葡萄糖/右旋糖酐	低血糖	25～50 g	
利多卡因	难治 VT、室性期前收缩（premature ventricular contraction, PVC）	1～1.5 mg/kg 静注，追加 0.5～0.75 mg/kg q5～10 min，最大剂量 3 mg/kg；15～50 μg/(kg·min)静脉输注	(2～2.5)×静脉给药量

成人用药剂量			
药物	适应证	静脉剂量	气管内剂量
镁	低镁血症、尖端扭转型室速	1～2 g	
纳洛酮	麻醉药物过量	0.4～2 mg,每2～3 min 按需追加 0.2 mg	尽量不选取该方式,支持数据较少
普鲁卡因胺	房性或室性心律失常	负荷:20 mg/min 直至中毒剂量或 17 mg/kg 维持:1～4 mg/min	
碳酸氢钠	心搏骤停	1 mEq/kg(建立通气后)根据动脉血气结果	
	代谢性酸中毒	基础缺失 × 体重 (kg)×0.2	
垂体后叶素	无脉室速/室颤	40 U×单次剂量	(2～2.5)×静脉剂量
维拉帕米	SVT、 AF/房扑、WPW	2 min 内 2.5～5 mg,追加 5～10 mg,总最大剂量 20 mg	
异丙肾上腺素	心动过缓	2～10 μg/min	

麻醉口袋书

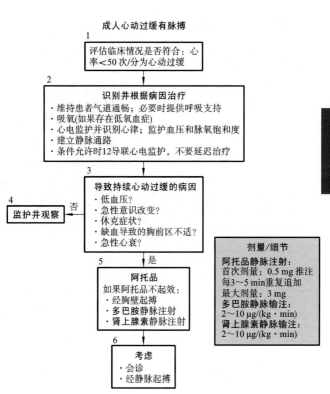

成人心动过缓有脉搏

1
评估临床情况是否符合：心率<50 次/分为心动过缓

2
识别并根据病因治疗
· 维持患者气道通畅；必要时提供呼吸支持
· 吸氧(如果存在低氧血症)
· 心电监护并识别心律；监护血压和脉氧饱和度
· 建立静脉通路
· 条件允许时12导联心电监护，不要延迟治疗

3
导致持续心动过缓的病因
· 低血压?
· 急性意识改变?
· 休克症状?
· 缺血导致的胸前区不适?
· 急性心衰?

4 ── 否
监护并观察

是

5
阿托品
如果阿托品不起效：
· 经胸壁起搏
· 多巴胺静脉注射
· 肾上腺素静脉注射

6
考虑
· 会诊
· 经静脉起搏

剂量/细节
阿托品静脉注射：
首次剂量: 0.5 mg 推注
每3~5 min重复追加
最大剂量: 3 mg
多巴胺静脉输注：
2~10 μg/(kg·min)
肾上腺素静脉输注：
2~10 μg/(kg·min)

图 2　ACLS:心动过缓抢救流程

改编自 Neumar RW，Otto CW，Link MS，et al. 2010. American Heart Association guidelines for cardiopulmonary resuscitation and emergency cardiovascular science. Part 8. Adult advanced cardiovascular life support. *Circulation*. 2010;122;S729-S767

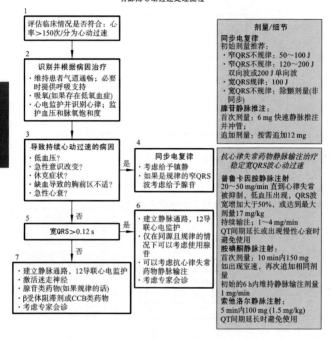

有脉搏心动过速处理流程

1
评估临床情况是否符合：心率>150次/分为心动过速

2
识别并根据病因治疗
· 维持患者气道通畅；必要时提供呼吸支持
· 吸氧(如存在低氧血症)
· 心电监护并识别心律；监护血压和脉氧饱和度

3
导致持续心动过速的病因
· 低血压?
· 急性意识改变?
· 休克症状?
· 缺血导致的胸前区不适?
· 急性心衰?

是 →

4
同步电复律
· 考虑给予镇静
· 如果是规律的窄QRS波考虑给予腺苷

否

5
宽QRS>0.12 s

是 →

6
· 建立静脉通路，12导联心电监护
· 仅在同源且规律的情况下可以考虑使用腺苷
· 可以考虑抗心律失常药物静脉输注
· 考虑专家会诊

否

7
· 建立静脉通路，12导联心电监护
· 激活迷走神经
· 腺苷类药物(如果规律的话)
· β受体阻滞剂或CCB类药物
· 考虑专家会诊

剂量/细节
同步电复律
初始剂量推荐：
· 窄QRS不规律：50~100 J
· 窄QRS不规律：120~200 J 双向波或200 J 单向波
· 宽QRS规律：100 J
· 宽QRS不规律：除颤剂量(非同步)
腺苷静脉推注：
首次剂量：6 mg 快速静脉推注并冲管；
追加剂量：按需追加12 mg

抗心律失常药物静脉输注治疗稳定宽QRS波心动过速
普鲁卡因胺静脉注射
20~50 mg/min 直至心律失常被抑制，低血压出现，QRS波宽增加大于50%，或达到最大剂量17 mg/kg
持续输注：1~4 mg/min
QT间期延长或出现慢性心衰时避免使用
胺碘酮静脉注射：
首次剂量：10 min内150 mg 如出现室速，再次追加相同剂量
初始的6 h内维持静脉输注剂量1 mg/min
索他洛尔静脉注射：
5 min内100 mg (1.5 mg/kg)
QT间期延长时避免使用

图 3　ACLS：有脉搏心动过速处理流程

改编自 Neumar RW, Otto CW, Link MS, et al. 2010. American Heart Association guidelines for cardiopulmonary resuscitation and emergency cardiovascular science. Part 8. Adult advanced cardiovascular life support. *Circulation*. 2010;122;S729-S767

小儿高级生命支持(Pediatric advanced life support, PALS)(也可见"小儿麻醉"章节)

小儿复苏是指年龄为 1 岁至青春期的儿童的复苏

识别是否需要 CPR

- 突发心搏骤停
  - 在儿童群体中并不常见
- 大多数危急情况的诱因是窒息,而不是心血管事件;因此仍遵循 ABCs 流程
  - 通常出现心搏骤停和心动过缓
  - VF 和无脉电活动(pulseless electrical activity,PEA)并不常见
    - 心律失常可能突然表现为有人目击的晕倒
- 如无人目击心搏骤停时,可立即开始基础生命支持并拿来自动体外除颤仪(仍首先进行 CPR)
- 如有人目击心搏骤停,尽快开始除颤,然后后进行 CPR(首先进行除颤)
- 对于婴儿群体(小于 1 岁)来说,没有证据支持或反驳除颤仪的使用

室颤/室速(无脉)

- **小儿无脉心搏骤停处理流程**
  - 尽可能减少胸外按压的间歇
  - 除颤后每 5 个循环(2 min)判断心律
    - 气道建立后迅速继续开始 CPR
  - 在复苏同时进行病因诊断和治疗
- **小儿无脉心搏骤停处理流程的顺序**
  - 获取除颤仪后启动基础生命支持
  - 如果出现可除颤心律,开始除颤
    - 首次使用 2 J/kg,后续可使用 4 J/kg 能量尝试
    - 除颤电击片:体重>10 kg 的幼儿可以使用成人型号,体重<10 kg 的幼儿使用婴儿型号
    - 最大除颤电极片贴于胸前,推荐两电极片距离为 3 cm

小儿心搏骤停抢救流程——2015年更新

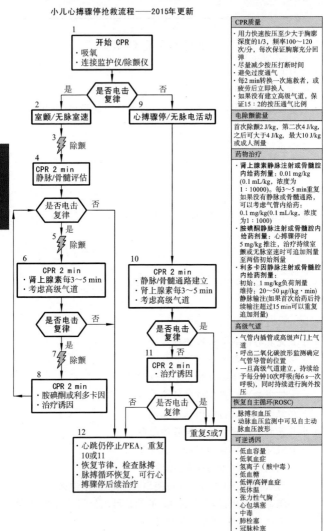

图 4 小儿心搏骤停处理流程

改编自 Caen AR，Berg MD，Chameides L．Part 12：Pediatric Advanced Life Support 2015．American Heart Association Guidelines Update for Cardiopulmonary Resuscitation and Emergency Cardiovascular Care． *Circulation*．2015；132［suppl 2］：S526-S542

- 完成 1 次除颤后,立即恢复胸外按压
  - 除颤前的 CPR 可提升除颤的成功率
- 5 个 CPR 循环后(2 min),检查节律
- 如果可除颤心律出现,立即除颤(4 J/kg)并立即恢复胸外按压
- 5 个循环后检查心律并在按压同时给予肾上腺素,同时给除颤仪充电
  - 持续的胸外按压比给药更重要
  - 每 3~5 min 给予标准剂量肾上腺素(0.01 mg/kg)
- 除颤后,再次开始 5 个 CPR 循环
- 检查心律,如果可除颤心律出现,立即除颤(4 J/kg)并立即恢复胸外按压,同时考虑给予胺碘酮或利多卡因
  - 胺碘酮 5 mg/kg IV
  - 利多卡因 1 mg/kg IV
- 镁治疗尖端扭转室速
  - 镁 25~50 mg/kg IV
- 如果患者已经恢复有效节律,检查脉搏
  - 如果脉搏存在,开始后续支持治疗
  - 如果没有脉搏或脉搏微弱,继续 CPR
- 如果已经恢复有效节律,但再次出现可除颤心律,除颤前,心外按压同时给予胺碘酮

心搏骤停或 PEA
- 相同的诱因及治疗
- 可与小儿无脉心搏骤停处理流程合并
- **小儿心搏骤停处理流程**
  - 明确心律后,启动 CPR
  - 肾上腺素每 3~5 min 给予一次,尽可能缩短胸外按压间歇
  - 根据诱因诊断和治疗

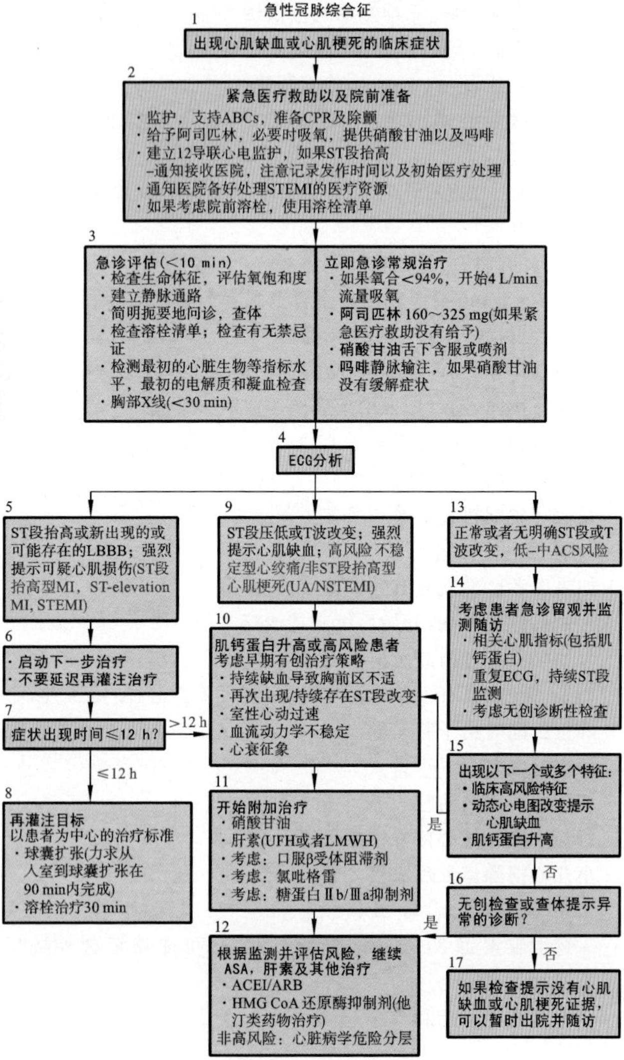

急性冠脉综合征

1
出现心肌缺血或心肌梗死的临床症状

2
紧急医疗救助以及院前准备
· 监护，支持ABCs，准备CPR及除颤
· 给予阿司匹林，必要时给氧，提供硝酸甘油以及吗啡
· 建立12导联心电监护，如果ST段抬高
  –通知接收医院，注意记录发作时间以及初始医疗处理
· 通知医院备好处理STEMI的医疗资源
· 如果考虑院前溶栓，使用溶栓清单

3
急诊评估（<10 min）
· 检查生命体征，评估氧饱和度
· 建立静脉通路
· 简明扼要地问诊，查体
· 检查溶栓清单；检查有无禁忌证
· 检测最初的心脏生物等指标水平，最初的电解质和凝血检查
· 胸部X线（<30 min）

立即急诊常规治疗
· 如果氧合<94%，开始4 L/min流量吸氧
· 阿司匹林160～325 mg（如果紧急医疗救助没有给予）
· 硝酸甘油舌下含服或喷剂
· 吗啡静脉输注，如果硝酸甘油没有缓解症状

4
ECG分析

5
ST段抬高或新出现的或可能存在的LBBB；强烈提示可疑心肌损伤(ST段抬高型MI, ST-elevation MI, STEMI)

6
· 启动下一步治疗
· 不要延迟再灌注治疗

7
症状出现时间≤12 h？

>12 h

≤12 h

8
再灌注目标
以患者为中心的治疗标准
· 球囊扩张(力求从入室到球囊扩张在90 min内完成)
· 溶栓治疗30 min

9
ST段压低或T波改变；强烈提示心肌缺血；高风险不稳定型心绞痛/非ST段抬高型心肌梗死(UA/NSTEMI)

10
肌钙蛋白升高或高风险患者考虑早期有创治疗策略
· 持续缺血导致胸前区不适
· 再次出现或持续存在ST段改变
· 室性心动过速
· 血流动力学不稳定
· 心衰征象

11
开始附加治疗
· 硝酸甘油
· 肝素(UFH或者LMWH)
· 考虑：口服β受体阻滞剂
· 考虑：氯吡格雷
· 考虑：糖蛋白Ⅱb/Ⅲa抑制剂

12
根据监测并评估风险，继续ASA，肝素及其他治疗
· ACEI/ARB
· HMG CoA 还原酶抑制剂(他汀类药物治疗)
非高风险：心脏病学危险分层

13
正常或者无明确ST段或T波改变，低–中ACS风险

14
考虑患者急诊留观并监测随访
· 相关心肌指标(包括肌钙蛋白)
· 重复ECG，持续ST段监测
· 考虑无创诊断性检查

15
出现以下一个或多个特征：
· 临床高风险特征
· 动态心电图改变提示心肌缺血
· 肌钙蛋白升高

16
无创检查或查体提示异常的诊断？

17
如果检查提示没有心肌缺血或心肌梗死证据，可以暂时出院并随访

是

是

否

否

图5 急性冠脉综合征处理流程

改编自 Neumar RW, Otto CW, Link MS, et al. 2010. American Heart Association Guidelines for Cardiopulmonary Resuscitation and Emergency Cardiovascular Science. Part 8. Adult advanced cardiovascular life support. *Circulation*. 2010;122;S729-S767

伴有心肺功能不全的心动过缓

- 给予支持治疗:氧气,充分通气
- 评估心率和灌注
  - 如果心率低于 60 次/分,灌注低下,通气后仍无法改善,开始 CPR
  - 2 min 后如果症状仍然存在,考虑药物(肾上腺素、阿托品)治疗或经胸壁、经静脉起搏
  - 如果情况稳定,可予后续支持治疗并观察
  - 如果仍无脉搏,根据无脉流程继续抢救

伴有心肺功能不全的心动过速

- 给予支持治疗并供氧
- 评估心律及 QRS 情况
  - **窄 QRS 心动过速(≤0.09 s)**
    - 窦房结
      - 诊断并治疗病因
    - 室上速(supraventricular tachycardia,SVT)
      - 迷走刺激
      - 腺苷
      - 同步心脏电复律(0.5~1 J/kg,重复 2 J/kg)
      - 胺碘酮或普鲁卡因胺(如果对上述治疗没有反应)
      - 考虑心内科会诊
  - **宽 QRS 心动过速(>0.9 s)**
    - 室性心动过速(ventricular tachycardia,VT)
      - 腺苷(一定要区分窄 QRS 与宽 QRS 波)
        ——仅能用于稳定的单源,规律 QRS 波
      - 同步心脏电复律(同上)
      - 胺碘酮或普鲁卡因胺
      - 考虑心内科会诊

血管通路建立/给药途径

- 静脉
  - 首选途径

- 骨髓腔
  - 在静脉通路无法建立时是安全有效的
  - 起效时间与静脉类似
  - 心搏骤停时若静脉通路无法建立,建议通过该途径给药
- 气管内
  - 如果无法建立其他途径给药通路,可以使用
  - 可以通过气管内插管给予的药物
    - 利多卡因
    - 阿托品
    - 肾上腺素
    - 纳洛酮只有少量案例证据支持
  - 推荐剂量＝2.5×标准剂量,混合 5 mL 生理盐水随着 5 次通气给药
    - 最佳剂量未知
      - 气管插管型号(1～8 岁)＝(年龄＋4)／4

儿童用药剂量			
药物	适应证	静脉剂量	气管内剂量
环磷腺苷	SVT	0.1 mg/kg,追加 0.2 mg/kg (最大剂量 12 mg)	
胺碘酮	无脉 VF/VT	5 mg/kg;追加至 15 mg/kg 或 300 mg	
阿托品	心动过缓	0.02 mg/kg q5 min,幼儿最大剂量 1 mg,青少年最大剂量 2 mg 注意:剂量<0.1 mg 可能导致矛盾性心动过缓	0.04～0.06 mg/kg
氯化钙	低钙血症、高钾血症、高镁血症	20 mg/kg 最大单次剂量:2 g	

儿童用药剂量			
药物	适应证	静脉剂量	气管内剂量
多巴酚丁胺	收缩性心衰	2.5～15 μg/(kg·min)	
多巴胺	低血压	1～20 μg/(kg·min)	
肾上腺素	心搏骤停	0.01 mg/kg(0.1 mL/kg 1：10000) q3～5 min,最大剂量 1 mg	0.1 mg/kg (0.1 mL/kg 1：1000)稀释到 1～2 mL,最大剂量 10 mg
	低血压	0.1～1 μg/(kg·min)	
	过敏	0.01 mg/kg q20 min	
葡萄糖/右旋糖酐	低血糖	0.5～1 g/kg	
利多卡因	难治 VT	1 mg/kg,最大剂量 100 mg	2～3 mg/kg
	PVC	20～50 μg/(kg·min)静脉输注	
镁	低镁血症、尖端扭转型室速	25～50 mg/kg 在 10～20 min 内,最大剂量 2 g	
纳洛酮	麻醉药物过量	完全逆转:年龄<5 岁或者体重<20 kg 者剂量为 0.1 mg/kg 年龄≥5 岁或者体重>20 kg 者剂量为 2 mg	尽量不选取该方式,支持数据较少

急救流程

儿童用药剂量			
药物	适应证	静脉剂量	气管内剂量
普鲁卡因胺	房性或室性心律失常	15 mg/kg	
碳酸氢钠	心搏骤停	1 mEq/kg（建立通气后）	
	代谢性酸中毒	基础缺失×体重（kg）×0.3	
维拉帕米	SVT	年龄＜1 岁：0.1～0.2 mg/kg 在 2 min 内 q30 min；年龄为 1～15 岁：0.1～0.3 mg/kg,最大剂量 5 mg,15 min 追加,最大剂量 10 mg	

术前评估	
What is your name?	你叫什么名字?
What surgery are you having today?	你今天要做什么手术?
Where does it hurt?	哪里不舒服?
How old are you?	你年纪多大了?
How much do you weigh in pounds?	你体重是多少?
Are you pregnant?	你怀孕了吗?
Are you allergic to anything?	你对什么东西过敏吗?
Do you take any medications regularly?	你有什么长期吃的药物吗?
Have you ever been hospitalized?	你是否住过院?
Have you had surgery in the past?	你以前是否做过手术?
Do you have any heart problems?	你有什么心脏相关问题吗?
Do you get chest pains?	你有过胸痛病史吗?
Have you ever had a heart attack?	你有过心脏事件吗?
Can you walk two flights of stairs?	你能爬两层楼梯吗?
Do you have problems with your lungs?	你有无肺相关疾病呢?
Do you have asthma?	你有哮喘病史吗?
Do you feel short of breath when walking?	你走路时是否感觉气短?
Do you have acid reflux?	你有反酸、烧心症状吗?
Do you feel nauseous?	你有恶心的症状吗?
Have you vomited? When was the last time?	你是否吐过? 上次吐是什么时候?

术前评估	
Do you have diabetes?	你有糖尿病吗?
Do you have any problems with your kidneys?	你有肾脏相关疾病吗?
Has anyone told you it was difficult to place a breathing tube?	有人告诉过你很难气管插管吗?
Have you ever had any problems with anesthesia?	你曾在麻醉中遇到什么问题吗?
Has anyone in your family ever had problems with anesthesia?	你的家人曾在麻醉中遇到过什么问题吗?
When did you last eat or drink?	你上一次吃饭喝水是什么时候?
What questions do you have about the anesthesia plan today?	关于今天的麻醉你还有什么问题想要咨询吗?

体格检查	
Open your mouth,please.	请张开嘴
Do you have full range of motion of your neck?	你可以自由活动你的颈椎吗?
Move your toes,please.	请活动一下脚趾
Squeeze my hands,please.	请握一下我的手
Breathe deeply through your mouth.	用嘴深呼吸

诱　导	
If possible,can you move over to the OR table?	如果可以,你能否自己移到手术床上来呢?
We can assist you if needed.	如果需要我们可以辅助你
Don't worry.	别担心
Take a deep breath.	深呼吸

诱 导	
Please breath normally through this mask. It's just oxygen.	你可以通过这个面罩正常呼吸，这只是氧气
You might feel some burning in your IV. This is normal.	你可能觉得输液的手有点疼，这是正常的
You will start to feel sleepy now.	你现在可能觉得有点困了
You're going to feel some pressure on your neck.	你可能会觉得有东西压在你的脖子上
Everything is OK.	一切都很好
We will take good care of you.	我们会照顾好你的

苏 醒	
Open your eyes.	睁开眼睛
Take a deep breath.	深呼吸
Squeeze my left hand/right hand.	抓住我的左手/右手
Do you have any pain? Where?	你觉得疼吗？哪里疼？
Your surgery is over.	你的手术已经结束了
You are still in the operating room.	你还在手术室内
We are going to the recovery room now.	我们正准备将你送到恢复室

一、心脏循环系统

心输出量(cardiac output,CO)

氧耗(L/min)=CO (L/min)×动静脉(arteriovenous,AV)氧浓度差

CO=氧耗/AV 氧浓度差

氧耗是必须计算的(可以估算为 125 mL/(min·m^2),但并不精确)

AV 氧浓度差=Hb(g/dL)×10(dL/L)×1.36(mL/g)(每克血红蛋白所携带 O_2)×(SaO_2−SvO_2)

SaO_2可以通过动脉血样本来测量(一般为 93%~98%)

$S_{mv}O_2$(混合静脉血氧饱和度)可以通过右心房(RA)、右心室(RV)或肺动脉导管来测量(假设没有分流)(正常<75%)

$$\text{心输出量(L/min)}=\frac{\text{氧耗}}{Hb(g/dL)\times13.6\times(SaO_2-S_{mv}O_2)}$$

分流

$$Q_p=\frac{\text{氧耗}}{\text{肺静脉血氧饱和度}-\text{肺动脉血氧饱和度}}$$

(如果没有右向左分流,肺静脉血氧饱和度≈SaO_2)

$$Q_s=\frac{\text{氧耗}}{SaO_2-\text{混合静脉血氧饱和度}}$$

(MVO$_2$无限地接近左侧,约等于右侧分流)

$$\frac{Q_p}{Q_s}=\frac{SaO_2-S_{mv}O_2}{\text{肺静脉血氧饱和度}-\text{肺动脉血氧饱和度}}$$

$$\approx\frac{SaO_2-S_{mv}O_2}{SaO_2-\text{肺动脉血氧饱和度}}$$

(如果只有左向右,没有右向左分流)

瓣膜面积

Gorlin 公式:

$$\text{瓣膜面积}=\frac{CO/(\text{DEP 或 SEP})\times HR}{44.3\times\text{常数}\times\sqrt{\Delta P}}$$

(常数=主动脉瓣为 1,二尖瓣为 0.85)

Hakki 公式：

$$瓣膜面积 = \frac{CO}{\sqrt{\Delta P}}$$

冠状动脉解剖

左冠状动脉

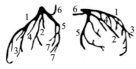

右冠状动脉

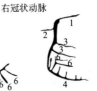

左斜前位观　　右斜前位观　　　左斜前位观　　　右斜前位观

1. 左前降支(LAD)　　1. 右圆锥支
2. 中间支　　　　　　2. 窦房结支
3. 对角支　　　　　　3. 钝缘支
4. 间隔支　　　　　　4. 后降支(PDA)
5. 左回旋支 (LCx)　 5. 房室结支
6. 左房回旋支　　　　6. 左室后支(PLA)
7. 钝缘支

图 1　冠状动脉

（引自 Grossman WG. *Cardiac Catheterization and Angiography*. 4th ed. Philadelphia,PA:Lea & Febiger,1991. with permission）

二、呼吸系统

无效腔＝通气但无灌注的肺单位

肺内分流＝有灌注但无通气的肺单位

肺泡气体公式：

$$P_A O_2 = [F_i O_2 \times (760 - 47)] - \frac{PaCO_2}{R}(R \approx 0.8)$$

$$P_A O_2 = 150 \frac{PaCO_2}{0.8}(吸入空气氧浓度)$$

肺泡动脉(A-a)**血氧梯度**＝$P_A O_2 - PaO_2$[正常肺泡动脉血氧梯度≈4＋(年龄/4)]

每分通气量(minute ventilation，VE)＝潮气量(tidal volume，V_T)×呼吸频率(respiratory rate,RR)(正常 4～6 L/min)

潮气量(V_T)＝肺泡腔(V_A)＋无效腔(V_D)

潮气量的一部分是无效腔通气

$$\left\{\frac{V_D}{V_T}\right\} = \frac{PaCO_2 - P_{expired}CO_2}{PaCO_2}$$

$$PaCO_2 = k \times \frac{CO_2 产生总量}{肺泡通气} = k \times \frac{V_{CO_2}}{RR \times V_T \times \left(1 - \frac{V_D}{V_T}\right)}$$

三、泌尿系统

阴离子间隙（anion gap, AG）= $Na - (Cl + HCO_3)$（正常 = $[alb]$ $\times 2.5$；一般为（12 ± 2）mEq）

$\Delta\Delta = [\Delta AG（例如，计算的 AG - 预期 AG）/\Delta HCO_3（例如，24 - 测量的 HCO_3）]$

尿阴离子间隙（urine anion gap, UAG）= $(U_{Na} + U_K) - U_{Cl}$

计算渗透压 = $(2 \times Na) + \left(\frac{glc}{18}\right) + \left(\frac{BUN}{2.8}\right) + \left(\frac{EtOH}{4.6}\right)$

渗透压间隙（osmolar gap, OG）= 测量的渗透压 - 计算的渗透压（一般小于 10）

估算的肌酐清除率 = $\frac{[140 - 年龄（岁）] \times 体重（kg）}{血浆肌酐（mg/dL） \times 72}$（$\times 0.85$ 女性）

Na 的泌过分数（FE_{Na}, %）= $\left[\frac{\frac{U_{Na}(mEq/L)}{P_{Na}(Eq/L)} \times 100\%}{\frac{U_{Cr}(mg/mL)}{P_{Cr}(mg/dL)} \times 100\%(mL/dL)}\right] = \frac{\frac{U_{NA}}{P_{NA}}}{\frac{U_{Cr}}{P_{Cr}}}$

高血糖时的血 Na 纠正

所有患者均可以估算：纠正 Na = 测量的 Na +

$$\left[\frac{2.4 \times （计算的 glc - 100）}{100}\right]$$

但是，Na 离子的改变仍取决于血糖（*Am J Med.* 1999；106：399）

血糖范围在 $100 \sim 440$ mg/dL 时，每升高 100 mg/dL，ΔNa 为 1.6 mEq

血糖范围超过 440 mg/dL 时，每升高 100 mg/dL，ΔNa 为 4 mEq

全身的水含量（total body water, TBW）= $0.60 \times IBW$（女性或

老人为 0.85)

$$游离水缺失 = TBW \times \left(\frac{[Na]_{serum} - 140}{140} \right) \approx \left(\frac{[Na]_{serum} - 140}{3} \right)$$

(70 kg 体重者)

跨小管血钾梯度差(transtubular potassium gradient,TTKG)

$$= \frac{\dfrac{U_K}{P_K}}{\dfrac{U_{Osm}}{P_{Osm}}}$$

四、血液系统

肝素治疗血栓栓塞	
80 U/kg 推注 18 U/(kg·h)	
PTT	调整
<40	推注 5000 U,上升率 300 U/h
40~49	推注 3000 U,上升率 200 U/h
50~59	上升率 100 U/h
60~85	无改变
86~95	下降率 100 U/h
96~120	维持 30 min,下降率 150 U/h
>120	维持 60 min,下降率 200 U/h

Circulation,2001;103:2994

肝素治疗急性冠脉综合征
STEMI 纤溶治疗
60 U/kg 推注(最大剂量 4000 U)
12 U/(kg·h)(最大剂量 1000 U/h)
UA/NSTEMI
60~75 U/kg 推注(最大剂量 5000 U)
12~15 U/(kg·h)(最大剂量 1000 U/h)

肝素治疗急性冠脉综合征	
PTT	调整
<40	推注 3000 U,上升率 100 U/h
40~49	上升率 50 U/h
50~70	无改变
71~85	下降率 50 U/h
86~100	维持 30 min,下降率 100 U/h
101~150	维持 60 min,下降率 150 U/h
>150	维持 60 min,下降率 300 U/h

· 每次调整计量后,复查 PTT q6 h(肝素半衰期为 90 min)
· 治疗期间每天一次或一天两次复查 PTT
· 每天复查 CBC(确保 Hct 及 Plt 数值稳定)

其他

理想体重(ideal body weight,IBW)=[50 kg(男)或 45.5 kg(女)] + 2.3 kg

全身体表面积(body surface area,BSA,m²)

$$=\sqrt{\frac{身高(cm)\times 体重(kg)}{3600}}$$

敏感性和特异性计算

		疾	病
		出现	未出现
检测	+	a(真+)	b(假+)
	-	c(假-)	d(真-)

发病率$=\dfrac{所有患病}{所有患者}=\dfrac{a+b}{a+b+c+d}$

$$敏感性 = \frac{真阳性}{所有患病} = \frac{a}{a+c} \qquad 特异性 = \frac{真阴性}{所有未患病} = \frac{d}{b+d}$$

$$阳性预测价值（P 值） = \frac{真阳性}{所有阳性} = \frac{a}{a+b}$$

$$阴性预测价值（P 值） = \frac{真阴性}{所有阴性} = \frac{d}{c+d}$$

$$精确度 = \frac{真阳性 + 真阴性}{所有患者} = \frac{a+d}{a+b+c+d}$$

$$阳性似然比 = \frac{真阳性率}{假阳性率} = \frac{Se}{1-Sp}$$

$$阴性似然比 = \frac{假阴性率}{真阳性率} = \frac{1-Se}{Sp}$$

$$优势比 = \frac{或然率}{1-或然率} \qquad 或然率 = \frac{优势比}{优势比+1}$$

$$再测试优势比 = 目前优势比 \times LR$$

麻醉设备检查

正规的检查必须在麻醉系统符合标准的前提下进行,而正规的麻醉系统应当包括可升降风箱及以下监护设备:心电监护、脉搏监护、脉氧饱和度分析、潮气量以及气道压力监测及高低压报警设备。

- 备用的通气设备是完好有功能的
- 高压系统
  - 检查氧气筒氧供*
  - 检查中心管道氧供*
- 低压系统
  - 检查低压力系统的初始状态*
  - 检查低压力系统是否漏气*
  - 打开机器开关及其他电力设备*
  - 检查流量仪*
- 调节和检查回收系统*
- 呼吸回路系统
  - 校准氧气监测仪*
  - 检查呼吸回路系统的初始状态
  - 检查呼吸回路是否漏气
- 检查手动通气和机械通气系统以及单向阀门
- 检查、校准以及设定所有监护仪的报警限制
- 检查机器的最终状态
  - 挥发罐已关闭*
  - APL 阀打开
  - 转换器换到手控模式
  - 所有流量仪归零
  - 患者的吸引装置准备合适
  - 呼吸系统可以使用

注:* 提示如果一个麻醉机已经在一台麻醉手术中成功使用,以上星号的步骤不用再次重复检测

麻醉前手术室准备:"SOAP M"

S：Suction 吸引器

确认负压吸引器打开,与过滤桶连接牢固,保证足够的气流

O：Oxygen 氧气

检查壁氧连接完好,并确保供氧管道压力在 $50\sim55$ Pa

检查麻醉机后备氧气筒有足够氧气(>1000 Pa)

校准氧气传感器

确保气囊-活瓣-面罩装置随手可得

A：Airway 气道

检查喉镜和手柄

选择合适型号的气管导管,检查套囊有无漏气,并确保有气管导管管芯

备好备用喉罩口咽通气道、牙垫、胶带、听诊器

P：Pharmacy 药物

准备好当例麻醉所需药物(包括镇静药物、诱导药物、肌松药物)

备好抢救药物(肾上腺素、阿托品、琥珀胆碱)

确保蒸发罐已充满

备好合适的抗生素

准备好可用的药物输液泵并设置好合适的泵速

M：Machine / Monitors 机器/监护仪

检查麻醉机

检查监护仪:合适型号的血压袖带;可以使用的脉氧饱和度监护;心电监测仪以及电极片;神经刺激仪

保温设备以及输液加温器;根据情况准备好有创动脉压、中心静脉压、肺动脉压及脑电图监测

附录 C：恶性高热的治疗

诊断以及相关问题

恶性高热的症状

- 呼气末二氧化碳浓度升高
- 躯干或全身强直,咬肌痉挛,牙关紧闭
- 心动过速/呼吸急促
- 合并呼酸和代酸
- 体温升高(一般最后才出现)
- 肌红蛋白尿

在年轻患者中突发未预料的心搏骤停

- 推测存在高钾血症及初始的治疗
- 监测 CK、肌红蛋白、ABGs,直到恢复正常
- 考虑丹曲林治疗
- 其次再考虑罕见骨骼肌疾病(如肌营养不良症)
- 复苏抢救较困难且需要较长时间

使用琥珀胆碱后的咬肌痉挛和牙关紧闭

- 是很多恶性高热患者的早期症状
- 当四肢肌肉出现强直时,立即开始丹曲林治疗
- 当急诊手术时,可以继续使用不会诱发恶性高热的药物,密切监护和评估
- 立即检测 CK 数值,并每 6 h 重复一次,直到恢复正常。观察有无尿色加深或酱油色尿,如果出现,立即采样检测肌红蛋白

急性期的处理

1. 呼救,迅速获取丹曲林,通知外科医生

- 停止吸入麻醉以及琥珀胆碱的使用
- 纯氧高流量通气,流速为 10 L/min 或以上
- 立即停止手术,如果急诊手术,可以继续使用不会诱发恶性高热的药物

- 不要浪费时间更换环路和 CO_2 的吸收系统

2. 丹曲林
- 新剂型：**Ryanodex**（利阿诺定，丹曲林钠）
  - 混合每安瓿 250 mg 的丹曲林和 5 mL 灭菌水（不是生理盐水）
  - 静脉推注，2.5 mg/kg
  - 可根据需要追加，最大剂量为 10 mg/kg
- 传统剂型：**Dantrium**（丹曲林）/**Revonto**（丹曲林钠）
  - 混合每安瓿 20 mg 的丹曲林和 60 mL 灭菌水（不是生理盐水）
  - 静脉推注，2.5 mg/kg 每 5 min 静脉注射直至症状缓解
  - 持续输注至最大剂量 10 mg/kg

3. 碳酸氢盐治疗酸中毒
- 血气结果暂时不可获取时用量为 1~2 mEq/kg

4. 降温　如果患者核心体温高于 39 ℃，降温，灌洗体腔、胃、膀胱、直肠。体表冰敷，静脉注射冷生理盐水，核心体温小于 38 ℃ 时停止降温，并防止温度低于 36 ℃

5. 心律失常　通常出现于高钾血症以及酸中毒的治疗时
- 使用常规的治疗心律失常药物，**避免使用钙通道阻滞剂，因为与丹曲林一起使用会诱发高钾血症或心搏骤停**

6. 高钾血症——过度换气，碳酸氢盐、葡萄糖/胰岛素、钙等治疗
- 碳酸氢盐：1~2 mEq/kg 静脉注射
- 胰岛素：**对儿童来说**，胰岛素 0.1 U/kg 混合 1 mL/kg 50％葡萄糖静脉注射；**对成人来说**，常规 10 U 胰岛素混合 50 mL 50％葡萄糖静脉注射
- 对致命性高钾血症可使用氯化钙 10 mg/kg 或者葡萄糖酸钙 10~50 mg/kg
- 每小时监测血糖水平

7. 继续监测治疗　持续监测呼气末二氧化碳、电解质、血气、CK、核心温度、尿量及其颜色、凝血功能。如果 CK 和（或）血钾短时间内迅速升高或者尿量减至少于 0.5 mL/(kg·h)，给予利尿剂增加尿量大于 1 mL/(kg·h)，并给予碳酸氢盐

碱化尿液,避免出现肌红蛋白尿导致肾衰

- 静脉血气(如股静脉)对于高代谢状态的评估价值优于动脉血气
- 必要时行中心静脉压或者肺动脉压监测,并记录每分通气量
- 置入导尿管进行尿量监测

急性后期

1. 患者在 ICU 观察至少 24 h,以避免再次复发
2. 丹曲林每 4～6 h 静脉推注 1 mg/kg 或者 0.25 mg/(kg · h) 持续泵注至少 24 h
3. 监测重要脏器以及上述实验室检查(见以上第七条)
   - 每出现临床症状改变时监测动脉血气
   - 每 8～12 h 监测 CK;如数值呈下降趋势,可延长监测间隔时间
4. 监测尿肌红蛋白,早期开始治疗,以预防肌红蛋白沉淀堵塞肾小管从而导致肾衰。CK 水平高于 10000 IU/L 可能是横纹肌溶解以及肌红蛋白尿的假性征象。可根据 ICU 诊疗规划治疗急性横纹肌溶解以及肌红蛋白尿(利尿并水化尿液,使尿量达到 2 mL/(kg · h)以上,同时使用静脉输注碳酸氢钠碱化尿液,同时密切监测尿及血浆 pH 值)
5. 建议患者及家庭对恶性高热提高关注和警惕,并上报美国恶性高热协会

A

abciximab, 阿昔单抗

abdominal aortic aneurysm (AAA) repair, 腹主动脉瘤修补术

  acute kidney injury, prevention of, 急性肾损伤的预防

  aortic cross-clamping, 主动脉阻断

    derangements with release of, 解除阻断后的紊乱

    effects of decreased perfusion from, 灌注下降的影响

    hemodynamic derangements with, 血流动力学紊乱

    management before, 阻断前管理

  indications, 指征

  lines and monitors, 通路和监护

  postclamp management, 阻断后管理

  preoperative evaluation, 术前评估

  preparation for clamp release, 解除阻断准备

  spinal cord ischemia, prevention of, 脊髓缺血的预防

abdominal surgery, 腹部手术

  anesthetic management, 麻醉管理

  epidural catheter insertion, 硬膜外导管置入

  fluid management, 液体管理

  intraop problems, 术中问题

  muscle relaxation, 肌松

  nitrous oxide, use of, 氧化亚氮的使用

  preoperative evaluation, 术前评估

acarbose, 阿卡波糖

ACC/AHA guideline for STEMI, ACC/AHA STEMI 指南

acetaminophen, 对乙酰氨基酚

acetazolamide, 乙酰唑胺

acetylsalicylic acid, 乙酰水杨酸

acid-base analysis, 酸碱分析

activated clotting time (ACT), 活化凝血时间

acute coronary syndromes, 急性冠脉综合征

algorithm,处理流程

　　treatment of,治疗

acute kidney injury,急性肾损伤

　　intrinsic,内源性

　　postrenal,肾后性

　　prerenal,肾前性

acute lung injury (ALI),急性肺损伤

acute physiology and chronic health evaluation (APACHE),急性生理和慢性健康评估

acute respiratory distress syndrome (ARDS),急性呼吸窘迫综合征

acute spinal cord injury (ASCI),急性脊髓损伤

　　steroid therapy for,类固醇激素治疗

adductor canal block,收肌管阻滞

adenoidectomy,腺样体切除术

adenosine,腺苷

adjustable pressure limiting valve (APL),可调限压阀

adrenal insufficiency,肾上腺功能不全

adrenergic agonists,肾上腺素能激动剂

adrenergic antagonists,肾上腺素能拮抗剂

adrenergic receptor sites and action,肾上腺素受体位点和作用

adrenogenital syndrome,肾上腺性征综合征

adult cardiac arrest algorithm,成人心搏骤停处理流程

advanced cardiac life support (ACLS),高级心脏生命支持

　　bradycardia algorithm,缓慢型心律失常处理流程

　　cardiac arrest circular algorithm,心搏骤停循环处理流程

　　tachycardia with a pulse algorithm,有脉快速型心律失常处理流程

aesthetic surgery,anesthesia for,麻醉手术

afterload,前负荷

airway complications,气道并发症

　　incidence,发生率

　　management,管理

    prevention,预防

    risk factors,危险因素

airway devices 气道设备

    airway bougie,气道弹条

    difficult mask ventilation,困难气道通气

    endotracheal tube,气管插管

    flexible fiberoptic bronchoscopes,纤维支气管镜

    laryngeal mask airways,喉罩

    light wand,光棒

    mask airways,面罩

    open/nasal airways,开放/经鼻气道

    retrograde tracheal intubation,逆行气管插管

    rigid laryngoscopes,刚性喉镜

    video laryngoscopes,可视喉镜

airway fire,气道起火

airway management,气道管理

    anatomy,解剖

    assessment,评估

    awake flexible fiberoptic intubation,清醒经纤支镜插管

    devices,设备

    difficult airway algorithm,困难气道处理流程

    extubation,techniques of,拔管技术

    innervation,神经支配

    nasotracheal intubation,经鼻气管插管

    orotracheal intubation,经口气管插管

    transtracheal procedures,插管步骤

airway pressure,气道压

albumin,白蛋白

albuterol,沙丁胺醇

alcohol abuse 酒精滥用

    anesthetic considerations,麻醉考虑

    multisystem involvement in,多系统受累

    postop considerations,术后考虑

中英文对照

preop evaluation,术前评估

alfentanil,阿芬太尼

allodynia,痛觉过敏

Alpert's syndrome,Alpert 综合征

α agonists,α 受体激动剂

α2 agonists,for chronic pain,α2 受体激动剂,针对慢性疼痛

α-blockers,α 受体拮抗剂

ambulatory anesthesia,救护车麻醉

    multimodal pain management strategy,多模式镇痛策略

    outpatient setting,pain issues for,门诊中的疼痛问题

    patient/procedure selection,患者/方案选择

    postoperative nausea and vomiting,术后恶心呕吐

    postop pain management,术后疼痛管理

amiodarone,胺碘酮

amitriptyline,阿米替林

amnesia,健忘症

amrinone,氨力农

analgesia,镇痛

analgesics,镇痛药

anaphylaxis,过敏

    clinical manifestation,临床表现

    diagnosis,诊断

    prevention,预防

    treatment,治疗

anesthesia 麻醉

    components of,组成部分

    techniques,技术

anesthesia dolorosa,麻醉的痛苦

anesthesia machine,麻醉机

    checkout,核查

    flow control in,流量控制

    leak tests,漏气实验

    to patient,连接患者

anesthetic gases,preventing OR pollution with,麻醉气体,预防
手术室污染

anion gap（AG）,血气

ankle surgery,踝部手术

antacids,dose and onset,抗酸剂,剂量和起始

anterior scalene muscle（ASM）,前斜角肌

anterior superior iliac spine（ASIS）,髂前上棘

antiarrhythmics,抗心律失常药

antibiotics,抗生素

 abdominal wall hernia repair and,腹壁疝修补术

 cardiac surgery and,心脏手术

 GI surgery and,消化道手术

 head and neck surgery and,头颈部手术

 interventional pain and,疼痛介入治疗

 interventional radiology and,放射介入

 neurosurgery and,神经外科手术

 obstetrical/gynecologic surgery and,妇产科手术

 orthopedic surgery and,骨科手术

 plastic surgery and,整形手术

 in renal failure,肾衰竭

 for surgical site infection prophylaxis,手术切口感染预防

 thoracic surgery and,胸部手术

 urologic surgery and,泌尿系手术

 vascular surgery and,血管手术

anticholinergics,抗胆碱能药物

anticholinesterases,抗胆碱酯酶药物

anticoagulants,in perioperative period,围手术期抗凝药物

antidepressants,for chronic pain,抗抑郁药治疗慢性疼痛

antidiabetics,降糖药

antidiuretic hormone（ADH）,抗利尿激素（血管升压素）

antiemetics,止吐药

dose and onset,剂量和起始

antifibrinolytics,抗纤溶药

antihistamines,抗组胺药

antihypertensives,in perioperative period,围手术期降压药

anxiety,treatment of,焦虑的治疗

aortic regurgitation,主动脉反流

aortic stenosis,主动脉狭窄

APACHE. acute physiology and chronic health evaluation,急性生理和慢性健康评估

Apgar Score,Apgar 评分

apixaban,阿哌沙班

apnea of prematurity,早产儿窒息

appendectomy 阑尾切除术

  anesthetic management,麻醉管理

  postop care,术后管理

  preop evaluation,术前评估

aprepitant,阿瑞匹坦

aprotinin,抑肽酶

arachnodactyly,蜘蛛样指综合征

ARDS 急性呼吸窘迫综合征

argatroban,阿加曲班

arterial access,动脉通路

  complications,并发症

  contraindications,禁忌证

  indications,指征

  technique,技术

arterial blood pressure (ABP) monitoring,动脉血压监测

arterial cannulation 动脉置管

  disadvantage,缺点

  site of,部位

arterial line,动脉通路

  monitoring,hazards of,监测风险

  safety flushing,冲洗的安全性

arteriovenous malformations (AVMs),动静脉畸形

ASA physical status classification,ASA 生理状态分级

aspiration,diagnosis and treatment of,误吸的诊断和治疗

aspirin,阿司匹林

ASRA regional anesthesia & anticoagulation guidelines,区域阻

  滞和抗凝指南

asthma,哮喘

  diagnosis and treatment of,诊断与治疗

ataxia-telangiectasia,共济失调-毛细血管扩张综合征

atelectasis,diagnosis and treatment of,肺不张的诊断和治疗

atracurium,阿曲库铵

atrial fibrillation,房颤

atrial flutter,房扑

atrial septal defect（ASD）,房间隔缺损

atrioventricular block,房室传导阻滞

  Mobitz type Ⅰ（Wenckebach）,Mobitz Ⅰ型

  Mobitz type Ⅱ,Mobitz Ⅱ型

atrioventricular conduction system,房室传导系统

atropine,阿托品

atropine sulfate,硫酸阿托品

autonomic hyperreflexia,自主反射亢进

AV reentrant tachycardia,房室折返性心动过速

awake fiberoptic intubation,清醒纤支镜插管

  indications,指征

  premedications,术前用药

  technique,技术

awareness,清醒

B

baclofen,巴氯芬

Bain circuit,脑回路

  advantages of,优势

  disadvantages of,劣势

balanced anesthetic technique,平衡麻醉技术

barbiturates,in renal failure,巴比妥在肾衰竭中的应用

bariatric surgery,肥胖治疗手术

中英文对照

airway management,气道管理

anesthetic technique,麻醉技术

general considerations,综合考虑

monitoring,监测

postop complications,术后并发症

preanesthetic considerations,麻醉前考虑

types of,类型

Beckwith syndrome,Beckwith 综合征

benadryl,苯海拉明

benzodiazepines,苯二氮䓬类

dose and onset,剂量和起始

in renal failure,肾衰竭中的应用

β-blockers,β受体阻滞剂

perioperative,围手术期

bicarbonate,碳酸氢盐

Bier block,Bier 阻滞

bilateral sequential lung transplantation（BSLT）,序贯式双肺移植

bioterrorism and chemical warfare agents,生物恐怖主义与化学战争试剂

bivalirudin,比伐卢定

biventricular pacemaker,双心室起搏器

bleeding disorders（coagulopathies）,出血性疾病（凝血功能障碍）

blepharoplasty,眼睑成形术（提上睑术）

blood,arterial O$_2$ content,血液,动脉氧含量

blood components,血液成分

blood loss 失血

allowable,允许性

in orthopedic surgery,骨科手术

in surgical sponges,手术棉垫

blood pressure monitoring,noninvasive,无创血压监测

blood products,血液制品

blood typing tests,血型检测

blood volume,average,平均血容量

body surface area (BSA),体表面积

bosentan,波生坦

Boyle's Law,Boyle 定律

brachial plexus blocks,臂丛阻滞

    axillary,腋窝

    indications,指征

    infraclavicular,锁骨下

    supraclavicular,锁骨上

    upper extremity,peripheral nerves of,上肢,周围神经

bradyarrhythmias,缓慢型心律失常

bradycardia,心动过缓

    algorithm,ACLS,处理流程,高级心脏生命支持

    diagnosis,诊断

    treatment,治疗

brain death,脑死亡

    criteria,标准

    definition of,定义

brain function monitoring,脑功能监测

    advantages and disadvantages,优点和缺点

    analgesia and,镇痛

    and awareness,清醒

brainstem auditory evoked potentials(BAEPs),脑干听觉诱发电位

breathing circuit,呼吸回路

    airway pressures,气道压

    Bain circuit,脑回路

    circle system,回路系统

    closed circuit anesthesia,闭合回路麻醉

    increased airway pressures,高气道压

    Mapleson breathing circuits,Mapleson 呼吸回路

    open breathing systems,开放呼吸回路

breech delivery, anesthetic implications of, 臀位分娩的麻醉

brief pain inventory (BPI), 简明疼痛量表

bronchial blockers, 支气管阻滞剂

bronchopulmonary dysplasia (BPD), 支气管肺发育不良

bronchoscopy, 支气管镜

bronchospasm, 支气管痉挛

    causes, 原因

    management, 管理

B-type natriuretic peptide (BNP), B 型尿钠肽

BUN, 血尿素氮

bundle branch blocks, 束支传导阻滞

bupivacaine, 丁哌卡因

buprenorphine, 丁丙诺啡

    and naloxone, 纳洛酮

burn, 烧伤

    management 管理

        airway and respiratory management of, 气道和呼吸管理

        cardiovascular and fluid management of, 心血管和液体管理

        evaluation and management of, 评估和管理

        Parkland formula, Parkland 公式

        pathophysiology of, 病理生理

    surgery, anesthesia for, 手术麻醉

    surgical fire, 手术室起火

butorphanol, 布托啡诺

C

C-A-B (chest compressions, airway, breathing), adult ACLS, 胸外按压，气道，呼吸，成人高级心脏生命支持

cadaveric organ grafts, 尸体器官移植

calcium, 钙

calcium channel blockers (CCB), 钙通道阻滞剂

    cardiovascular effects of, 心血管作用

calcium chloride, 氯化钙

calcium gluconate,葡萄糖酸钙

cancer pain,癌痛

capnogram,phases of,二氧化碳波形,分期

capnography,二氧化碳波形图

    hazards of,风险

    indications for,指征

carbachol,卡巴胆碱

carboprost tromethamine,卡前列素氨丁三醇

carcinoid tumors,类癌肿瘤

cardiac arrest algorithm,心搏骤停处理流程

    adult,成人

    pediatric,儿童

cardiac arrest,in young patients,年轻患者中的心搏骤停

cardiac assessment algorithm for CAD,冠心病的心脏评估流程

    perioperative,围手术期

cardiac cycle,心动周期

cardiac output,心输出量

    formulae of,公式

    measurement of,测量

cardiac pharmacology,心脏药理学

cardiac reserve,心脏储备

cardiac risk prediction tools,心脏风险预测工具

cardiac surgery,anesthesia for,心脏手术的麻醉

cardiac transplantation,心脏移植

cardiopulmonary bypass (CPB),心肺转流术

    alpha stat vs. pH stat,α 稳态和 pH 稳定

    anesthetic considerations,麻醉考虑

        during bypass,转流过程中

        heparin,肝素

        prebypass,转流前

        protamine,鱼精蛋白

        during rewarming,复温过程

        sternotomy,胸骨切开术

failure to wean from,脱机失败

machine,机器

postop complications,术后并发症

potential catastrophes during,期间可能出现的危机情况

preanesthetic management,麻醉前管理

 fast-tracking in cardiac surgery,心脏手术中快速追踪

 induction,诱导

 monitoring/access,监测/通路

 premedication,术前用药

weaning off,脱机

cardiovascular agents,in renal failure,肾衰竭患者中的心血管用药

cardiovascular function,variables of,心血管功能变量

cardiovascular implantable electronic device (CIED)心血管植入式电子设备

 implantable cardiac defibrillator,植入式心脏除颤仪

 pacemaker,起搏器

cardiovascular physiology,normal,正常心血管生理

carisoprodol,卡利普多

carotid endarterectomy,颈动脉内膜切除术

 anesthetic techniques,麻醉技术

 brain monitoring,脑监测

 complications,并发症

 deep cervical block technique,颈深丛阻滞技术

 hemodynamic management,血流动力学管理

 indication,指征

 intraoperative shunting,术中分流

 perioperative complications,围手术期并发症

 superficial cervical block technique,颈浅丛阻滞技术

carotid stent placement,颈动脉支架植入

casopitant,卡索匹坦

cataract surgery,白内障手术

caudal anesthesia,骶管麻醉

celecoxib,塞来昔布

central pain,中枢痛

central sensitization,中枢敏化

central venous access,中心静脉通路

    complications,并发症

    contraindications,禁忌证

    indications,指征

    one-look technique

    real-time visualization,实时可视化

    technique,技术

    ultrasound-guided central line placement,超声引导下中心静脉置管

central venous lines,中心静脉导管

central venous pressure (CVP),中心静脉压

    features of,特点

    indications for,指征

    normal,正常值

    waveform abnormalities,波形异常

    waveform with ECG waveform,与心电图波形对比

cerebral blood flow (CBF),脑血流

cerebral metabolic rate (CMR),blood flow changes with,脑代谢及血流变化

cerebral perfusion pressure (CPP),脑灌注压

cervical cerclage placement,anesthesia for,宫颈环扎术的麻醉

cervical spine surgery,颈椎手术

cesarean delivery,anesthesia for,剖宫产麻醉

cherubism,家族性巨颌症

chloral hydrate,水合氯醛

chloroprocaine,氯普鲁卡因

chlorothiazide,氯噻嗪

cholecystectomy,胆囊切除术

    anesthetic management,麻醉管理

    postop care,术后管理

中英文对照

choline magnesium salicylate,水杨酸胆碱镁

cholinesterase inhibitors,胆碱酯酶抑制剂

Christmas disease,圣诞病

chronic renal failure,慢性肾功能不全

  causes,病因

  clinical features,临床表现

  stages,阶段

cisatracurium,顺式阿曲库铵

clevidipine,氯维地平

clonidine,可乐定

clopidogrel,氯吡格雷

closed-circuit anesthesia,闭环麻醉

coagulation,凝血

  disorders of,功能紊乱

  parameters,参数

  properties and antidotes for,性质和拮抗

  studies,研究

cocaine,可卡因

codeine,可待因

combined spinal-epidural (CSE) technique,腰-硬联合技术

complex regional pain syndrome (CRPS),复杂性区域疼痛综合征

  signs and symptoms of,体征和症状

  treatment,治疗

complications, of anesthesia 麻醉并发症

  airway/dental complications,气道/牙齿并发症

  burns,烧伤

  dental injuries,牙齿损伤

  electrocautery/electrosurgical unit,电凝/电刀

  magnetic resonance imaging,核磁共振

  perioperative blindness,围手术期失明

  peripheral nerve injury,周围神经损伤

  sites of injury,损伤部位

components,of anesthesia,麻醉组成部分

compressed gases,properties of,压缩气体性质

compression techniques,for adult & children,成人和儿童的按
　压技术

congenital diaphragmatic hernia (CDH),先天性膈疝

congenital syndromes,pediatric,儿童先天性综合征

congestive heart failure (CHF),充血性心力衰竭

conization of cervix,宫颈锥切术

Conn's syndrome,Conn 综合征

context-sensitive half-time,for opioids,阿片类药物时量相关半
　衰期

continuous mandatory ventilation(CMV),连续手动通气

continuous spinal anesthesia (CSA),连续蛛网膜下腔麻醉

COPD,慢性阻塞性肺疾病

coronary artery,冠状动脉

　disease,treatment of,疾病的治疗

　left main,左主干

　right main,右主干

coronary perfusion pressure (CPP),冠状动脉灌注压

corticospinal motor-evoked potentials(MEP),皮层脊髓运动诱
　发电位

costotransverse ligament (CTL),肋横突韧带

CPB. see cardiopulmonary bypass 心肺旁路(体外循环)

craniotomy,开颅手术

　anesthetic management,麻醉管理

　awake,清醒状态手术

　EEG frequency ranges,脑电频率范围

　emergence,苏醒

　general features,整体特征

　induction,诱导

　maintenance,维持

　posterior fossa operations,features of,后颅窝手术特点

　sitting,坐位

creatinine,肌酐

creatinine clearance,肌酐清除率

cretinism,呆小症

Cri-du-chat syndrome,Cri-du-chat 综合征

croup,伪膜性喉炎

cryoprecipitate,冷沉淀

crystalloids & colloids,晶体和胶体

CSF leak repair,脑脊液漏修补术

CT scan　CT 扫描

　　anesthetic considerations,麻醉考虑

　　general considerations,常见考虑

　　monitors,监测

　　percutaneous vertebroplasty,经皮椎体成形术

　　stereotactic brain biopsy,立体定向脑活检

Cushing's syndrome,库欣综合征

Cushing's triad,库欣三联征

cyanide toxicity,氰化物中毒

cyclobenzaprine,环苯扎林

cystectomy,膀胱切除术

　　anesthetic technique,麻醉技术

　　general considerations,常见考虑

　　monitoring/access,监测/入路

cystoscopy,膀胱镜检查

D

dabigatran,达比加群

dalteparin,达肝素

dantrolene,丹曲林

D-dimer,D-二聚体

dead space,无效腔

deep cervical plexus (DCP) block,颈深丛阻滞

deep venous thrombosis (DVT),深静脉血栓形成

delayed emergence,苏醒延迟

　　diagnosis,诊断

treatment,治疗

delirium,postoperative,术后谵妄

delta-delta,δ-δ

dental injuries 牙齿损伤

 incidence,发生率

 management,管理

 prevention,预防

 risk factors,危险因素

dermatome map,皮节分布图

desflurane,地氟烷

desflurane vaporizer,地氟烷挥发罐

desmopressin acetate (DDAVP),醋酸去氨加压素

dexamethasone,地塞米松

dexmedetomidine,右美托咪定

dextran,右旋糖酐

diabetes,anesthesia in,糖尿病患者的麻醉

 emergency surgery,急诊手术

 intraoperative management,术中管理

 postop,术后

 preoperative,术前

diabetes insipidus (DI),尿崩症

diabetic ketoacidosis,糖尿病酮症酸中毒

diabetic medications,in perioperative period,糖尿病的围手术期
用药

diameter index safety system (DISS),直径指数安全系统

diastole,舒张期

diazepam,地西泮

diclofenac,双氯芬酸

difficult mask ventilation,面罩通气困难

 risk factors for,危险因素

diffusion hypoxia,弥散性缺氧

digital nerve block,指神经阻滞

digoxin,地高辛

dilation and curettage (D&C),扩张和切除

dilation and evacuation (D&E),扩张和清宫术

diltiazem,地尔硫䓬

dimenhydrinate,茶苯海明

diphenhydramine,苯海拉明

dipyridamole,双嘧达莫

disseminated intravascular coagulation (DIC),弥散性血管内
凝血

    causes of,病因

    clinical features,临床特点

    laboratory features,实验室特点

    pathogenesis,病理机制

    treatment,治疗

distal angioplasty/thrombectomy,远端血管成形术/血栓切除术

diuretics,利尿剂

dobutamine,多巴酚丁胺

dolasetron,多拉司琼

donation after cardiac death (DCD),心脏死亡后捐献

dopamine,多巴胺

Down's syndrome,唐氏综合征

droperidol,氟哌利多

Duchenne muscular dystrophy,杜氏肌营养不良

duloxetine,度洛西汀

dysesthesia,感觉障碍

dysrhythmias,心律失常

E

ear,inner and mastoid,procedures on,内耳和乳突的操作

    anesthetic management,麻醉管理

    indications,指征

    special considerations,特殊考虑

    stapedectomy,镫骨切除术

ECG testing,心电图检测

echinacea,紫雏菊

echothiophate, for glaucoma, 用于青光眼的二乙氧磷酰硫胆碱

E-cylinders, color coding of, E-气缸的颜色编码

edrophonium, 腾喜龙

Edward's syndrome, 爱德华综合征

Ehlers-Danlos syndrome, 埃-当综合征

elbow surgery, 肘部手术

elderly, 老年患者

anesthesia for, 麻醉

cardiovascular system, 心血管系统

concerns & considerations, 需关注和考虑的问题

factors complicating drug administration, 药物的影响因素

nervous system, 神经系统

neuraxial/regional blocks, 神经轴索/区域阻滞

pharmacology, 药理学

POD and POCD

pulmonary system, 肺脏系统

renal system, 肾脏系统

electrical safety, 用电安全

electrocution, risk of, 用电事故的风险

electrosurgery, 电刀手术

ungrounded power, 未接地电源

electrocardiogram (ECG) interpretation 心电图解读

atrioventricular conduction system, 房室传导系统

lead placement & utility, 电极放置和应用

steps for, 步骤

ventricular arrhythmias, 室性心律失常

electrocardiogram (ECG) testing, 心电图检测

electroconvulsive therapy (ECT), 电休克疗法

agents, 药物

central intra-arterial thrombolysis/thrombectomy, 中心动脉内溶栓/血栓切除术

cerebral aneurysms, 颅内动脉瘤

deliberate hypertension, 控制性升压

deliberate hypotension,控制性降压

embolization of arteriovenous malformation,动静脉畸形的栓塞

    goals,目标

    management,管理

electrolytes,电解质

  serum and urine,血清和尿

electromyography (EMG),肌电图

electrosurgical units (ESU),外科电单位

emergence delirium,苏醒期谵妄

emergency algorithms 急诊处理流程

  adult cardiac arrest algorithm,成人心搏骤停处理流程

  adult drug dosages,成人药物剂量

  advanced cardiac life support (ACLS),高级心脏生命支持

  CPR,need of,心肺复苏的需求

  pediatric advanced life support(PALS),儿童高级生命支持

  pediatric drug dosages,儿童用药剂量

  vascular access/drug administration,血管通路和用药

emergency cesarean delivery,general 急诊剖宫产,总论

  anesthesia for,麻醉

EMLA cream,EMLA 乳膏

  pediatric dosing,儿童剂量

endocrine surgery,anesthesia for,内分泌手术的麻醉

endoscopy,内镜

endotracheal tube (ETT),气管插管

endovascular AAA repair (EVAR),血管内主动脉瘤修补

enhanced recovery after surgery (ERAS),加速康复外科

enoxaparin,依诺肝素

ephedra,麻黄

ephedrine,麻黄碱

epidural anesthesia,硬膜外麻醉

epidural hemorrhage,硬膜外出血

epidural opioids,阿片类硬膜外给药

epiglottitis,会厌炎

epinephrine,肾上腺素

epinephrine,racemic,外旋肾上腺素

epoprostenol,依前列醇

e-aminocaproic acid,e-氨基己酸

eptifibatide,依替巴肽

equipment,anesthesia,麻醉设备

 breathing circuit,呼吸回路

 electrical safety,用电安全

 gas supply,气源

 machine,机器

 medical gas supply,医用气源

 monitors,监测

ERCP (endoscopic retrograde cholangiopancreatography),内镜下逆行胆胰造影

esmolol,艾司洛尔

esophagectomy,食管切除术

estimated blood volume (EBV),预计出血量

ethacrynic acid,乙基丙烯酸

ethical issues & event disclosure 伦理问题和事件声明

 end-of-life issues,结束生命的问题

 informed consent,知情同意

 Jehovah's Witnesses,耶和华见证人

 pediatric/minor patient,儿童/小儿患者

etidocaine,依替卡因

etomidate,依托咪酯

evoked potentials,诱发电位

exenatide,艾塞那肽

extensor hallucis longus (EHL),拇长伸肌

extracellular fluid (ECF),细胞外液

 deficits,缺乏

extracorporeal membrane oxygenation(ECMO),体外氧合膜肺

extremity surgery,四肢手术

中英文对照

anesthetic options for,麻醉选择

extubation & emergence,拔管和苏醒

F

factor Ⅶa,活化Ⅶ因子

failed back surgery syndrome (FBSS),腰椎手术失败综合征

  evaluation,评估

  pathophysiology,病理生理机制

  treatment,治疗

familial periodic paralysis,家族性周期性瘫痪

famotidine,法莫替丁

Fanconi syndrome,范可尼综合征

fat embolus syndrome (FES),脂肪栓塞综合征

femoral nerve block,股神经阻滞

fentanyl,芬太尼

fentanyl transdermal,芬太尼透皮贴剂

fetal circulation,婴儿循环

fetal decelerations,胎心减速

feverfew,菊科植物

fiberoptic intubation (FOI),纤支镜插管

fibrin degradation products (FDP),纤维分解产物

fibromyalgia 纤维肌痛

  etiology,病因

  evaluation,评估

  incidence,发病率

  symptoms,症状

  treatment,治疗

Fick cardiac output,Fick 心输出量

Fick equation,Fick 等式

fluid management,液体管理

  assessing volume status,容量状态评估

  crystalloids & colloids,晶体与胶体

fluid compartments,液体间隙

  volume deficits,容量欠缺

麻醉口袋书

volume replacement,容量置换

fluid replacement,液体置换

flumazenil,氟马西尼

foot,toe,bunion surgery,足、趾、拇囊炎手术

foreign body aspiration,异物误吸

formulae 公式

    cardiology,心脏学

    hematology,血液学

    nephrology,肾脏学

    pulmonary,肺脏学

Frank-Starling relationship,Frank-Starling 曲线

fresh frozen plasma (FFP),新鲜冰冻血浆

fresh gas flow (FGF),新鲜气体流量

functional endoscopic sinus surgery (FESS),功能内镜下鼻窦手术

    anesthetic management,麻醉管理

    indications,指征

    special considerations,特殊考虑

    furosemide,呋喃苯胺

G

gabapentin,加巴喷丁

garlic,咖喱

gas supply,气源

gastric acid aspiration,胃酸误吸

    clinical manifestation,临床表现

    management,管理

gastric motility stimulator,胃动力促进剂

gastroschisis,腹裂

general anesthesia,全身麻醉

general surgery,anesthesia for,基本外科手术的麻醉

geriatrics. 老年患者

ginseng,高丽参

Glasgow Coma Scale,Glasgow 昏迷评分

glipizide,格列吡嗪

glucagon,糖原

glucose/dextrose,葡萄糖/右旋葡萄糖

glyburide,格列本脲

glycopyrrolate,格隆溴铵

goal-directed therapy (GDT),目标导向液体治疗

goldenseal,金印草

granisetron,格拉司琼

Guillain-Barré syndrome,Guillain-Barré 综合征

gynecologic surgery,anesthetic 妇科手术的麻醉
    considerations for,考虑

H

haloperidol,氟哌啶醇

halothane,氟烷

H_2 antagonists,氢离子拮抗剂

headache 头痛
    clinical evaluation,临床评估
    primary,原发性

health-care power of attorney,医疗权委托书

heart failure drugs,心衰治疗药物

heart-lung transplantation (HLT),心肺移植

heart transplantation,anesthesia for,心脏移植的麻醉

heliox (helium-oxygen combination),氦氧混合气

HELLP syndrome,HELLP 综合征

hemoglobin-oxygen ($Hb-O_2$)dissociation curve,血红蛋白-O_2解
    离曲线

hemorrhage 出血
    antepartum,产前
    postpartum,产后

hemorrhagic shock,trauma patient in,创伤患者的失血性休克

hemorrhoidectomy & perirectal abscess drainage,痔疮切除、外
    周脓肿引流术

heparin 肝素

for thromboembolism,血栓治疗

　unfractionated,普通肝素

　heparin-induced thrombocytopenia（HIT）,肝素诱导的血小板减少

hepatolenticular degeneration,肝豆状核变性

herbal medicines,and side effects,草药的副作用

highly active anti-retroviral therapy（HAART）,高活性抗逆转录病毒治疗

hip arthroplasty,髋关节

hip fracture,髋关节骨折

homocystinuria,高胱氨酸尿

5-HT₃ antagonists,5-羟色胺抑制剂

hydralazine,肼屈嗪

hydrochlorothiazide,氢氯噻嗪

hydrocortisone,氢化可的松

hydromorphone,盐酸二氢吗啡酮

hydroxyethyl starch,羟乙基淀粉

hydroxyzine,羟嗪

hyperalgesia,痛觉过敏

hypercalcemia,高钙血症

hypercarbia,高碳酸血症

　diagnosis,诊断

　treatment,治疗

hyperesthesia,感觉过敏

hyperkalemia,高钾血症

　etiology,病因

　treatment,治疗

hypermagnesemia,高镁血症

hypernatremia,高钠血症

hyperosmolar,hyperglycemic,nonketotic coma,高渗、高血糖、非酮症昏迷

hyperosmolar therapy,complications of,高渗治疗的并发症

hyperparathyroidism,甲状旁腺功能亢进

hyperpathia,感觉减退

hyperphosphatemia,高磷血症

hypertension（HTN）,高血压

   deliberate,控制性高血压

   diagnosis,诊断

   in PACU,麻醉恢复室

   treatment,治疗

hypertensive disorders,of pregnancy,妊娠期高血压

hyperthermia,高热

   malignant,恶性高热

hyperthyroidism,甲亢

hypertrophic cardiomyopathy（HCM）,肥厚型心肌病

hypnosis,催眠

hypoalgesia,痛觉减退

hypocalcemia,低钙血症

hypocarbia,低碳酸血症

   diagnosis,诊断

   treatment,治疗

hypoesthesia,感觉迟钝

hypoglycemia,低血糖

hypokalemia,低血钾

hypomagnesemia,低血镁

hyponatremia,低血钠

hypoparathyroidism,anesthesia for,甲状旁腺功能减低的麻醉

hypophosphatemia,低磷血症

hypotension,低血压

   deliberate,控制性低血压

   diagnosis,诊断

   treatment,治疗

hypothermia,低体温

hypothyroidism,甲状腺功能减低

   congenital,先天性

hypoventilation,treatment of,低通气的治疗

麻醉口袋书

hypovolemia, physical signs of, 低血容量的体征

hypoxia, 低氧血症

   management of, 管理

hypoxic gas mixtures, 低氧性气体混合

hysteroscopy, 宫腔镜

I

ibuprofen, 布洛芬

ICU medications, ICU 用药

ideal body weight (IBW), 理想体重

implantable cardiac defibrillator (ICD) 植入式心脏除颤仪

   anesthetic management, 麻醉管理

   indications for, 指征

indigo carmine, 靛胭脂

indocyanine green, 靛青绿

induction, rectal, 经直肠诱导

infantile gigantism, 婴儿巨人症

infective endocarditis (IE) antibiotic prophylaxis, 感染性心内
膜炎预防性抗生素

inguinal herniorrhaphy, 腹股沟疝修补术

inhalational induction, 吸入诱导

inhaled anesthetics, 吸入麻醉剂

   clinical considerations of, 临床考虑

   elimination/recovery, 清除/恢复

   factors affecting uptake of, 影响摄取的因素

induction kinetics of, 诱导药代动力学

   minimum alveolar concentration(MAC), 最低肺泡有效浓度

   pharmacologic properties, 药理特点

   physiologic effects, 生理作用

   systemic effects of, 系统性作用

   uptake, 摄取

in-plane (IP) needle technique, 平面针技术

insulin, regular, 普通胰岛素

interview, preoperative, 术前访视

intestinal surgery 小肠手术

    anesthetic management,麻醉管理

    indications,指征

    postop complications,术后并发症

    preop evaluation,术前评估

intra-aortic balloon pump,主动脉内球囊反搏

    contraindications to,禁忌证

    indications for,指征

intracellular fluid (ICF),细胞内液

    deficits,缺乏

intracerebral hemorrhage (ICH),颅内出血

intracranial hypertension, diagnosis and treatment of,颅内高压,诊断和治疗

intracranial pressure (ICP),颅内压

    increased,management of,颅内高压的管理

intracranial vascular surgery,颅内血管手术

    induction & pinning,诱导和夹闭

    maintenance,维持

    preoperative evaluation,术前评估

intramuscular induction,肌内诱导

intraoperative awareness, prevention and management of,术中知晓的预防和管理

intraoperative problems,术中问题

intrapartum fetal assessment,产程中胎儿评估

intrapulmonary shunt,肺内分流

intrathecal opioids,阿片类药物鞘内应用

intravenous regional anesthesia,静脉内区域阻滞

intubation,插管

    equipment for,设备

ipratropium bromide,异丙托溴铵

isoflurane,异氟烷

isoproterenol,异丙肾上腺素

isosorbide dinitrate,二硝酸异山梨醇

麻醉口袋书

J

Jehovah's Witnesses (JW), 耶和华见证人

jet ventilation, 喷射通气

K

Kartagener's syndrome, Kartagener 综合征

kava-kava, kava-kava

ketamine, 氯胺酮

ketorolac, 酮咯酸

kidney transplantation, anesthesia for, 肾移植的麻醉

    indications, 指征

    induction & maintenance, 诱导和维持

    intraoperative considerations, 术中考虑

    intraoperative management, 术中管理

    postoperative management, 术后管理

    preoperative evaluation, 术前评估

    surgical procedure, 手术步骤

Klippel-Feil syndrome, 先天性颈椎融合畸形（Klippel-Fei 综合征）

knee arthroscopy, 膝关节镜

L

labetalol, 拉贝洛尔

labor and delivery, anesthesia for, 分娩麻醉

    breech delivery and, 臀位分娩

    cervical cerclage placement/postpartum tubal ligations, 宫颈环扎/产后输卵管结扎

    cesarean delivery, 剖宫产

    general anesthesia 全身麻醉

        for emergency cesarean delivery, 急诊剖宫产

        and maternal physiologic changes, 产妇生理变化

        morbidity and mortality from, 死亡率和并发症率

        pharmacology during pregnancy, 妊娠期药理

labor neuraxial analgesia, initiation of, 神经轴索分娩镇痛的起始

labor neuraxial analgesia management,神经轴索分娩镇痛的管理

  medications 用药

    in neuraxial analgesia & anesthesia,神经轴索麻醉与镇痛用药

    for systemic analgesia,系统麻醉用药

  multiple gestations and,多胎妊娠

  regional anesthesia 区域阻滞

    contraindications to,禁忌证

    and maternal physiologic changes,产妇生理变化

  trial of labor after cesarean delivery,剖宫产后经阴道试产

laboratory testing,实验室检查

labor, stages of,产程分期

Lactated Ringer (LR),乳酸林格液

laparoscopic surgery,腹腔镜手术

  anesthetic technique,麻醉技术

  general considerations,整体考虑

  hypotension during, causes of,期间低血压原因

  monitoring,监测

  postop care,术后管理

laryngeal mask airway (LMA),喉罩

  contraindications,禁忌证

  disadvantages,劣势

  indications,指征

  insertion technique,插入技术

  models,典型样式

    disposable,一次性喉罩

    flexible,可弯

laryngoscopes 喉镜

  rigid,硬质喉镜

  video,可视喉镜

laryngoscopy and intubation,喉镜暴露下插管

laryngospasm, diagnosis and treatment of,喉痉挛的诊断和治疗

麻醉口袋书

lasers (light amplification stimulated emission of radiation),激光(受激发射的辐射光放大)

laser surgery and airway fires,激光手术和气道起火

lateral femoral cutaneous (LFC),股外侧皮神经

    block,阻滞

latex allergy,乳胶过敏

    anesthetic consideration,麻醉考虑

    drug consideration,用药考虑

    mechanism,机制

    preoperative evaluation,术前评估

    risk factors,危险因素

    treatment,治疗

left atrial hypertrophy,左心房肥大

left bundle branch block (LBBB),左束支传导阻滞

left ventricular wall tension,左心室室壁张力

levetiracetam,左乙拉西坦

levosimendan,左西孟旦

levothyroxine,左甲状腺素

licorice,甘草精

lidocaine,利多卡因

lidocaine patch,5%,5%利多卡因贴剂

likelihood ratio,calculation of,似然比的计算

line isolation monitors (LIM),线路绝缘监控

liposomal bupivacaine,丁哌卡因脂质体

liposuction,脂肪抽吸术

    anesthetic techniques,麻醉技术

    complications,并发症

    practice advisory on,操作建议

liraglutide,利拉鲁肽

liver disease 肝脏疾病

    Child-Pugh classification of severity of,严重程度的 Child-Pugh 分级

    systemic manifestations of,系统表现

liver surgery,肝脏手术

    anesthetic technique,麻醉技术

    general considerations,整体考虑

    portal hypertension,management of,门静脉高压的管理

    postop care,术后管理

liver transplantation,anesthesia for,肝移植的麻醉

    induction and maintenance,诱导和维持

    intraoperative management,术中管理

    postoperative management,术后管理

    preoperative evaluation,术前评估

living donor lung transplantation(LDLT),活供体肺移植

living kidney donor,活肾供体

    anesthetic considerations,麻醉考虑

    donor criteria and evaluation,供体标准和评估

    surgical procedure in,手术步骤

living liver donor,活肝供体

    adult living donors,成人活供体

    anesthetic considerations,麻醉考虑

    donor criteria,供体标准

    morbidity & mortality,死亡率和并发症率

    pediatric recipients,儿童受体

    surgical procedure,手术步骤

living lung donor,活肺供体

    anesthetic considerations,麻醉考虑

    morbidity & mortality,死亡率和并发症率

    surgical procedure,手术步骤

living will,生前遗嘱

local anesthetics (LAs),局麻药

    additives to enhance,提高效果的添加剂

    amide,氨基化合物

    duration of action,factors effecting,作用时间和影响因素

    ester,酯类

    mechanism of action,作用机制

pharmacodynamics,药代动力学

speed of onset,factors effecting,起效速度和影响因素

structure & classification,结构和分类

systemic toxicity,系统毒性

treatment of,治疗

local anesthetic systemic toxicity (LAST),局麻药全身毒性

lorazepam,劳拉西泮

low back pain (LBP),下背痛

acute,急性

algorithm for management of,处理流程和管理

cervical and lumbar disk herniation patterns,颈、腰椎间盘突
出症

chronic,慢性

diagnostic studies,诊断性研究

differential diagnosis of,鉴别诊断

differentiation of pain patterns,疼痛模式的鉴别

evaluation,评估

history examination,病史采集

initial evaluation of,初步评估

interventional therapy,介入治疗

noninterventional therapy,非介入治疗

physical examination,体格检查

red flags for treatment,治疗警告

reflex testing,反射测试

risk factors,危险因素

sensory testing,感觉测试

strength testing,肌力测试

subacute,亚急性

treatment,治疗

lower extremity blocks,下肢阻滞

low molecular weight heparin (LMWH),低分子量肝素

lumbar plexus,腰丛

lumbar spinal canal stenosis,腰椎管狭窄

中英文对照

evaluation,评估

pathophysiology,病生理

treatment,治疗

lumbosacral plexus,腰丛

lung isolation and one-lung ventilation,肺隔离和单肺通气

lung transplantation,anesthesia for,肺移植的麻醉

BSLT,序贯式双肺移植

HLT,心肺联合移植

indications,指征

induction and maintenance,诱导和维持

intraoperative considerations,术中考虑

LDLT,活体肺移植

postoperative management,术后管理

preoperative evaluation,术前评估

surgical procedure,手术步骤

lung volume subdivisions,肺容量分区

M

magnesium,镁

magnesium sulfate,硫酸镁

malignant hyperthermia,恶性高热

management of,管理

Mallampati scoring system,Mallampati 分级系统

mammoplasty,乳房成形术

mandibulofacial dysostosis,颌面骨发育不全

mannitol,甘露醇

Mapleson breathing circuits,Mapleson 呼吸回路

Marfan's syndrome,马方综合征

mask airway,面罩通气

McArdle disease,糖原贮积症 V 型（麦卡德尔病）

McGill pain questionnaire (MPQ),麦吉尔疼痛问卷

meclizine,美克洛嗪

meconium aspiration,胎粪误吸综合征

mediastinal mass,纵隔肿物

mediastinoscopy,纵隔镜

medical gas supply,医用气源

medical phrases,in Spanish 医学短语的西班牙语翻译

    emergence,苏醒

    induction,诱导

    initial evaluation,初步评估

    physical examination,体格检查

meloxicam,美洛昔康

membrane stabilizers,膜稳定剂

mental competency,心智能力

meperidine,哌替啶

mepivacaine,马比佛卡因

meralgia paresthetica,感觉异常性股痛

metabolic equivalents(METs),代谢当量

metformin,甲福明二甲双胍

methadone,美沙酮

methemoglobinemia,高铁血红蛋白症

methohexital,美索比妥

methyldopa,美多巴

methylene blue,亚甲基蓝

methylergonovine,甲基麦角新碱

methyl methacrylate bone cement,甲基丙烯酸盐骨水泥

methylnaltrexone,甲基纳曲酮

methylprednisolone,甲泼尼龙

15-methyl prostaglandin F2α   15-甲基前列腺素 F2α

metoclopramide,胃复安

metoprolol,美托洛尔

microscopic direct/suspension laryngoscopy(MDL),显微直接/悬吊喉镜检查

    anesthetic management,麻醉管理

    indications,指征

    special considerations,特殊考虑

midazolam,咪达唑仑

middle scalene muscles（MSM），中斜角肌

migraine，偏头痛

milrinone，米力农

minimum alveolar concentration，inhaled anesthetics，吸入麻醉
    药的最低肺泡有效浓度

minute ventilation，每分通气量

mirtazapine，米氮平

mitochondrial disease（MD），线粒体疾病

mitral regurgitation，二尖瓣反流

mitral stenosis，二尖瓣狭窄

mixed opiate agonists-antagonists，阿片受体激动与拮抗混合剂

monitored anesthesia care（MAC），监测麻醉管理

    vs. general anesthesia，全身麻醉

monitoring，perioperative 围手术期监测

    arterial blood pressure monitoring，动脉血压监测

    arterial line monitoring，hazards of，动脉置管的风险

    cardiac output，measurement of，心输出量测量

    central venous lines，中心静脉置管

    central venous pressure，中心静脉压

    noninvasive blood pressure monitoring，无创血压监测

    noninvasive spectrophotometric hemoglobin monitoring，无创
    血红蛋白质谱监测

    normal PA waveforms，正常肺动脉压波形

    PA thermodilution catheter insertion & monitoring，肺动脉
    热稀释导管的置入与监测

    pulse oximetry，指脉氧

    pulse pressure variation，脉压变异度

    temperature monitoring，体温监测

    wedge tracing，楔压监测

morphine，吗啡

    to methadone，conversion of，美沙酮与吗啡的转换

MRI 磁共振

    anesthesia in，麻醉

general considerations,总体考虑

    monitors,监测

multiple gestations,anesthesia for,多胎妊娠的麻醉

multiple sclerosis,多发性硬化

Munchausen's Stridor,diagnosis and treatment of,诊断和治疗

muscle relaxants,in renal failure,肾衰竭中的肌松应用

myasthenia congenita,先天性肌无力

myasthenia gravis（MG）,重症肌无力

myocardial ischemia,心肌梗死

    etiology,病因

    treatment,治疗

myocardial perfusion,determinants of,心肌灌注的决定因素

myonecrosis,心肌坏死

myringotomy tube placement,鼓膜切开置管术

N

nalbuphine,纳布啡

naloxone,纳洛酮

naproxen,萘普生

nasal airway,经鼻气道

nasogastric tube（NGT）,鼻胃管

    complications,并发症

    contraindications,禁忌证

    indications,指征

    technique,技术

nasotracheal intubation,经鼻插管

    contraindications,禁忌证

    indications,指征

    preparation,准备

National Institute of Occupational Safety and Health（NIOSH）,国家职业安全与健康机构

natrecor,奈西立肽

necrotizing enterocolitis,坏死性小肠结肠炎

needle thoracostomy,胸腔穿刺术

    complications,并发症

    indications,指征

    technique,技术

neonatal abstinence syndrome,新生儿戒断综合征

neonatal resuscitation algorithm,新生儿复苏处理流程

neostigmine,新斯的明

nephrectomy,肾切除术

    anesthetic technique,麻醉技术

    general considerations,整体考虑

    monitoring/access,监测/通路

nerve fiber,types of,神经纤维的种类

nerve injury,peripheral,外周神经损伤

    anesthesia-related causes,麻醉相关原因

    classification of,分类

    factors impacting,影响因素

    ischemia,duration of,缺血持续时间

neuralgia,神经痛

neurally adjusted ventilator assistance(NAVA),神经调节辅助
    呼吸

neurapraxia,神经失用症

neuraxial analgesia,轴索镇痛

neuraxial anesthesia,complications of,轴索麻醉的并发症

neuraxial techniques,轴索技术

neuritis,神经炎

neurofibromatosis,神经纤维瘤

neurogenic shock,神经源性休克

neurologic monitoring,神经监测

    factors affecting,影响因素

    types of,分类

    wakeup test,唤醒实验

neuromuscular blockade/paralysis,神经肌肉阻滞/瘫痪

    double-burst stimulation,双爆发刺激

    phase Ⅱ blockade,二相阻滞

麻醉口袋书

    posttetanic count,强直后计数

    stimuli,刺激

    technique,技术

    tetanic stimulation,强制刺激

neuromuscular blocking drugs(NMBDs),神经肌肉阻滞药物

    depolarizing,去极化

        succinylcholine,琥珀胆碱

    dosage,剂量

    duration of action,作用时间

    mechanism of action,作用机制

    nondepolarizing,去极化

        amino steroids,氨基类固醇

        benzylisoquinolines,苄基异喹啉

    routes of metabolism/elimination,代谢/清除途径

    sensitivity of muscles to,肌肉敏感性

    speed of onset,起效速度

        and recovery,恢复速度

neuropathic pain,神经病理性疼痛

    algorithm for management of,管理流程

neuropathy,peripheral,周围神经病

    evaluation,评估

    pathophysiology,病生理

    risk factors and treatment of,危险因素和治疗

    symptoms,症状

    treatment,治疗

neuroradiology,神经影像

    central intra-arterial thrombolysis,中心动脉内溶栓

    cerebral aneurysms,颅内动脉瘤

    deliberate hypertension,控制性升压

    deliberate hypotension,控制性降压

    embolization of arteriovenous malformation,动静脉畸形栓塞

    general considerations,整体考虑

neurovascular bundle (NVB),神经血管束

中英文对照

nicardipine，尼卡地平

nifedipine，硝苯地平

nitric oxide，inhaled，一氧化氮吸入

nitroglycerin，硝酸甘油

nitroprusside，硝普盐

nitroprusside sodium，硝普钠

nitrous oxide（N_2O），氧化亚氮

NMDA receptor antagonist & opiate agonists，NMDA 受体拮
抗剂和阿片类受体激动剂

nociceptive pain，伤害性疼痛

non-heart beating organ donors（NHBD），无心跳器官捐献者

non-inhaled anesthetics，非吸入麻醉药

 clinical considerations of，临床考虑

 general principles，总体原则

 pharmacology of，药理

 physiologic changes with，生理变化

noninvasive ventilation（NIV），无创通气

non-opioid adjuvant dosage，for adult patients，成人患者中非阿
片类辅助用药剂量

non-opioid analgesics，for children，非阿片类镇痛药在儿童中的
使用

non-OR anesthetizing locations，ASA guidelines for，ASA 手术
室外麻醉指南

nonselective COX inhibitors，非选择性环氧化酶抑制剂

nonsteroidal anti-inflammatory drugs（NSAIDs），非甾体抗炎药

 for chronic pain，用于慢性疼痛

 mechanism of action of，作用机制

 pediatric dosing of，儿童剂量

 propionic acid，丙酸

norepinephrine，去甲肾上腺素

nortriptyline，去甲替林

NPO guidelines，禁食水指南

numeric rating scale（NRS），数字评定量表

O

obesity 肥胖

    drug-dose adjustment in, 药物剂量调整

    WHO classification of, WHO 分类

obligate nasal breathers, 专用鼻呼吸器

obstetric and gynecologic surgery, 妇产科手术

    anesthesia for, 麻醉

obstetric drugs, 产科用药

obturator nerve block, 闭孔神经阻滞

occipital neuralgia, 枕后神经痛

octreotide, 奥曲肽

oculocardiac reflex, 眼心反射

O_2 flowmeter, 氧流量计

oliguria, 少尿

    diagnosis, 诊断

    treatment, 治疗

omeprazole, 奥美拉唑

omphalocele, 脐突出

ondansetron, 昂丹斯琼

one-lung ventilation (OLV) 单肺通气

    absolute indications for, 绝对指征

    anesthesia for, 麻醉

    bronchial blockers during, 支气管封堵器

    double-lumen tubes, 双腔管

    lung isolation and, 肺隔离

    physiology of, 生理

    relative indications for, 相对指征

ophthalmologic surgery, blocks for, 眼科手术阻滞

    peribulbar block, 球周阻滞

    retrobulbar block, 球后阻滞

    Sub-Tenon's block, 腱下阻滞

ophthalmology 眼科

    cataract surgery, 白内障手术

    detachment repair,视网膜脱落修补术

    intraocular surgery,眼内手术

    medications in,用药

    ruptured globe,repair of,眼球撕裂修补术

    special considerations,特殊考虑

    strabismus surgery,斜视手术

opiates,in renal failure,阿片类药物在肾衰竭中的使用

opiate to fentanyl patch conversion,阿片类药物与芬太尼头皮贴剂的转换

opioid rotation,阿片药物轮换

opioids,阿片类药物

    dose and onset,剂量和起效

    pharmacologic properties,药理特性

    physiologic effects,生理作用

    oral airway,口咽通气道

oral tracheal tube sizing,经口气管插管型号

oropharyngeal structures,Mallampati classification of,口咽结构,马氏分级

orotracheal intubation,经口气管插管

orthopedic surgery,anesthesia for 骨科手术麻醉

    complications of orthopedic surgery,骨科手术的并发症

    extremity surgery,anesthetic options for,下肢手术的麻醉选择

    general vs. regional anesthesia,全身和区域阻滞

    positioning,体位

osmolal gap (OG),渗透间隙

osteoarthritis vs. rheumatoid arthritis,骨关节炎和类风湿性关节炎

otolaryngology and ophthalmology,anesthesia for,耳鼻喉和眼科手术的麻醉

out-of-plane (OOP) needle technique,平面外进针技术

oxycodone,羟考酮

oxygen supply,route of,氧源路径

oxytocin,催产素

P

pacemaker 起搏器

　anesthetic considerations for,麻醉考虑

　asynchronous mode,非同步模式

　generic pacemaker codes,通用起搏器代码

　indications for,指征

　pacing mode,commonly used,常用起搏模式

　synchronous mode,同步模式

packed red blood cells (PRBCs),浓缩红细胞

PACU management and discharge 麻醉后恢复室管理和离室

　diagnosis & management of,诊断和管理

　hypertension,高血压

　hypotension,低血压

　neurologic problems,神经系统问题

　PACU discharge criteria,麻醉后恢复室离室标准

　postoperative problems,术后问题

　respiratory and airway problems,呼吸和气道问题

pain 疼痛

　acute,急性痛

　algorithm for pharmacologic management of,药物管理流程

　cancer,癌痛

　chronic,慢性痛

　failed back surgery syndrome,腰椎手术失败综合征

　fibromyalgia,纤维肌痛

　headache,头痛

　low back,下背痛

　lumbar spinal canal stenosis,腰椎管狭窄

　neuropathic,神经病理性疼痛

　opioid misuse and diversion in US,美国阿片类药物滥用和分流

　phantom limb pain,患肢痛

　subacute,亚急性

terminology related to,相关术语

trigeminal neuralgia,三叉神经痛

types of,类型

visceral,内脏痛

pain management,acute,急性疼痛管理

adverse physiologic effects of,生理副作用

analgesic delivery systems,镇痛药物传输系统

definitions,定义

inadequate epidural,硬膜外不完全镇痛

intrathecal opioids,阿片类药物椎管内注射

managing side effects,副作用管理

oral opioids,口服阿片类药物

pain assessment,疼痛管理

pain measurement,疼痛测评

pain mechanisms & pain pathways,疼痛机制和通路

splitting epidural with IV PCA,硬膜外腔静脉置管 PCA

treatment,治疗

palonosetron,帕洛诺司琼

pancreas transplantation,anesthesia for,胰腺移植的麻醉

indications,指征

induction & maintenance,诱导和维持

intraoperative considerations,术中需考虑的问题

intraoperative management,术中管理

postoperative management,术后管理

preoperative evaluation,术前评估

pancreatic surgery 胰腺手术

anesthetic management,麻醉管理

indications,指征

monitoring,监测

postop care,术后管理

pancuronium,泮库溴铵

paralysis,瘫痪

diagnosis and treatment of,诊断和治疗

parathyroid gland,甲状旁腺

paresthesia,感觉异常

Parkinson's disease,帕金森病

Parkland formula,帕克兰公式

parotidectomy,腮腺切除术

partial thromboplastin time (PTT),部分凝血酶原时间

patent foramen ovale (PFO),卵圆孔未闭

PA thermodilution catheter insertion &monitoring,肺动脉热稀释导管置入和监测

patient-controlled analgesia (PCA),患者自控镇痛

    adult patients,PCA parameters for,成人患者自控镇痛参数

    pediatric patients,PCA parameters for,儿童患者自控镇痛参数

patient-controlled epidural analgesia (PCEA),患者自控硬膜外镇痛

patient interview and evaluation,患者访视和评估

PA waveforms,肺动脉波形

peak airway pressures,气道峰压

peak inspiratory pressures (PIP),吸气峰压

Pediatric Advanced Cardiac Life Support,儿童高级心脏生命支持

pediatric anesthesia 小儿麻醉

    anatomy 解剖

        upper airway,上气道

        venous access,静脉通路

    anesthesia techniques 麻醉技术

        induction,诱导

        maintenance,维持

    clinical conditions,临床状况

    neonatal resuscitation algorithm,新生儿复苏流程

    OR equipment and setup,手术室设备和设置

        emergency drugs,急诊药物

        ETT size selection and insertion depths,导管选择和插管

中英文对照

深度

    intravenous fluids,静脉输液

    laryngoscopic blade & LMA sizes,喉镜片和喉罩型号

pharmacology 药理学

  body fluid composition,体液成分

  organ system maturity,器官系统成熟

  protein binding,蛋白结合

  receptors,受体

physiology 生理学

  cardiovascular,心血管系统

  gastrointestinal,消化系统

  hematopoietic,造血系统

  hepatic,肝脏

  neurologic,神经系统

  renal,肾脏

  respiratory,呼吸系统

  temperature regulation,体温调节

  transition from fetal to neonatal circulation,胎儿向新生儿的循环转变

preoperative evaluation 术前评估

  age-based guidelines,基于年龄的指南

  neurotoxicity of anesthetic agents,麻醉药的神经毒性

  non-opioid analgesics,非阿片类麻醉药

  psychological assessment,生理评估

  sedation drugs and dosing,镇静药和剂量

  vital sign parameters,生命体征参数

pediatric cardiac arrest algorithm,儿童心搏骤停处理流程

pediatric drug dosages,儿童用药剂量

pentazocine,戊唑辛

pentobarbital,戊巴比妥

percutaneous transtracheal jet ventilation,经皮气管内喷射通气

percutaneous vertebroplasty,经皮椎体成形术

pericarditis,心包炎

peripheral nerve blocks,外周神经阻滞

  imaging plane,成像平面

  nerve localization techniques,神经定位技术

  neuraxial blockade,神经轴索阻滞

  preparation and materials,物品准备

  quality improvement and safety,质量提升和安全

  sonographic appearance,声谱仪表现

  transducer selection,换能器选择

  ultrasound,超声

peripheral nerve stimulator (PNS),外周神经刺激器

peripheral nerves, truncal blocks of,外周神经干阻滞

peripheral vascular surgery,外周血管手术

peripheral venous access,外周静脉通路

  complications,并发症

  indications,指征

  technique,技术

perirectal abscess, hemorrhoidectomy & drainage of,肛周脓肿、痔切除术和引流

perphenazine,羟哌氯丙嗪

phantom limb pain 幻肢痛

  etiology,病因

  incidence,发病率

  treatment,治疗

phenoxybenzamine,苯氧苄胺

phentolamine,酚妥拉明

phenylephrine,苯肾上腺素

phenytoin,苯妥英

pheochromocytoma,嗜铬细胞瘤

phosphodiesterase inhibitors,磷酸二酯酶抑制剂

phosphorus,磷

pH stat,pH 稳态

physical examination,体格检查

physiologic jaundice,生理性黄疸

中英文对照

physostigmine,毒扁豆碱

Pierre Robin syndrome,皮埃尔·罗班综合征

pilocarpine,匹鲁卡品

pin index safety system (PISS),针指引安全系统

pioglitazone,吡格列酮

pituitary gland,垂体

placental abruption,胎盘早剥

placental transfer of medications,透过胎盘的药物

    antihypertensive drugs,抗高血压药

    sedatives and non-opioid adjuncts for labor,用于分娩镇痛的镇静药和非阿片类辅助药

placenta previa,前置胎盘

placentation,abnormal,异常胎盘

plateau airway pressures,causes of,气道平台压的影响因素

plateau pressure,平台压

platelet factor 4 (PF4),血小板因子 4

platelets,血小板

    refractoriness,难治性血小板减少

    transfusion thresholds,输血阈值

pneumonectomy,肺切除术

pneumonia,diagnosis and treatment of,肺炎的诊断和治疗

pneumothorax 气胸

    decompression of,减压

    diagnosis and treatment of,诊断和治疗

porphyria,卟啉病

positive end-expiratory pressure (PEEP),呼气末正压通气

    effects of,作用

postdural puncture headache (PDPH),硬膜穿破后头痛

posterior superior iliac spine (PSIS),髂后上棘

postherpetic neuralgia (PHN),疱疹后神经痛

    evaluation,评估

    symptoms,症状

    treatment,治疗

postop cognitive dysfunction (POCD),术后认知功能障碍

postoperative nausea and vomiting (PONV),术后恶心呕吐

  algorithm for management of,处理流程

  antiemetic drugs,止吐药物

  prediction and prophylaxis of,预测和预防

  risk factors for,危险因素

  simplified risk score for,简化风险评分

  strategies to reduce baseline risk for,降低基准风险的策略

postpartum hemorrhage,产后出血

postpartum tubal ligation (PPTL),产后输卵管结扎

postreperfusion syndrome (PRS),术后再灌注综合征

post-traumatic stress disorder (PTSD),创伤后应激障碍

potassium chloride,氯化钾

Prader-Willi syndrome,Prader-Willi 综合征

prasugrel,普拉格雷

preclampsia,子痫前期

predictive value,calculation of,预测价值的计算

preeclampsia,子痫前期

  anesthetic management of,麻醉管理

  severity of,严重程度

pregabalin,普瑞巴林

pregnancy 妊娠

  hypertension in,妊娠期高血压

  nonobstetric surgery in,非产科手术

  physiologic changes of,生理变化

preload,前负荷

premedication,术前用药

preoperative patient evaluation,术前患者评估

prescription opioid overdose,阿片类药物处方超量

prevalence,calculation of,患病率的计算

prilocaine,丙胺卡因

procainamide,普鲁卡因胺

procaine,普鲁卡因

中英文对照

procedures,in anesthesia 麻醉操作

  arterial access,动脉通路

   central venous access,中心静脉通路

     nasogastric tube,鼻胃管

     peripheral venous access,外周静脉通路

pneumothorax,decompression of,气胸减压

pulmonary artery catheter,肺动脉导管

prochlorperazine,普鲁氯嗪

promethazine 异丙嗪

propiomazine,丙酰马嗪

propofol,丙泊酚

proportional assist ventilation（PAV）,成比例辅助通气

propranolol,普萘洛尔

prostaglandin E1,前列腺素 E1

prostatectomy,open,开放性前列腺切除术

  anesthetic technique,麻醉技术

  general considerations,总体考虑

  monitoring/access,监测/通路

protamine sulfate,硫酸鱼精蛋白

prothrombin time（PT）,凝血酶原时间

psoas compartment block,腰大肌肉筋膜室阻滞

pulmonary artery catheter（PAC）,肺动脉导管

  complication,并发症

  contraindications,禁忌证

  indications,指征

  technique,技术

pulmonary edema,肺水肿

  diagnosis and treatment of,诊断和治疗

pulmonary embolism,diagnosis and treatment of,肺栓塞的诊断和治疗

pulmonary function tests,肺功能测试

pulmonary hypertension,肺动脉高压

pulmonic regurgitation,肺动脉瓣反流

麻醉口袋书

pulmonic stenosis,肺动脉狭窄

pulse oximetry,指脉氧

    artifacts and remedies,设备和修理

    factors producing,影响因素

    hazards of,风险

    indications for,指征

pulse pressure variation (PPV),脉压变异度

pyloric stenosis,幽门狭窄

R

radio frequency catheter ablation (RFA),射频消融术

ramosetron,雷莫司琼

rectal induction,经直肠诱导

    agents and dosing for,药物和剂量

    characteristics,特点

    technique,技术

red blood cells (RBC),红细胞

    transfusion,输血

    regional anesthesia,区域阻滞

remifentanil,瑞芬太尼

renal disease,and anesthesia,肾脏疾病和麻醉

renal failure,medications in,肾衰竭患者的用药

renal function,effects of anesthesia on,麻醉对肾功能的影响

    direct effects,直接作用

    indirect effects,间接作用

renal function,evaluation of,肾功能评估

renal tubular acidosis,肾小管酸中毒

repaglinide,瑞格列奈

restrictive lung disease,限制性肺病

reversal agents,in renal failure,肾衰竭中的拮抗剂

rhabdomyolysis,横纹肌溶解

rhytidectomy (facelift),面部除皱手术

Richmond Agitation Sedation Scale(RASS),Richmond 躁动镇
    静评分

中英文对照

right atrial hypertrophy,右心房肥大

right bundle branch block (RBBB),右束支传导阻滞

rivaroxaban,利伐沙班

robotic-assisted laparoscopic hysterectomy,机器人辅助腹腔镜
子宫切除术

   prostatectomy,前列腺切除术

rocuronium,罗库溴铵

rolapitant,罗拉吡坦

ropivacaine,罗哌卡因

rosiglitazone,罗格列酮

Roux-en-Y gastric bypass,Roux-en-Y 胃吻合术

   laparoscopic,腹腔镜

   open,开腹

ruptured globe,repair of,眼球撕裂修复

S

saw palmetto,锯棕榈

sciatic nerve block,坐骨神经阻滞

   popliteal block of,腘窝阻滞

scleroderma,硬皮病

scopolamine,莨菪碱

scopolamine patch,莨菪碱透皮贴剂

secobarbital,司可巴比妥

seizure,causes and treatment of,癫痫的病因和治疗

selective COX inhibitors,选择性环氧化酶抑制剂

sensitivity,calculation of,敏感性计算

sepsis 脓毒血症

   criteria for,标准

   management of,管理

   problems in,问题

   resuscitation in,复苏

sevoflurane,七氟烷

shoulder surgery,肩部手术

shunts,formulae of,分流公式

sickel cell disease,镰状细胞病

sick sinus syndrome,态窦房结综合征

sildenafil,西地那非

sinus tachycardia,窦性心动过速

sitagliptin,西他列汀

skeletal muscle relaxants,骨骼肌肌松药

small intestinal surgery,小肠手术

   anesthetic management,麻醉管理

   indications,指征

   monitoring,监测

   postop care,术后管理

smoke exposure,secondary,继发性吸烟暴露

sodium bicarbonate,碳酸钠

sodium thiopental,硫喷妥钠

solid organ transplantation,实质器官移植

   contraindications to,禁忌证

somatosensory evoked potentials(SSEPs),体感诱发电位

Spanish,medical phrases in 医学短语的西班牙语翻译

   emergence,苏醒

   induction,诱导

   initial evaluation,初步评估

   physical examination,体格检查

specificity,calculation of,特异性计算

spectrophotometric hemoglobin 血红蛋白的光谱光度测量

   monitoring,noninvasive,无创监测

spinal anesthesia,蛛网膜下腔麻醉

spinal/epidural anesthesia,蛛网膜下腔/硬膜外麻醉

spinal shock,脊髓休克

spine surgery,脊柱手术

spinous process(SP),棘突

spirometer,肺活量计

spironolactone,螺内酯

splenic surgery 脾脏手术

anesthetic management,麻醉管理

indications,指征

monitoring,监测

postop care,术后管理

stapedectomy,镫骨切除术

Starling's law,Starling 定律

statins,perioperative,围手术期他汀类药物使用

stents,支架

stereotactic brain biopsy,立体定向脑活检

sternocleidomastoid muscle (SCM),胸锁乳突肌

Stevens-Johnson syndrome,Stevens-Johnson 综合征

Stewart-Hamilton equation,Stewart-Hamilton 等式

St. John's wort,圣乔治麦芽汁

strabismus surgery,斜视手术

stroke,risk factors and treatment of,卒中的危险因素和治疗

stroke volume,每搏输出量

stroke volume variation (SVV),每搏容量变异度

subclavian artery (SA),锁骨下动脉

subclavian vein (SC),锁骨下静脉

subdural hemorrhage,硬膜下出血

sufentanil,舒芬太尼

sugammadex,舒更葡糖

sulfur hexafluoride gas,for retinal detachment,视网膜脱落的六
氟化硫治疗

superficial cervical plexus (SCP) block,颈浅丛阻滞

supraventricular arrhythmias,室上性心律失常

surgery,conditions requiring delay of,需要推迟手术的情况

surgical fire,手术中火灾

syndrome of inappropriate antidiuretic hormone (SIADH),抗利
尿激素分泌失调综合征

systemic inflammatory response syndrome (SIRS),全身炎症反
应综合征

systole,心脏收缩

T

tachyarrhythmia,快速型心律失常

tachycardia,心动过速

    diagnosis,诊断

    treatment,治疗

tachycardia with pulse algorithm,ACLS,有脉型心动过速处理流程,高级生命支持

Tay-Sachs disease,Tay-Sachs 病

temperature monitoring,perioperative,围手术期体温监测

tetanic stimulation,强制刺激

tetracaine,丁卡因

tetralogy of Fallot,法洛四联征

thoracic/lumbar spine surgery,胸腰椎手术

thoracic paravertebral block (PVB),胸椎旁神经阻滞

thoracic surgery,anesthesia for,胸部手术的麻醉

thoracoabdominal aortic aneurysm(TAAA)胸主动脉瘤

    anesthetic considerations,麻醉考虑

    BP control during,期间血压控制

    Crawford classification,Crawford 分级

    findings associated with,相关发现

    repair of,修补术

    Stanford classification,Stanford 分级

thromboelastogram,血栓弹力图

thyroid gland,甲状腺

tidal volume,潮气量

timolol,噻吗洛尔

tissue plasminogen activator,组织纤溶酶原激活物

tizanidine,替扎尼定

tolmetin,甲苯酰吡啶乙酸

tonsillectomy 扁桃体切除术

    and adenoidectomy,腺样体切除术

    indications,指征

    special considerations,特殊考虑

中英文对照

751

topiramate, 托吡酯

total abdominal hysterectomy, 经腹全子宫切除术

total body surface area (TBSA), 全身体表面积

total body water (TBW), 体内总水量

total intravenous anesthesia (TIVA), 全静脉麻醉

  advantages, 优势

  for ENT procedures, 耳鼻喉操作

  indications, 指征

total knee arthroplasty, 全膝关节成形术

total parenteral nutrition (TPN), 全肠外营养

tourniquet for extremity surgery, 下肢手术止血带

  intraoperative tourniquet use, 术中止血带使用

    complications of, 并发症

tracheoesophageal fistula (TEF), 气管食管瘘

tracheostomy 气管切开术

  anesthetic management, 麻醉管理

  awake, 清醒患者

  existing, 现有切口

  fresh, 新鲜切口

  indications, 指征

  management of, 管理

  mature, 成熟切口

  special considerations, 特殊考虑

tramadol, 曲马多

tranexamic acid, 氨甲环酸

transcortical motor-evoked potentials (TcMEPs), 经皮层电极诱发电位

transdermal/topical medications, 经皮/局部用药

transesophageal echocardiography (TEE), 经食管超声心动图

  contraindications to, 禁忌证

  indications for, 指征

transfusion-associated circulatory overload (TACO), 输血相关性循环超负荷

transfusion complications,输血并发症

 coagulopathic complications,凝血异常并发症

 estimated risk,预期风险

 immune complications,免疫并发症

 infectious complications,感染并发症

 of massive transfusion,大量输血

 metabolic complications,代谢综合征

 transfusion reactions,输血反应

transfusion-related acute lung injury(TRALI),输血相关性急性肺损伤

transfusion-related immunomodulation(TRIM),输血相关免疫调节

transfusion therapy,输血治疗

transient neurologic symptoms (TNS),短暂性神经系统症状

transplantation,organ 器官移植

 heart transplantation,anesthesia for,心脏移植麻醉

 intraoperative management of procurement,器官获取的术中管理

 kidney transplantation,anesthesia for,肾移植麻醉

 liver transplantation,anesthesia for,肝移植麻醉

 living kidney donor,活肾供体

 living liver donor,活肝供体

 living lung donor,活肺供体

 lung transplantation,anesthesia for,肺移植的麻醉

 nonliving donors,非活供体

 organ preservation techniques,器官保存技术

 pancreas transplantation,anesthesia for,胰腺移植的麻醉

transtracheal procedures,of airway management,气道管理中的插管操作

 cricothyroid laryng otomy,环甲膜切开术

 indications,指征

 percutaneous transtracheal jet ventilation,经皮经气管喷射通气

transtubular potassium gradient (TTKG),跨小管血钾梯度差

transurethral resection of prostate (TURP)经输尿管前列腺切除术

  alternatives to,其他选择

  anesthetic technique,麻醉技术

  complications,并发症

  general considerations,整体考虑

transversus abdominis plane block (TAP block),腹横肌平面阻滞

trauma 创伤

  airway management for 气道管理

    acute spinal cord injury,急性脊髓损伤

    burn management,烧伤管理

    emergence/transport,苏醒/转移

    fluid resuscitation,液体复苏

    ICU patients,glycemic control in,ICU 患者的血糖管理

    induction considerations,诱导中需考虑的问题

    intraoperative management,术中管理

    intraoperative trauma management,术中创伤管理

    intubation considerations,插管需考虑的问题

    intubation indications,插管指征

    nutrition,营养

    rules of nines,九原则

    total parenteral nutrition,全肠外营养

  room setup,手术室配置

traumatic brain injury (TBI),创伤性颅脑损伤

Treacher Collins syndrome,下颌骨颜面发育不全综合征

trial of labor after cesarean delivery (TOLAC),剖宫产后经阴道试产

tricuspid regurgitation,三尖瓣反流

tricuspid stenosis,三尖瓣狭窄

trigeminal neuralgia,三叉神经痛

  etiology,病因

　　evaluation,评估

　　incidence,发病率

　　symptoms,症状

　　treatment,治疗

trimethaphan,咪噻吩

tromethamine,氨丁三醇

tropisetron,托烷司琼

tumescent liposuction,肿胀吸脂术

TURBT,经尿道膀胱肿瘤切除术

U

ultrasound (US)超声

　　central line placement with,超声引导下中心静脉置管

　　peripheral nerve blocks,use in,外周神经阻滞中的使用

upper airway obstruction,diagnosis and treatment of,上气道梗阻的诊断和治疗

upper respiratory tract infections (URIs),pediatric,小儿上呼吸道感染

ureteroscopy,输尿管镜检查术

urinalysis,尿检

urine anion gap (UAG),尿阳离子间隙

urologic laser surgery 麻醉激光手术

　　anesthetic technique,麻醉技术

　　general considerations,整体考虑

urologic surgery,泌尿系手术

uterine blood flow (UBF),子宫血流

　　factors decreasing,子宫血流下降的因素

uterine rupture,子宫破裂

uvulopalatopharyngoplasty (UVA),悬雍垂腭咽成形

V

vaginal hysterectomy,经阴道子宫切除术

valerian,缬草

valve area,formulae of,瓣膜区域面积计算公式

valvular disease,血管病

vaporizers,蒸发罐

vasa previa,前置血管

vascular access/drug administration,血管通路/用药

vascular surgery,anesthesia for,血管手术的麻醉

  endovascular procedures,血管内操作

    carotid stent placement,颈动脉支架置入

    distal angioplasty/thrombectomy,远端血管成形/血栓切除术

    endovascular AAA repair,血管内主动脉瘤修补术

  open vascular procedures,开放性血管操作

  peripheral vascular surgery,外周血管手术

vasodilators,血管扩张药

vasopressin,血管升压素

vecuronium,维库溴铵

ventilation techniques capnography,机械通气二氧化碳监测仪

  discontinuing mechanical ventilation,终止机械通气

  mechanical ventilation,机械通气

  noninvasive ventilation,无创通气

  for severe ARDS,严重呼吸窘迫综合征中的应用

  spontaneous breathing vs. positivepressure ventilation,自主呼吸与正压通气

ventilator-associated pneumonia (VAP),呼吸机相关性肺炎

ventilators,呼吸机

  alarms,报警

  hazards,风险

  principles,原则

ventral herniorrhaphy 腹部疝修补术

  anesthetic management,麻醉管理

  monitoring,监测

  preop considerations,术前需考虑的问题

ventricular arrhythmias,室性心律失常

ventricular hypertrophy,心室肥大

ventricular septal defect (VSD),室间隔缺损

麻醉口袋书

ventriculoperitoneal (VP) shunt,脑室腹腔引流

verapamil,维拉帕米

vertical band gastroplasty,垂直型束带式胃成形术

video-assisted thoracic surgery (VATS),电视胸腔镜手术

visceral pain,内脏痛

    evaluation,评估

    incidence,发病率

    symptoms,症状

    treatment,治疗

visual analog scale (VAS),视觉模拟量表

visual evoked potentials (VEPs),视觉诱发电位

vitamin E,维生素 E

vitamin K,维生素 K

    deficiency,缺乏

vocal cord medialization,声带成形术

Voluven,万汶

Von Hippel-Lindau syndrome,Von Hippel-Lindau 综合征

von Recklinghausen disease,von Recklinghausen 病

vulvectomy,外阴切除术

W

warfarin,华法林

waste gas scavenging system,废气净化系统

wedge tracing,楔压监测

wheezing patient,intraoperative,术中喘息

whole blood,全血

Wilson's disease,Wilson 病

Wolff-Parkinson-White syndrome,Wolff-Parkinson-White 综合征

Wong-Baker faces pain rating scale,Wong-Baker 人脸疼痛评分

wrist and hand surgery,腕和手的手术

中英文对照